老年常见健康问题与风险应对

陈彩芳
杨知友
李雪兵／

主编

 化学工业出版社
·北京·

内容简介

本书由中南大学湘雅医院、中南大学湘雅二医院等具有丰富临床经验的医疗、护理、心理、养老服务、卫生保健等相关领域的专家编写。从案例导入、病因或危险因素、临床表现、风险评估、观察要点、应对措施及案例分析等几个方面，介绍了衰老的概念、老年人常见的感染风险、环境风险、一般风险、急症、老年综合征、心理、伦理、疾病等问题的风险与应对，旨在帮助读者熟练掌握老年常见健康问题的识别及应对。

本书适合医养结合机构、养老院、社区卫生服务中心、康复中心、颐养保健中心等机构的医师、护士、康复治疗师、营养师、心理咨询师、药师、健康管理师、老年照护人员等阅读参考。

图书在版编目（CIP）数据

老年常见健康问题与风险应对 / 陈彩芳，杨知友，李雪兵主编. -- 北京：化学工业出版社，2024. 11.
ISBN 978-7-122-46222-0

Ⅰ. R161.7

中国国家版本馆CIP数据核字第20243093PW号

责任编辑：戴小玲　　　　　　　文字编辑：张熙然
责任校对：宋　玮　　　　　　　装帧设计：张　辉

出版发行：化学工业出版社
　　　　　（北京市东城区青年湖南街13号　邮政编码100011）
印　　装：河北延风印务有限公司
710mm×1000mm　1/16　印张28¾　字数551千字
2025年1月北京第1版第1次印刷

购书咨询：010-64518888　　　　　售后服务：010-64518899
网　　址：http://www.cip.com.cn
凡购买本书，如有缺损质量问题，本社销售中心负责调换。

定　　价：99.80元　　　　　　　　　　　版权所有　违者必究

编审人员名单

主　编　陈彩芳　杨知友　李雪兵

副主编　刘　能　王青霞　孙　超　方　艳

编　者（以姓氏笔画为序）

王贞慧　王青霞　王滨琳　方　艳
邓水平　邓桂元　冯群英　刘　能
刘彤碧　江　洁　孙　超　李雪兵
杨知友　杨静静　张孟喜　陈叶媚
陈彩芳　赵　双　胡　兰　钟　帅
贺海燕　晏晓莉　黄晓萱　熊　杨

主　审　陈　琼　于普林

序

　　《关于加强新时代老龄工作的意见》提出，要把积极老龄观、健康老龄化融入经济社会发展全过程。目前，据《中国发展报告2020：中国人口老龄化的发展趋势和政策》预测，到2050年我国65岁及以上的老年人口将达3.8亿，占总人口比例近30%，60岁及以上的老年人口将接近5亿，占总人口比例超三分之一[1]。而随着老龄化进程的加深，增龄伴随的健康问题也日益严重。

　　进入老龄阶段，老年人呈现传染病易感、慢性病多病共存、营养不足、虚弱、跌倒流行、"失能失智"、心理健康和精神卫生问题显著等有别于一般人群的健康问题。他们迫切需要这些方面的保健知识。

　　本书由具有丰富临床经验的医疗、护理、心理、养老服务、卫生保健等相关领域的专家撰写而成。向广大老年人群和从事老年相关工作的人员传播老年健康保健知识，为老年人常见健康问题答疑解惑。全书详细阐述了衰老的概念、老年人常见的感染、环境、急症、综合征、心理、伦理、疾病等问题的风险与应对。书中内容深入浅出，通俗易懂，重点突出。具有很强的实用性，对老年医疗保健的从业人员、学生和普通老年人群，均具有很高的参考价值。

陈琼

2024年6月08日

---

　　[1]中国发展研究基金会.中国发展报告2020：中国人口老龄化的发展趋势和政策[M].北京：中国发展出版社，2020.

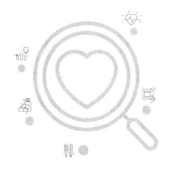

前　言
PREFACE

　　人口老龄化已成为全球共同关注的问题，目前人口老龄化形势严峻，老年照护需求凸显。《2022年民政事业发展统计公报》显示，截至2022年末，我国60周岁及以上老年人口超过2.8亿，占总人口的19.8％，患有1种以上慢性病的老年人高达78.0％，我国失能、半失能老年人大约4400万，老年照护需求凸显[1]。近年来，国家卫生健康委员会联合国家发展和改革委员会、民政部等部门深入推进医养结合，优化老年健康服务，提高健康老龄化水平。2020年5月，国家卫生健康委员会下发卫生行业标准项目计划的通知，要求从老年人生理健康、心理健康及良好的社会适应能力等方面制定《中国健康老年人标准》。《"十四五"国家老龄事业发展和养老服务体系规划》中明确提出要加强老年健康教育和预防保健任务。而在加强老年健康教育和预防保健方面，重点要完善健康教育和健康管理。

　　为了可以多维度地预防老年人常见风险的发生，减少老年人医疗机构入住率，减少老年人医疗费用，提高老年人生活质量，达到健康老龄化。本书针对老年人常见感染风险、环境风险、常见急症问题、老年综合征、常见疾病等健康问题，以案例导入、病因或危险因素、临床表现、风险评估、观察要点、应对措施及案例分析等几方面进行撰写，以帮助读者熟练掌握老年常见健康问题的识别及应对。

　　本书可供医养结合机构、养老院、社区卫生服务中心、康复中心、颐养保健中心等机构的医师、护士、康复治疗师、营养师、心理咨询师、药师、健康

---

[1]中华人民共和国民政部.2022年民政事业发展统计公报.https://www.mca.gov.cn/n156/n2679/c1662004999979995221/attr/306352.pdf.

管理师、老年照护人员等使用，本书编写时充分考虑了机构的特点和工作人员的需求，所涉及内容通俗易懂。

本书受国家重点研发计划"主动健康和老龄化科技应对"专项"老年综合征智慧防控技术综合示范研究（2020YFC2008600）"项目组资助。在本书的编写过程中，参阅了大量中外文献资料，参编专家付出了大量心血，在此衷心感谢各位编者的辛勤付出；如有疏漏之处敬请各位读者批评指正。

陈彩芳

2024年6月08日

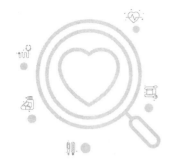

目　录
CONTENTS

第一章

衰老与老化

第一节 衰老与老化的相关理论

衰老是指随着年龄增加，人体的结构和生理功能所出现的自然衰退现象。衰老不是疾病，却是引发老年病的最大危险因素。人体衰老是一个复杂而漫长的过程，衰老的快慢取决于多方面因素。

一、衰老的特征

（一）生理功能的改变

（1）皮肤 作为反映衰老研究的重点之一。它可以参与维持整个机体平衡与外界环境的统一。皮肤的衰老主要表现为皮肤松弛和皱纹出现，身体暴露部位皮肤变得粗糙、皱纹加深加粗、出现"老年色素沉着"等。

（2）头发密度、生长期毛囊率和头顶黑发率 逐渐减少。

（3）收缩压和舒张压 均随着年龄增大而升高，为老年收缩期高血压。

（4）视力、听力及肺通气量 都有不同程度的下降。

（二）心理功能的改变

（1）认知功能 具体表现为认知和行为速度减慢；摄取信息量的减少、范围缩小、有偏执现象；记忆障碍，可能会出现错构与虚构的情况。

（2）语言功能 词语流畅能力以及词语记忆衰退。

（3）心理或精神方面的改变 包括情绪情感、人格、压力、自我概念和心理障碍等方面，表现为容易出现紧张害怕、孤独寂寞感、无用失落感以及抑郁等负面情绪，对周围事件表现得情感淡漠，逐渐丧失责任感。

（三）社会学改变

衰老使人的机体逐渐衰弱，社交范围和活动变小，社会功能减弱，在家庭可表现为家庭角色担当吃力或淡出、不能或很难行使社会角色中的权利及承担责任。

（1）社会分析判断能力 衰老导致大脑功能发生改变，其中中枢神经递质的合成和代谢减弱，从而导致感觉能力降低、意识性差、反应和判断迟钝、注意力不集中等。Bengston早前提出了社会崩溃与重建理论，认为随着年龄增长，思维动作会较缓慢。因此对思维活动能力进行测量将能够很好地评判老年人的社会依赖性，包括社会适应能力、社会关系网或社会支持、社会服务的利用、经济状况、特殊需求、角色和文化背景等[1]。

（2）组织活动能力 随着年龄的增长，老年人获得新观念、新知识的能力减弱，思想比较僵化，思考问题容易极端或固化，另外随着脑力的退化，有些老年人性格会变得像小孩子一样，逐渐失去组织活动的能力。

（3）社会参与 随着年龄的增加，全身各系统都会发生退行性变化，这种变化特点一定程度上反映了老年人的日常生活活动降低，使其活动空间受限，活动减少，甚至对以前具有浓厚兴趣的活动也变得力不从心。老年人的社会参与程度不高，表现在参与的时间少、频率低、内容单一、范围窄等方面。除老年人本身的因素外，还有一些客观的现实社会条件，如社会资源的缺乏，包括社会提供给老年人社会参与的机会、参与的途径、参与的机构等。

（4）家庭和社会角色 当个体进入老年阶段，逐渐离开工作岗位，他们与社会之间的联系变得越来越少，生活的重心逐渐由社会转向家庭。并且随着年龄的增长，老年人会不可避免地出现一系列躯体疾病，疾病将对老年人的活动范围有进一步的限制。在家庭中，老年人在家庭关系中扮演的角色由年轻时的主导、掌控和权威，慢慢失去了其在经济、知识和能力上的优势，转变成在各方面依靠儿女的角色，老年人面对这样的角色转变会在一定程度上表现出失落和难以接受。

二、老化相关的概念

1.老年人的年龄划分

"老年期"从生理意义上讲，是生命过程中组织器官走向老化和生理功能走向衰退的阶段。由于世界各国人口平均寿命不同，政治经济情况各异，对老年人的年龄划分尚无统一标准。世界卫生组织（WHO）对老年人的划分有两

---

[1] 曾妮，李文静，师雪，等.人体衰老的生理-心理-社会主要特征与标志及其测量研究概况[J].中国老年学杂志，2016，36(06)：1508-1510.

个标准，在发达国家将65岁以上的人群定义为老年人，而在发展中国家（特别是亚太地区）则将60岁以上人群称为老年人。1996年，全国人民代表大会常务委员会（简称全国人大常委会）首次发布的《中华人民共和国老年人权益保障法》，正式以法律条文的形式将老年人定为60周岁以上的公民，并在之后的历次修改中未对年龄划分进行修订。

2. 老龄化

（1）人口老龄化 简称人口老化，是人口年龄结构的老龄化，是指老年人口占总人口的比例不断上升的一种动态过程。

（2）老龄化社会 人口年龄结构是指一定时期内各年龄组人口在全体人口中的比重。它是过去和当前人口出生、死亡、迁移变动对人口发展的综合作用，也是经济和社会发展的结果。WHO对老龄化社会的划分有两个标准，对于发达国家，65岁以上人口占总人口比例的7%以上，定义为老龄化社会（国家/地区）；对于发展中国家，60岁以上人口占总人口比例的10%以上，定义为老龄化社会（国家/地区）。

（3）成功老龄化 最早由美国学者在1950年提出，但广泛使用却是1987年约翰（John）和卡恩（Kahn）在《科学》杂志上发表《人的老龄化：普通与成功》之后。1998年，约翰和卡恩进一步将"成功"的含义扩展为三个方面：没有疾病和残疾、身体和心理功能正常、积极参与社会生活。

（4）健康老龄化 是指在老龄化社会中，多数老年人处于生理、心理和社会功能的健康状态，同时也指社会发展不受过度人口老龄化的影响。健康老龄化是对成功老龄化表达方式的一种修正，最早是WHO在1987年5月召开的世界卫生大会上被提出。

（5）积极老龄化 强调个体应不断参与社会、经济、文化、精神和公民事务，尽可能地保持老年人个体的自主性和独立性，从生命全程的角度关注个体的健康状况，使个体进入老年期后还能尽量长时间地保持健康和生活自理。积极老龄化是WHO在2002年的马德里世界老龄大会上提出的应对人口老龄化的另一种思维，也是健康老龄化在理论上的完善和必要条件。

3. 老年学

老年学是研究人类老化及其所引起一系列经济和社会等与老年人有关问题的综合性学科。它是一门多学科的交叉学科，涉及内容广泛，主要包括老年生物学、老年医学、老年社会学、老年心理学、老年护理学等多种学科。

4. 老年医学

老年医学是医学的一个分支，它是研究人类衰老机制、人体老年性的变化、老年病的防治以及老年人卫生与保健的科学，是老年学的重要组成部分；是全科医学有关老年人疾病的临床、预防、治疗及社会方面的分支，研究对象是60岁及以上（特别是75岁以上）老年人。

5. 老年护理学

老年护理学是以老年人为研究对象，研究老年期的身心健康和疾病护理特点与预防保健的学科，也是研究、诊断和处理老年人对自身现存和潜在健康问题反应的学科。它是护理学的一个重要分支，与社会科学、自然科学相互渗透。

6. 老年综合征

老年综合征是由于年龄增加，功能衰退，各种损伤效应累积影响机体多个系统，表现出对外界刺激应激性差、脆弱性明显进而出现一系列临床病象症状的综合征。

7. 老年综合评估

老年综合评估是指采用多学科方法评估老年人的躯体情况、功能状态、心理健康和社会环境状况等，并据此制订以维持和提高老年人健康及功能状态为目的的诊疗计划，最大限度地提高老年人的生活质量。老年综合评估是现代老年医学的核心技术之一，是筛查老年综合征的有效手段。

8. 共病

老年人共病最初是指老年人同时患有2种或2种以上慢性疾病的情况，一般习惯上称为多种慢性疾病。随着老年医学的发展，对老年综合征日益重视，在"共病"的概念上，也相应地更新为"多种病态"或"多种慢性状况"，即共病的概念中既包括慢性疾病，又包括老年综合征。

9. 老年人健康照护服务需求

老年人为了获得、改善或维持机体健康状态而主观感受到的或客观存在的，应该或必须得到满足的需求，且这些需求可由护理人员满足。

10. 长期护理

（1）长期护理　对日常生活功能或认知功能障碍者，由正式或非正式机构或服务者提供长期的、包含健康和日常生活照顾的综合性服务，以最大限度减轻其功能障碍，提高生活自理能力。主要内容包括医疗护理和社会护理两方面。

（2）长期护理制度　为了满足公民的长期护理需求，由政府、家庭或社会通过长期护理机构或正式、非正式护理者提供长期护理服务，在此过程中形成的正式规则、非正式规则和执行机制。

三、衰老理论与假说

衰老是老年医学的基础理论之一，衰老的发生机制及其与老年疾病的关系，受到基础医学和临床医生的广泛关注和重视。

1. 生物学理论

人类对于衰老的认识从整体动物水平推进到了细胞和分子水平，大量学说可归结为两大类型：一类为环境伤害衰老研究，另一类为遗传衰老研究。

（1）环境伤害理论　包括自由基学说、线粒体学说、免疫功能退化学说、内分泌功能减退学说、糖基化衰老学说、交联学说和羰基毒化衰老学说。

（2）遗传衰老理论　包括衰老基因学说、DNA损伤积累学说、细胞凋亡学说、端粒学说和体细胞突变学说。

2. 衰老的心理学理论

衰老的心理学理论重点研究和解释老化过程对老年人的认知思考、心智行为与学习动机的影响。心理衰老具有适应性、代偿性、可塑性等特点。衰老的心理学理论主要包括人的需求理论人格发展理论与自我效能理论。详见本章第三节。

3. 衰老的社会学理论

社会功能性衰老是指随着年龄增加、生理功能和认知功能减退、家庭和工作环境等变化，人与社会互动关系随之弱化，表现为生存能力降低、学习工作能力下降、社交功能逐渐衰退的过程。早在1971年，Le Riche 提出诸多社会心理因素对人生命历程的影响，甚至在《牛津英语词典（2002）》提出了社会心理流行病学的概念[1]。毫无疑问，人的衰老现象一定程度上也反映在人的社会属性之上。衰老的社会学标志性理论主要有隐退理论、活跃理论、次文化理论、交换理论、现代化理论、社会环境理论、年龄分层理论和持续理论等。详见本章第四节。

四、衰老与寿命

人类的寿命与衰老、长寿之间存在密切的联系。除了延长人类寿命的历史因素外，从发展的角度看，决定人类寿命的因素主要有：长寿基因和表观遗传、医疗科技和生活方式、心理状态和环境因素等。

（1）衰老　是指机体对环境的生理和心理适应能力进行性降低、逐渐趋向死亡的现象。在目前多数国家处于和平年代的情况下，活到老年期死亡成为普遍的现象。

（2）寿命（lifespan）　是指人类个体能存活的时间，也就是从出生到死亡的时间。

---

[1] 曾妮，邓鹏飞，林菲，等.我国健康人社会功能衰老测量量表构建研究[J].中华疾病控制杂志，2017，21(04)：383-386.

（3）影响因素　根据发达国家的人群研究结果，在70岁之前，生活方式和环境因素对寿命的影响最为明显，积极进行外部干预也十分有效。但随着年龄的增加，包括长寿基因和表观遗传在内的遗传因素，成为决定人类寿命的重要因素，外部干预的效果明显下降。可以说遗传因素对长寿起决定作用[1]。

五、衰老的干预机制与策略

研究衰老发生机制是为了更好地解释老年病发生的原因，寻找新型的干预靶点，提出有效的干预措施，指导临床医疗实践。干预衰老的目标是提高老年人的健康寿命，减少患病率、推迟患病时间，实现高龄老年人的基本生活能自理，提高老年人的生活幸福指数，减少照护时间和经济成本，从而有效地解决老龄化导致的健康和慢性病高发难题。虽然衰老是人体自然发生的现象，但延缓衰老，或从积极应对老龄化角度提出的抗衰老科技，就有可能实现干预衰老的目标。

（1）清除衰老细胞的干预策略　该策略的理论基础是人体中存在的衰老细胞，导致出现老年病的相关症状；衰老细胞分泌的炎性因子引起次级的病理反应，促进病情的发展。如果能清除衰老细胞，就有可能减轻老年病的病情，改善健康状态。迄今为止已经找到了具有清除衰老细胞作用的化合物大约14种，均未进入人体临床试验，仍然在寻找合适的适应证。最有可能突破的治疗疾病在于动脉粥样硬化、骨性关节炎及癌症。如果临床试验能取得成功，对老年人将是一大福音。

（2）限食疗法干预衰老的策略　食物与健康及疾病的关系极为密切。针对我国居民尤其是城镇居民营养过剩的情况，控制饮食和体重应该成为改善健康的首选。饮食限制、减少热量的摄入，对动物和细胞已经进行了大量的研究，人体试验和个体实践也很成功，具有十分充足的科学证据。

（3）调节衰老相关的信号通路干预衰老的策略　该策略是与上述靶向衰老细胞不同的策略，以衰老相关的信号通路作为干预靶点，寻找真正具有延长寿命的营养物质或药物，包括亚精胺、α-酮戊二酸、白藜芦醇、二甲双胍与西罗莫司（雷帕霉素）等。近年来，已经发现了大量具有延缓衰老、延长寿命的化合物，但现在许多研究均把线虫作为干预有效的依据，是否能应用到人类还有待进一步研究。

（4）补充干细胞和相关活性因子干预衰老　血液中存在能干预衰老的活性因子，年轻个体中存在改善老年健康的活性因子得到了多项研究结果的确认。美国斯坦福大学的科学家已经开始为期6年的研究，将年轻人的血液给老年期

---

[1]何琪杨.人类寿命到底能延续多长?[J].科学通报，2016，61(21)：2331-2336.

痴呆患者使用，观察是否能够改善患者的病情[1]。干细胞是人体内最具有活力的细胞，人们对使用干细胞干预衰老也进行了一些研究，但仍然缺乏关键性的研究结果，如何制备标准化的细胞、确定干预有效的标志物，仍然需要继续研究。

综上所述，干预衰老的研究已经取得了大量的成果，也已经出现了可以进行临床实践的案例，这些成果对指导衰老的干预、减少疾病均具有重大的意义。在深入研究衰老机制的基础上，发展新型的干预策略，预期能明显改善老年人健康，延长健康寿命，从而减轻老龄化的危害。

第二节　衰老与老化的生物学表现

头发花白、走路迟缓、驼背、脸部或其他部位皮肤皱纹大量增加等均是衰老的外观特征，而在这些外部特征的改变之下，是老年人各器官、组织的老化。

（一）神经精神系统

（1）大脑结构的改变　人脑在60岁以后可出现渐进的萎缩，主要发生在大脑皮质，皮质变薄，脑回变窄，脑沟加宽加深，以额叶、颞叶最显著，也发生在皮质下灰质和小脑。

（2）脑细胞和分子的改变　包括遗传、表观遗传、细胞代谢、细胞器稳态、免疫炎症及肠道微生物等因素，通过影响神经细胞的形态与功能，以及神经递质水平，在阿尔茨海默病（Alzheimer disease，AD）、帕金森病（Parkinson disease，PD）和亨廷顿病（Huntington disease，HD）等神经系统退行性疾病中发挥了重要作用。

（3）脑血管的改变　脑血管出现退行性改变如内膜增厚、弹性减弱、舒张功能下降，发生动脉粥样硬化和动脉硬化改变，这些改变易于诱发脑血管事件（包括缺血和出血），造成老年人残疾或死亡。此外，随着脑血管退行性改变的逐步进展，脑血流速度逐渐减慢，脑供氧和糖代谢也同时相应减低，这些变化可进一步引发认知功能下降。

（4）认知的改变　正常老年人的认知改变主要表现在非语言智力、信息处理速度、执行新的任务、学习回忆新信息、反应时间等方面，而言语智力、远期程序性记忆和语言理解、词汇句法能力等常可保留，如老年人必须花更多的时间处理新信息、获取新学来的信息。

---

[1] Abbott A. Infusions of young blood tested in patients with dementia [J]. Nature News，2017, 1.

（5）脑神经功能的改变　脑神经功能的变化导致嗅觉、视觉（角膜混浊、视网膜病变、黄斑病变）以及听力（老年感音性耳聋、神经性耳聋、代谢性耳聋）的下降。

（6）感觉功能的改变　感觉功能改变中最常见的是下肢震动觉和位置觉减退，以及痛觉、温觉也会减弱。

（7）自主神经系统的改变　表现为流泪减少、体温失调、瞳孔对光反射和调节迟钝，偶见体位性低血压。

（二）心血管系统

（1）结构和功能的改变　人类心脏的重量随增龄而增加，30～90岁，心脏的重量每年增加1～1.5g。心脏重量增加并不完全是因为年龄增长而产生的肥厚现象，部分是因为老年人的心脏结缔组织增加、类脂质沉积，心脏各瓣膜和其他结构的钙化等；增龄引起心脏解剖结构改变的同时，心脏的功能也会发生改变，主要表现在心律失常的发生率增高、心肌收缩力明显下降、射血分数减少、心脏瓣膜退化引起的血流动力学紊乱。

（2）心脏外观的改变　老年人的心脏随增龄而逐渐变为深褐色，心包膜下脂肪增多，心内膜增厚、硬化，乳头肌、心尖部出现增厚的白色斑块。

（3）心肌细胞的改变　随着年龄的增加心肌细胞线粒体膜的完整性下降，线粒体数减少，心肌细胞能量产生减少，心肌活力降低。

（4）心脏内部的改变　自60岁起，窦房结出现纤维弹力组织增生、起搏细胞数减少；75岁时，起搏细胞数可比成年期减少10%左右；左束支、希氏束的数目也减少，均可引起房室传导阻滞。

（5）血管的改变　随着年龄的增加，血管结构发生改变，逐渐丧失其原有的功能，导致动脉僵硬度增加、脉搏波传播速率增加，血管老化在人体老化过程中表现最为突出。血管老化最突出的特点是血管壁增厚以及血管弹性下降，在临床中表现为脉压增大、单纯性收缩压增大、血管腔镜增大。

（三）呼吸系统

（1）肺容积变化　肺容积是由最大的可活动肌肉、肺部和胸壁的弹性回缩力决定的。虽然肺组织的弹性回缩力随着年龄的增长而减小，但是胸壁会随着机体衰老而逐渐变得僵硬，因此肺容积总量在衰老的过程中通常保持不变。

（2）肺活量变化　因为肺容积总量相对恒定而余气量逐渐增加，因而肺活量会随着年龄的增大而减小；当膈肌无力，腹部和胸壁的呼吸肌群也没有足够的力量使肺组织得到休息，肺活量就会下降。

（3）呼吸肌力变化　呼吸肌的大小和肌力持久性是另外一个影响呼吸功能的重要因素。健康老年人的膈肌力强度大约比年轻人低25%。随着年龄的增长，胸壁的顺应性也会随之下降。这种情况会让呼吸肌的负荷逐渐加重。

（4）呼吸系统疾病发生阈值降低　慢性阻塞性肺疾病（chronic obstructive pulmonary disease，COPD，简称慢阻肺）、肺炎、流行性感冒等均是常见的老年人呼吸系统疾病。老年慢性阻塞性肺疾病患者通常会出现咳嗽、呼吸困难、发热、胸痛、咯血等常见症状。在老年人肺炎中细菌性肺炎最为常见，但是由于老年肺炎起病隐匿、症状不典型等特点，常发热、咳嗽、咳痰等典型的肺炎症状不明显，老年人常表现为健康状况逐渐恶化，包括食欲减退、厌食、体重减轻、呕吐、精神萎靡等非特异性症状以及心动过速、呼吸急促等症状。

（四）消化系统

（1）口腔的改变　口腔是食物进行消化的第一站，其衰老表现包括牙齿松动和脱落、咀嚼肌萎缩、咬合力下降、唾液腺分泌减少等。这些变化影响了老年人的食欲和摄食种类，阻碍食物在口腔的初步消化，增加了牙龈炎、龋齿、口腔溃疡、牙周炎等口腔疾病的发生风险。

（2）咽部功能的改变　老年人咽反射减退、吞咽功能的下降、食管括约肌松弛等，更容易发生食物误吸，而误吸所致的吸入性肺炎常危及高龄老年人的生命。

（3）胃和小肠功能的改变　食物的消化和吸收主要发生在胃和小肠，老年人胃部分泌胃蛋白酶原的能力减退、黏膜防御修复能力下降、胃排空延迟、胰腺结构退化、分泌消化酶能力降低、肠道菌群老化等均对老年人的消化、吸收功能产生了一定的影响。

（4）消化系统的储备功能显著降低　消化系统的储备功能降低，对疾病的易感性增加，对应激和疾病耐受性降低。这些变化也对营养物质的摄取、消化、吸收有一定影响，但由于健康老年人的消化系统有强大的储备能力，完全能够代偿，只要摄取充足，一般不会造成营养缺乏。当老年人患有全身性疾病（如糖尿病、心力衰竭、呼吸衰竭、感染等）或消化系统疾病时，则更容易出现消化功能紊乱及营养不良。

（五）血液系统

（1）造血系统的衰老通常表现为对应激造血反应迟钝　人类出生以后，骨髓（红骨髓）是主要的造血组织，随着年龄的增长红骨髓逐渐减少，骨髓中的脂肪组织（黄骨髓）逐渐增多。青年人在面对应激状态（外伤、手术等）时，平时不造血的黄骨髓迅速变为红骨髓，增强机体的造血功能，而老年人这种应激造血能力明显减退。

（2）外周血成分以及功能也发生了改变　红细胞、血红蛋白成分减少，淋巴细胞和单核细胞略有增多，白细胞功能下降，血小板寿命缩短、聚集性增高等，而且随着年龄的增加，血浆白蛋白降低，球蛋白升高，血脂升高，血钙、磷轻度降低，血镁略有升高。

（3）免疫系统发生改变 免疫系统中的胸腺、脾脏、扁桃体等免疫器官重量下降、功能减退，细胞免疫功能下降等改变可能是老年人感染和肿瘤发病率高的重要因素。

（4）血液系统衰老的影响 常见的或多发的血液病主要有贫血、血液肿瘤以及出血或血栓性疾病等。

① 贫血 缺铁性贫血，与老年胃肠道疾病、痔等慢性失血，或饮食习惯不良，进食含铁食物少有关。巨幼细胞贫血，多由于饮食中含叶酸和维生素B_{12}的食物少或胃肠道疾病影响其吸收；继发性贫血，在老年人中也不少见，如慢性病性贫血，由于慢性感染、炎症或恶性肿瘤。

② 血液肿瘤 慢性淋巴细胞白血病、多发性骨髓瘤、淋巴瘤多发于60岁以上。目前原因尚不十分清楚，老年人免疫功能缺陷、各器官功能减退可能是重要原因。

③ 老年性紫癜、过敏性紫癜以及血小板减少性紫癜 在老年人中常见，可能与老年人毛细血管脆性增加，以及免疫功能紊乱等因素有关。

④ 血栓栓塞性疾病 也是老年人中常见的血液系统疾病，发病多在50岁以后，而且随着年龄增加发病率增加，老年人动脉粥样硬化是其主要原因。因血小板聚集和黏附功能增强、血流速度减慢等原因导致。

（六）骨关节系统

（1）肌量的变化 由于神经、肌肉功能的降低，成年人自50岁后平均每年丢失1%～2%的肌肉量，并伴有3%～4%的肌肉力量下降。这种随增龄发生的肌肉骨骼系统的慢性衰退是导致老年人全身状态进行性衰弱，以及晚年失能的主要原因。

（2）运动功能改变 随着年龄的增长，运动单位表现出许多年龄相关的变化，具体包括神经元死亡、脱髓鞘改变、轴突膨大等。与强健的老年人相比，虚弱的老年人表现出更少的功能运动单位，导致老年人肌肉功能下降，从而影响了他们保持稳定的能力。

（3）全身和细胞特性的改变 导致骨骼肌的衰老和萎缩，骨骼肌功能障碍（如肌肉无力、肌肉萎缩、肌肉协调不良）使老年人衰弱，危及老年人生命。

（4）骨关节系统衰老的影响 关节软骨、肌腱和韧带、椎间盘结构和功能均会发生变化，影响老年人的健康；关节疼痛的患病率随着年龄的增长而增加，骨性关节炎是老年人中最常见的关节问题，类风湿关节炎是第二常见的慢性关节病，其他常见的还有肩袖损伤、肌腱炎、肩周炎、滑囊炎、腕管综合征等；老年人骨骼肌肉功能下降后最严重的问题就是跌倒，跌倒导致的骨折、长期卧床、感染、失能等，是老年人死亡的重要原因。

（七）泌尿系统

（1）肾脏形态学改变　肾脏体积较小包括肾实质减少，尤其是肾皮质变薄。

（2）功能性改变　包括肾脏血管阻力增加、肾血流量降低及肾小球滤过分数增加。

（3）病理性改变　如肾小管萎缩、间质纤维化和肾小球硬化。由于肾脏在组织结构上的退化，导致衰老肾脏对外界刺激，如血管紧张素、高盐、氧化应激、缺血再灌注损伤的预防能力减弱，较年轻人更易出现肾功能衰竭。

（4）肾小球的改变　随着年龄的增加，完整和正常的肾小球数目进行性减少。年龄与肾小球数目成反比，与肾小球的体积和肾脏的重量也成反比。肾小球数还与患者对高血压和肾脏疾病的易感性明显相关。硬化性肾小球的数量逐渐增多，肾脏血管阻力增加。

（5）肾血流量的改变　65岁以上老年人的肾血浆流量仅为青年人的一半，男性减少较女性更为显著。健康老年人的负荷-基础差值较健康成人有所降低，表明肾贮备降低，因而发生急性缺血或其他损害时，老年人更易出现急性肾衰竭。

（6）肾小管的改变　肾小管的数量和体积逐渐减少。40岁以后，功能性肾小管组织按照每年1%的速度递减，近曲肾小管的体积也明显缩小；肾小管尤其是远曲小管的长度变短，出现管腔扩张、憩室和囊肿；肾小管萎缩，肾小管上皮细胞出现凋亡和空泡样变性。

（7）肾间质的改变　体积明显增加和间质纤维化逐渐明显，并偶见炎细胞浸润；肾小管间质功能的改变可以造成钠的吸收和排泄障碍，肾小管水及渗透压平衡功能损害，肾小管排酸、重吸收和重新合成碳酸氢根的功能损害，肾小管对各种物质转运的储备功能降低。

（8）下尿路症状　是膀胱、尿道和（或）前列腺的综合征，由储尿期、排尿期、排尿后症状三部分构成。储尿期症状表现为尿频、尿急、尿失禁及夜尿次数增多；排尿期症状则包括排尿踌躇/排尿困难、尿流变细和间断排尿；排尿后症状可出现排尿不尽、尿后滴沥。

（八）口腔的衰老

口腔是机体的重要组成部分，后上方与鼻咽部延续，后下方与口咽相通。口腔内有牙齿、牙周组织、唾液腺、舌等，同时整个口腔还有黏膜覆盖。随着年龄的不断增长，口腔各组织器官可出现增龄性变化。

（1）牙齿硬组织增龄性变化　脆性、密度和硬度随增龄而相应增加。

（2）牙髓的增龄性变化　最明显的变化是细胞数量减少，在衰老的牙髓中，明显可见细胞成分减少，纤维成分增加，成牙本质细胞会出现退行性变化，如出现空泡、萎缩、部分或全部细胞消失。牙髓基质的增龄性变化，主要表现为矿物质的沉积和钙化。

（3）牙周组织的变化　牙周组织中牙龈上皮角化程度降低，牙龈上皮细胞的分裂增加，牙周膜中的弹性纤维不断增加，血管数量、细胞有丝分裂活性、胶原纤维量和黏膜多糖减少。

（4）口腔黏膜的变化　如黏膜上皮层变薄、出现一定程度的萎缩，口腔黏膜的神经末梢密度下降，味蕾也大幅度减少，味觉敏感度下降、痛觉阈值降低。由于弹性降低，黏膜更易受到损伤，黏膜内小唾液腺发生明显萎缩，萎缩的小唾液腺被增生的纤维组织取代，因此唾液分泌减少，导致老年人口腔中唾液流速下降，冲洗能力降低，进而出现口腔干燥、龋齿易发等问题。

（九）眼的衰老

（1）白内障　在全球范围内，白内障是致盲的前五位病因之一。人体正常的晶状体是透明的，由于某些原因发生变性、浑浊、透光度下降，进而影响视网膜成像的清晰度，使人看不清东西。晶状体混浊异常致视力下降就是白内障，临床表现为无痛性渐进性视力下降，自觉有一层毛玻璃挡在眼前，单眼或双眼发生，两眼发病可有先后。

（2）青光眼　是一组威胁和损害视神经从而导致视功能受损，主要是与病理性眼压升高有关的临床综合征或眼病，最典型的表现为视神经的凹陷性萎缩和视野特征性缺损、缩小。正常老年人随年龄增长，眼组织会逐渐发生一系列改变，如睫状上皮逐渐萎缩，房水生成逐渐减少；睫状体容积增大，后部弹力纤维增多，房水流出阻力增加；血管弹性下降，上巩膜静脉压增高。上述因素相互作用使老年人眼压随年龄增长略有上升趋势，但不会超出正常范围，如因各种原因使上述因素发生变化，会导致病理性高眼压的发生，进而出现视功能损害。青光眼患者如不及时采取有效的治疗，最终导致无法逆转的失明。

（3）年龄相关性黄斑变性　又称老年黄斑变性，是眼底黄斑区的常见退行性疾病，其好发于50岁以上中老年人，常累及双眼。在疾病的不同阶段，以玻璃膜疣、地图样萎缩、视网膜色素上皮脱离和黄斑区脉络膜新生血管为主要特征。年龄相关性黄斑变性是目前老年人致盲的重要病因。

（4）老视　俗称"老花眼"，眼部退行性改变，影响老年人的视力功能和视觉质量，是由睫状肌收缩功能下降晶状体逐渐硬化，弹性降低，引起眼的调节作用减退导致的看近物困难，如果没有佩戴正确的眼镜，就会引起视疲劳，视物模糊，甚至眼痛、头痛等症状。

老年性眼病严重影响了老年人的视功能，从而影响了老年人的生活质量，正确诊断、合理治疗此类疾病将提高老年人的视觉功能，提高生活质量。

（十）耳部的衰老

（1）外耳道的改变　外耳道皮肤萎缩变薄，腺体退化，易出现耵聍栓塞，导致阻塞性听力障碍，外耳道皮肤干燥，抗感染能力差，易出现外耳道炎。

（2）中耳的改变　中耳出现退行性改变，听骨链关节因长期摩擦而出现纤维素样渗出，空泡变性，关节囊变薄钙化，关节盘出现透明物沉着，关节腔狭窄，关节僵硬、融合、固定，导致传导性耳聋。

（3）内耳的改变　内耳听觉感受器的毛细胞变性，支持细胞变性萎缩，基底膜增厚，毛细血管减少，前庭也出现血液循环障碍，血管病变、神经元退变及数量减少，导致老年人出现感音神经性耳聋。

（4）伴随组织改变　老年人也出现了老年性耳聋、老年性眩晕、老年性耳鸣等一系列功能性临床症状，主要表现为双耳出现缓慢进行性听力减退，耳聋患病率升高，耳鸣的发病率在老年人中也明显增高。因耳聋、耳鸣造成语言交流能力下降，需要对方重复、提高声音强度，老年人会逐渐变得不愿意交流，导致焦虑、抑郁，甚至认知能力下降。伴随年龄增加，内耳前庭及中枢供血不足，前庭等神经反应开始迟钝，老年人出现眩晕等前庭病变表现，眩晕则会明显影响老年人的日常活动能力，使得老年人全身各系统协调、运动能力下降，加速机体衰弱。

（十一）皮肤

皮肤是人的最大器官，为人体提供了一个抵御外界伤害的屏障，随着年龄的增长，人体皮肤会发生以下衰老的表现。

（1）生理性的老化　是自然老化，由基因类型决定，随着年龄的增长，皮肤会出现弹力纤维变形、胶原纤维变性、皮肤变薄等现象，这些改变会发生在所有部位的皮肤而不仅仅是曝光区皮肤。

（2）光老化　与自然老化不同，光老化是由于日光的辐射造成的老化现象，长期暴露于寒冷、风、污染的环境中也会引起皮肤的老化，光老化也是由于弹力纤维和胶原纤维的变性。

（3）增生、色素、肿瘤、血管　出现不规则的增生、不均匀的色素改变、皮肤肿瘤发生率增大、皮肤血管出现扩张等。

（4）组织形态变化　大约45岁后皮肤各层包括表皮、真皮和皮下组织开始变薄，老年人皮肤会出现干燥、粗糙、鳞屑、皱纹增加、皮肤松弛、弹性减退、色素增加、角化斑等现象。

（5）皮肤衰老的影响　在衰老过程中，由于老年人的皮肤各层都发生着退化和功能改变，老年人更容易出现很多皮肤状况。

① 老年皮肤瘙痒症　是一种发生于60岁以上人群的、无原发性皮肤损害而仅有瘙痒症状的皮肤病。有研究显示，老年人因皮肤老化萎缩、退化变性、干燥、皮肤表皮屏障功能受损而导致生理性瘙痒发生[1]。此外，精神紧张、辛辣刺激、环境因素也与瘙痒症的发生有关。

② 带状疱疹　是由水痘-带状疱疹病毒引起的急性疱疹性皮肤病，其特征为簇集性水疱沿身体一侧神经呈带状分布，有神经痛和淋巴结肿大，自限性疾病，预后好，复发较少。

皮肤病往往不同于正常人的皮肤状态，还与精神性或系统性疾病、环境气候、饮食营养、个人习惯等诸多因素有关。因此，老年人皮肤疾病的诊治是医务人员面临的又一富有挑战的课题。

第三节　衰老与老化的心理学表现

一、老化的心理学理论

老化理论除了来自生物医学相关领域外，也来自心理学、社会心理学以及文化人类学等不同的领域。老化的心理学理论采用心理学的观点来研究老化过程、老年期的各种心理特征和心理问题。心理领域的学者通过建立正式的理论架构及理论模型来指导研究和解释老化过程对老年人的认知、心智及行为的影响。研究内容包括老年期的人格发展，尤其是自尊的维持和社会角色变迁对自尊的威胁，老年人格因素的生理学、感官功能与认知功能的各种变化，以及老年人格类型和社会关系的变化。这些理论主要包括人的需求理论、自我概念理论、人格发展理论等。

（一）基本理论

1. 人的需求理论

人的需求理论（human needs theory）中最有代表性的是心理学家马斯洛（Maslow）的人类基本需要层次理论(hierarchy of basic human needs theory)。马斯洛理论把人的需求分成生理需求、安全需求、情感和归属需求、尊重需求以及自我实现需求五类，依次由较低层次到较高层次排列。

（1）生理的需要　是人类维持自身生存的最基本要求，包括呼吸、水、食

---

[1]张子祎，祝钧，孟宏，等.老年性瘙痒症发病机制研究进展[J].中国老年学杂志，2018，38(18)：4598-4600.

物、睡眠、生理平衡、分泌、性。除性以外，如果这些需要中任何一项得不到满足，个人的生理功能就无法正常运转。只有这些最基本的需要达到维持生存所必需的程度后，其他的需要才能成为新的激励因素，而到了此时，这些已相对满足的需要便不再是激励因素。

（2）安全的需要　包括人身安全、健康保障、资源所有性、财产所有性、道德保障、工作职位保障、家庭安全。马斯洛认为，整个有机体是一个追求安全的机制，人的感受器官、效应器官、智能和其他能量是主要寻求安全的工具，甚至可以把科学和人生观都看成是满足安全需要的一部分。

（3）情感和归属的需要　包括友情、爱情和性亲密。人人都希望得到相互的关系和照顾。感情上的需要比生理上的需要更细微，它和一个人的生理特性经历、教育及宗教信仰都有关系。

（4）尊重的需要　该层次包括自我尊重、信心、成就、对他人尊重和被他人尊重。马斯洛认为，尊重需要得到满足，能使人对自己充满信心，对社会满腔热情，体验到自己活着的用处和价值。

（5）自我实现的需要　包括道德、创造力、自觉性、问题解决能力、公正度和接受现实能力。它是指实现个人理想抱负、发挥个人的能力到最大程度，自我实现是最高层次的需要。马斯洛提出，为满足自我实现需要所采取的途径是因人而异的。

2. 自我概念理论

自我概念理论(self-consept theory）强调一个人的自我，包括思想、情感和行为三个方面。自我概念是个人对自己角色功能的认识和评价。由于人类能意识到自己意识的存在，不仅能认识自己、评价自己、反省自己存在的价值和发展目标，也能产生自我发现、自我设计、自我确立、自我教育、自我发展等系列能动性活动。因此，自我是有组织性、动力一致性和连续性的心理组织。它是在与社会互动和社会沟通中，随着个体的心理成长和人格发展而逐步形成的。每个人在社会上同时扮演许多不同的社会角色，在不同阶段扮演的角色也不同，由于扮演角色不同自我概念也随之不同。老年人常常由于所扮演社会角色的改变，再加上生理健康衰退，致使对自己角色功能的认知与评价减弱，出现老化心态。

3. 人格发展理论

人格发展理论（personality development theory）是美国著名精神病医师、新精神分析派的代表人物埃里克森（Erik H Erikson）提出的。他把自我意识的形成和发展过程划分为八个阶段：婴儿期、幼儿期、学龄前期、学龄期、少年期、青年期、成年期和晚年期。这八个阶段的顺序是由遗传决定的，所以这个理论称为"心理社会"阶段理论。每一个阶段都是不可忽视的。见表1-1。

表1-1　自我意识形成发展各阶段

分期	年龄	冲突
婴儿期	0~1.5岁	基本信任和不信任的心理冲突
幼儿期	1.5~3岁	自主与害羞和怀疑的冲突
学龄前期	3~5岁	主动对内疚的冲突
学龄期	6~12岁	勤奋对自卑的冲突
少年期	12~18岁	亲密对孤独的冲突
青年期	18~25岁	自我同一性和角色混乱的冲突
成年期	25~65岁	生育对自我专注的冲突
晚年期	65岁以上	自我调整与绝望期的冲突

　　老年阶段的发展任务就是自我整合，否则会出现绝望。埃里克森认为老年人在此期会回顾自己过去的经历，寻找生命价值，以便接受濒临死亡的事实。由于衰老，老年人的身体功能状态下降，对此他们必须做出相应的调整和适应，称为自我调整对绝望感的心理冲突。当老年人回顾过去时，如果对自己过去所作的选择与结果感到满足，则将拥有超越感，怀着充实的感情与世告别。如果对自己的一生不满意，则可能对失去的机会感到深深惋惜，怀着绝望走向死亡。如果一个人的自我调整大于绝望，他将获得智慧的品质，埃里克森把它定义为"以超然的态度对待生活和死亡"。

　　埃里克森认为，在每一个心理社会发展阶段中，解决了核心问题之后所产生的人格特质，都包括了积极与消极两方面的品质，如果各个阶段都保持向积极品质发展，就算完成了这阶段的任务，逐渐实现了健全的人格，否则就会产生心理社会危机，出现情绪障碍，形成不健全的人格。

　　Peck进一步发展了Erik H Erikson的理论，形成发展理论（developmental theory）。他强调老年人心理顺利发展需要解决三大危机，即自我价值感与工作角色偏差、身体超越与身体偏见、自我超越与自我偏见，第三项尤为重要。自我超越是指接受死亡，对人生最终的旅程不忧不惧，视为生命不可避免的结局，主动打算未来，超越死亡的界线。自我偏见是表示老年人拒绝承认即将到来的死亡，沉溺于目前的自我满足。心理发展健全的老年人必须坦然地面对死亡的事实，超越现实、现在的自我，肯定死亡的必然性，成功地适应对死亡的预期与准备。

（二）老化的心理学理论与护理

　　心理学老化理论作为临床实践活动的指南之一，有助于为护士提供评估心理健康的方向，指导分析与诊断健康问题归纳，帮助制订科学合理的护理计划，指导护理效果的评价，还可以帮助护士理解老年人的行为表现。运用此理论进行健康教育时，护士还可以通过列举一些较为敏感的问题帮助他们回顾过去岁月的方式指导老年人回顾和总结自己的人生。

二、老化的意识改变特征

心理学当中的自我，也被称为自我意识（self-awareness），是指个体对自己存在状态的认知，是个体对其社会角色进行自我评价的结果。觉察到自己的一切是区别于周围其他的物与其他人的，就是自我意识。

在人毕生的发展过程中，社会角色是不断变化的。到了老年时期，随着从职场的脱离、家庭结构的变化（孩子独立离家、孙辈诞生等），人际交往范围和方式也都发生了变化，在此基础上，随着老年人社会角色的改变，老年人的自我意识较之生命的其他阶段，是存在很大差异的。这种差异，体现在以下三个方面。

（一）自我概念的形成

每个人都是独特而复杂的。在回答"我是一个什么样的人？"这个问题时，你可以用很多形容词来形容自己，是真诚的、友好的、热情的？还是腼腆的、责任心强的？所有这些你为自己做出的形容，都影响着你对外部世界的加工。

自我图式（self-schema）是指人们对自我及自我所衍生的认知的概括和总结。个体从过去的经验出发，形成对自我的独特认识，根据这些认识来组织和指导自我加工，就形成了具体的自我概念。它是一个心理模板，是具体的过去经验的参照物，个体根据自我图式，来检查关于自我概念的处理信息是否符合行为中的情境一致性。例如，对于老年人来说，根据对自己的爱好和经历的定义，将自己形容为"热爱园艺的退休老年人"，就会特别注意别人家里的苗圃、他人表露出来的园艺技巧、媒体上的园艺信息等；如果形容为"热爱登山运动的老年人"，则会很快回忆出登山相关的经验，并且记住与这个自我图式相一致的信息。随着时间的推移，老年人的自我图式可能会影响生理和心理状态，以及社会功能。而自我图式又会受到社会观点的影响。进入老年期，增龄所导致的身体能力下降，会使社会对老年人形成普遍的特定印象，这些社会观点，又反过来对老年人自我图式的形成产生影响，特别是与身体能力相关的部分。

（二）自我参照

你是否有过这样的经验，老年人在聊天的时候，更喜欢回忆往事？这种行为也被发展成为一种心理学疗法，来促进老年人的成功老化。在回忆往事的过程中，自我在多大程度上会影响记忆内容。自我参照效应（self-reference effect）对此作出了很好的解释：当信息与我们的自我概念有关时，我们会对它进行高效的加工和回忆。1977年，Rogers等研究发现，记忆材料与自我概念联系紧密的情况下，记忆成绩较之联系不紧密的情况更好，这称为记忆的自我参照效应。在同时使用自我参照和他人参照的实验研究中，也发现自我参照的记忆成绩要优于他人参照[1]。

自我参照效应可以说明，人们在判断周遭环境和回忆往事的时候，经常把自己放在精神世界的核心位置。在这种思想的引导下，人们更有可能高估他人对自己的评价及关注程度，同时在评价他人的行为时，会本能地与自己的行为进行比较。

自我参照具有发展性的特征，也就是说，在每一个不同的人生阶段，自我参照的特征是不一样的。在儿童期，随着年龄的增长，自我参照记忆成绩呈递增趋势。在对中国成年人进行的研究中发现，自我参照和父母参照在记忆成绩中不存在差异，具有同等的地位，这可能是因为我国重孝道的文化特点。当步入老年期之后，自我参照的影响依然明显存在，但母亲参照的影响较之中青年人降低了，不再具有主导地位。后续的研究发现了有趣的现象，在老年期，朋友的重要性提升了，城市老年人、男性老年人和受教育程度高的老年人，更容易将朋友纳入自我图式当中。

（三）自尊

恰当的自尊是一种对自己能力的判断。对自己价值的正确衡量，是建立在过去经验的基础之上的，所以拥有恰当自尊的人具有再尝试的资本。

自尊（self-esteem）是自我系统的重要组成部分，它与个体的心理健康状况、人格特征、动机和情感均有密切的联系。个体如果拥有较高的自尊水平，则会促进其心理发展。研究表明，自尊水平存在一定的个体差异和年龄差异，其中个体差异相对年龄差异来说更大，且存在性别差异，即女性的社会性自尊显著低于男性。

就老年群体来讲，生理和认知功能的下降、社会支持的减少、经济地位的降低以及丧偶等因素，都会对自尊水平产生负面的影响。但从发展的角度来看，随着年龄的增大，老年人自我接纳的程度更高，对自我的价值判断也更客观，自尊会得到一定的增长。

在中国老年人当中的研究显示，社会支持、中等强度的身体锻炼、集体活动和气功等，都可以增强老年人的自尊水平，并且自尊水平能够对老年人的主观幸福感起到积极的影响。因此，在实际的社会工作当中，可以考虑从以上这些角度开展工作来提高老年人的自尊水平，从而提高我国老年人的生活质量。

三、老化的人格改变特征[2]

人到老年，人格是否会发生变化？相关研究目前存在两种不同的理论解

---

[1] Rogers T B, Kuiper N A, Kirker W S. Self-reference and the encoding of personal information[J]. J Pers Soc Psychol, 1977, 35(9): 677-688.

[2] 于普林. 老年医学[M]. 北京：人民卫生出版社，2019.

释。一般认为，人格特征已在早年的生命历程中得到充分发展而基本趋于稳定状态，不会再有较大变动。这一理论解释无论是在长时期人格稳定性研究、参与者内研究，还是采用不同样本进行给定人格特质的测量方法中都得到了相关研究的支持与验证。虽然早期的跨文化研究表明老年期的人格会逐渐僵化保持稳定，但也有学者采用不同方法进行的大样本大规模纵向研究发现，事实上大多数人并非如此。2005年在西雅图对3442名参与者进行纵向调查研究发现，人格稳定性与年龄呈不相关关系。该研究认为，随着社会的发展与变迁，现在的人与以往的人相比人格特征方面更具灵活性，没有那么强的稳定性。这一研究发现在某种程度上也可以表明，早期研究中所发现的随年龄增长而更具稳定性的人格，事实上很可能不是由年龄带来的，而受到年代的影响，即与某特定年代人群的独特生活经历有关。

人格也是对老年人情绪和主观幸福感的强预测源之一。一项为期23年、追踪了4代的纵向研究发现，自我报告的消极情绪（如不安、无聊、孤独、不快、沮丧等）会随着年龄的增长而逐渐减少，尽管这种减少的速度在进入老年期后会变慢；而积极情绪（如兴奋、有趣、自豪及成就感等）则在老年期更趋于稳定。对于这一现象，我们可以结合社会情绪选择理论（socioemotional selectivity theory，SST）进行理解：随年龄增长，人们会更加主动地寻找能够带来情绪满足的人或社会活动。另外，老年人相较其他年龄阶段也有更强的情绪管理及调控能力，这也就能够理解老年人为何比年轻人更加积极快乐、消极情绪较少及消极情绪的消失也相对较快等。

四、老化的思维改变特征

思维是人的一种最复杂的心理活动，是以人已有的知识经验为中介，对客观现实概括和反映。人类通过思维能认识事物的本质和内部联系，这是一种高级、理性的认识过程，主要包括概括、类比、推理和解决问题的能力。

（一）老年人思维变化的表现

思维出现衰退较晚，特别是与自己熟悉的专业有关的思维能力在年老时仍能保持。但是，老年人由于感知和记忆方面的衰退，概念、逻辑推理和解决问题的能力有所减退，尤其是思维的敏捷度、流畅性、灵活性、独创性以及创造性比中青年时期要差。老年人思维弱化及障碍的表现形式如下。

（1）思维迟钝、贫乏　对有些事情联想困难，反应迟钝，语言缓慢；有些老年人不愿学习，不想思考问题，导致词汇短缺，联想易间断，说话常突然中止。

（2）思维奔逸　如对青壮年时期的事情联想迅速，说话漫无边际，滔滔不绝。

（3）强制性思维　不自主偶发毫无意义的联想，或者反复出现而又难以排除的思维联想。

（4）逻辑障碍　主要表现为对推理及概念的紊乱，思维过程繁杂曲折，内容缺乏逻辑联系。

（二）老年人思维变化的应对策略

人在老年期思维能力的弱化在各个老年人的身上表现程度不同，有些人思维仍很清晰，甚至仍有创造思维，而有些人却有严重的思维障碍。因此，要重视对老年人的全面身心保健，鼓励老年人以积极的态度对待生活，培养其思维品质，以恢复和保持其良好的思维能力。

五、老年人心智功能的变化

心智功能的变化包括正常的生理性心理改变和异常的病理性心理改变。二者均表现为思维和行为的迟钝，记忆和学习能力下降，性格逐渐改变，适应能力减退等，有时难以区分是否是疾病引起的老化所致。

（一）心智功能的变化

心智功能的变化主要表现在认知和心理状态的改变。认知的改变主要反应在记忆力、智力、感觉力和思维能力的变化。研究表明，老年人的认知功能下降并不是全面的，不仅在不同年龄组之间不同，不同老年个体之间也有差异。

1. 记忆

记忆力依据分类不同，受老化的影响也不同，且存在较大差异。近期事件的长期记忆受影响，远期记忆基本不受影响；有意识记忆为主，无意识记忆为辅；意义记忆尚完好，但机械记忆不如年轻人；再认能力尚好，回忆能力较差；在规定时间内的记忆速度减慢。根据种系发展和个体发展的顺序可以将人类的记忆系统区分为发生由低级到高级、发展从早到晚的五大记忆系统：程序性记忆、知觉表征系统、语义记忆、初级记忆和情节记忆。与其他记忆系统相比，情节记忆的年龄差异最显著，情节记忆对老化最敏感。

2. 智力

老年期老年人的智力有所退化，可以学会新的知识（技巧、讯息），但是其反应速度变慢，在限定时间内加快学习的速度不如年轻人，学习新事物不如年轻人。此变化与个体因素、社会环境因素相关。

3. 感知觉

感觉主要包括视觉、听觉、味觉。随着年龄增加老年人会出现视、听、味觉的改变。知觉主要包括时间知觉、空间知觉、运动知觉和痛知觉等方面。老年人常发生知觉异常，如时间知觉障碍，严重时表现为不知具体的日期时间、某个季节等；有的老年人出现迷路、出去找不到家门等；痛知觉的改变常引起痛阈的变化。

（二）老年心智功能改变的判断标准

老年人的心智变化不仅与年龄有关，还与许多体内、体外因素有关。老年人心智改变与神经系统的衰老有关，因此除了系统进行心理学测定外，还要进行系统检查。老年人符合表1-2中的迹象越多心理老化程度越严重。

表1-2　15种心理衰老迹象

编号	条目	是	否
1	记不住近期的事		
2	心中一有急事，就感到心情焦虑		
3	事事以我为主，以关心自己为重		
4	总喜欢说过去的事		
5	爱后悔		
6	对眼前发生的事很不介意		
7	不愿意麻烦别人，愿意一个人过日子		
8	不愿意接受新事物		
9	对吵闹很烦		
10	不愿意接触陌生人		
11	对社会变化疑虑重重		
12	很关心自我感觉和情绪变化		
13	经常讲自己过去的本领和苦劳		
14	经常固执己见		
15	经常收集储存无聊、无趣的东西，而且觉得很快乐		

第四节　衰老与老化的社会学表现

一、老化的社会学理论

老化的社会学理论（sociological theory of aging）着重于了解及解释社会互动、社会期待、社会制度、价值观对老化过程适应的影响。早期最具影响的老化社会学理论有隐退理论和活跃理论。但这两大理论明显存在一些问题，对这些问题的解决促进了持续理论、次文化理论、现代化理论、年龄阶层理论等理论的产生。

（一）基本理论

1. 隐退理论

隐退理论（disengagement theory）也称社会撤退理论（social disengagement

theory），1961 年由卡明（E. Cumming）和亨利（W. Henry）提出。该理论主张社会平衡状态的维持，决定于社会与老年人退出互相作用所形成的彼此有益的过程。该理论可用以指导老年人适应退休带来的各种生活改变，主张"天下没有不散的筵席"。但隐退理论将老年人等同为无权、无能、无力的人，使社会对老年人的漠视合情化、排斥合法化、歧视合理化。

2. 活跃理论

活跃理论（activity theory）也称社会活动理论（social activity theory），1963 年由 Havighurst 等提出。该理论认为老年人的生理、心理及社会的需求，不会因为生理、心理及身体健康状况的改变而改变，一个人到老年时仍然期望能积极参与社会活动，保持中年时期的生活形态，维持原有的角色功能，以证明自己仍未衰老。该理论还认为老年人若能保持参与社会活动的最佳状态，就可能更好地促进老年人生理、心理和社会等方面的健康发展。活跃理论忽略了老年人之间的个体差异，忽略了年轻老年人与高龄老年人的差别。针对该理论，有人提出老年人退休生活有"五要"，即要笑、要掉（不管担任什么职务，退休后要掉价）、要动（运动、散步、走路、种花等）、要看（看书、看报、看电视、看国内外的发展变化、看大自然和人世间的美好事物）、要做（参加必要的社会活动、经济工作或写作）。

3. 持续理论

持续理论（continuity theory）也称社会持续理论（social continuity theory），1968 年由 Neugarten 等人提出。与前面的隐退理论和活跃理论相比，持续理论更加注重个体性差异，它以对个性的研究为理论基础，主要探讨老年人在社会文化约束其晚年生活的行为时，身体、心理及人际关系等方面的调适。该理论指出许多中年期的变数可预测老年期的生活特征。因为许多心理与社会特征在一生中会得到稳定的发展，对许多人来讲，老年期不会与过去的生活方式有激烈的分隔，也就是说一个人到了老年期，其生活方式不会发生戏剧化的改变。

4. 次文化理论

次文化理论（subculture theory）也称亚文化理论，1962 年年由 Rose 提出。次文化理论主张老年人要借着次级文化的成员身份来维持他们的自我观念与社会认同。老年人会选择与他们的文化背景、身心问题有共同点的人群在一起，同时他们也被不同类的人群排除在团体之外。过分强调老年次文化，可能唤醒社会对老年群体的关注，但可能也会加剧老年人与主流社会的疏离感。

5. 现代化理论

现代化理论（modernization theory）为社会学对老化过程、老年人社会地位与角色变迁的解释，众多学者对其进行了研究。该理论强调传统与现代的对立，农村与都市生活的差异，效率与进步。老年人的社会地位由维持他们生活开支与他们对社会的贡献的多少而定。当社会进入现代化、工业化和都市化，老年人已不再有权利决定获取与控制有价值资源时，社会上老年成员就变得不重要而失去他们既有的身份和社会权威。社会文化与经济演化过程中，老年人难以适应快速的变化，就形成边缘化或者落后了。

6. 年龄阶层理论

年龄阶层理论（age stratification theory）也称年龄分层理论，由 Riley 1972年提出。主要观点包括：同一年代出生的人不仅具有相似年龄，而且拥有相似的生理特点、心理特点和社会经历；新的年龄层群体不断出生，并会对历史有不同的感受；社会可根据不同的年龄及其所属的角色被分为不同的阶层；社会不断变化，各年龄阶层的人群以及他们的角色也一样不断地变化；人的老化与社会变化之间的相互作用是动态的，因此，老年人与社会总是不断地相互影响。但该理论过于强调整体性和统一性，对个体性和差异性很少关注。

（二）老化的社会学理论与护理

老化的社会学理论帮助护士从"生活在社会环境中的人"角度看待老年人。在老化的社会学理论中，影响老化的因素有人格特征、家庭（包括设施）、教育程度、社区规范、角色适应、文化与政治经济状况等。护士可以通过运用隐退理论评估那些正在经历减少参与社会活动的老年人，并提供足够的支持和指导，以维持其平衡；运用活跃理论辨别想要维持社会活动的老年人，评估其身心能力是否足以从事某项活动，帮助老年人选择能做到且感兴趣的活动；运用持续理论评估老年人的发展及其人格行为，制订切实可行的计划，协助老年人适应这些变化；运用次文化理论评估老年人不同的文化背景，给予相应的个体差异的护理；运用现代化理论，理解老年人可能存在的内心失落感，鼓励和帮助其积极适应周围的人文及社会环境；运用年龄阶层理论，了解和评估随着年龄增加导致的角色变化及社会变化对老年人的影响。

在照顾老年人时，不仅要知道老化的相关理论，还必须了解不同理论是从不同角度、对不同老年人群进行研究来了解影响老年行为表现模式的因素与原因的。各种老化理论都有其适用性上的限制，护士在应用老化理论时，需慎重考虑应选用何种理论作为实践活动的指南，促进其成功老龄化。

二、老化的社会转型特征

心理学家埃里克森将人类心理社会发展全程划分为八个不同的阶段，在每一阶段人们会表现出不同的典型特点，同时也有不同的发展任务与目标。根据这一理论，到成年晚期，人们会丧失某些生理能力，健康状况逐渐下降，也需要应对各种生活事件带来的压力和挑战，最后面对自己的死亡。在这一阶段，老年人的发展任务转变为正确认识及接纳自己的一生，克服已有不足带来的绝望感，完成自我整合，收获完美的人生。对于老年人来说，衰老并不总是意味着消极与失望，虽然退休等社会事件使他们被迫离开原有的社会关系网，但相应地提供了重拾兴趣的机会与可能，他们可以从朋友、家庭以及志愿工作那里收获更多的乐趣、完成自我实现，也得以重新审视自己，寻求生命的意义。

三、老化的人口学特征

中国已步入老龄化社会，并且发展速度非常快。我国老年人口占总人口的比例在1982年的时候是5%，属于成年型，到1999年就达到了10%，一跃变成老年型。我国人口年龄结构从成年型转变为老年型，仅用了18年的时间，就完成了发达国家几十年甚至上百年才完成的人口年龄结构的历史性转变。和先期进入老龄化的国家相比，我们中国的老龄化有非常突出的特点：老年人口的基数大。到2022年年底，我国60岁以上的人口已经达到2.8亿，到2051年，预计达到最大值4.37亿，占到当时总人口的11%，形势非常严峻。

四、老化的空巢特征

空巢家庭（空巢家族）是指无子女或虽有子女，但子女长大成人后因各种原因如工作、求学、外出打工等长期离开老年人，剩下老年夫妇或一位老年人独自居住的家庭。通常将空巢家庭中的老年人称为空巢老年人（埃姆普利-霍利），空巢家庭的形成是个人、家庭和社会等因素综合作用的结果。年轻人由于工作等原因无暇照顾老年人，导致老年人长期独居，形成空巢家庭；也有些老年人因不愿意成为子女的负担等原因选择空巢而居。由于我国的计划生育政策，独生子女联姻组成的421家庭结构很常见，双方老年人不能或不愿与子女共同生活，主动或被动形成空巢家庭。

2022年民政部第四季度例行新闻发布会养老服务司调查数据：我国老年人口中，空巢老人占比已超过50%，部分大城市和农村地区空巢老年人比例甚至超过70%。空巢现象已经成为我国老龄化进程中不可忽视的社会问题。

空巢老年人的健康状况受到越来越多的研究者关注。研究发现，空巢老年人面临的最大问题是心理情感问题，而情感问题中最主要的是孤独感。中国老龄科学研究中心的调查数据显示，我国农村有35.1%的老年人经常感到孤独。有研究显示：空巢老年人家庭满意度差者占45.8%，而非空巢老年人只占18.8%。而独居空巢老年人比偶居空巢老年人在各方面的情况相对更差。空巢现状使得一部分老年人生活满意度及主观幸福感显著降低，引发了空巢老年人以焦虑、抑郁和负性情绪等为主的各种心理问题。

进入老年期，随着机体生理功能的减退，老年人的健康状况普遍不良，而生理健康与心理健康状况相互影响。空巢老年人患病后，需要治疗护理，影响老年人的自主生活能力，会加重老年人的心理负担，而自主生活能力的下降也会导致生活质量的下降，健康状况受到影响，进入恶性循环状态。因此，除了关注空巢老年人生理健康外，及时疏导和治疗空巢老年人的心理问题不容忽视。

五、老化的社会功能变化

老年期社会功能的变化主要表现在角色功能的变化和社会适应能力的改变。护士应关注老年人社会功能的变化，通过评估老年人的角色适应情况，包括对社会及居住环境改变的适应情况及价值观、信仰和信念以及习俗的适应情况，了解老年人对社会功能改变的适应程度。

（一）角色变化

多数国家老年人在60～65岁退休，由社会的主宰者变为社会依赖者，由财富创造者退居为财富消费者。如果不适应这个转变过程，老年人可能出现沮丧失落等心理。此外在家庭角色中，大多数老年人随着年龄的增高而上升成为祖父母，甚至更高层，家庭角色分层增多。而这个阶段又有老伴过世，造成家庭某些角色缺失如成为鳏寡老年人，这些都使得老年人家庭角色发生变化。对此，老年期应承认角色变化的现实，改变对老年角色的看法，承认必须放弃的一些角色，同时要努力创造属于老年期的典型角色。如在社会中担当起老年人的角色，在家庭中承担长辈的角色，并适应这些角色，安心颐养天年。

（二）适应能力变化

老年人适应快速变化和发展的社会环境的能力下降，使得老年人对未来有不安心和不踏实的感觉。社会环境的变化涉及经济、文化、教育、生活方式和社会支持等诸多方面，如退休后多数老年人经济收入减少，同时原有的生活方式也发生很大改变，与工作时相比，生活重心需转移到家庭和社区，老年人退休后需要重新适应家庭和社区文化，与以前相比多数老年人接受教育的机会减少等。不同老年人适应环境的能力不同，但多数人对陌生有挑战性的环境改变不能较好较快地适应。

（三）其他变化

通常情况下老化本身对老年人价值观信念和信仰、习俗等影响不大。在以家庭养老为主的社会，家庭在老年人心目中的地位更重，其为老年人主要的支持来源。

老年人常见的感染风险应对

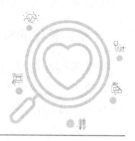

第一节　流感

随着社会老龄化的日益加重，中国的老年人越来越多，所占人口比例也越来越高。老年人生理功能减退，抵抗力下降，感染各种疾病的概率增高，随着我国进入了老龄化社会，老年人的健康问题受到了社会越来越多的关注。

流行性感冒（简称流感），是流行性感冒病毒（influenza virus，简称流感病毒）引起的一种急性呼吸道疾病，以甲、乙型流感病毒为主要病原。临床表现有高热、乏力、头痛、全身酸痛等症状。本病具自限性，一般3～7天可自愈。但妊娠妇女、合并基础病的老年患者、儿童等人群应及时接受治疗，以免延误病情。少数重症患者应住院治疗，以免引起多脏器衰竭。生活中如出现发热、头痛、乏力、咽喉不适时，应及时到医院进行病原检测，排查流感。

流感病毒感染在流行病学上最显著的特点为突然暴发、迅速扩散，从而造成不同程度的流行，严重危害人民群众健康。其传染源为流感患者和隐性感染者。从潜伏期末到发病的急性期都有传染性；传播途径主要为通过打喷嚏和咳嗽等飞沫传播，经口腔、鼻腔、眼部等黏膜直接或间接接触感染。接触被病毒污染的物品也可通过上述途径感染。在特定场所，如人群密集且密闭或通风不良的房间内，也可能通过气溶胶的形式传播，需引起警惕；易感人群为人群普遍易感。接种流感疫苗可有效预防相应亚型/系的流感病毒感染。

从全球来看，流感是导致≥65岁人群住院和超额死亡的主要原因之一。流感除了导致显著的超额死亡外，也可导致老年人出现相当高的住院负担。在中国，成年人流感住院病例主要集中在≥65岁组，流感导致的超额死亡病例中超过86％是≥65岁老年人。研究显示，有慢性基础疾病的流感患者其门诊和住院费均高于无基础疾病的流感患者。对于生存质量的研究也显示，有基础疾病患者的健康相关生存质量显著低于无基础疾病患者。

因此，必须提高老年人对流感的认识，加强老年人流感防控知识掌握，做到积极预防，尽早给予抗流感病毒治疗，对重症病例集中力量进行救治，达到减少重症发生和降低死亡率的目的。

一、案例导入

（一）基本信息

患者，女，87岁，丧偶，目前入住某医院老年病科，请专业陪护照护。

（二）病史回顾

老年人患有"慢性阻塞性肺疾病、高血压2级、糖尿病、慢性心功能不全"。两年前左眼行白内障手术。目前神志清楚，精神差，消瘦，视听力下降，牙齿脱落咀嚼功能下降。近一年因进食呛咳造成吸入性肺炎入院治疗两次。平日服用抗高血压药、降糖药及护脑护心药物。昨天受凉后有轻微咳嗽，体温38.3℃，伴头痛、畏寒、全身肌肉和关节酸痛、乏力、食欲减退。

（三）检查结果

血常规：白细胞（WBC）$3.5×10^9$个/L，淋巴细胞$3.4×10^9$个/L，病毒特异性抗原阳性，病毒分离出流感病毒。

（四）目前状态

老年人目前神志清楚，疲乏，全身肌肉和关节酸痛、食欲减退。医院诊断为流感，予以抗病毒、镇咳对症处理，医嘱密切观察病情变化，多休息，随诊。

二、病因及危险因素

（一）病因

（1）甲型流感病毒，根据其表面血凝素和神经氨酸酶蛋白结构及其基因特性分成许多亚型，病毒每年有新的突变，所以每年都要注射流感疫苗。

（2）甲型流感病毒在动物中广泛存在，可能发生重大变异，人群普遍缺乏免疫力，可导致流感大流行。

（二）危险因素

（1）易感人群　人群普遍易感。

（2）高危人群

① 年龄≥65 岁是流感病毒感染的高危人群。

② 有营养不良、吞咽功能障碍、肌少症、衰弱、跌倒等综合征的老年人。

（3）老年人身体各器官生理功能逐渐退化，免疫功能低下。

（4）老年人常常存在呼吸系统、心血管系统等原发病。

（5）由于老年人体内抗体的保护作用不足，流感疫苗在老年人群中效果差。

（6）季节性流感在人与人之间传播能力很强。

（7）个人卫生差。

三、临床表现

（一）单纯型流感

（1）突发畏冷或寒战、高热，伴有头痛、全身乏力、食欲缺乏、四肢肌肉酸痛。

（2）随着病情的进展，部分患者可出现咽喉干燥和疼痛、声音嘶哑、咳嗽、咳痰等上呼吸道感染症状。

（二）肺炎型感冒

（1）迅速出现咳嗽、咳痰、高热、呼吸困难、气促、口唇发绀，偶伴有痰中带血或咯血，疲劳。

（2）随着病情进展，少部分患者出现呼吸衰竭。

（三）胃肠型流感

（1）恶心、呕吐、腹痛、腹泻等。

（2）老年人不多见。

（四）中毒型流感

（1）全身毒血症状重，主要表现为高热和明显的心血管系统、神经系统症状。

（2）可并发中毒性心肌炎，严重者可出现休克、弥散性血管内凝血（DIC）和循环衰竭。

（3）病死率高，少见。

（五）疾病负担

（1）流感病毒感染可引起严重的病毒性肺炎、继发性细菌性肺炎、脑炎、心肌炎等严重并发症。

（2）原有慢性疾病急性加重，可导致老年人严重的临床结局甚至死亡。

（3）流感在老年人中具有高住院率及高死亡率特点。

（4）60岁及以上人群流感住院病例的经济负担是我国当年人均年收入的1.14倍。

四、风险评估

（一）流行病学史

（1）流行季节，一个单位或机构或地区出现大量上呼吸道感染者。

（2）医院门诊、急诊上呼吸道感染者明显增加。

（二）症状评估

（1）急性起病，畏冷或寒战、高热，伴有头痛、全身乏力、食欲缺乏、四肢肌肉酸痛等症状。

（2）迅速出现咳嗽、咳痰、高热、呼吸困难、气促、口唇发绀，偶伴有痰中带血或咯血，疲劳甚至呼吸衰竭等肺炎表现。

（3）出现恶心、呕吐、腹痛、腹泻等胃肠道表现。

（三）检查评估

（1）外周血常规，白细胞总数不高或偏低，淋巴细胞相对增加。重症者白细胞总数及淋巴细胞下降。

（2）胸部影像学检查，重症者胸部X线检查可见单侧或双侧肺炎，少数有胸腔积液。

（3）病毒特异性抗原及其基因检查。

（4）病毒分离检查出流感病毒。

（5）血清学检查进行抗体测定。

（四）诊断评估

（1）诊断分类　疑似病例具备流行病学史和症状表现，并有特异性的实验室检查结果。

（2）鉴别诊断　如呼吸道合胞病毒、鼻病毒、腺病毒、冠状病毒、副流感病毒以及肺炎支原体感染等。

五、观察要点

（1）易感人群　老年人。

（2）症状表现　老年人表现往往不典型，或者只有轻微的咳嗽和基础体温的变化，如果有地区流感流行，要高度重视。

（3）老年人全身乏力、食欲缺乏，四肢肌肉酸痛引起重视。

（4）老年人有无烦躁不安、情绪低落等心理反应。

六、应对措施

（一）防护措施

（1）居室环境定时开窗通风。

（2）不要去人员密集、空气污染的场所，避免与感冒或者其他流感患者接触，接触时，佩戴好口罩，口罩要及时更换。

（3）注意个人卫生习惯，勤洗手，特别是外出回居室之后、饭前便后、触摸眼睛、鼻或口腔前后要及时用洗手液或肥皂、流动水洗手。

（4）根据气温增减衣物，做好保暖工作，多喝温水避免喉咙干燥。

（5）保持良好的呼吸道卫生习惯，在咳嗽或打喷嚏时用手帕或纸巾捂住口鼻，尽量避免用手直接捂住口鼻而造成手部沾染呼吸道分泌物。

（6）在流感高发期到来之前接种流感疫苗。

（7）加强锻炼，增强体质和免疫力。

（8）注意休息，避免劳累。

（二）流感应对措施

1. 治疗原则

重症或有重症流感高危因素的老年人，应尽早送医住院治疗，给予经验性抗流感病毒治疗，不必等待病毒检测结果。发病 48h 内进行抗病毒治疗可减少并发症、降低病死率、缩短住院时间；发病时间超过 48h 的重症患者依然可从抗病毒治疗中获益。非重症且无重症流感高危因素的患者，在发病 48h 内，充分评价风险和收益后，再考虑是否给予抗病毒治疗。早期识别流感和及时隔离患者是医院感染控制的关键。医养结合机构应严格执行医院感染预防与控制工作要求，严格执行消毒隔离，做好工作人员与老年人的个人防护，降低流感院内传播风险。

2. 医院感染防控措施

（1）管理传染源

① 预检分诊　对怀疑有呼吸道传染病症状的老年人进行预检筛查和分诊；对出现呼吸道症状的老年人，在送医的过程中采取适当的预防措施（如戴口罩、遵循分诊程序）；在疫情活跃期，采取措施减少不必要的就诊（如对轻症呼吸道症状且不伴并发症的老年人进行电话咨询）；就诊过程中注意呼吸卫生、咳嗽礼仪和手部卫生。

② 隔离患者　对流感疑似/确诊老年人应当及时住院采取隔离措施，疑似和确诊患者须分开安置，疑似老年人进行单间隔离。尽量限制在隔离病房内活动，原则上不设陪护。与患者相关的诊疗活动尽量在病区内进行。外出检查、

转科或转院途中给予适当的防护措施。

（2）切断传播途径

① 采取适当的隔离措施　根据流感病毒的传播途径，在实施标准预防的基础上，采取飞沫隔离与接触隔离措施。

② 采取适宜的消毒技术　空气消毒。开窗通风，加强空气流通，并根据气候条件适时调节。必要时安装通风设备，加强通风；可采用循环风式空气消毒机进行空气消毒，不必常规采用喷洒消毒剂的方法对室内空气进行消毒。

③ 医疗器械、污染用品、物体表面、地面等的清洁和消毒　按照国家相关规定进行常规处理。具体方法按照《医疗机构消毒技术规范》WS/T 367—2012的要求处理。

④ 医疗废物的管理　在诊疗流感患者过程中产生的医疗废物，应根据《医疗废物管理条例》和《医疗卫生机构医疗废物管理办法》的有关规定进行处置和管理。

（3）保护易感人群

① 工作人员　接触确诊/疑似流感患者的工作人员，依据标准预防原则，在对接触患者导致感染的危险性程度进行充分评估的基础上，重视呼吸道防护和黏膜保护，采取适宜的、分级的个人防护措施及使用个人防护装备（PPE），并严格执行消毒隔离制度和手卫生制度。

② 陪护人员　原则上不设陪护人员。陪同人员若需进入患者房间，应先进行急性呼吸道症状筛查；提供手卫生指导、限制物体表面接触和使用个人防护设备（外科口罩、手套），提醒呼吸卫生和咳嗽礼仪；陪同人员不应出现在产生气溶胶操作的现场。辅助护理人员应佩戴外科口罩、穿隔离衣等，严格执行手卫生及消毒隔离制度。

七、案例分析

（一）照护难点

（1）活动减少　老年人因为精神差，消瘦，视听力下降、疲乏，全身肌肉关节酸痛不愿意活动。

（2）饮食护理　老年人病情致食欲减退，加之牙齿脱落、咀嚼功能下降，在饮食配置、进食指导方面有要求。

（3）药物依从性欠佳　老年人在养老机构居住，儿女探视时间不定期，且与其他老年人交流少，对于抗高血压药、降糖药、护脑护心药物以及当前抗病毒药物的作用、服药时间及注意事项未掌握，难以做到规范服药。

（4）跌倒骨折的风险　老年人全身酸痛、乏力，活动无耐力，跌倒风险增加。

（5）个人清洁卫生　老年人年老体弱，多病共存，对自己的清洁卫生不到位，如口腔卫生不彻底、咳嗽无保护措施、随地吐痰等。

（二）照护措施

1. 运动指导

（1）床上运动指导　锻炼老年人呼吸肌，指导老年人学会腹式呼吸法、缩唇式呼吸法；对年老体弱者协助翻身、拍背促进痰液排出。

（2）下床室内活动指导　根据病情制订有效的锻炼方式，如太极拳、五禽戏等。

（3）集体活动　鼓励老年人参与养老院的集体活动，如做操、唱歌等。

2. 饮食指导

（1）在饮食上根据老年人的口味制订合适的菜谱，尽可能做高蛋白、高钙的易消化食物，且品种丰富。

（2）注意饮食的色香味，能提高老年人的食欲。

（3）与老年人儿女进行沟通，促进其儿女多与老年人交流如多看望，病情变化时多陪伴，可从家中准备老年人平时喜欢的食物。

3. 药物知识宣教

告知老年人服药的必要性，严格遵医嘱服药，为老年人准备好专用服药盒并做好标记。把要服用的药物按时准备好，看老年人服药到口，告知注意事项，观察药物的效应和可能出现的不良反应。

4. 落实预防跌倒措施

（1）床头有防跌倒标识。

（2）穿合适的衣裤、鞋袜。

（3）针对患者全身酸痛和乏力情况，可以为其准备一根拐杖或者一个助行器，便于老年人活动。

（4）在卫生间设置扶手，提供坐便器，便于老年人如厕。

（5）居住房间地面保持干净、整洁无水迹和污渍。

（6）观察用药后的不良反应。

5. 个人清洁卫生指导

（1）保持口咽、鼻腔清洁，早晚刷牙，进食后以淡盐水或温水漱口，防止继发感染。

（2）勤洗手，使用肥皂或洗手液用流动水洗手，不用污浊的毛巾擦手，接触到分泌物后应立即洗手。

（3）老年人用过的生活用具应注意消毒，可用煮沸消毒法或日光暴晒。

（4）及时为老年人更换衣物并做好清洁消毒。

（5）房间每日进行物表及空气消毒。

第二节 痢疾

细菌性痢疾是我国法定的乙类传染病，大便培养出志贺菌属是确诊细菌性痢疾的金标准。由于大便培养周期长、成本高、阳性率低，以往我国临床细菌性痢疾的诊断主要依赖临床症状及粪常规检查，即大便镜检白细胞数≥15个/HPF，并见到红细胞。细菌性痢疾主要是通过粪口途径、非感染者与感染者、感染者与感染者之间的接触等传播。无论是发达国家还是发展中国家，细菌性痢疾都是一种临床上的多发性疾病，由痢疾杆菌引发，以腹泻、血便、高热、腹痛等为主要表现，若不及时处理，将诱发感染性休克等病症，危害健康。

一、案例导入

（一）基本信息

患者，男性，66岁，已婚，已入住养老院一年，有高血压病史。

（二）病史回顾

发热、腹痛、脓血便3天。患者因请假回家喝喜酒，有不洁饮食史，于3天前回来后突然发热，体温38.2℃，畏冷，无寒战，同时有下腹部阵发性疼痛和腹泻，大便每天10余次至数十次，为少量脓血便，以脓为主，无特殊恶臭味，伴里急后重，无恶心和呕吐，自服小檗碱（黄连素）和解热药无好转。发病以来进食少，睡眠稍差，体重略下降，小便正常。既往体健，无慢性腹痛、腹泻史，无药物过敏史。无疫区接触史。

（三）检查结果

体温（T）37.5℃，脉搏（P）96次/min，呼吸（R）20次/min，血压（BP）120/80mmHg（1mmHg=0.133kPa）。急性热病容，无皮疹和出血点，浅表淋巴结未触及，巩膜无黄染，咽（−），心肺（−），腹平软，左下腹有压痛，无肌紧张和反跳痛，未触及肿块，肝脾肋下未触及，移动性浊音（−），肠鸣音5次/min。

实验室检查：血红蛋白（Hb）124g/L，WBC16.4×10^9个/L，中性粒细胞计数（N）88%，淋巴细胞计数（L）12%，血小板（PLT）200×10^9/L。粪常规：黏液脓性便，WBC多数/HP，红细胞（RBC）2～3个/HP。尿常规（−）。

（四）目前状态

急性病容、左下腹压痛、神志清楚、疲乏、精神差。医院诊断为细菌性痢疾，首选氟喹诺酮类药物等对症支持治疗。

二、病因及危险因素

（一）病原学

痢疾杆菌：肠杆菌科志贺菌属，志贺菌分为4个群：

A群：痢疾志贺菌，外毒素最强。

B群：福氏志贺菌。

C群：鲍氏志贺菌。

D群：宋内氏志贺菌。

48个血清型，群、型间无交叉感染，我国以B群为主，发达国家以D群为主。

（二）传染源

（1）不洁饮食　痢疾杆菌可在食品上生存与繁殖，食用生冷及不洁食物可引起痢疾发生。

（2）患者与急、慢性菌痢患者和带菌者一起生活或有接触史。

（三）传播途径

（1）痢疾杆菌随患者或带菌者的粪便排出，通过污染手、食品、水源等，不养成卫生的生活习惯时，如饭前便后不洗手，有被感染的危险。

（2）接触患者或带菌者生活用具而感染。

（四）人群易感性

（1）年龄　老年人身体各器官生理功能逐渐退化，胃肠道菌群失调，机体屏障保护作用弱。

（2）营养不良　老年人摄入营养不足，吸收不良，致机体抵抗力降低。

（3）疾病　原有慢性疾病（胃肠道疾病、慢性胆囊炎或肠道寄生虫病）可诱发或加重菌痢。

三、临床表现

1. 潜伏期

数小时至7天，一般1～2天。

2. 临床分型

（1）普通型（典型）　起病急，畏寒、发热，可伴乏力、头痛、食欲差等毒血症症状。腹泻、腹痛、里急后重，脓血便或黏液便，左下腹部压痛。

（2）轻型（非典型）　症状轻，可仅有腹泻、稀便。

（3）中毒型　2～7岁儿童多见，起病急，肠道病变和消化道症状不明显，全身中毒症状严重，高热、惊厥、昏迷、呼吸衰竭、心力衰竭。

（4）慢性、急性反复发作或迁延不愈　病程超过2个月。腹痛、腹胀、腹泻或便秘交替出现，黏液便或有脓血，可急性发作。

四、风险评估

（一）流行病学史

（1）传染源　急、慢性菌痢患者及带菌者。

（2）传播途径　通过消化道，经粪-口途径传播。

（3）易感人群　人群普遍易感。

（4）特征　本病全年均可发生，夏秋季多发。

（二）症状评估

潜伏期1～2天（数小时至7天）。临床上分急性细菌性痢疾和慢性细菌性痢疾两种。

1. 急性菌痢

（1）普通型（典型）　突然发热、全身不适、恶心、呕吐，继而腹泻。大便初为稀便，以后转为黏液脓血便。每天排便10～20次或更多，量少，有时为脓血或呈黏冻状。常有腹痛，便前加重，便后暂时缓解，便意频繁，里急后重。体检常有左下腹压痛，肠鸣音亢进。急性典型菌痢的自然病程为1～2周，大多数可缓解或恢复，少数患者转为慢性菌痢。

（2）中毒型　儿童多见，起病急骤，突起高热达39～41℃或更高，同时出现烦躁、谵妄、反复惊厥，继而出现面色苍白、四肢厥冷，迅速发生感染性休克。

2. 慢性痢疾

（1）急性发作型　此型约占5%，有慢性细菌性痢疾史，因进食生冷食物、劳累或受凉等诱因引起发作，腹痛、腹泻、脓血便，但发热全身中毒症状不明显。

（2）慢性迁延型　发生率约10%，长期反复腹痛、腹泻，大便有黏液血便，伴乏力营养不良等症状。

（3）慢性隐匿型　此型发生率为2%～3%，患者一年内有菌痢史，临床症状消失2个月以上，但粪培养可检出痢菌，乙状结肠镜检查可见肠黏膜病变。

（三）检查评估

1. 血液、粪便检查

（1）血常规　WBC增多，可达（10～20）×10^9个/L，中性粒细胞比例增高。

（2）粪常规　外观呈黏液脓血便。镜检可见白细胞、脓细胞、红细胞，如有巨噬细胞有助于诊断。

2. 病原学检查

（1）细菌培养　粪便培养出志贺菌可以确诊。

（2）特异性核酸检测　核酸杂交或PCR。

3. 荧光抗体染色技术

4. X线钡餐

慢性期可见肠道痉挛，动力改变，结肠袋消失，肠腔狭窄，肠黏膜增厚等。

5. 结肠镜+活检

病变部位刮取分泌物培养，可提高检出率。

（四）诊断评估

（1）诊断分类　结合流行病学病史、临床症状和体征，以及实验室检查综合诊断。

（2）鉴别诊断　如急性阿米巴痢疾、食物中毒、肠套叠、急性坏死性出血性小肠炎、其他肠道感染。

五、观察要点

（1）排便次数、粪便量和性状。

（2）腹痛的性质、程度及伴随症状。

（3）体温变化。

（4）降温处理的效果。

（5）末梢循环，肢端温度、血运、颜色。

（6）面色、生命体征、尿量。

六、防控措施

（一）预防措施

1. 管理传染源

（1）膳食管理要求

① 食品加工与制作应符合食品监督管理要求，符合食品安全相关规定。

② 加工后的储存应做到成品与半成品分开，生熟分开。

③ 应建立食品留样备查制度，每日留样品种齐全，每种样品不少于100g，并在专用盒上标注品名、时间、餐别、采样人，并将留样盒放置于0～4℃冰箱内，储存时间不少于48h，并留样记录。

④ 每餐应对餐具、送餐工具清洗消毒，每日及时处理餐厨垃圾。

⑤ 膳食工作人员应身着洁净的工作服，佩戴口罩和工作帽，保持个人清洁。在工作时必须勤洗手，定期健康检查，发现慢性带菌者应暂时调换工种。

（2）急、慢性病患者和带菌者　应隔离或定期进行访视管理，并给予彻底治疗，直至粪培养阴性。

2. 切断传播途径

（1）养成良好的卫生习惯，饭前、便后勤洗手。

（2）保持厨房干净卫生，防止蝇、蟑螂（学名蜚蠊）和其他动物污染食品。

（3）不吃变质、腐烂、过夜的食物，存放在冰箱的熟食和生食不能过久，熟食应再次加热，生熟要分开，不喝生水。

3. 保护易感人群

（1）保证充足的睡眠和休息，多饮水，适量锻炼身体、劳逸结合，提高自身免疫力。

（2）口服活菌苗获得免疫性，如F2a型"依链"株。

（二）应对措施

1. 急性菌痢

（1）普通型

① 消化道隔离至临床症状消失，粪培养连续两次阴性。

② 饮食以流质为主，忌食生冷、油腻等刺激性食物。

③ 抗菌治疗头孢曲松、匹美西林、阿奇霉素、小檗碱（黄连素）。

④ 对症治疗，只要有水和电解质丢失，无论有无脱水表现，均应口服补液（ORS），严重脱水者，考虑静脉补液。高热可采用物理降温，必要时适当使用解热药。腹痛剧烈者，可用颠茄片或阿托品。

（2）中毒型

① 一般治疗　密切监测患者生命体征。

② 抗菌治疗　基本与急性菌痢同，但应先采用静脉给药，可采用第三代头孢菌素类抗生素。病情好转后改为口服，剂量和疗程同急性菌痢。

③ 对症治疗　降温止惊：高热可引起惊厥而加重脑缺氧及脑水肿，故应积极给予物理降温，必要时给予解热药，将体温降至38.5℃以下；高热伴烦躁、惊厥者，可采用亚冬眠疗法，予氯丙嗪和异丙嗪各 1 ~ 2mg/kg 肌注；反复惊厥者，可用地西泮、苯巴比妥钠肌注或水合氯醛灌肠。

（3）休克型　扩容纠酸、改善微循环障碍、保护重要脏器功能，可使用肾上腺皮质激素，有早期DIC表现者可给予肝素抗凝等治疗。

（4）脑型　脱水，防止呼吸衰竭。

2. 慢性菌痢

（1）一般治疗　注意生活规律，进食易消化、吸收的食物，忌食生冷、油腻等刺激性食物，积极治疗可能并存的慢性消化道疾病或肠道寄生虫病。

（2）病原治疗　根据药物敏感试验（药敏）结果选用有效抗菌药物，通常联用两种不同类型药物，疗程需适当延长，必要时可予多个疗程治疗，也可药物保留灌肠。抗菌药物使用后，菌群失调引起的慢性腹泻可予微生态制剂，包括益生菌和益生元。

（3）对症治疗　有肠道功能紊乱者可采用镇静或解痉药物。

七、案例分析

（一）照护难点

1. 焦虑

患者因疾病导致发热、腹痛、大便次数增多，服药几天没有效果，对疾病的转归及治疗效果很担心，情绪很焦虑。

2. 活动无耐力

因腹痛、腹泻导致老年人脱水、乏力、无法正常进行日常活动。

3. 舒适度的改变

腹痛。

4. 饮食护理

老年人病情需要不能进普食，在饮食配置、进食指导方面有要求。

（二）照护措施

1. 治疗照护

（1）给患者转单间居住，遵医嘱服药。

（2）评估发热程度，按时测量体温并记录。

（3）卧床休息，限制活动。

（4）出汗后及时更换衣服，注意保暖。

（5）观察老年人用药后的反应，如有病情变化及时送医。

（6）鼓励老年人多饮水，每日饮水量应超过1500mL。

2. 心理照护

（1）告知患者目前检查结果属于轻型痢疾，以口服药治疗为主，要有战胜疾病的信心。

（2）建议患者女儿加强与老年人的联系，电话或视频安慰老年人。

3. 饮食照护

（1）给予高热量、高维生素、易消化的食物，食物以清淡、半流质软质食物为主。

（2）提供清洁舒适的进餐环境，鼓励老年人进食。

（3）每周称体重一次。

（4）鼓励患者女儿给老年人送来爱吃食物。

4. 清洁照护

（1）～（3）同流感的风险应对。

（4）每次排便后，须立即使用柔软的卫生纸擦拭臀部，并用温水进行冲洗，然后再涂抹凡士林软膏、抗生素类油膏等，便于保证肛周皮肤干燥、清洁度，预防感染、糜烂。

（5）老年人的便器及时用消毒液［如5％二氯异氰尿酸钠（优氯净）等］消毒，排泄物、呕吐物经过消毒处理后方可倒入下水道。护理员接触老年人和老年人污染物时须戴手套，接触后必须消毒双手，保持手部清洁。

第三节　诺如病毒感染

诺如病毒属杯状病毒科诺如病毒属，是非细菌性急性胃肠炎的主要病原之一。诺如病毒感染发病的主要表现为恶心、呕吐、腹泻，国际上通常称为急性胃肠炎。诺如病毒变异快、环境抵抗力强、感染剂量低、感染后潜伏期短，且传播途径多样，全人群普遍易感。因此，诺如病毒具有高度传染性，常在学校和托幼机构、养老机构、邮轮等人群聚集的地方，通过污染的食物、水源、生活接触引起暴发流行。我国一直将其列入丙类传染病"其他感染性腹泻病（除霍乱、细菌性和阿米巴性痢疾、伤寒和副伤寒以外的感染性腹泻病）"进行报告管理。

老年人由于慢性病多，抵抗力低，生活自理能力降低，更易发生诺如病毒感染。

一、案例导入

（一）基本信息

患者，男，71岁，丧偶，已经入住养老机构三年，有冠心病、慢性阻塞性肺疾病、高血压病史。

（二）病史回顾

发热、恶心、呕吐、腹泻2天。患者2天前外出和老同事聚餐，回养老机构当日出现发热（体温38℃）、恶心等症状，伴有轻微腹痛，呕吐、腹泻各一次，呕吐物为胃内容物，大便为黄色水样便。次日起腹痛缓解，每天腹泻3～4次，为黄色水样便，无脓血及黏液，伴有低热、恶心等症状。发病以来精神差，进食少，小便正常，睡眠正常，生命体征平稳。既往体健，无慢性腹痛、腹泻史，无药物过敏史。

（三）检查结果

T 37.5℃，P 86次/min，R 17次/min，BP 132/78mmHg。急性病容，无皮疹和出血点，浅表淋巴结未触及，巩膜无黄染，咽（－），心肺（－），腹平软，左下腹有压痛，无肌紧张和反跳痛，未触及肿块，肝脾肋下未触及，移动性浊音（－），肠鸣音9次/min。

实验室检查：血常规，白细胞$12.3×10^9$个/L，淋巴细胞$3.4×10^9$个/L，粪常规正常，培养结果阴性，肛拭子检测结果显示诺如病毒阳性。

（四）目前状态

老年人目前神志清楚，疲乏，食欲减退。医院诊断为诺如病毒感染。予以补液纠正水、电解质紊乱及酸碱平衡失调等对症支持治疗。

二、病因及危险因素

（一）病原学

（1）诺如病毒为无包膜单股正链RNA病毒，目前还不能体外培养，无法进行血清型分型鉴定。

（2）根据诺如病毒基因特征，将其分为6个基因群，其中GⅠ和GⅡ是引起人类急性胃肠炎的两个主要基因群。

（3）诺如病毒变异速度快，每隔2～3年即可出现新变异株，引起全球流行。

（4）诺如病毒主要通过感染者的粪便排出，也可通过呕吐物排出。

（二）传染源及传播途径

（1）诺如病毒传播途径包括经食物传播、经水传播以及人传人。

（2）经食物传播是通过食用被诺如病毒污染的食物而进行传播。污染的食物可出现在感染诺如病毒的人员过程备餐和供餐过程中，也可出现在食品的生产运输、包装分发过程中。牡蛎等贝类海产品和生的水果蔬菜是引起暴发的常见食品。

（3）经水传播可由供饮用的水源被污染所致。

（4）人传人可通过粪-口途径传播，直接或间接接触被诺如病毒污染的环境而传播。

（5）一起暴发中可能存在一种或多种传播途径。

（三）季节性

诺如病毒发病具有明显的季节性，我国冬春季节为诺如病毒发病的高发季节。

（四）危险因素

1. 年龄

随着年龄的增加，老年人器官组织代谢功能、消化功能、免疫功能都发生了一系列的衰老与退化，机体屏障保护作用弱，这些变化使老年人对各种疾病更加易感。

2. 疾病

老年人慢性疾病多，多种疾病共存，机体抵抗力弱，更易感染。

3. 营养

老年人摄入不足，器质性病变导致蛋白质和能量摄入不足，直接或间接影响疾病的发生及预后。

三、临床表现

诺如病毒感染后主要症状是恶心、呕吐、腹泻。

（一）潜伏期

诺如病毒的潜伏期相对较短，通常12～48h。

（二）轻症病例临床表现

诺如病毒感染发病以轻症为主，最常见症状是腹泻和呕吐，其次为恶心、腹痛、头痛、发热、畏寒和肌肉酸痛等。诺如病毒感染病例的病程通常较短，症状持续时间平均为2～3天，但高龄人群和伴有基础疾病患者通常恢复较慢。

（三）重症临床表现

诺如病毒感染主要表现为自限性疾病，但少数病例仍会发展成重症，甚至死亡。重症病例或死亡病例常常发生于低龄儿童和高龄老年人。

四、风险评估

（一）流行病学史

（1）可追踪风险传染源和传播途径

（2）易感人群，全人群普遍易感，老年人更甚。

（3）疾病特征，本病具有明显的季节性，常称为"冬季呕吐病"。

（二）症状评估

（1）24h内出现排稀水样便≥3次和（或）24h内呕吐≥2次。

（2）伴或不伴恶心、腹痛、头痛、发热、畏寒和肌肉酸痛等。

（3）病程通常较短，症状持续时间平均为2～3天。

（4）存在隐性感染。

（三）检查评估

（1）粪便，诺如病毒检测首选粪便标本进行检测。

（2）肛拭子，肛拭子标本检出率低于粪便标本。

（3）呕吐物。

（4）酶联免疫吸附剂（ELISA）抗原检测。

（四）诊断评估

1. 疑似病例

急性胃肠炎病例，24h内出现排稀水样便≥3次和（或）24h内呕吐≥2次。

2. 临床诊断病例

在诺如病毒感染引起的暴发性疫情或聚集性疫情中，满足疑似病例定义，且与实验室诊断病例有流行病学关联的病例。

3. 实验室诊断病例

疑似病例或临床诊断病例中，粪便、肛拭子或呕吐物标本经诺如病毒核酸检测阳性，或ELISA抗原检测阳性者。

五、观察要点

（1）排便次数、粪便量和性状。

（2）呕吐次数，呕吐物的颜色、性状、量。

（3）腹痛的性质、程度及伴随症状。

（4）体温变化。

（5）降温处理的效果。

（6）末梢循环，肢端温度、血运、颜色。

（7）面色、生命体征、尿量。

六、防控措施

（一）预防控制措施

目前，尚无针对诺如病毒的特异抗病毒药和疫苗，其预防控制主要采用非药物性预防措施。这些措施既适用于聚集性和暴发疫情的处置，也适用于散发病例的预防控制。

1. 管理传染源

诺如病毒具有高度传染性，对诺如病毒感染人员进行规范的管理是阻断病毒传播和减少环境污染的有效控制手段。

在诺如病毒感染的急性期至症状完全消失后72h内应进行隔离。症状为轻症的患者可在疫情发生机构就地隔离；症状重者需送医疗机构按肠道传染病进行隔离治疗，隔离机构应做好感染控制，防止院内传播。

2. 切断传播途径

① 手卫生　保持良好的手卫生是控制诺如病毒传播和预防诺如病毒感染最重要最有效的措施。采用七步洗手法正确洗手，用肥皂和流动水冲洗至少20s。注意不要徒手直接接触即食食品。

② 环境消毒　建立日常环境清洁消毒制度，使用含氯消毒剂对患者呕吐物、排泄物等污染物污染的环境物体表面、生活用品、食品加工工具、生活饮用水等进行消毒。

③ 加强水安全管理　暂停使用被污染的水源或二次供水设施，禁止使用未经严格消毒的河水、井水等作为生活用水，不喝生水。

④ 加强食品安全管理　在食品的生产运输、包装分发过程中应避免交叉污染，对食品的用具、生产加工场所环境应进行彻底清洁消毒后使用。对海鲜类食品应彻底煮熟后食用，生熟食分开，不吃生冷食品及变质食品。

⑤ 医疗废物的管理　同流感风险应对。

3. 保护易感人群

① 在诺如病毒疫情流行的季节，开展诺如病毒感染防控知识的宣传，提高防控意识，养成健康的生活习惯。

② 保证足够的睡眠和休息，多饮水，适量锻炼身体、劳逸结合，提高自身免疫力。

（二）照护要点

（1）隔离感染老年人，严格执行标准预防及消毒隔离措施，严格按医疗性废物的管理相关措施处理医疗废物。

（2）密切观察老年人病情。密切观察老年人体温、脉搏、呼吸、血压、精神状态、有无呕吐、尿量、大便次数、性状、量等，发现异常，及时报告。

（3）加强营养。进食易消化吸收、少渣、少油的半流质或流质食物，如米汤等，忌食生冷蔬菜水果，忌食辛辣等刺激性食物。

（4）评估老年人生活自理能力，协助老年人解决日常生活问题。

（5）合理设置室内空调温度，注意防寒保暖。

（6）加强肛周皮肤护理，便后用软纸擦拭肛门，温水清洗肛周皮肤，保持肛周皮肤清洁。

（7）加强心理护理，帮助老年人树立战胜疾病的信心。

（8）选择合适的锻炼方法，加强锻炼，增强自身体质。

七、案例分析

（一）照护难点

（1）焦虑　因诺如病毒感染导致患者发热、恶心、呕吐、腹泻2天，对疾病的转归及治疗效果很担心，情绪很焦虑。

（2）活动无耐力　因呕吐、腹泻导致老年人脱水、乏力、无法正常进行日常活动。

（3）舒适度的改变　腹痛。

（二）照护措施

1. 治疗照护

（1）老年人转单间居住，遵医嘱用药。

（2）评估发热程度，按时测量体温并记录。

（3）加强营养。

（4）出汗后及时更换衣服，注意保暖。

（5）观察老年人用药后的反应，如有病情变化及时送医。

2. 心理照护

（1）告知患者目前检查结果属于诺如病毒感染，以对症治疗为主，要有战胜疾病的信心。

（2）机构工作人员对患者多给予关照，同时建议患者女儿加强与老年人的联系，电话或视频安慰老年人。

3. 饮食照护

（1）进食易消化吸收、少渣、少油的半流质或流质食物。

（2）提供清洁舒适的进餐环境，鼓励老年人进食。

（3）每周称体重一次。

（4）鼓励家属提供老年人爱吃的食物。

4. 清洁照护

同痢疾的风险应对。

第四节　病毒性肝炎

病毒性肝炎是一种由多种肝炎病毒引起的以肝脏损害为主的传染性强、发病率高的传染性疾病。目前病毒性肝炎主要有甲、乙、丙、丁、戊五种肝炎病毒。病毒性肝炎可能转化为肝硬化、肝癌等严重病症。

老年肝病起病缓慢、重症肝炎发病率高。由于老年人肝脏退行性变，再生能力下降，肝细胞数明显减少，易使病变慢性化和重症化。老年肝病发病后症状不典型，同时机体衰老，反应能力差，临床症状隐匿，缺乏特异性和典型性，易掩盖肝病特有症状，使症状与病情严重程度表现不一致。

老年人免疫水平下降，易发生多重感染，对治疗反应差，易发生药物不良反应。合并症多、器官老化、功能退化等多种因素威胁老年病毒性肝炎患者的安全。

一、案例导入

（一）基本信息

患者，男性，77岁，已婚，已入住某医院老年病科，请护理员照护，有高血压、乙肝病史。

（二）病史回顾

乏力、食欲减退伴尿黄1周，加重伴皮肤巩膜黄染3天。患者1周前出现乏力、食欲减退，尿色深黄，并进行性加重。3天前出现皮肤黄染。发病以来进食少，睡眠稍差，体重略下降，大便正常。既往有高血压、乙肝病史，无慢性腹痛史，无药物过敏史。

（三）检查结果

T 36.5℃，P 76次/min，R 18次/min，BP 136/79mmHg。检查发现双眼结膜及皮肤轻度黄染，未见水肿、出血、紫癜等，心肺未发现异常，腹平坦，肝上界第5肋间，肋下2cm，剑突下5cm，质中，触痛（-）。

实验室检查：肝功能，总胆红素为211μmol/L，直接胆红素为11.2μmol/L，白蛋白37g/L，谷丙转氨酶367U/L，谷草转氨酶341U/L，总胆汁酸83μmol/L。乙肝五项：乙肝表面抗原（HBsAg）（+）、乙肝表面抗体（HBsAb）（-）、乙肝e抗原（HBeAg）（+）、乙肝e抗体（HBeAb）（-）、乙肝核心抗体（HBcAb）（+）。

（四）目前状态

慢性病容、皮肤巩膜黄染、神志清楚、疲乏、精神差。医院诊断为病毒性肝炎（乙型，慢性）。给予保肝退黄等对症支持治疗。

二、病因及危险因素

（一）传染源

（1）主要传染源 急慢性病毒性肝炎患者、亚临床感染者和病毒携带者。

（2）甲型和戊型肝炎 传染源为急性肝炎患者和亚临床感染者。

（3）乙、丙、丁型肝炎　都有，急、慢性病毒性肝炎患者及病毒携带者，其传染性贯穿整个病程。

（二）传播途径

一般可通过血液等多种渠道传播。

（1）粪-口传播　是甲型和戊型肝炎的主要传播途径。

（2）体液和血液传播　是乙型、丁型、丙型肝炎的主要传播途径。

（三）易感性与免疫力

（1）甲型肝炎　感染后免疫力可持续终身。

（2）乙型肝炎　老年人全身免疫力下降，肝脏功能发生明显退化，导致肝脏血流量减少，肝脏吸收、代谢、解毒能力减弱，不能及时有效清除乙型肝炎病毒，属于乙肝易感人群。

（3）丙型肝炎　各个年龄组均普遍易感。

（4）丁型肝炎　普遍易感，目前未发现保护性抗体。

（5）戊型肝炎　普遍易感，感染后免疫力不持久。

己型、庚型肝炎在我国不常见，本文不做介绍。

三、临床表现

（1）甲型和戊型主要表现为急性肝炎，乙、丙、丁型肝炎除了表现为急性肝炎外，慢性肝炎更常见。五种肝炎病毒之间可出现重叠感染或协同感染，而导致病情加重。

（2）主要表现为疲劳乏力、食欲减退、恶心腹胀、皮肤黄染甚至皮肤瘙痒等。

四、风险评估

（一）流行病学史

（1）散发性发病　甲型肝炎和戊型肝炎主要由日常生活接触所致，以散发性发病为主。乙型肝炎也以散发性发病为主，具有家庭聚集现象，此特征与母婴传播及日常生活接触有关。

（2）暴发流行　主要是水源和食物污染传播所致，常见甲型和戊型肝炎。

（3）季节分布　我国甲型肝炎以秋冬季为发病高峰，戊型肝炎多发生于雨季，乙、丙、丁型肝炎无明显季节性。

（4）地理分布　我国是乙型肝炎的高发区。我国以西南地区的丁型肝炎感染率最高。戊型肝炎主要流行于亚洲和非洲，可呈地方性流行。

（二）症状评估

（1）甲型病毒性肝炎 前驱期，多以发热起病，随后出现全身乏力、食欲缺乏、厌油腻、恶心、呕吐，可伴有上腹部不适、腹痛、腹泻。尿色逐渐加深，甚至呈浓茶状。部分病例以发热等上呼吸道症状为主要表现；较多见的为亚临床型，症状较轻，仅有乏力、食欲减退等症状，无黄疸，可有肝肿大，血清转氨酶异常升高；急性重型比例极低，但病死率高，多见于40岁以上者，随着年龄增加，病死率也相应增加。

（2）乙型病毒性肝炎 急性黄疸性肝炎患者可表现为发热，一般持续3～7天，伴全身高度乏力、不适、食欲缺乏、恶心、呕吐、上腹部饱胀，易被误诊为"感冒"；慢性乙型肝炎临床症状呈多样性，轻者可无症状或症状轻，重者可出现食欲缺乏、恶心、呕吐、腹胀、全身乏力和黄疸等。

（3）丙型病毒性肝炎 急性丙型肝炎多数为无黄疸性肝炎，起病较缓慢，常无发热，仅有轻度消化道症状，伴谷丙转氨酶异常。

（4）丁型病毒性肝炎 丁型肝炎病毒感染一般与乙型肝炎病毒感染同时发生，或继发于乙型肝炎病毒感染患者中，因而其临床表现部分取决于乙型肝炎病毒感染状态。

（5）戊型病毒性肝炎 起病急，有发热、畏寒、咳嗽、鼻塞、头痛等上呼吸道症状，并伴有全身乏力，继而出现消化道症状如食欲缺乏、厌油腻、恶心、呕吐、上腹不适、肝区疼、腹胀、腹泻等。

（三）检查评估

（1）血清酶的检测 是判定肝细胞损害的重要指标。急性黄疸性肝炎常明显升高；慢性肝炎持续或反复升高；重型肝炎随黄疸迅速加深反而下降。

（2）血清蛋白的检测 慢性肝病可出现白蛋白下降、球蛋白升高和白蛋白/球蛋白（A/G）比值下降。

（3）血清和尿胆红素检测 黄疸性肝炎尿胆素原和尿胆红素明显增加，淤胆型肝炎时尿胆红素增加，而尿胆素原减少或阴性。淤胆型肝炎则以直接胆红素升高为主。

（4）凝血酶原活动度检查 与肝程度成反比，可用于重型肝炎临床诊断及预后判断。

（5）血氨浓度监测 若并发肝性脑病，可有血氨升高。

（6）肝炎病毒病原学（标志物）监测 作为感染的重要指标。

（四）诊断评估

（1）有进食未煮熟的海产品，尤其是贝壳类食物等，或饮用受污染的水和食用其他不洁食物史，有助于甲、戊型肝炎的诊断。

（2）有不洁注射史、手术史及输血和血制品史、肝炎密切接触史等，有助于乙、丙、丁型肝炎的诊断。

（3）确诊有赖于肝炎病原学的检查。

五、观察要点

（1）神志变化。

（2）大小便颜色、量。

（3）生命体征。

（4）皮肤黄疸的进展和消退。

（5）皮肤瘙痒、完整性，有无出血、瘀斑。

（6）进食情况和胃肠道反应。

（7）患者性格行为有无异常，心理焦虑情况。

（8）潜在并发症，如感染、出血、肝性脑病等情况。

六、防控措施

（一）预防措施

（1）督促老年人养成良好的卫生习惯，注意个人卫生，饭前便后及时洗手。

（2）养老服务机构应定期开窗通风，保持室内空气流通。

（3）不与他人共用毛巾、剃须刀、水杯等生活物品，共用餐具要消毒，防止生活接触传播。

（4）病毒性肝炎患者的饮食以清淡可口、加强营养为主。增加蛋白质食物摄入量，忌食辛辣等刺激性食物，戒烟忌酒。

（5）根据老年人自身情况，加强锻炼，提高机体免疫力。

（二）应对措施

病毒性肝炎目前无特效药治疗，治疗原则为综合性治疗，以休息、营养为主；辅以适当的药物治疗，避免使用损害肝脏的药物。

主要有一般治疗、药物治疗和中医治疗，病毒性肝炎的治疗周期与疾病的类型有关，一般慢性病毒性肝炎需治疗6个月左右。

（1）一般治疗　急性病毒性肝炎及慢性病毒性肝炎活动期，需注意卧床休息、保证热量、蛋白质、维生素供给，戒烟忌酒。慢性病毒性肝炎静止期，可适度运动及工作。重型病毒性肝炎要绝对卧床，减少饮食中蛋白质含量，对于低蛋白血症者可输注人血白蛋白或新鲜血浆，维持水电解质平稳。

（2）药物治疗　急性病毒性肝炎属于自限性疾病，治疗以一般及支持治疗为主，辅以适当药物，主要是慢性病毒性肝炎需要药物治疗。抗病毒药物治疗如下。

① 干扰素　α-干扰素是目前唯一批准用于治疗丁型肝炎的药物。

② 拉米夫定　对病毒DNA链的合成和延长有竞争性抑制作用，具有抗乙型肝炎病毒的作用。

③ 恩替卡韦　对乙肝病毒（HBV）多聚酶具有抑制作用，适用于病毒复制活跃、血清丙氨酸转氨酶（ALT）持续升高或肝脏组织学显示有活动性病变的慢性成人乙型肝炎的治疗。

④ 替诺福韦和富马酸丙酚替诺福韦　对长期治疗的慢性乙肝患者有极低的耐药率，降低肝癌发生的风险。

⑤ 保脏等对症药物治疗　对于较重的急性黄疸性肝炎（严重恶心、呕吐，黄疸上升较快者），可用复方甘草酸苷或甘草酸二铵静脉滴注，同时补充足量B族维生素、维生素C、维生素K等。

（3）中医治疗　茵陈、栀子、赤芍、丹参等中药对于改善肝功能有较好的作用，可以煎汤口服。

（三）照护要点

由于老年人的肝脏再生能力、储备能力、解毒能力、蛋白质合成能力减弱，老年病毒性肝炎患者有其固有的临床特点，在护理上有其特殊性。

（1）加强病情观察　老年人反应能力下降，常不能准确及时地反映自身病情。认真细致的病情观察能够早期发现病情、早期治疗。

（2）合并症的观察和护理　除了肝病本身的表现，也要重视高血压、糖尿病等基础疾病的观察。注意监测血糖、血压、心率等，发现异常及时报告。

（3）注意休息，合理饮食　休息对疾病的恢复至关重要。平卧休息可增加肝脏供血量，改善肝细胞缺血缺氧的状态，加速肝功能恢复。要给老年人创造安静、舒适的休养环境，保证其休息与睡眠。急性重症期应严格卧床休息，症状改善后指导老年人循序渐进地进行适当的活动。其饮食以清淡、易消化、少量多餐为主，病情好转要逐渐增加蛋白质食物，保证营养素的摄入。

（4）加强用药指导　每日按时发药，看服到口，掌握准确的剂量，避免多服、少服、漏服、错服，服药后注意观察用药后反应。加强院外带入药物的监管与宣教，严格遵医嘱用药，避免加重肝脏损害。

（5）加强皮肤护理　部分黄疸严重者皮肤瘙痒，要向老年人解释瘙痒的原因，嘱其避免用碱性皂液，修剪指甲，防止抓破皮肤。

（6）预防医院感染的发生　老年人抵抗力差，极易诱发各种感染，要高度重视皮肤、呼吸道、胃肠道等感染。减少人员流动，室内早晚通风，老年人不串门，不共用物品，防止交叉感染。

（7）做好健康指导　肝病病程长，要重视老年肝病患者及家属的健康指导，提高其自我保健能力，加强锻炼身体，提高自身体质。

七、案例分析

（一）照护难点

（1）焦虑　因乙肝病毒感染导致老年人食欲下降，体重减轻，睡眠质量下降，同时巩膜变黄，对疾病的转归及治疗效果很担心，情绪很焦虑。

（2）活动无耐力　因肝炎病毒感染，出现乏力。

（3）营养失调　因肝炎病毒感染，老年人进食少，并进行性加重。

（4）知识缺乏　缺乏肝炎的传播途径、治疗、护理和预防等相关知识。

（5）潜在并发症　肝性脑病、出血、肝肾综合征等。

（二）照护措施

1. 治疗照护

（1）老年人单间居住，遵医嘱用药。

（2）评估黄疸程度，遵医嘱处理。

（3）严密监测老年人病情变化，如有病情变化及时送医。

2. 心理照护

（1）关心体贴老年人，多给予鼓励和安慰。经常与老年人沟通，指导其保持豁达、乐观心情，增强战胜疾病的信心。

（2）同时建议家属与老年人多联系，可以电话或视频关心、安慰老年人。

3. 饮食照护

（1）注意营养的补充，多吃新鲜水果蔬菜补充维生素，牛奶、鸡蛋补充蛋白质等，严禁饮酒，少吃肥甘油腻食物，忌吃辛辣食物。

（2）提供清洁舒适的进餐环境，鼓励老年人进食。

（3）每周称体重一次。

（4）尽量提供一些老年人爱吃的食物。

4. 清洁照护

在治疗期间，老年人的茶杯、碗筷、毛巾、浴巾、脸盆等生活物品单独使用，物品要经常规范清洗消毒，防止将病毒传染给其他人。

第三章

老年人常见的环境风险应对

第一节　床位环境

传统意义上的"床位"是指床铺，它是一个实体，且有不同的功能和类型（普通型、护理型等）。床位环境主要是床单位，设置有呼叫装置、照明灯、供氧和吸引管道、床旁桌、床旁椅、床上桌，床位上有床、床垫、床褥、防水床罩、床单、中单、盖被、枕芯、枕套。广义上的"床位"则将其内涵延伸，同时包括为床位所依附的位置和场所，以及与床位相关的空间、环境、设施、服务及提供服务的工作人员。

养老机构护理型床位是指在养老机构及医养结合机构内部面向失能、失智老年人照护服务需求，体现基本生活照护功能和与生活密切相关的医疗护理服务功能的床位设施。养老机构及医养结合机构床位环境安全指的是机构和工作人员在为老年人提供养老照护服务的过程中，通过床位系统控制质量安全，保障老年人不发生法律和法规允许范围以外的与床位相关的心理、机体结构或功能损害、障碍、缺陷或死亡，主要常见的包括撞伤、压力性损伤、坠床、腰背部疼痛等。

一、案例导入

（一）基本信息

患者，83岁，丧偶，育有一女。7年前开始长期居住于某养老机构，家人每月前来探视一次。

（二）病史回顾

患者1天前从养老机构床上坠落，机构内医护人员立即进行身体检查，并妥善固定肢体后送往对口联络医疗机构。患者消瘦，神志清醒，听力减退，平时活动缓慢，行走时使用助行器，既往有高血压病史，服用药物后控制良好。

（三）检查结果

检查发现左侧前额出现一大小约5.0cm×5.0cm×1.0cm包块，无皮肤裂伤出血，前额疼痛，无恶心、呕吐，神志清楚，言语流利，查体：T 36.5℃，P 67次/min，R 19次/min，BP 133/81mmHg。影像学检查提示骨骼无明显损伤，颅内无明显出血，后被送回养老机构进行护理。

（四）目前状态

患者卧床休养，机构陪护1∶4负责照顾饮食起居，患者与另三位老年人一起居住在两居室，陪护睡在客厅。

二、表现

（一）床位环境风险的常见类型

（1）撞伤/擦伤　撞伤是指致伤物以几乎垂直于躯体的方向撞击体表，形成表皮损伤，部分可导致深部组织损伤。擦伤是钝性致伤物与皮肤表皮质摩擦而造成的以表皮剥脱为主要改变的损伤，又称表皮剥脱，是开放伤中最轻的一类创伤。撞伤/擦伤是老年人发生床位环境风险的常见情况。由于皮肤老化的过程伴随皮肤的萎缩，皮肤变软、变薄，弹性减退，敏感度增加，保护屏障的破坏，容易出现皮肤损伤。且老年人都存在不同程度的骨质疏松，可能导致严重的股骨颈骨折。

（2）腰背痛　引起老年人腰背痛的原因有很多，最常见的为慢性腰肌劳损、老年人脊柱骨质增生和腰椎间盘突出。

（3）坠床　随着年龄的增长，老年人神经系统退化明显，常表现为认知功能减退，感觉反应能力下降，协调能力差，稳定性和平衡能力受损是导致老年人坠床的主要因素。约束的使用不仅无法完全达到其本身避免意外事件发生、保证老年人安全的目的，还可能会增加坠床的风险。

（4）皮肤完整性受损　老年人皮下脂肪变薄，皮肤变脆弱，可能导致老年人的皮肤屏障作用减退，抵抗力下降。此外，老年人感觉减退、痛觉不敏感、肢体活动障碍是可能导致皮肤完整性受损的重要原因。

（5）约束不当的损伤　老年人出现约束高风险行为与其需求没有得到及时满足有较大关系；照护人员缺乏相关的基础知识，约束前评估的缺失是滥用约束的重要因素；约束实施者不熟悉操作的技能，错误的约束方法可能引起被约束者的强烈不适，继而导致不良后果；照护人员人力不足及责任心缺乏，可能导致巡视不足，不能及时发现老年人的异常情况及时处理。

（6）心理损伤　有些伤害并不引起明显的躯体损伤，但可能给老年人及其照护者带来极大的心理创伤，特别是不良事件发生以后未能及时进行当事人的心理疏导，可能导致老年人出现恐惧心理，照护者则可能经历"第二受害者综合征"。

（二）床位环境风险的常见表现

（1）撞伤/擦伤　撞伤常见于躁动时肢体撞击床周，行走时撞击障碍物及坠床，可能伴有深部组织损伤，如挫伤或骨折。擦伤则最常见于不当的护理操作，拖拽卧床老年人导致的皮肤完整性受损。一般表现为疼痛或局部的红肿发绀，但老年人磕碰后发生骨折特别是股骨颈骨折并不少见。如果骨折处相对稳定没有出现明显位移，当时表现为无明显障碍，过几天才出现越来越严重的疼痛感。如果腹股沟、髋部等处出现酸胀、疼痛等感觉，而且在走路时这些感觉加剧，甚至出现伤侧下肢外旋（脚掌严重向外撇）等情况，就说明存在股骨颈骨折的可能性，此时应停止负重和活动，并及时就医。

（2）腰背痛　腰肌劳损表现为局部的酸痛、胀痛，弯腰时加剧，按摩、休息可缓解。严重时腰椎间盘突出压迫脊椎神经，可能还会引起下肢酸麻、疼痛。

（3）坠床　引起躯体损伤包括关节积血、脱位、扭伤及血肿，骨折的部位主要是肱骨外科颈、桡骨远端及髋部。

（4）皮肤完整性受损　常表现为长期卧床导致的压力性损伤、不恰当的拖拽导致的皮肤擦伤、手脚活动不便夹在床周缝隙导致的挤压伤等。

（5）约束不当的损伤　不合理的身体约束可能会给老年人造成生理、心理和社会方面的不良影响，如末梢循环减少、心动过速、压力性损伤、肌肉萎缩、感染、恐惧、抑郁、谵妄甚至死亡。

（6）心理损伤　比如老年人害怕再次跌倒而减少活动；照护者害怕老年人坠床而过度使用约束；约束造成老年人自尊受损；腰背痛而导致的失眠、悲观情绪等。

三、风险评估

（一）评估对象

在养老机构中，推荐将床位环境风险的评估，作为常规照护措施之一，所有老年人都需要每日施行。

（二）评估方案

在养老机构中开展床位环境风险的综合评估时，建议：①管理人员进行固定设备设施的评估和完善；②管理人员对于不良事件应进行统计和分析，优化日常的工作流程和操作方案；③护士开展老年人首次入住评估；④护理员进行每日监测；⑤对于高风险老年人，护理人员（医养结合机构中可为医护人员）实施进一步的专科评估和动态监测；⑥对于医疗专科性很强的检查，必须由专科医师开展，如果养老机构不具备医疗资质，可以根据之前的评估，及时推荐老年人至具备相应资质的医疗机构中接受检查。

（三）评估内容

（1）年龄　随着年龄的增长，老年人由于中枢处理能力下降，感觉到的信息就会简化、削弱，反应时间会增加；视力减退可能在床上取物定位不清导致坠床风险或视物困难导致撞伤或绊倒；初到陌生环境不熟悉也容易造成撞伤绊倒等意外；运动神经细胞的病变会使老年人平衡能力下降，动作迟缓。突然的缺血发作，或者常见的由于快速改变体位导致的大脑暂时供血不足引起头晕、眩晕、视物不清等，极易站立不稳而跌倒。

（2）身体功能影响　老年人均存在不同程度的腰肌、腰椎问题，睡觉时脊椎若不能获得床垫给予的适当支持，而整晚处于不当弯曲的状态，长期可能加重腰背部不适。老年人的免疫力下降，床上用品质量问题可能导致老年人的健康受损。老年人活动能力变差，行动也较为缓慢，上下床时乏力等原因可能导致坠床；床边堆物或取物不便导致坠床或绊倒。

（3）相关疾病影响

① 神经系统疾病如脑血管意外、震颤性麻痹（与药物、脑血管性痴呆有关）引起的平衡能力的降低，以及痴呆、帕金森病、脑积水、维生素B_{12}缺乏、脊柱病变引起的步态异常。

② 高血压肾病表现为夜尿增多、体位性低血压等。

③ 某些急性感染性疾病（如肺炎、尿路感染）使人直立活动时容易跌倒。

④ 腰背、脊柱的退变导致腰背不适，且使脊柱对下肢的控制能力下降。

⑤ 足部疾病（糖尿病足等）可使下肢感觉减退或异常。

⑥ 不同于家的陌生环境可能导致老年人精神紧张，甚至出现认知障碍如易激惹、意识错乱、判断力受损等情况，因躁动不安，在自主或不自主的活动中坠床。

（4）药物影响　抗高血压药、降糖药、化疗药、镇静催眠药、利尿药、镇痛药、缓泻剂等老年人常用药物，可能导致混乱、体位性低血压、反应时间延长、认知功能障碍、步伐不稳等情况，都增加了坠床的风险。

（5）护理不当　无人陪护或陪护照看能力不足。护理人员的疏忽可能导致半自理或全失能老年人的皮肤问题，或者护理过程中因翻身不当造成坠床。过度使用约束容易给老年人带来生理、心理以及社会方面的负面后果，甚至导致老年人死亡。

（6）环境风险 物品杂乱、光线昏暗、约束产品的滥用和错误使用。

（四）评估工具

（1）评估方法及工具 床位环境风险的概念对评估工具的编制非常重要，但目前对床位环境风险的界定尚不清晰，一般将床周的多种风险情景都纳入床位环境风险的范畴，各种风险均有独立的评估方案，暂未发现统一集中的评估工具。本章节挑选了相关的评估方法及工具做简单介绍，旨在为养老机构提供一些实用的指引。

① 视觉模拟疼痛量表（visual analogue scale，VAS） 是临床上最常用的疼痛程度的定量方法。包括直线法和数字评分法。直线法即在纸上画一条直线，被评定者根据自己的实际感觉在直线上标出相应位置，起点至记号点的距离（以cm表示），即为评分值。分值越高，表示疼痛程度越重。数字评分法（NRS）则以0～10的11个点来描述疼痛强度，"0"代表无痛，"10"代表最剧烈的疼痛。让患者根据自己所感受的疼痛程度，在直线上标出疼痛的分值。

注意事项：周期性动态评分不宜过度频繁，以免加重老年人焦虑，进而加重疼痛感觉影响评分结果。

② 词语等级量表（verbal rating scale，VRS） 患者描述自身感受的疼痛状态，一般将疼痛分为四级：无痛、轻微疼痛、中度疼痛及剧烈疼痛。此法很简单，患者容易理解，但不够精确，结果不能相互比较。

0级：无疼痛。

1级（轻度）：有疼痛但可忍受，生活正常，睡眠无干扰。

2级（中度）：疼痛明显，不能忍受，要求服用镇痛药物，睡眠受干扰。

3级（重度）：疼痛剧烈，不能忍受，须用镇痛药物，睡眠受严重干扰可伴自主神经功能紊乱或被动体位。

③ Wong-Baker面部表情分级评分 对无法交流的老年人可通过画有不同面部表情的图画评分法来评估。

④ 疼痛日记评分法 适用对疼痛发展过程的评定，特别是癌性疼痛的镇痛治疗应用。由评定者、评定者家属或护理人员记录。以天或小时为时间段记录与疼痛有关的活动、使用药物名称及剂量、疼痛的强度等。疼痛强度用0～10的数字来表示。睡眠时不计分。

⑤ Oswestry腰痛失能指数评定量表 用来评估疼痛与失能的关系。

1：无痛；2：轻度痛；3：中度痛；4：严重痛；5：剧烈痛；6：难以忍受的痛。

累加各项之和计分。

（2）跌倒/坠床风险评估方法

① Morse跌倒危险因素评估量。

② Hendrich Ⅱ跌倒风险评估量表（表3-1）已被证实在老年急性护理环境中有较高的敏感度及特异性，且在精神异常者中应用良好。主要优点在于使用简单。

表3-1　Hendrich Ⅱ跌倒风险评估量表

项目	分值	得分
意识模糊定向力障碍行为冲动	4	
抑郁状态	2	
排泄方式改变	1	
头晕眩晕	1	
男性	1	
服用抗癫痫药物	2	
服用苯二氮䓬类药物	1	
起立-行走测试		
不需搀扶，可自行站起-步态平稳	0	
撑扶一次即能站起	1	
尝试多次才能站起	3	
在测试中需他人辅助才能站起或者医嘱要求他人辅助和（或）绝对卧床，如果不能评估，在病历上注明日期、时间	4	

注：评分标准为≥5分为高风险。

③ 老年人跌倒风险评估（表3-2）

表3-2　老年人跌倒风险评估

项目	权重	得分/分
运动		
步态异常/假肢	3	
行走需要辅助设施	3	
行走需要旁人帮助	3	
跌倒史		
有跌倒史	2	
因跌倒住院	3	
精神不稳定状态		
谵妄	3	
痴呆	3	
兴奋/行为异常	2	

续表

项目	权重	得分/分
意识恍惚	3	
自控能力		
大/小便失禁	1	
频率增加	1	
保留导尿	1	
感觉障碍		
视觉受损	1	
听觉受损	1	
感觉性失语	1	
其他情况	1	
睡眠状况		
易醒	1	
失眠	1	
夜游症	1	
用药史		
新药	1	
心血管药物	1	
抗高血压药	1	
镇静、催眠药	1	
戒断治疗	1	
糖尿病药物	1	
抗癫痫药	1	
麻醉药	1	
其他	1	
相关病史		
神经系统疾病	1	
骨质疏松症	1	
骨折史	1	
低血压	1	
药物/酒精戒断	1	
缺氧症	1	
年龄80岁及以上	3	
（1～2分为低危；3～9分为中危；≥10分为高危）	总分	

（3）皮肤受损风险评估方法　常用Braden评分，见表3-3。

表3-3　Braden压疮量表

评分项目	1分	2分	3分	4分
感觉	完全丧失	严重丧失	轻度丧失	无损害
潮湿	持久潮湿	十分潮湿	偶尔潮湿	很少潮湿
活动状况	卧床不起	局限于坐	扶助行走	活动自如
行动能力	完全不能	严重限制	轻度限制	不受限制
营养状态	严重不良	不良	中等	良好
摩擦力和剪切力	有	有潜在危险	无	—

四、应对措施

（一）预防措施

（1）床单位要求

① 每间卧室床位布置不大于8张；床位平均可使用面积不应低于6m²，单人卧室使用面积不低于10m²。床位长边离采光外墙的墙面间距不应小于0.60m；床与床的长边间距不小于0.80m；靠通道的床位端部与墙面间距不小于1.05m。床与床之间设有隐私隔断（帘或其他）设备。

② 床应稳定结实，不存在设计上、材质上或者其他硬件上的缺陷，且普遍适用、耐用、舒适、安全。与居家不同，机构用床应考虑老年人的睡眠、翻身需求及安全，必要时护理人员推行或操作得省时省力，进出电梯和门廊、通道的需要，因此建议选择边角处理较为圆滑的床铺样式，尖锐阳角应做软包处理，而质料需注意结实牢固；床应灵活便捷，能有效固定，也能自由移动；宽度需考虑机构的门廊电梯的实际情况进行选择；可以根据舒适或者治疗的需求上下调整，或局部抬高、降低，常规高度建议与轮椅高度相近45～50cm；须配有可拆卸的护栏，降低老年人的坠床风险，并辅助起床站立。有条件者宜配备离床警报器及离椅警报器（图3-1）。

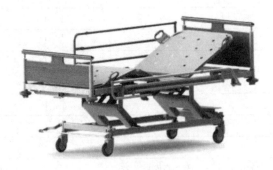

图3-1　床

③ 床垫需软硬适宜，防止加重老年人的腰椎不适，透气良好，保持床垫干爽、不积热、抑制螨虫滋生，必要时采用防压力性损伤床垫，可有效分散身体压力，保持全身受压均衡，减少压力性损伤发生。

④ 床单宜选用棉质材料，吸水透气性好，整理床单注意仔细扫净床单上的渣屑并拉紧，减少长期卧床老年人压力性损伤的发生。

⑤ 床旁需配结实圆角的床头柜，老年人常用的物品，如水杯、药品、纸巾、便器等应放置于视野可及且易于拿取的位置，避免老年人取物时有发生坠床的风险。需设计光线温和的床头灯或者床头触手可及的开关，防止强光刺眼或没有光照夜间行走导致的安全事故。床头呼叫铃的长度应便于取用，尤其应满足躺床居住者的使用需求。

⑥ 床下及床周的地面上不要放置闲杂物品，既不透气也不便于打扫，容易藏污纳垢，导致细菌滋生，也可能导致老年人下床活动时绊倒，且拿取时需要下蹲，对膝盖的功能要求较高，久蹲之后站起可能眩晕甚至晕倒。床边需设计拐杖放置的位置，老年人起身后能即拿即用。

（2）恰当地使用约束　每个与老年人密切接触的工作人员都应熟悉约束的使用指征。在约束前需进行必要的评估，可参考美国医疗机构评审联合委员会（JCAHO）"约束必要性等级技术评估"临床指南、"认知功能评估量表"、"跌倒风险评估表"等，从疾病、生理、心理三方面评估老年人烦躁不安甚至出现暴力行为的原因，尽量及时满足老年人的生理需求。为不能说话的老年人提供纸笔，帮助老年人及时表达感受和需求；主动为意识清醒的老年人提供空间与时间定位，可利用电视节目、音乐、书刊、照片等在视觉或听觉上转移注意力；使用水床垫或凹面床垫降低老年人移动到病床边缘的可能性；降低病床高度，或在地上垫上软垫，减轻老年人发生意外坠床时可能受到的伤害；对意识清醒的老年人，做到经常巡视老年人并自我介绍，每次操作前向老年人充分解释操作的目的和过程，尽力满足老年人的合理需求；与老年人建立熟悉感和信任感，特殊老年人应尽量提供一对一的照护。确定使用约束应该先得到老年人及家属的知情同意。

（3）建立健全安全防控管理体系　建立机构安全部门-区域管理者-责任护士-护理员的四级监控管理体系；对每个入住机构的老年人进行风险评估，制订并实施个性化的预防措施；对高危住户及高危环节应进行分级督查与反馈，确保入住老年人的安全。

（4）提高照护者及照护对象的安全防护意识　加强对员工的培训，制订并实施安全事故的风险评估表和预防及处理的流程。增强对入住老年人的健康教育，让每个老年人都能掌握床单位和房间的设置，知道如何预防损伤及获得帮助。

（二）紧急应对措施

（1）正确使用呼叫系统（图3-2），告知老年人出现不适症状或者意外事件时，不要立即活动，应使用床头呼叫器告知工作人员。

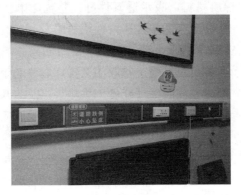

图3-2 呼叫系统

（2）工作人员应立即到老年人身边，通知医生并立即观察意识、瞳孔及测量生命体征，迅速查看全身状况和局部受伤情况，尤其注意有无颅脑损伤、内出血等，初步判断有无危及生命的症状、骨折或肌肉、韧带损伤等情况。

（3）配合医生对老年人进行检查，根据伤情采取急救或进一步的检查，必要时需请上级医疗单位会诊或转诊。

（4）加强巡视，严密观察病情变化。

（5）及时、准确记录病情变化并做好交接班。

（6）逐级上报至区域管理者、机构安全管理部门，召开全员会议集中分析意外事件的发生原因并讨论预防措施的优化。

五、案例分析

（一）照护难点

1. 疼痛

患者意外坠床导致头皮受伤，自我感觉疼痛、虚弱，需进行对症处理，以免因为疼痛影响日常活动能力。

2. 活动减少

患者因为意外坠床导致头皮受伤，虽然暂时检查未发现颅内出血、骨折等严重情况，但不排除有继发出血的可能性，所以遵医嘱卧床休息，卧床期间活动减少，可能导致出现新的并发症如压力性损伤、腰背部疼痛及害怕再次坠床的焦虑和紧张等。

3. 照护不力

患者卧床休养期间，需要更多的日常生活协助，陪护照护老年人较多，且不同居一室，可能导致老年人需求得不到满足，产生抑郁生理。也可能导致老年人再次意外坠床。

4. 跌倒骨折的风险

患者年龄较大，听力减退，平时活动缓慢，行走时使用助行器，且既往有高血压病史需稳定服药，都是跌倒的风险因素，活动时容易出现跌倒，有骨折的风险。

（二）照护措施

1. 对症处理

① 事件发生后一周内应持续密切关注老年人的身体和心理变化，及时处理继发损伤。

② 上报各级领导部门，讨论优化措施，避免再次发生类似的意外。

2. 风险防护

① 按流程进行风险评估，针对评估结果采取预防措施。

② 告知陪护尽量时刻陪伴在旁，特别是老年人的特殊情况需要得到关注，可将便器放置在触手可及的位置，避免夜间频繁上下床甚至去卫生间。

③ 告知老年人上下床需人陪扶，不能高估自己的能力，更不可翻越或者从护栏的缝隙中穿过，在必要的时候可求帮助防止发生无法控制的后果。

④ 增加巡视频率并记录。

⑤ 有条件者可配置坠床警报器。

3. 运动指导

专业人员应当针对老年人制订一些适当的运动，特别针对活动缓慢需使用助行器的老年人，开展系统的康复训练，锻炼身体灵活性。

4. 落实预防跌倒措施

① 针对患者平时活动缓慢需要助行器的情况，特别是已经发生了坠床的意外，机构应仔细考虑床单位的优化措施，从床的高度、床栏的使用、床旁呼叫设施的使用等方面方便老年人的日常起居。

② 对老年人及陪护进行防跌倒的宣教。

第二节　居住环境

适宜的居住环境是指环境安全、舒适、整洁、安静，避免老年人受到物理性、化学性、生物性、医源性损伤。治疗性环境是专业人员在以治疗为目的的前提下创造的一个适合患者恢复身心健康的环境。治疗性环境要考虑的两个主要因素是舒适和安全。越来越多的文献报道了专门为老年人特别是阿尔茨海默病老年人设计或修缮的生活环境所带来的良性作用，可减轻阿尔茨海默病老年人的神经系统症状，提升其生活质量，降低跌倒风险等。而恶劣的生活环境如噪声等会加重阿尔茨海默病老年人的行为和心理症状。

一、案例导入

（一）基本信息

患者，83岁，阿尔茨海默病轻症老年人，丧偶，育有两子，5年前因老伴去世无人照料入住某医院干部病房，请专业陪护人员照护。儿子工作繁忙，不定期探视。

（二）病史回顾

患者有十余年冠心病病史。5年来症状表现为反应变慢，活动减少，白天容易打瞌睡，因此健康的老年人团体活动比如打球、打麻将等常常参与困难，没有朋友，虽然有两个儿子，但是很少来看他，他觉得别人会嫌弃他反应慢，常拒绝参加各种活动，他觉得很孤单，常常整夜整夜无法入眠，易被惊醒，早醒，只能依靠药物助眠，但是效果不佳，导致他的精神越来越差，阿尔茨海默病的恶化程度加快。

（三）检查结果

睡眠监测显示患者整夜睡眠时间少于5h，表现为入睡困难、浅睡、易醒或早醒等，日间瞌睡量表总分20分。头颅CT显示脑组织轻度萎缩。

（四）目前状态

患者现在仍喜欢一人在房间内坐着看电视或躺着睡觉，不喜与人接触，活动较少。

二、表现

（一）居住环境风险的常见类型

（1）跌倒　人体的姿势稳定性取决于感觉器官、神经系统和骨骼肌肉系统功能和协调一致。任何一个系统的功能损害都可降低机体的稳定性，导致跌倒的发生。老年人步态异常是发生跌倒的重要原因之一，视觉、听觉、触觉、前庭功能和本体感觉等功能退化都能使平衡功能减退而发生跌倒。常见的环境危险因素有3类：①物体绊倒、地面光滑、光线晦暗、携带较重物品等；②穿拖鞋或不合适的鞋裤；③家具摆设不当、床铺过高过低、座椅过软过低等因素使老年人使用困难而促使跌倒。老年人由于骨质疏松、骨脆性增加，跌倒时容易发生骨折，而且随增龄而急剧上升。

（2）自理能力下降　全国人口变动抽样调查数据显示老年人自理能力受到年龄、性别、城乡、经济能力的影响，低龄、男性、城镇居住、东部地区老年人的自理能力明显优于高龄、女性、农村、中西部的老年人。其中影响自理能力的一项非常重要的因素就是居住环境的便利与安全性。

（3）睡眠障碍　是指脑内网状激活系统及其他区域的神经失控或与睡眠有关的神经递质改变而导致的睡眠功能减退或睡眠影响呼吸功能。可由外界环境因素（室内光线过强、周围过多杂音、刚到陌生的地方）、躯体因素（疼痛、瘙痒、剧烈咳嗽、睡前饮浓茶或咖啡、夜尿频繁或腹泻等）或心理因素（焦虑、恐惧、过度思念或兴奋）引起。有部分老年人因为疾病的影响可能表现为嗜睡或睡眠呼吸障碍，这属于疾病范畴需要就医不在此讨论。

（4）迷路或走失　年龄是痴呆最主要的危险因素。心血管疾病导致的脑部供血异常，也是影响老年人思维能力的重要因素。正常老化导致的脑功能退化，可能导致近事遗忘、掌握新知识的能力下降及社交能力下降，可能导致老年人难以记住人物和方位，由于道路设计复杂或者初到新的环境导致的迷路一般属于正常现象。在熟悉的环境中迷路，或在活动空间无目的游荡是认知障碍的常见表现。

（5）老年孤独　有多种原因和表现形式，有些老年人性格比较内向，难以融入机构的大环境；随着身体功能逐渐退化，日常生活活动可能受到一定的影响，老年人觉得自己越来越没用，从而增加心理的落寞；老年人渴望陪伴和尊重，晚辈和陪护人员未能满足情感的需求。

（二）居住环境风险的常见表现

（1）跌倒　可能造成躯体损伤，包括重度软组织损伤（关节积血、脱位、扭伤及血肿）、骨折（常见于肱骨、桡骨远端和髋部）、颅内出血，甚至终身残疾和死亡。

（2）自理能力下降　国际衡量老年人生活自理能力的指标包括吃饭、穿衣、上厕所、上下床、洗澡、室内走动等六项。其中任何一项调查回答"做不了"的，定义为"完全失能"；任何一项都能做，但是"有困难，需要人帮助"的定义为"部分失能"。

（3）睡眠障碍　老年人常入睡困难和不能维持睡眠，表现为睡眠潜伏期延长，有效睡眠时间缩短。由于白天活动减少或小睡导致夜间睡眠-觉醒周期缩短；睡眠的昼夜节律障碍愈明显，表现为昼夜颠倒和时间差性睡眠障碍。部分老年人表现为睡眠后可能发生呼吸障碍，如睡眠呼吸暂停、睡眠加重呼吸疾病、夜间吸入或夜间阵发性呼吸困难。嗜睡是老年人睡眠障碍的另一常见现象。

（4）迷路或走失 由于道路设计复杂或者初到新的环境导致的迷路一般属于正常现象。除此之外的老年人迷路、游荡、走失可被看成认知障碍症的早期表现。认知障碍症的病期大致可分为健忘期、混乱期、痴呆期三期，常见表现为在熟悉的环境中迷路，或在活动空间无目的游荡。

（5）老年孤独 表现为不愿与其他老年人一起，闭门不出，对周围事物漠不关心；与人交流缺乏相应的情感体验，避免对视，表情减少，但可能对无生命物体或小动物产生依恋；主动说话少，有需求时常用行动代替语言，甚至不能理解、交流困难；适应困难，难以融入机构养老的模式；或者表现为重复动作和强迫症；有些老年人有不同程度的智力障碍，有的出现恐惧、多动或少动，以及情绪波动、睡眠障碍等现象。

三、风险评估

（一）评估对象

老年人发生居住环境风险的概率很高，且因入住医院，带来居住环境发生改变、远离家庭和社会支持、活动范围减少等因素，本身就是导致老年人发生环境风险的危险因素。所以，推荐将居住环境风险的评估，作为常规照护措施之一，所有老年人都要每日施行。

（二）评估方案

同床位环境的风险应对。

（三）评估内容

1. 老年人健康评估

（1）视觉 由于晶状体逐渐硬化、浑浊，视网膜的感受细胞衰退等，使得老年人对光的感知能力减弱，出现散光、老年近视、青光眼、白内障等。

（2）听觉 老年人的听觉衰退使得老年人对高频音域不敏感和对声音的辨别能力弱，而对噪声敏感。

（3）触觉 表现为老年人对冷热感知能力减弱，痛觉迟钝等。

（4）中枢神经系统 大脑结构和功能的退化随着老年人年龄的增长日渐明显，老年人对外界刺激的反应能力降低；血管硬化堵塞使得大脑供血量不足，容易出现思维缓慢、记忆力和学习能力减退等症状；运动神经细胞的病变会使老年人平衡能力下降，动作迟缓。

（5）运动系统 老年人纤维组织的增生和肌肉力量的减弱导致肌肉弹性变差，导致经常出现腰腿酸痛、扭伤等情况；由于骨骼的弹性和韧性逐渐减弱，易发生骨质疏松，甚至骨折；关节僵硬活动不便，可能出现关节病变如风湿性关节炎，严重者行动不便。

2. 环境风险评估

（1）温度 室温过高可使神经系统功能下降，消化系统功能下降，体力恢复速度下降；室温过低，活动减少，缺乏动力，容易受凉。

（2）湿度 湿度过高可使蒸发作用减弱，抑制出汗，尿液排出量增加，加重肾脏负担，有利于细菌繁殖，院内感染率增高；湿度过低，空气干燥，人体水分蒸发过多，引起口干、咽痛等，对呼吸道疾病或气管切开老年人不利。

（3）噪声 凡是与环境不协调的声音，患者不需要的并感到不愉快的声音都是噪声。使人疲倦不安、心烦意乱，影响休息与睡眠，长期可出现头晕、失眠等症状。

（4）光线 光线不足导致眼睛疲劳、头痛和视力受损；光线过亮无法得到充足的睡眠和休息。

（5）清洁度 在养老机构、医养结合机构中，老年人由于普遍居住比较密集，很容易引发传染病的传播。居住者排泄物的异味存在，尤其是自理能力差，如卧床、大小便失禁、瘫痪的居住者房间异味的现象更严重，这些异味大多来自卫生间。很多机构每楼层只设单个或有限的浴室或公共卫生间，极易传播疾病。

（6）无障碍设施 老年人居家环境需要强调无障碍设施的重要性，通过无障碍的各种设计，老年人可以增加自理能力和生活满意度，提高自尊和自信；无障碍设施还可以增加环境的安全性，减少老年人跌倒等意外的发生。

（7）社会环境 良好的社交关系（护理人员与老年人的关系、老年人之间的关系、老年人与家人的关系），使老年人产生安全感、信赖感和归属感，使病友间呈现愉快、和谐的气氛，有助于主动建立健康的老年生活习惯和对生活的积极情绪。

（四）评估工具

居住环境风险的概念对评估工具的编制非常重要，但目前对居住环境风险的界定尚不清晰，一般将居住场所内的多种风险情景包括人际关系、社会交往环境都纳入居住环境风险的范畴，各种风险均有独立的评估方案，暂未发现统一集中的评估工具。本章节挑选了相关的评估方法及工具做简单介绍，旨在为养老机构提供一些实用的指引。

（1）国外研制应用的老年人居家环境安全评估量表主要有：职业治疗师专门针对居家环境进行评估的跌倒环境危险因素评估量表（Westmead home safety assessment）；健康相关专业人员对居家老年人及其住宅环境进行评估的居家跌倒与意外筛查工具（the home falls and accidents screening tool，HOME

FAST）；职业治疗师用于评估居家环境安全性的功能与康复环境安全评估工具（the safety assessment of function and the environment for rehabilitation-health outcome measurement and evaluation，SAFER Home）；治疗师评估居家危险因素使用的Cougar家庭安全评估工具（Cougar home safety assessment，CHSA）等。国内关于居家环境研究使用较多的量表有：居家跌倒危险评估量表、居家危险因素评价工具（home fall hazards assessment，HFHA）、修订版跌倒功效量表（modified falls efficacy scale，MFES）、社区老年人跌倒危险评估工具（falls risk for older people in the community，FROP-Com）。虽然常用量表相对较多，但此类量表主要用于评估居家环境中容易引起跌倒发生的危险项目，着重对居家环境安全进行整体评估的量表较少。

（2）居家环境安全评估量表（表3-4）此量表来源于中国台湾国民健康局，用于评估老年人居家环境安全。内容共包括居家环境4个维度的48个条目，分别为整体（19个条目）、浴室（13个条目）、卧室（8个条目）、厨房（8个条目）。此量表已在相关研究中应用，具有良好的信效度。量表的总分值范围为0～143分，其中整体环境安全0～57分，浴室环境安全0～39分，卧室环境安全0～23分，厨房环境安全0～24分。每个项目采用4级评分法：0分代表没有，1分代表不好，2分代表普通，3分代表良好，正向评分，得分越大，说明居家环境越安全。各项指标中，凡得分在2分以下的均为需改进项目。

表3-4　居家环境安全评估量表

一、整体	分数				备注
	0	1	2	3	0：没有；1：不好； 2：普通；3：良好
1. 光照够明亮，方便老年人可以看清屋内物品及家具、通道等位置					1. 白天需要开灯才够明亮，但通常则不开灯； 2. 白天需要开灯才够明亮，但通常会开灯； 3. 白天不需要开灯就够明亮
2. 屋内的电灯开关都有明显的特殊设计（例如：有开关外环显示橙或荧黄贴条）					1. 无明显特殊设计； 3. 有明显特殊设计
3. 光线强度不会让老年人感到眩晕或看不清物品位置					1. 光线较弱，看不清物品； 2. 光线较强，使人感到眩晕； 3. 光线强度适中，使人眼舒适且能看清楚物品
4. 若有小地毯，小地毯内有牢固的防滑地垫					1. 无牢固的防滑地垫； 3. 有牢固的防滑地垫
5. 若有小地毯，固定地毯边缘					1. 无固定地毯边缘； 3. 有固定地毯边缘

续表

一、整体	分数				备注
	0	1	2	3	0: 没有; 1: 不好; 2: 普通; 3: 良好
6. 地板铺设不反光且防滑的材质					1. 铺设反光且不防滑的材质; 2. 铺设不反光或防滑的材质; 3. 铺设不反光且防滑的材质
7. 走道装设有护手或安全绳可协助老年人行动					1. 未设有护手或安全绳; 3. 设有护手或安全绳
8. 交通重线保持80~90cm（大约为胸口至手指指尖之距离）					1. 80cm以下; 2. 等于80cm; 3. 80~90cm（注：此交通重线为房屋大门进出口）
9. 家具（椅子、茶几等）足够坚固，可用来倚靠并协助行动					1. 不够坚固且不能提供支持; 3. 足够坚固且能提供支持
10. 家具（椅子、茶几等）边缘或转角处光滑无直角突出（圆弧形），不易绊倒人					1. 尖锐直角，易绊倒人; 3. 圆弧形，不易绊倒人
11. 家中老年人常使用的椅子高度（质地较硬）可使其容易起身及坐下，并配有护手以协助移动					1. 椅子高度不适合老年人起身坐下且无扶手; 3. 椅子高度适合老年人起身坐下并配有扶手
12. 老年人所需使用之设备（如轮椅、拐杖、半拐杖、助行器等）都放在固定位置方便使用					1. 未放在固定位置; 3. 放在固定位置
13. 以上这些设备（如轮椅、拐杖、半拐杖、助行器等）都能被老年人在所有场所安全使用					1. 不能被安全使用; 3. 能被安全使用
14. 运用对比的素色（非花色、波浪或斜纹）区分屋内高度的变化（黄色和白色不易分辨，应避免）					1. 未做对比区; 3. 有对比区分
15. 无高度与地面落差太大的门槛					1. 落差超过10cm; 2. 落差在10cm以内; 3. 无落差（0cm平的）
16. 固定延长线与电线					1. 无固定且易绊倒人; 3. 固定且不易绊倒人
17. 门距够宽，可让老年人容易进出					1. 宽度在90cm以下; 2. 宽度在90~100cm; 3. 宽度在100cm以上
18. 门把采用T形把手					1. 不采用T形把手; 3. 采用T形把手
19. 走道宽度维持在150cm以上，并维持畅通（方便轮椅在走道上有回转空间）					1. 宽度在150cm以下; 2. 宽度等于150cm; 3. 宽度在150cm以上

续表

二、浴室	分数				备注
*浴室与厕所分开 *厕所设置在外面 *到浴室的通道能无障碍行动	0	1	2	3	0：没有； 1：不好； 2：普通； 3：良好
1.门槛与地面落差不大，不会让人绊倒					1.门槛超过20cm； 2.门槛在15～20cm； 3.门槛在10～15cm
2.地板经常保持干燥					1.经常潮湿； 2.偶尔潮湿； 3.地板干燥
3.浴室地板铺设防滑排水垫					1.未铺设防滑排水垫； 3.有铺设防滑排水垫
4.浴缸或淋浴间有防滑条或防滑垫					1.无防滑条或防滑垫； 3.有防滑条或防滑垫
5.浴缸高度低于膝盖					1.高度＞膝盖； 2.高度＝膝盖； 3.高度＜膝盖
6.浴缸旁有防滑椅可以坐着休息					1.无防滑椅； 2.有其他东西可以坐着休息； 3.有防滑椅
7.浴缸旁设有抓握的固定扶手可用，且扶手高度为80～85cm，与墙壁间隔为5～6cm					1.未设有护手； 2.设有护手，但高度不适当； 3.护手高度在80～85cm，与墙壁间隔5～6cm
8.马桶旁设有抓握的固定扶手可用，且扶手高度为42～45cm					1.未设有扶手且高度不适当； 2.设有扶手但高度不适当； 3.高度42～45cm
9.洗手台旁设有抓握的固定扶手可使用					1.未设有扶手； 3.设有扶手可使用
10.使用坐式马桶且高度适当，可方便老年人起身及坐下					1.非坐式马桶； 2.坐式马桶但高度不适当； 3.高度适当约80cm
11.采用上下开关式水龙头					1.未采用上下开关式水龙头； 3.采用上下开关式水龙头
12.燃气热水器应设置于室外通风的地方					1.设置室内； 2.设置室外但不通风的地方； 3.设置室外且通风的地方（注：此室外为浴室外）
13.加装夜间照明装置，例如感应式或触控式小灯					1.未装有夜间小灯； 3.装有夜间小灯

续表

三、卧室	分数			备注
				0：没有；1：不好；2：普通；3：良好
1. 夜灯或床侧灯光足够提供夜晚行动				1. 没有留夜灯；2. 留有夜灯，但光度不足够；3. 光度足够
2. 从床到浴室的通道能无障碍行动（尤其是晚上）				1. 通道有障碍且影响行走；2. 通道有障碍不影响行走；3. 通道无障碍
3. 床的高度合适（膝盖高度，45～50cm），上下床能安全移动				1. 高度低于45cm以下或高于50cm以上；2. 膝盖高度45～50cm
4. 床垫边缘能防止下跌，床垫的质地较硬（以提供良好的坐势支持）				1. 两者均未符合；2. 能防止下跌或床垫较硬；3. 能防止下跌且床垫较硬
5. 地板不滑且平整无突出，不会被绊倒				1. 两者均未符合；2. 地板不滑或平整无突出；3. 地板不滑且平整无突出
6. 老年人能从橱架上拿取物品，而不需踮脚尖或椅子				1. 需要椅子；2. 需要踮脚尖；3. 不需踮脚尖或椅子
7. 家具及墙壁有特殊防护设计（如铺设软布、转角处有装上保护装置）				1. 无特殊防护设计；3. 有特殊防护设计
8. 床边放置手电筒与电话（手机）				1. 尚未放置两件东西；2. 放置手电筒或电话；3. 放置手电筒与电话
四、厨房				备注
				0：没有；1：不好；2：普通；3：良好
1 老年人能够拿到储藏室的东西，不需踮脚尖或椅子				1. 需要椅子；2. 需要踮脚尖；3. 不需踮脚尖或椅子
2. 地板保持干燥不油腻				1. 潮湿且油腻；2. 潮湿或油腻；3. 干燥不油腻
3. 有布制的防滑垫铺在地上，以吸收溅出的水分及油类				1. 无防滑垫；2. 其他材质防滑垫；3. 布制的防滑垫
4. 厨房设计符合人体工学，料理台的高度不超过79cm				1. 高度超过79cm；3. 高度不超过79cm
5. 如果要拿较高的东西，踏脚凳的高度适当				1. 高度超过25cm；2. 高度20～25cm；3. 高度15～20cm

续表

四、厨房	分数		备注
			0：没有；1：不好； 2：普通；3：良好
6.踏脚凳的踏板无损坏且能防滑			1.踏板已损坏； 2.踏板无防滑； 3.踏板无损坏且能防滑
7.踏脚凳的脚架够坚固而无磨损			1.脚架已损坏； 2.脚架不够坚固； 3.脚架够坚固且无磨损
8.照明充足，尤其是在夜间留有一盏小灯			1.照明不足且未留小灯； 2.照明不足或未留小灯； 3.照明充足且留有小灯

（3）护理院治疗性环境筛查量表（therapeutic environment screening survey for nursing home，TESS-NH）TESS-NH量表是1996年美国Sloane博士在考量护理院的实际状况后修订而成。该量表的调查对象为收住阿尔茨海默病老年人的养老机构，包括特别照顾机构（即专门收住阿尔茨海默病老年人的养老机构）和一般照顾机构（即非专门收住阿尔茨海默病老年人的养老机构），主要内容为安全/稳定/健康、方向的辨识、隐私性/控制/自主性、社交环境等共12个评估维度30种评估内容，涵盖了80个考量阿尔茨海默病老年人环境设计需求的重要评估项目。2015年福建医科大学省立临床医学院柯淑芬、李红等对其进行了中文修订并检验。

四、预防和应对措施

（一）预防措施

（1）功能分区设计　按功能将机构空间进行划分，分为老年人生活服务空间、公共活动空间、交通空间、保健康复空间、辅助服务空间以及行政办公空间六个部分。建议采用大关系上的家庭化模式，缩小单个护理单元的规模，使它更接近于家庭住宅的尺度，给人以亲切感和归属感，小家庭内的老年人彼此会很熟悉，护理人员会很了解每位老年人的身体状况，以便更好地护理。虽然这样家庭化缩小的设计需求的护理人员增多，但是提高了老年人的归属感和护理水平。

（2）居室设计　根据中国睡眠研究会发布的《睡眠相关家居环境标准》，从单个居室空间来说，建议老年人居室内不要多于四人，以三人和两人为主，有条件的情况下可以以两人间和单人间为主。单人卧室不应小于$5m^2$，双人卧室面积不应小于$9m^2$，兼起居的卧室不应小于$12m^2$；室内净高不应低于2.4m，卧室应有天然直接采光，采光系数不应低于1%，采光窗洞口的窗地面积比不应低于1/7，窗户的高度应该在老年人的视平线以下，以0.75m为宜，老年人可以从此看到外面的情景，心情开阔，同时白天有充足的阳光和良好的通风环境；通风采暖良好，没有气味。

（3）环境调节

① 温度调节 使用室温计进行监测；通过空调、暖气、电风扇、火炉、增减被服等措施将温度控制在22～24℃。

② 湿度调节 使用湿度计进行监测；湿度过低，使用加湿器、在暖气上放水槽，或地面洒水；湿度过高，开窗通风［一般通风时间30min，避免风直接吹向患者（对流风）防止受凉］或使用除湿机。湿度在50%～60%最为适宜。

③ 噪声调节 工作人员需做到四轻：说话轻、走路轻、操作轻、关门轻；门窗桌椅脚上钉橡皮垫，推车定期滴润滑油；向老年人及探视的家属宣传保持安静的重要性，取得配合。也应注意避免绝对的寂静，以免使人产生"寂寞"的感觉。根据WHO噪声标准规定，建议白天控制在40dB以下，夜间控制在30dB以下。

④ 光线调节 光源和比较坚硬或有光泽的地板、家具或墙壁表面的结合产生眩光，会使人的眼睛不舒服或减弱视力，从而容易导致老年人跌倒。养老机构应积极采取措施消除眩光的存在，如最好的方法是不要直接面对着光源，可将光源朝向在天花板上安装再漫射到地面产生较柔和的光。夜间为了满足检查及护理需要，需使用地灯，不影响患者睡眠。光线太暗也容易导致老年人视物不清而发生跌倒等事故，或者使原本就精神欠佳的老年人更加严重。人的视力是随着年龄的改变而改变的，老年人几乎需要年轻人三倍强度的光线，因此建议养老机构的光线应在正常人的光照亮度上提高55%，光线照明亮度可参考欧洲推荐标准参见表3-5。

表3-5 欧洲推荐的护理院光线照明亮度标准

区域	推荐的护理院光线标准/lx
入口门厅	310
阅览室	775
走廊白天	310
夜间	77.5
浴室、卫生间	310
咖啡厅、会客厅	310
楼道、扶梯	232.5
居室：一般亮度	155
居室：桌椅区	775

⑤ 视觉刺激 即要求机构在环境的布局上要进行规划，以便让居住者在自己的房间通过房门或者窗户就能直接看见户外漂亮的庭院或者远景。除了能看

见庭院、远景外，机构内最好要摆设一些图片、展示柜、壁挂或有图案的壁纸，且必须挂在与眼睛同一水平的位置，这样才能发挥视觉刺激的作用（图3-3）。另外，阿尔茨海默病老年人喜欢通过捡起和搬运周围的东西从而与环境互动，若一个机构在环境上提供给阿尔茨海默病人群充足的互动机会，比如设有可以捡起或触摸东西的（比如利用墙壁上的艺术品来吸引居住者触摸）等，这样可能会减少他们向其他居住者借东西的欲望。

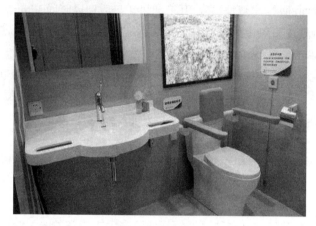

图3-3　视觉刺激

（4）卫浴间设计注意事项

① 卫生间配备　居室内卫生间的设置与否依据具体的情况而定，多人间的居室可以考虑设置独立卫生间；以单人间为基数的家庭可以设置家庭内公用卫生间，但是这种情况下单人间内可以没有卫生间，最好设置一个洗手池。考虑护理人员协助洗澡，养老机构的卫浴空间需求更大，公共浴室比起居室空间中的浴室，安全性更强，因为如果老年人发生危险会被及时发现和救治。

② 卫生间防跌倒措施　厕所的地砖应该是防滑的，地面有一定倾斜度，方便排水，防止积水。卫生间设计时，注意干湿分区，如厕和洗漱在干区，洗澡在湿区，减少不必要的危险性，干区可以增加更衣设施和条凳。便器为坐式，便器旁设距地面高度为0.7m的安全扶手。

③ 卫生间无障碍设计　室内无障碍设置，日常生活空间的出入口有效宽度为0.7m以上，考虑到轮椅老年人需使用的回转空间和护理人员搀扶老年人通过，有效宽度设置在0.9～1.2m为宜；卫生间等老年人使用的狭小空间的门应该朝外开启，以便紧急状况下外部救援容易施救。应安装冲淋设备并应设高为0.7m的水平抓杆和高1.4m的垂直抓杆。洗手台应考虑到半自理老年人的方便，下面留出的空间深度大于350mm、高度高于650mm，方便轮椅进入，高度适宜。

（5）居住环境设计注意事项

① 布置简单，有特征性的布局 老年人由于记忆力、定向力和判断力有不同程度的下降，许多老年人会出现离开单元后找不到回来的路，有些甚至不知道自己身在何地，简单有特征性的布局容易让老年人找到方向和求助时工作人员快速定位。

② 无障碍环境 设计无障碍通道时应注意坡道与阶梯并列，坡度应小于1/2，以便于轮椅通过，且应安装扶手；同时最好要选用混凝土来铺坡面，这样的坡面防滑、坚实、平整、易保养，耐久性强。消除地面高度差，扩大通道和门厅，保证轮椅的正常通行和回转空间；需变换体位时有随手可及的支撑物，走廊扶手需设计不同高度满足不同人群的需求；为方便乘轮椅老年人使用，电梯入口净宽至少80cm，电梯口与地面应没有高差，按钮高度适宜，而且必须配有扶手；安全便捷的室内外休息空间；就近布置卫生间。

③ 防跌倒/撞伤设计 老年人吃饭以及日常用到的桌子应该是无棱角的，以防磕伤；保持墙面平整，避免突出的墙体和尖角导致擦伤或撞伤；保持地面平整，地板表面湿滑、过度打蜡或者凹凸不平，都是一个潜在的安全威胁；各种设施都应该有扶手的设计；防滑的地面材料是老年人治疗性环境的首选，如PVC塑胶材质地板，不仅不易受潮、防滑、易清洁，而且还可以减少与地板摩擦发出的噪声。

④ 清晰规范有特征性的标识（图3-4） 走廊的尽头尽可能做成直角，直角的设计会使方向感更突出；标准化的标识图形和符合的应用，选用鲜明的易分辨的色彩如黄、橙、红等比对设计标识；在地面使用箭头的方式帮助导向，房间号的比例大而且位置与眼睛同一水平线；注重标志性空间设计，通过一个独特的造型或者尺寸、易于识别的空间设计；还可以设一些装饰品如水池、雕塑可以把单调的感觉打破，同时避免相同标志性空间的重复出现，比如将不同的楼层以老年人都熟悉的地名命名，卧室门口放置自己的照片或者不同的装饰物，这样可以使设施内的老年人清楚地知道自己的空间位置，强化对设施空间的归属感。设置盲道等用触觉信息强化视觉信息。

⑤ 防迷失空间设计（图3-5）。徘徊可以缓解痴呆老年人的焦虑情绪、增加活动量，为痴呆居住者提供积极漫步的机会，比如单元内消除死胡同，最

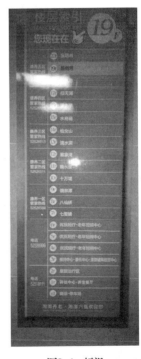

图3-4 标识

好有能沿着行走的小路，路旁有地方就座以供其休息，通过专门的培训和指导来帮助阿尔茨海默病老年人的照护人员正确应对徘徊行为。另外，针对痴呆老年人易迷失方向的特点，建议在交通空间设置环形走廊，既满足其漫步的需要又能避免走失。可有效利用视觉伪装来设计出口，比如在出口处画一个黑洞，阿尔茨海默病老年人会自觉避开。

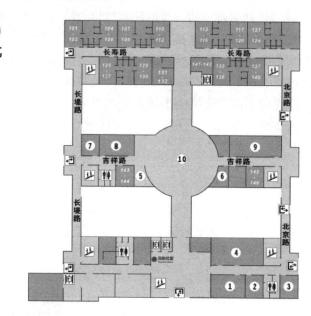

图3-5　防迷失空间设计

⑥"家"的氛围营造　由于认知功能衰退，对环境的适应能力减弱，环境突然改变往往是老年人异常行为和痴呆病情恶化的诱因。各种家具、装饰品、窗帘、灯具、居住者房间个性化布置，鼓励自带家具，有利于营造一个积极安全、富有感情色彩的环境。厨房或厨房器具能提升老年人的熟悉感和住宅质量，采用更加人性化的环境设施设计方法，例如预留一小部分空间、日常生活用品等让阿尔茨海默病老年人自主安排使用，让其产生我的"家"里我做主的归属感、成就感，促进其与周围环境互动。走廊两侧的墙面宜设置展示墙，可展示老年人的书法、绘画、摄影等作品，既丰富了走廊的格调，又增强了老年人自身的自豪感并促进老年人之间的相互交流。

（6）信息化安全管理

① 全面视频监控及出入管理　老年人经常会出现因迷路而走失、溺水、车祸等安全问题，所以单元出口的监视和控制显得非常重要。配置监控探头，

控制出口数量，严格电梯管理。有条件者配备高科技仪器，如门报警、呼叫跟踪器、声控感应灯、外出跟踪系统、手表报警、监视技术等。

② 安全警报设计 卧室、卫浴间、公共区域须安装紧急呼叫装置，并由机构工作人员做好呼叫铃使用的方法和注意事项的宣传教育，以真正发挥呼叫铃的实效。有条件者可随身佩戴呼叫器；有条件者宜配备离床警报器及离椅警报器。与安全相关的生活装置应带安全警示灯。

（7）团队协作，专人管理 建议实施床位包干制管理，以小组护理为基础，把床位、老年人以及护士、护理员、社工等工作人员固定，细化责任。

（二）应对措施

（1）跌倒 详见具体章节。

（2）自理能力下降 通过对五感加强和适老化的设计，发挥老年人自理能力的潜能，最好能够带动退化五感的恢复，使老年人从半自理老年人恢复到自理老年人，或者从完全不能自理老年人到半自理老年人的进步，这样老年人对生活也会更有信心，形成一种良性循环。此外，与同伴亲友保持密切来往、参与闲暇活动、没有孤独感有助于提升老年人自理能力。我们要打破社会对养老的固有认知，拒绝"废物式"养老，鼓励家人朋友的陪伴、继续学习新知识、力所能及有作为，提升自理的能力，增强生活的信心，让"老有所学""老有所为""老有所乐"。

（3）睡眠障碍 环境、室友、老年人的情绪等都可能导致睡眠障碍。首先我们需要选择有一定硬度的床垫，避免因为缺乏脊椎的支撑产生腰背痛从而导致失眠。室友之间需要有遮挡，避免相互干扰；床头灯光最好可以调节明暗，老年人可以根据需求调整到最佳状态；床头不靠窗，避免光、雨和风的影响；窗帘采用遮光性好的材料，保证较高的私密性以及避免老年人睡眠时光线变化；可以考虑放置一些花卉和植物等，美化环境的同时，也可帮助放松心情；老年人有不同的生活规律，有些老年人鼾声严重，养老机构的房间需加强隔声系数，必要时提供睡觉用眼罩和耳塞，防止互相干扰。同时要做好老年人的心理疏导，告知因为老年人的睡眠方式多是间歇睡，夜晚很难睡足8h，但白天打盹，累计下来，一天的睡眠量也接近8h。所以出现暂时的失眠，不要为之急躁，越担心就越睡不着可能导致病态性恐惧失眠症。

（4）迷路或走失 首先应该带老年人就诊，排除身体器质性病变。其次在老年人活动多的时间里也要加强看护，避免让他单独外出，以免走失。最好在口袋里放一张写有名字、地址、联系电话的安全卡。

（5）老年孤独 严重者先安排就医。机构应采取措施促进交流，包括与工作人员、同机构老年人和家属等的交流，丰富老年人各种层次的人际交流，减少孤独感。从环境促进交流的角度来说，可扩大老年人可以利用的公共空间，特别是设置与机构外交流的空间，鼓励老年人多传递展示宝贵的知识和经验，也可以吸纳志愿者举办互动活动；在确保个人隐私空间的同时，通过设置谈话室、长椅、转角小广场等公共交往空间，组织机构内的人际交流活动，提供不同角度、不同内容、不同层次的全方位交流，寻找老年人之间的共同爱好和活动主题。

五、案例分析

（一）照护难点

（1）活动减少，精神差　患者因为睡眠的昼夜节律障碍，表现为昼夜颠倒，日间打瞌睡，夜间睡不着，精神状态非常差，活动减少，静坐和卧床时间增多，将导致进一步的睡眠障碍。

（2）可能导致并发症　患者既往有多年冠心病病史，老年人睡眠障碍可引起血压升高，轻者表现为打鼾（习惯性打鼾即使不是呼吸暂停，也可加重心脏病或高血压，是阻塞性睡眠呼吸暂停综合征的常见症状）、烦躁不安、白天嗜睡、抑郁、头痛、夜尿、阳痿，重者则可出现夜间睡眠心律失常、猝死、脑卒中、肺动脉高压、抽搐及认知功能下降等。

（3）老年孤独　患者在养老机构居住，虽有两子，但探视较少，且与其他老年人交流少，心理状态每况愈下。

（二）照护措施

（1）养成良好的睡眠卫生习惯，维持昼夜节律　为保持生物钟的同步性，不论睡得多长或是多短，都应鼓励患者每日于同一时间休息和起床，严格控制日间小憩时间，避免睡前服用影响睡眠的食物或药物，保持睡眠觉醒规律。

（2）改善环境，消除导致失眠的各种因素　改善睡眠环境，选择患者喜爱的、舒适的卧室用具，尽量安排单人卧室，减少灯光、噪声、同伴的干扰。

（3）增加陪伴，消除心理紧张因素　改善社交环境，陪护人员应加强关注，注意陪伴，鼓励患者参与社交活动，帮助其交朋友，利用环境进行放松等睡眠治疗。

（4）运动指导，提高生命活力　专业人员指导针对患者制订一些适当的运动，特别针对有昼夜节律障碍的老年人，开展适宜的身体锻炼，通过运动缓解白天所累积的紧张并使得身心放松而增进睡眠，鼓励老年人一起参与集体活动。

（5）规范治疗，改善睡眠防止并发症　指导患者规律服用冠心病药物，帮助老年人进行药物管理，告知其服药的必要性，同时可以为老年人准备好专用服药盒，提前把要服用的药物摆放好，提高服药的依从性；必要时就医，针对睡眠障碍进行系统治疗，适当使用助眠药物。

第四章

老年人常见的一般风险应对

第一节　视觉障碍

视觉障碍（visual disorder）又称视力残疾，是一种较为常见的老年人健康问题，指各种原因导致的双眼视力低下或视野缩小，通过各种药物、手术及其他疗法不能（或暂时不能）恢复视功能，以致不能正常从事工作、学习或其他活动。视觉功能是人体最重要的感官功能，视觉障碍往往会影响个人日常生活和导致功能障碍，可能会显著恶化老年人的生活质量，并导致依赖。眼健康的研究表明，随着年龄的增加，视功能衰退的发生率增加，中等度和重度视力下降的发病率分别从50岁之前的0.81%～0.99%、0.06%～0.07%，在50岁之后上升至4.65%～5.78%、0.44%～0.59%；70岁之后上述发病率更是明显增加，分别为14.30%～19.11%、1.64%～2.42%。

一、案例导入

（一）基本信息

患者，65岁，丧偶，育有一女，居住于某老年院，女儿每月前来探视一次。

（二）病史回顾

老年人近半年来无明显诱因出现左眼渐进性视力下降、视物模糊。发病后左眼未见红、肿、胀、痛、同侧头痛、恶心、呕吐等症状。未予重视，未予治疗，近期左眼视物模糊症状加重，无其他眼病史。

（三）检查结果

（1）一般检查　T 36.8℃，P 65次/min，R 18次/min，BP 143/86mmHg，血糖6.3mmol/L。营养中等，神志清楚，精神尚可。

（2）眼科检查

① 右眼：视近物模糊，远视时清楚。

② 左眼：视力指数/1m；角膜清亮、透明；晶体灰白色混浊；眼底窥视不入。

（3）初步诊断　右眼老花眼，左眼白内障。

（四）目前状态

老年人因视物模糊，行动不便，拒绝参加养老院的活动。

二、风险评估

（1）年龄　从外表看，老年人眼皮皱纹增多，眼球下陷。而衰老不仅带来外表的改变，同时还引起各类视觉障碍，年龄越大视力下降越明显。原因可分为以下几个方面：

① 随着年龄的增长，老年人眼睛结构发生变化，角膜变黄，对刺激的敏感度下降，可能会出现"老年性缩瞳"，晶状体调节能力下降，眼底血管硬化，整个视网膜变薄，由此导致老年人视力下降，对于颜色的整体亮度及彩度下降，视野也较前狭窄。

② 年龄越大，眼睛对明暗感受性，事物之间相对位置的判断能力，对运动状态的物体的感受性以及对形状的辨别能力均较年轻人下降。

（2）相关疾病影响　影响老年人视力的疾病有很多，但常见疾病有老年性白内障、老年性黄斑变性、原发性开角型青光眼和糖尿病视网膜病变等。

（3）屈光不正　老年人常见屈光不正的类型为远视及散光。

三、观察要点

（一）视觉障碍对日常生活及社会活动方面的影响

视觉障碍的老年人虽有残余视力，但会引起不准确的视动协调，对比敏感度降低，深度知觉下降，出现不稳定步态等，使其行为受限，影响老年人独立日常生活活动如家务劳动、阅读、使用通信工具或设备、识别面孔及表情，同时影响老年人参与社会活动、驾驶老年代步车、乘坐公共交通工具、体育锻炼等，视觉障碍严重者甚至引发跌倒等安全问题。此外，具有挑战性的环境、感到脆弱和缺乏自信都是视觉障碍老年人拒绝运动或感觉不能胜任户外活动的原因，最终该群体的活动功能进一步减弱，逃避社会活动，社会角色发生变化，依赖性增强，人际关系敏感以及与人交往的行为反应减少，严重影响生活质量。

（二）视觉障碍对老年人疾病治疗及药物依从性方面的影响

视敏度、对比敏感度和立体视觉是影响老年人就医用药的潜在危险因素，严重影响社区居家视觉障碍老年人治疗及用药依从性。

（1）老年人难以阅读药品标签及说明书以获得准确药物信息，导致误解药物不良反应、禁忌证及药物间相互作用，发生用药不良事件。同时，视觉障碍使老年人较难从事胰岛素注射、液体药物测量、使用滴眼液等细致活动。

（2）因视觉障碍老年人颜色分辨能力减弱，只对色彩鲜艳的物体敏感，部分药品外形和包装相似，药片间颜色也无鲜明对比，这些在一定程度上降低了视觉障碍老年人区分药片的能力。

（3）阅读书写能力下降，尤其是阅读小字体，如在填写、确认社区健康档案、医疗保险、商业保险等材料时，因辨析困难易埋下安全隐患。

（4）视觉障碍影响老年人出行。如驾驶老年代步车、看公交站牌、车号等，尤其是高龄空巢或丧偶老年人，因无人陪同，更倾向于足不出户，忽视医生建议不按时复诊，延误病情。

（三）老年人视觉障碍引起的心理变化

（1）焦虑与抑郁　视觉障碍程度与抑郁患病率呈正相关，视觉障碍老年人中明确诊断抑郁症者约占14%，而出现抑郁情绪者则占三分之一。老年人对视觉障碍相关知识了解不多，担心视力继续恶化，生活不能自理，给家人带来负担；其社会参与度降低，感到孤独寂寞而出现焦虑、抑郁。抑郁的老年人若得不到及时、适当的治疗和护理，会产生一系列严重后果，包括残疾、营养不良、失能甚至死亡。

（2）低自尊　视觉障碍老年人视野缩小，执行活动能力下降，家人及照顾者担心其安全与自理能力而尽可能多地提供协助，部分老年人认为对他们提供没必要的帮助或过多帮助实际是过分限制、过度保护，自尊心受挫。此外，患抑郁症的视觉障碍老年人感知控制能力下降，低估自身能力，导致低自尊。

四、应对措施

（1）创造安全的环境　对视觉障碍老年人的室内居住环境、户外活动空间以及辅助设施等方面进行改善，降低由于物理环境给老年人带来的不便，提高其生活质量。环境干预目的是促进视力障碍老年人更好利用残余视力，维护个人独立、安全地完成日常活动的能力，提高自我效能。

首先居住环境中光环境的选择，须做好光颜色的选择。由于老年人的视觉感官敏感度较差，应尽量避免昏暗、深沉的灯光，也不能以红色、蓝色等颜色绚丽的灯光为主，而是要以照明效果好、舒适度高的灯光环境为主。在房屋窗口自然光无法照射的区域，放置一盏明亮的照明灯，而在卫生间、床头、走廊中可使用专用灯。这样无论老年人在哪一区域都可以感受到光源，出现焦虑、抑郁等负面情绪的频率自然也就减少了。同时，由于老年人的行动相对迟缓，在走廊、卫生间、楼梯部分光源尽量以持续性光源为主，避免短时期的感应灯的应用。

为了让有视觉障碍的老年人能够安全地生活，我们要尽量为他们去除安全隐患。比如可以在墙上安装扶手，同时尽量减少房屋地面的高度差，去除房门的门槛，让地面保持平坦无障碍。另外尽量不要让各种电器线、电话线外露，不要将延长线插座放在地上，也不要将易滑物品放在地上。另外还要注意，柜门房门都要避免半开半掩的状态，这样很容易让老年人撞到门上，要养成随手关门的好习惯。

（2）合理摆放物品　首先，与老年人共同决定物品的固定位置，其次请记住使用之后及时放回原位是关键。请有视觉障碍的老年人用手触摸确认具体位置。如果改换了物品的摆放位置，确保及时通知老年人。衣服和毛巾尽量避免叠放，最好是1件衣物叠成与抽屉同高之后放进去，这样做的好处是即便老年人看不清楚，通过触摸也同样可以轻松拿放。

（3）保障日常安全用药　对视觉障碍老年人实施安全用药干预，提高其药物治疗依从性，规避药物不良事件发生。视觉障碍老年人在药物自我管理方面比视力正常老年人需要更多帮助，除了医院专业人员的跟踪服务，更要加强对居家照顾者的培训和指导，共同进行该群体用药的安全管理。

（4）明确、易懂的交流方式　尽量避免模棱两可的语言，注意要给老年人讲解得更加具体。比如，尽量减少"这个""那里"等让人迷糊的说法，而要选择"您左侧有扶手""向右拐""下三个台阶"这样的明确说法，让老年人更容易理解。我们还可以利用时钟的位置向老年人传达信息。比如可以这样告诉老年人，12点方向是主菜，5点方向有汤，8点方向有米饭，让老年人容易把握饭菜的位置。除此之外，如果和老年人聊天时有事情需要中途离开，请注意在离开和返回时都要和老年人打一声招呼，以便让老年人感觉踏实放心。

（5）灵活运用视觉之外的感官　除了视觉之外，还有嗅觉、触觉、听觉等感官可以使用。比如说，如果想向老年人介绍什么东西，可以一边用语言说明一边请老年人亲自触摸，通过这种方式能够更好地传达正确的信息。需要注意的是，不要毫无先兆地突然抓住老年人的手让他（她）触摸什么，而是和老年人沟通好之后再请他（她）伸手触摸。

（6）心理干预　根据视觉障碍老年人心理特点，采取针对性的预防及干预措施。对感知过度保护者，除常规心理疏导外，通过提高其日常生活技能水平和行动能力，进而改善自我效能和社会参与度，以减轻老年人焦虑和抑郁。通过改变老年人对视觉障碍的认知，使其积极应对视觉障碍从而减轻抑郁。

（7）饮食干预　加强营养调配和饮食管理，可延缓某些慢性疾病的进展，不同程度地减轻视觉障碍发生和发展。视觉障碍老年人的饮食除遵循营养均衡、易消化吸收等一般原则外，注意多食用微量元素丰富、含抗氧化剂且能够阻止视觉障碍发展、有利于保持残余视力的食物，如富含叶黄素、维生素等的深色绿叶蔬菜和水果，有助于预防和延缓白内障的发生发展。对于老年黄斑变性引起的视觉障碍，在膳食中补充 n-3 不饱和脂肪酸（如深海鱼）可有效延缓疾病的恶化。

（8）合理使用辅助设备　为屈光不正或有残余视力的老年人选择合适的辅助设备，如老花镜、放大镜等。鼓励老年人定期进行视力检查，以便适当地矫正屈光不正。充分发挥老年人的残余视力，提高生活自理能力。遵医嘱定期验光，并定期清洁及检查老年人视力辅助设备。

（9）定期进行眼科专科检查　老年人视力丧失的主动筛查应该是健康检查的一部分。应鼓励老年人每年进行正式的 $1 \sim 2$ 次视力评估，对于有糖尿病及心血管疾病的老年人应适当缩短时间，以便及早发现视力损害，并治疗相关问题，以防止永久性视力丧失。老年人的年龄相关性视力障碍在早期通常是无症状的。视力受损的老年人可能不会主动就诊，可问一些简单的筛查问题，以帮助识别那些有视力丧失风险的人，如：你最近在看书或看电视时有过眼睛疲劳的经历吗？你在开车时或在强光下有没有感到眩光？你最后一次换眼镜是什么时候？你最后一次看眼科医生是什么时候？你最近经常跌倒吗？有家庭成员有严重的视力丧失问题吗？对于有视力受损风险的老年人及时进行医学干预，延缓病情的发展。最大限度地保留老年人的视觉功能。

五、案例分析

（一）照护难点

（1）活动减少　老年人因视力下降，限制了活动能力和活动范围，导致运动量和活动范围减少。且老年人自身未重视，容易延误治疗时机。

（2）有受伤的危险　老年人因视力下降，动作迟缓，协调性差，有受伤的危险。

（3）焦虑、抑郁的风险　老年人外出活动机会减少，女儿每月来探视一次，缺乏与他人的充分交流，容易感到孤独寂寞而出现焦虑、抑郁。

（二）照护措施

（1）积极治疗白内障　在医生的指导下，与老年人的女儿共同制订治疗方案，保留残余视力。术后可为老年人配备老花镜，并鼓励老年人定期进行视力检查。

（2）创造安全的居住环境　重新检查老年人的居住环境，尽量去除安全隐患。比如可以在墙上安装扶手，让地面保持平坦无障碍。

（3）关注老年人的情绪状态　主动与老年人沟通，注意帮助老年人疏导情绪，引导老年人报告自己的症状和对生活的影响，以全面了解老年人的状态。鼓励老年人参加适宜的户外活动。

第二节　听觉障碍

临床上将老年开始出现、双耳对称的、渐进性的神经性耳聋称为老年性耳聋，通常是以双侧高频听力下降为主要类型的感音神经性听力损失。主要临床特征包括听觉敏感度下降、言语识别能力特别是噪声环境中的言语识别能力降低。听力下降对老年人的身心健康带来了严重的影响，如增加了老年人失能、用药不依从性、跌倒发生的概率。同时，听力下降给老年人沟通交流带来极大的障碍，而长时间的沟通障碍使老年人逐渐被隔离于社会之外，易产生愤怒、沮丧、焦虑、孤独、缺乏自信等多种心理问题，严重影响其生活质量及家庭关系，而且这种改变是不可逆的。因此，早期发现、判断老年人听力障碍程度，并给予干预是非常重要的环节。

一、案例导入

（一）基本信息

患者，73岁，居住于某养老机构，育有一女，长期定居于国外。

（二）病史回顾

老年人听力下降2～3年，原因不明，自诉能听到他人说话，但难听清内容，经常把他人的意思听错，听电话和看电视也听不清。最近半年有所加重，无明显耳鸣症状。双耳外耳道有少量油性分泌物，无先天性和创伤性耳朵畸形，从未佩戴过助听器。

（三）检查结果

（1）专科检查　右耳听力图呈陡降形听力曲线，左耳听力图呈渐降形听力曲线。初步分析双耳均属于中重度感音神经性听力损失。

（2）老年听力障碍量表　34分，重度障碍。

（四）目前状态

老年人常常独处，无法参与养老机构组织的文娱活动。

二、风险评估

（1）生理因素　老年人听力残疾是由多种因素共同作用的结果。其中年龄是很重要的因素，听皮质神经元初级凋亡主要与年龄造成听力损伤密切相关，而男性听力残疾患病率高于女性发病率。

（2）不良生活习惯 吸烟及饮酒与听力损失正相关。

（3）慢性疾病 高血糖、高血压均可引起内耳迷路淋巴液渗透压变化，血浆渗透压电梯式反复升降会造成耳蜗结构和功能反复损害。另外，心脏病、肿瘤等也会引发老年人听力下降。

（4）外在环境因素 如噪声，铅、汞、砷等毒性物质对环境的污染。

（5）细菌病毒入侵耳朵 也可直接引起听力下降。

（6）药物因素 一些耳毒药物和化学试剂，如庆大霉素、新霉素、阿司匹林、抗肿瘤药物等，对听力都有不同程度的影响。

（7）评估工具 对于出现以上迹象的老年人，需要进行早期筛查，可使用老年听力障碍量表筛查版（the hearing handicap inventory for the elderly screening version，HHIE-S）（表4-1）进行初步筛查。最高40分，最低0分。相应的功能性听力障碍分级标准为：无障碍（0～8）、轻中度障碍（10～24）和重度障碍（26分以上）。

表4-1 老年听力障碍筛查表

问题	评分标准		
	A. 是	B.否	C.不确定
1. 当遇到陌生人时，您曾有过因听不清楚而感到尴尬的时候吗？			
2. 当与家人聊天时，您曾有过因听不清楚而感到难过的时候吗？			
3. 当有人低声说话的时候，您觉得听不清楚吗？			
4. 您觉得因听不清楚而使您与别人的交流有障碍吗？			
5. 当走亲访友的时候，您曾有过因听不清楚而感觉交流困难的时候吗？			
6. 有因听不清楚使您放弃了参加原本您很喜欢的活动的时候吗？			
7. 有因听不清楚使您与您的家人吵架的时候吗？			
8. 当看电视或者听广播时，您曾有过因听不清楚而感觉理解困难的时候吗？			
9. 您觉得您的听力影响到您个人及社会生活了吗？			
10. 当和亲朋好友在餐馆就餐时，您曾有过因听不清楚而感觉交流困难的时候吗？			

注："是"得4分，回答"不确定"得2分，答"否"得0分。

三、观察要点

老年性耳聋常见于两只耳朵同时发生。由于听力损失是逐渐发生的，因此患有老年性耳聋的人可能不会意识到自己已经失去了部分听觉能力。所以当60岁以上老年人出现以下迹象时可能提示老年人听力受损，照顾者应注意观察：

① 习惯将头转向讲话者一侧，同时身体向前倾，为了能够听清别人的讲话；

② 由于患有耳聋，所以经常听错别人所说的话；

③ 听得见声音，但是却听不清楚别人讲话的内容是什么；

④ 经常要求别人重复刚刚说过的话，还不时发出啊啊的声音，易引起别人的误会；

⑤ 经常将电视音量开得过大，总是将旁人吵得心情郁闷；

⑥ 很难与语音细微的人沟通，如妇女或小孩；

⑦ 可能还会发生耳鸣（一只或两只耳朵都发出振铃、咆哮或嘶嘶声，声音可能很大也可能很小），耳鸣有时是老年人听力下降的第一个迹象。

四、应对措施

通过筛查发现有老年人有听力障碍时，应尽早到专业的医疗机构进行专科检查，找准病因，遵医嘱积极治疗。养老机构也可从以下几方面应对老年性耳聋：

（1）营养饮食方面　注意饮食卫生，为老年人安排富含纤维素和蛋白质的蔬菜、水果、鱼肉。指导老年人少摄入动物内脏、肥肉、奶油、高脂肪食物，高脂血症会使人体出现脂质代谢障碍，避免脂肪的过多摄入，过氧化脂质增多，就会在一定程度上导致老年性耳聋患病率增加。通过健康宣教，让老年人了解抽烟饮酒对听力的不良影响。劝导老年人戒除不良嗜好，数量和频度要控制在最低程度，最好做到不抽不喝。

（2）有效沟通　创建老年性耳聋老年人的友好居住环境。定期举办有益身心的活动例如唱歌、跳舞、打球等活动，鼓励老年性耳聋的老年人积极参与，多与人沟通和交流，以提高患者的自信心和社交能力，保持愉悦的心情，避免过度关注听力下降症状。通过活动普及老年性耳聋相关疾病知识，促进其他老年人对老年性耳聋的了解，避免导致社会隔离。

与听力下降的老年人沟通时，为了保证有效沟通，应该避免吵闹的地方，选择安静宽敞舒适的环境谈话。尊重对方，目光诚恳，注视对方；与老年人交谈时应该面对着老年人，用缓慢而清楚的语言与老年人说话，即使老年人听不见，也能从嘴型中判断出，或者对着老年人的一侧耳朵说话，尽量选择简单的陈述句。使用非语言沟通及辅助工具。通过目光、表情、动作和空间等进行人与人之间的信息交流。对于部分听力严重障碍的老年人，可采用提示牌、写字板、纸笔与老年人进行信息传递。

（3）康复措施　对于对轻中度听力下降的老年人，耳保健操可作为防治或延缓老年人听力下降的有效护理措施。通过耳部穴位及鼓膜按摩，可以促进耳部器官的血液循环。养老机构可将其制成健康教育卡片或者微视频，并和老年人一起学习，既能促进沟通，又能预防听力下降。

具体操作步骤如下。

第1节：搓手心，捂耳郭。即将手掌摩擦生热，随即将两掌按于两侧耳郭，使两耳听不到外界声音而嗡嗡作响为止。

第2节：按压-放松。按压-松开耳郭，即双手掌心面对耳郭，向内耳方向轻轻按下，然后轻轻松手，反复进行。

第3节：揉搓耳郭，先顺时针揉搓，再逆时针揉搓，即左右两手拇指相继放在耳郭背面，食指放在耳郭前面的耳甲艇部分，先从上往下揉搓，再从下往上揉搓。揉搓时用拇指指腹着力按揉，用拇指按揉时，则食指以螺纹面置于与拇指用力的相对部位。

第4节：提拉耳垂，即用食指、拇指提拉耳屏、耳垂，自内向外提拉。手法由轻至重，牵拉的力量以不感到疼痛为宜。

第5节：按压耳屏，即以两食指不断挤压、放松耳屏，左右耳屏同时进行。

第6节：鸣天鼓。即两手掩耳，两食指压中指，然后食指用力下滑敲击枕部及乳突部，略有敲击弹性，弹毕，做深呼吸5次。

第7节：轻拍耳郭，用拇指之外的4个手指拍打耳郭，以2次/s的节律进行拍打，力量要轻。

每节做20下，每天2次，每次3个循环，每个循环大约8min。操作中，以老年人耳朵有放松、温热等舒服的感觉为佳。

（4）助听设备　在专科医生的建议下使用助听器或人工耳蜗。助听器是改善老年性耳聋患者日常聆听困难、克服交流障碍的有效手段。鼓励老年人在经过专业的医学评估后佩戴助听器或人工耳蜗。为老年人验配助听器的关键是使其能在不同聆听环境下轻松理解言语，重新获得对声音的真实感受，最终接受助听器并从中获益。

助听器验配适应证及一般原则：

① 轻、中度听力损失者，尤其是安静环境下言语识别率较好者，建议首选助听器作为听力补偿手段。

② 重度、极重度听力损失者，在佩戴助听器后不能满足听力基本需求时，要及时考虑人工耳蜗植入。如暂时不具备手术条件，则仍建议使用大功率助听器。

③ 双耳听力损失者，推荐双耳验配助听器。值得注意的是，助听器验配后要进行定期随访，了解助听器的使用以及老年人听力损失的变化情况，据此优化调整助听器参数或转诊至专科门诊做进一步诊治。

（5）心理护理　听力受损的老年人由于不能及时、正确获取信息，往往会产生心理障碍，性格急躁、孤僻、抑郁、焦虑、偏执和人际关系紧张。做好心理护理，以提高老年患者的沟通能力和信心，为老年人提供温馨、舒适的居住环境，有利于建立愉悦心情。鼓励家人与朋友的耐心陪伴，避免老年人产生负面情绪。若老年人出现抑郁症状，及时与家属沟通，为老年人安排专业的心理干预，密切关注老年人的日常行为。

（6）确保居住环境安全　听力损失的老年人对日常生活中的危险警告声（如交通工具鸣笛、火警、周围人的提醒声等）的感知能力下降，对危险警告信号的方位判断也会出现问题，避险能力下降。因此，机构应保证居住环境安全，用醒目的标志制作安全警示。重点关注听力下降老年人的日常活动，与老年人积极沟通，避免不必要的伤害。

五、案例分析

（一）照护难点

（1）沟通障碍　老年人因听力下降导致沟通障碍，无法与其他老年人及养老院工作人员进行正常的交流。

（2）抑郁的风险　因沟通障碍为老年人的正常社交带来困扰，因此老年人喜独处。因女儿长年居住在国外，缺少亲人的关怀与陪伴，容易产生负面情绪，出现抑郁症状。

（二）照护措施

（1）积极治疗听力下降　针对老年人的实际情况进行医疗干预，在医生的指导下使用助听设备。

（2）有效沟通　尽量与老年人面对面沟通，尽量选择用简单的陈述句，语速缓慢。通过目光、表情、动作和空间等进行信息交流，也可采用提示牌、写字板、纸笔与老年人进行信息传递。

（3）丰富文娱活动　针对听力下降的老年人设计文娱活动，鼓励其参加文娱活动，如画画、扑克等。以提高患者的自信心和社交能力，保持愉悦的心情，避免过度关注听力下降症状。

（4）健康宣教　利用文字、卡片信息帮助老年人了解老年性耳聋，正确面对自身的听力变化，树立积极的生活态度。

第三节　皮肤瘙痒

老年性皮肤瘙痒症指年龄≥60岁，仅有皮肤瘙痒而无明显原发疹，每日或几乎每日瘙痒持续6周以上，是老年人最常见的皮肤病，可分为全身性和局限性两种。老年人皮肤瘙痒症的主要临床表现为皮肤干燥、变薄，皮肤表面可见糠状脱屑，瘙痒感最初发于一处，后逐渐扩大至全身，瘙痒程度不尽相同，但多自觉剧痒，引发老年人强烈搔抓，引起继发性皮损。长期搔抓皮肤上出现抓痕、血痕，也可有湿疹样变、苔藓样变及色素沉着，重者伴有皮肤继发感染。老年人皮肤瘙痒症有多发、反复、病程缠绵等特点，瘙痒以晚间为剧，可影响老年人的睡眠，对情绪造成不良影响，严重影响老年人生活质量。

一、案例导入

（一）基本信息

患者，男性，70岁，有糖尿病病史，现居于某医院老年病科。

（二）病史回顾

老年人自诉皮肤瘙痒两个月余，瘙痒丘疹集中于后颈背部及大腿外侧，伴色素沉着，附有少量鳞屑，大腿外侧丘疹因搔抓伴有皮肤抓破及个别血痂和脓疮。

（三）检查结果

一般检查：T 36.1℃，P 78次/min，R 18次/min，BP 136/81mmHg，随机血糖 13.3mmol/L。营养中等，神志清楚，精神尚可。

（四）目前状态

老年人喜热水洗澡，水温偏高。现因皮肤瘙痒，睡眠质量差。以餐前注射短效胰岛素控制血糖。

二、风险评估

（1）生理因素——年龄　老年人皮肤老化，表皮与真皮变薄，各种腺体功能减退，角质层水合能力下降，皮肤干燥，保护性降低，容易受外界刺激。皮肤附属器官的结构改变和功能减退，感觉功能、血管反应性、体温调节能力均有所下降。同时，皮肤又是与外界接触最广泛、最密切的器官，非常容易受到外界各种物理性和化学性因素的影响。老年人皮肤的这些生理变化导致老年人皮肤粗糙、纹理加深、弹性降低和退行性萎缩，易患皮肤瘙痒症。

（2）不良的生活习惯　洗澡水温高、次数过勤、经常用碱性洗涤物洗澡、不用保湿类护肤措施等，均可使皮肤水分丢失过多致皮肤干燥，从而导致皮肤瘙痒。经常用碱性洗涤物洗涤衣物、内衣着装较紧等也导致皮肤瘙痒症的发生率高。

（3）饮食习惯　经常吃辛辣海鲜类食物、饮水少，经常喝咖啡、浓茶、酗酒。瘙痒症的发生率高，可能因为海鲜类食物含有过敏原。而以素食为主的老年人，因脂肪摄入减少，导致机体产热减少，对寒冷的耐受性降低，并使皮肤缺乏滋润也可导致瘙痒。

（4）神经-精神因素　心理因素或精神因素如焦虑、抑郁、精神变态等，均可引起皮肤瘙痒，并随心情好坏加重或减轻。

（5）季节因素　过冷过热的刺激、干燥、衣物等。尤其在秋冬两季，气候干燥、寒冷，皮肤更容易干涩和粗糙，且皮肤会出现表皮脱落，导致皮肤出现瘙痒的症状。而春季南方气候潮湿，较易滋生真菌，在潮湿的环境下皮肤受到刺激后导致瘙痒的发生。

（6）感染因素　寄生虫感染引起肛门瘙痒、外阴部瘙痒、滴虫病、痔、肛瘘等。

（7）疾病因素　如糖尿病、胆道疾病、变态反应、肾炎等。

三、观察要点

（1）阵发性皮肤瘙痒　皮肤瘙痒发作呈阵发性，伴有蚁走等感觉，气温变化、衣服摩擦、饮酒及进食辛辣食物等可引起发作，或使病情加重。

（2）皮肤损害　由于频繁搔抓，皮肤常见条状抓痕、血痂，色素沉着或减退，日久可能出现湿疹样改变、苔藓化等继发损害。

四、预防及应对措施

（1）环境　保持室内温、湿度适宜，保持房间通风。

（2）良好的生活习惯　生活力求有规律、劳逸结合。根据气温、季节变化注意防寒保暖，冬季保暖的同时要注意保持室内湿度，有条件的要使用加湿器。老年人应尽量选择纯棉衣物，内衣应选择棉织物，对皮肤刺激小，既保暖又不过紧，以利于血液循环。穿着宜宽松柔软，床单用物也以棉质为佳，加强老年人个人卫生，及时清洁老年人的床铺。同时，衣物的洗涤宜用中性洗涤剂，清水充分过滤后进行太阳直晒，起到物理消毒的作用。

（3）做好皮肤的保养及护理　老年人的生理性皮脂缺乏，皮肤表皮较干燥，尤其在秋冬季节，受到环境的影响表皮更易缺水。尽量避免搔抓，预防皮肤抓破感染，避免使用肥皂、热水洗或任何刺激，只淋浴，尽量不搓擦，除炎热夏季外，每周洗澡1～2次即可，水温要在35～40℃，不宜勤洗澡。洗澡越勤，水温过高或肥皂用得太多，都会使原本干燥的皮肤失去皮脂滋润而更加干涩、枯萎，引起瘙痒加重。选择中性护肤浴液或只用清水洗澡，要注意搓澡力度不宜过大。可全身使用保湿效果好、无香味、无颜色的护肤品进行护肤，同时还能止痒，增加皮肤的滋润度。平时要做好个人卫生，定期修剪指甲，保持床铺干净整洁，减少污染物的刺激；尿失禁者要及时更换纸尿裤并每次更换纸尿裤时先用温水擦洗皮肤，必要时可留置导尿管，以减少尿液对皮肤的刺激。

（4）饮食方面　老年人的消化系统随着年龄的增长也在逐步衰退，伴随着胃肠道吸收功能减退，机体抵抗力降低而较易发病。因此，在平时做好饮食指导及护理十分重要。根据老年人的饮食习惯，制订合理的膳食计划。在饮食方面要注重色香味俱全，以清淡、平和为宜，妥善选择各刺激性食物、饮料。多增加优质蛋白质的进食量，以蛋类、奶类、瘦肉类等为主，适当摄入脂肪。部分老年人由于担心血脂会升高而不摄入脂肪，这种想法是错误的，其实老年人在以素食为主的前提下适当地进食脂肪有利于身体健康，脂肪能产生体内所需的热量，利于维生素A和维生素E的吸收，使皮肤得到滋润。指导老年人要多进食新鲜的水果蔬菜，补充B族维生素、维生素C、维生素E；适量饮水，补充体内水分；这些均起到预防皮肤干燥，减慢皮肤老化的作用。少食刺激性食物如烟、酒、浓茶、咖啡、葱、蒜、辣椒等，不宜食虾蟹海鲜，以防瘙痒症的发生或症状加重。

（5）合理用药　老年人皮肤瘙痒应积极对症治疗，积极治疗原发疾病。

止痒治疗可内服抗组胺药物，如第一代抗组胺药氨苯那敏等，第三代抗组胺药氯雷他定等；严重者可遵医嘱予以静脉给药，如：静脉滴注10%葡萄糖酸钙；普鲁卡因静脉封闭。外用皮质类固醇霜或各种止痒剂。老年人及照顾者需了解药物的作用、副作用、常用剂量、给药的目的，外用药要慎重，不适当的外用药常刺激皮肤，加剧瘙痒，注意观察皮损情况。

有糖尿病者药物控制血糖，加强饮食管理；积极抗炎，降低胆色素，治疗胆汁淤积症；定期体检，预防肾脏疾病和肿瘤；针对病因纠正贫血等。

（6）加强心理护理　由于生理和病理、身体和环境的因素，病程的迁延、加重、反复，老年人会更加烦恼、焦虑，教会老年人转移瘙痒的技巧，如皮肤拍打法、呼吸松弛法等，鼓励老年人做健康保健操、听音乐、看电视、聊天等，转移注意力，减少对皮肤的搔抓。预防搔抓增生损害引起的破溃与恶性变，避免物理性损伤刺激皮肤。

五、案例分析

（一）照护难点

（1）老年人皮肤瘙痒时间长，目前皮肤有破损和脓疮，需要专业处理创面。

（2）老年人年龄大，有糖尿病病史，住在养老院，要考虑营养是否满足身体需求。

（二）照护措施

（1）积极控制血糖，在专科医生的指导下调整用药。合理膳食，避免高糖饮食。

（2）消毒处理抓痕及脓痂，避免进一步感染。遵循皮肤科医师医嘱合理用药。

（3）教会老年人转移瘙痒的技巧，如皮肤拍打法、呼吸松弛法等，鼓励老年人做健康保健操、听音乐、看电视、聊天等，转移注意力，减少对皮肤的搔抓。

（4）帮助老年人养成良好的生活习惯，保持床单位清洁，定期修剪指甲。避免使用过热的水洗澡，选择中性护肤浴液或只用清水洗澡，要注意搓澡力度不宜过大。适当使用保湿效果好、无香味、无颜色的护肤品进行护肤，增加皮肤的滋润度。

（5）保持老年人居住环境干净通风，温湿度适宜。

第四节　坠床

坠床是指从床上掉落在地上，因老年人多患有各种老年慢性疾病，其行动能力受限，极易发生坠床事件，坠床可对老年人造成不同程度的伤害，可能会造成脑部损伤、软组织损伤、骨折和脱臼等伤害，损伤最严重的为髋部骨折，可降低老年人生存质量，严重者甚至危及生命，给老年人的健康和生活带来不利的影响。老年人坠床多发生在体力不支时改变体位、床上取用物、睡梦中翻身及下床时；其发生时间以夜间最多，其次是早晨及午睡起床时。

一、案例导入

（一）基本信息

患者，女性，65岁，三日前入住某医院老年病科。

（二）案例情况

患者，轻度认知功能障碍，体位性低血压、左眼黄斑慢性病变（微微光感）。入住养老院后第三天晚上，因尿急，未按呼叫器，自己打开床头灯，下床去厕所。因光线微弱，在穿鞋过程中，右手先撑地，滚落至地面后右侧头部着地。

（三）检查结果

查看患者右手手腕处轻微肿胀，活动自如，疼痛明显，头部未肿胀，稍疼痛，手部X线检查正常，脑部核磁共振结果显示无异常。

（四）目前状态

老年人手部肿胀症状已明显好转，疼痛缓解明显，目前继续予以冰敷。右侧头部疼痛症状也明显好转。生命体征平稳。

二、风险评估

（1）生理因素 高龄是最主要的风险因子，老年人由于身体功能下降，小脑和前庭系统功能减退，出现重心改变，反应时间变长，导致平衡能力减退，同时由于骨骼、肌肉系统退化导致老年人的活动能力减退，动脉壁弹性下降使老年人极易出现体位性低血压，老年人视力、听力的减退，这些都增加了老年人的坠床风险。

（2）疾病因素 常见老年性疾病如关节病、心脑血管疾病、共济失调、癫痫、精神病，或者出现肢体功能障碍等，可增加坠床的危险。

（3）药物因素 老年人多患有慢性疾病，且长期服用药物进行治疗。需要长期服用药物种类越多，尤其是同时使用4种药物以上的，发生坠床的风险越高。如使用抗精神病药、降糖药、抗高血压药、麻醉镇痛药、利尿药、强心药、抗组胺药、肌肉松弛药等，这些药物可引起头晕、疲劳和视物模糊，可使坠床的危险成倍增加。

（4）环境因素 老年人因其本身生理老化，平衡功能较差，在其不熟悉的环境中，一些常人习以为常的因素均可能使老年人因反应慢和不适应造成其坠床。比如室内或者周围环境的灯光亮度不足，或者亮度过高；床位高度、宽度、软硬度不合适、睡床未增加护栏；床头物品摆放不恰当，拿取不方便；这些因素均可能造成老年人坠床事件的发生。

（5）活动因素 除了环境因素外，还有很多老年人坠床都是出现在改变体位时，如老年人睡眠质量差，在床上辗转反侧易造成坠床。或是自我认知能力不足，具有不服老的心理，怕麻烦别人，例如在夜晚下床上卫生间时，都很有可能发生坠床。

（6）人为因素 老年人对其服药后不良反应发生情况的预见性不足等也是发生坠床的因素，除此之外，老年人患者缺乏家属的陪伴和关心，存在无人陪伴的情况，使得其不得不依靠自身的力量完成日常活动，导致坠床风险增加。养老机构对坠床危险的培训不足，护理人员的防跌倒意识比较薄弱。另外，人力资源配备相对不足、巡视不足、健康宣教不及时，这其实都是导致坠床发生的主要因素。

（7）评估工具 通过相关的坠床风险评估工具，结合所处环境的评估而做出坠床风险评估，确定高危人群。测评综合因素的量表：Morse跌倒危险因素评估量表（表4-2）、Hendrich跌倒风险评估量表（参见表3-1）、托马斯跌倒风险评估工具（表4-3）。测试患者体能及移动/平衡能力的评估量表：计时直立-行走试验（timed up and go test）、5次起坐试验（five-times sit-to-stand test，FTSST）、Tinetti步态平衡评估量表（表4-4）。

表4-2 Morse跌倒危险因素评估量表

项目	评价标准		得分/分
1. 跌倒史	近三个月内无跌倒史	0	
	近三个月内有跌倒史	25	
2. 超过一个医学诊断	没有	0	
	有	15	
3. 行走辅助	不需要/完全卧床/有专人扶持	0	
	拐杖/手杖/助行器	15	
	依扶家具行走	30	
4. 静脉输液/置管/使用特殊药物	没有	0	
	有	20	
5. 步态	正常/卧床休息/轮椅代步	0	
	虚弱乏力	10	
	平衡失调/不平衡	20	
6. 认知状态	了解自己能力，量力而行	0	
	高估自己能力/忘记自己受限制/意识障碍/躁动不安/沟通障碍/睡眠障碍	15	

注：评分标准为跌倒低危人群：<25分；跌倒中危人群：25～44分；跌倒高危人群：≥45分。

表4-3 托马斯跌倒风险评估工具

序号	项目	得分/分	
1	最近一年内或住院中发生过跌倒	否=1	是=2
2	意识模糊、无定向感、躁动不安（任一项）	否=1	是=2
3	主观视觉不佳，影响日常生活	否=1	是=2
4	需上厕所（如尿频、腹泻）	否=1	是=2
5	活动无耐力，只能短暂站立，需协助或使用辅助器才可下床	否=1	是=2

总分：

注：评分标准为总分5分，得分大于2分即定义为高危跌倒患者。

计时直立-行走试验（timed up and go test）：评定时患者着平常穿的鞋，坐在有扶手的靠背椅上（椅子座高约45cm，扶手高约20cm），身体靠在椅背上，双手放在扶手上。如果使用助行具，则将助行具握在手中。在离座椅3m远的地面上贴一条彩条或画一条可见的粗线或放一个明显的标志物。当测试者发出"开始"的指令后，患者从靠背椅上站起。站稳后，按照平时走路的步态，向前走3m，过粗线或标志物处后转身，然后走回到椅子前，再转身坐下，靠到椅背上。测试过程中不能给予任何躯体的帮助。正式测试前，允许患者练习1～2次，以确保患者理解整个测试过程。

评分标准：除了记录所用的时间外，对测试过程中的步态及可能会摔倒的危险性按以下标准打分。1分：正常。2分：非常轻微异常。3分：轻度异常。4分：中度异常。5分：重度异常。

表4-4 Tinetti步态平衡评估量表

项目	评价标准	得分/分
一、平衡测试（患者坐在没有扶手的硬椅子上）		
1. 坐位平衡	斜靠或从椅子上滑下	0
	稳定	1
2. 起身	没有帮助就无法完成	0
	用胳膊帮助才能完成	1
	不用胳膊就能完成	2
3. 试图起身	没有帮助就无法完成	0
	需要尝试一次以上才能完成	1
	1次尝试就能完成	2
4. 立即站起来时平衡功能 （站起来后的头5s）	不稳（摇晃，移动脚步，明显躯干摆动）	0
	稳定，但是需要助行器或手杖，或抓住其他物体支撑	1
	稳定，不需要助行器或手杖，不需要抓住其他物体支撑	2
5. 坐下时平衡	不稳	0
	稳定，但是两脚距离较宽［足跟中点间距离大于4in（1in=2.54cm）］，或使用手杖、助行器或其他支撑	1
	稳定，两脚距离较窄，且不需要支撑	2
6. 轻推（患者双足尽可能靠拢站立，用手轻推3次）	开始就会摔倒	0
	摇晃并要抓东西，但是只抓自己	1
	稳定	2
7. 闭眼（同第6姿势）	不稳	0
	稳定	1
8. 转身360°	不连续的步骤	0
	不稳定（手臂及身体摇晃）	1
	稳定	2
9. 坐下	不安全	0
	用胳膊或动作不连贯	1
	安全且动作连贯	2

续表

项目	评价标准		得分/分
二、步态测试 以舒适速度，使用辅具_____，走3m，需_____s。			
1. 起步	有迟疑，或须尝试多次方能启动	0	
	正常启动	1	
2. 抬高脚步			
a. 左脚跨步	脚拖地，或抬高大于1～2ft（1ft=30.48cm）	0	
	脚完全离地，但不超过1～2ft	1	
b. 右脚跨步	脚拖地，或抬高大于1～2ft	0	
	脚完全离地，但不超过1～2ft	1	
3. 步长			
a. 左脚跨步	跨步的脚未超过站立的对侧脚	0	
	有超过站立的对侧脚	1	
b. 右脚跨步	跨步的脚未超过站立的对侧脚	0	
	有超过站立的对侧脚	1	
4. 步态对称性	两脚步长不等	0	
	两脚步长相等	1	
5. 步伐连续性	步伐与步伐之间不连续或中断	0	
	步伐连续	1	
6. 走路路径（行走大约3m）	明显偏移到某一边	0	
	轻微/中度偏移或使用步行辅具	1	
	走直线，且不需要辅具	2	
7. 躯干稳定	身体有明显摇晃或需使用步行辅具	0	
	身体不晃，但需屈膝或有背痛或张开双臂以维持平衡	1	
	身体不晃，无屈膝，不需张开双臂或使用辅具	2	
8. 步宽（脚跟距离）	脚跟分开（步宽大）	0	
	走路时两脚跟几乎靠在一起	1	

注：Tinetti步态平衡评估量表包括平衡和步态测试两部分，满分28分。其中平衡测试有9个项目，满分16分，步态测试共有8个项目，满分12分。Tinetti量表测试一般15min，如果得分少于24分，表示有平衡功能障碍。

三、观察要点

（1）详细了解老年人有无坠床史及坠床原因、老年人所患疾病及用药情况，主要查看有无影响老年人视力、平衡能力的药物。询问老年人或家属其夜间睡眠状况。

（2）体格检查。对老年人的循环系统、神经系统、认知状态、感官、骨关节、肌肉进行全面评估。

（3）居住环境。对于有坠床风险的老年人，应仔细检查床单位的床位高度、宽度、软硬度是否合适，有无护栏；是否配有随身呼叫器以及老年人能否正确使用呼叫器。

四、预防措施

（一）打造安全的居住环境

老年人居住的房间物品摆放要有针对性，消除安全隐患。对于需要长时间卧床的老年人，日常用品应放在其触手可及的地方且不能对老年人的行动造成影响；地面要保持干燥、防滑；灯光明亮适度，保持夜间适度照明，防止明暗的突然转换造成其不适。床的高矮要适合老年人上下床且处于制动状态；关注为预防压力性损伤使用防褥疮垫造成的床过高导致床挡过低的情况。

（二）全面评估

对老年人全面评估，包括：年龄、神志、坠床史及次数、疾病史、药物使用情况、体格检查、平衡及自理能力及老年人的依从性，同时进行坠床风险评估。并根据老年人的疾病及药物的使用情况实时动态评估。对于有高度坠床风险的老年人，结合老年人自身情况与老年人或照顾者一起制订针对性的预防措施，帮助其分析可能的坠床因素，提高老年人自身防范意识，避免老年人自身不良行为导致坠床的发生。加强巡视，巡视中加强生活护理。

（三）对可能造成坠床的病症，积极防治

老年人的高血压、癫痫、心律失常等疾病的发作，极易造成老年人坠床，因此遵医嘱按时按量服用药物，控制和防治疾病的发作是减少坠床风险的重要措施。要注意其服药后对身体产生的副作用，有体位性低血压，服用镇静催眠及抗高血压药的老年人，尽量避免夜间去厕所排尿，应在床边备好所需物品和便器。无人陪伴的老年人应配备随身呼叫装置。对患有脑血管后遗症等平衡功能障碍的老年人，应在执业医师协助下评定其步态和平衡能力，实施精心必要的功能训练。

（四）关注心理变化

通过沟通和宣教，让其明白自身的病情和活动能力，需要明确克服不服老的心理，不愿麻烦别人实际上加大了坠床的风险，因而照顾者需要针对性地进行疏导，让老年人准确认识自身的健康状况和行动能力。发生坠床的老年人通

常有着极大的心理压力，对下床活动缺乏动力，因而尽量减少自身的活动，由此导致骨骼肌肉进一步萎缩，行动更加不稳，从而很容易形成恶性循环。因此，照顾者也需要疏导患者的心理压力，让患者能够逐步克服恐惧，建立活动的信心。

（五）使用辅助器

为保证患者的行动安全，应合理使用必要的辅助器材。针对行动不便不能保持身体平衡的患者，可使用手杖、拐杖等身体的支持物，加强患者身体的平衡能力和稳定。对于有肢体活动障碍及躁动不安的老年人，可调整床位高度，适当使用床栏及合理的保护性约束。对于患有阿尔茨海默病的人，应始终谨慎使用床护栏，以免卡住。具有内置凸起边缘的凹形床垫可以防止坠床，但是凹形床垫使下床变得有些困难，因此使用之前，请根据老年人实际健康状况考虑。对于高危人群可以在床旁放置专门设计的安全垫或泡沫床垫，以减少坠床时的冲击，可以防止受伤及其带来的不利后果。

（六）防坠床报警装置及监测设备的应用

防身报警器：将防身报警器两头均接上长绳，一头系在床栏，另一头系于患者病员服第三颗扣眼上。如果患者在没有第三者的帮助下起床，并没有将系于身上的防身报警器取下来，则会导致报警器与拉环分离，触发报警，起到提醒作用，从而提醒患者家属或护士及时至患者床边，协助患者活动。

防坠床报警固定带：固定带两端内置电磁分离传感器。固定带两端通过反光弹力尼龙带呈环状连接密合。工作时，报警固定带一端与被罩圈扣相连，另一端固定于病床两侧相应位置，固定带两端分离时，触发报警器，报警装置即发出嗡鸣声以提示陪护人员患者有坠床风险，同时无线传输器传至护士站中控台，护理人员接收到通知后，及时处理。

非接触式监测系统：产品由主机、传感器、数据线和监测软件（电脑端、PDA端）组成，使用时只需把传感器放置在对应患者胸部位置的床垫下方，将处理器接通电源和院内网络。可查看监护患者的呼吸、心率、体动频率、持续卧床时间、是否离床等信息，设置不同护理级别各个监测项目的报警开关和阈值，系统自动生成监测曲线，供护士查看特定时间段内的患者情况。发生异常时，系统自动报警，发出报警声音的同时，界面突出显示，PDA端还能收到报警消息推送。

（七）健康教育

健康教育是降低跌倒发生率的最有效措施。通过宣传手册、讲解、个别交谈等方式，对老年人及照顾者进行宣教，说明采取安全防范措施的必要性、重要性及方法。对跌倒高危老年人及照顾者实施重点教育，提示老年人生活起居应缓慢改变体位，夜间起床时应做到3个30s，即醒后30s再起床、起床后30s再站立、站立30s后再行走。告知老年人应穿合适的鞋子，衣、裤合适不宜过大，裤脚不宜过长。夜间最好在床边放置小便器避免去卫生间，必须去时一定要有人陪伴。

（八）加强管理

健全各项制度：建立安全管理制度、老年人坠床防范流程、应急预案；设计老年人坠床高风险因子评估记录表等。加强护理人员的培训，增强安全意识。合理配置各班次人数，严格执行交接班制度，对年老体弱、危重、病情变化、意识不清、特殊治疗的患者重点交接，增加夜间巡视次数。加强基础设施和环境管理，及时检查床栏的牢固性，正确使用防护栏。

五、应对措施

如发现老年人发生坠床，事件第一发现人立即到老年人身边，检查老年人摔伤情况：初步判断老年人的神志、受伤部位、伤情程度，测量生命体征等。

（1）针对造成一般外伤程度较轻者，可搀扶老年人上床，伤口予止血、生理盐水清洗、创口消毒、使用消炎药、使用消毒纱布覆盖等处理方式，嘱其卧床休息，安慰患者；有大出血者，立即就地取材，用干净的衣服或毛巾压迫伤口止血，如果四肢大出血，可用布条或止血带捆绑止血；老年人摔伤头部或神志不清、发生骨折时，不要轻易搬运老年人，保持呼吸道通畅，及时呼叫专业的医疗救护人员并通知家属。

（2）救护人员到场后，对老年人进行身体检查及现场处理，予止血、包扎和测量血压、脉搏、呼吸等。根据摔伤的部位和伤情协助搬运老年人。

（3）待老年人一般情况稳定后，向老年人了解当时坠床的情况，安抚患者及家属。帮助老年人分析坠床的原因，向老年人做宣教指导，提高老年人的自我防范意识，尽可能避免再次坠床，加强巡视。

（4）及时记录坠床经过及处理过程，分析原因，再次评估老年人坠床风险，与老年人及家属共同制订防坠床的相关措施。

六、案例分析

（一）照护难点

（1）老年人有认知功能下降、体位性低血压、视觉障碍，起床、活动均有风险，难控制。

（2）老年人尿急，是否有尿路感染。

（3）医院护理人员人力是否充足，夜间照明有待改善。

（二）照护措施

（1）加强夜间巡视，改变光线亮度，更换更适合的灯，防止老年人因视觉障碍发生坠床。调整床单位的高度，在夜间休息时可在床旁放置安全软垫，减少坠床发生时对老年人的伤害。

（2）因老年人入住时间不长，照护人员应耐心介绍居住环境，消除老年人的陌生感。教会老年人使用呼叫器，确保其在需要时正确使用。

（3）加强安全宣教，与老年人及家属共同交流其坠床的风险，让老年人准确认识自身的健康状况和行动能力，并制订相应的应对措施。如：三步起床法；夜间如厕时确保有照护人员陪护。

（4）改变饮食习惯，查找尿急原因，尽量减少夜间如厕的次数；必要时，在床旁备便器。

（5）机构应建立健全坠床应急预案，照护人员须掌握坠床后的应急处理措施，将伤害降至最低。

第五节　坠积性肺炎

坠积性肺炎是一种由多种原因导致老年人长期卧床，呼吸道分泌物难于咳出淤积于中小气管，成为细菌良好的培养基，从而诱发的肺部感染性疾病。随着我国人口的老龄化，老年人的发病率持续增高，而坠积性肺炎的发病率也越来越高。坠积性肺炎是长期卧床高龄老年人的常见并发症，是导致死亡的主要原因之一。

一、案例导入

（一）基本信息

患者，女性，69岁，丧偶，既往有慢性阻塞性肺疾病（COPD）、慢性消化性溃疡病史。5年前因脑卒中后左侧肢体偏瘫居于某养老机构，儿子每月探望一次。

（二）病史回顾

患者长期卧床，不能自主翻身，常有咳嗽、咳痰费力。近日体温有所升高，测体温为39℃，精神较平日差，咳嗽加剧，咳白色黏痰。

（三）检查结果

体温39℃，脉搏109次/min，呼吸26次/min，血压128/79mmHg。消瘦，精神差。查体欠合作，全身皮肤及黏膜未见黄染。胸部对称，双肺呼吸音粗，可闻及湿啰音，未闻及胸膜摩擦音。胸部CT示双下肺片状、树状淡薄阴影，边缘欠清，左右支气管畅通，纵横居中，未见明显肿大淋巴结，双侧后壁胸膜增厚，未见胸腔积液。提示坠积性肺炎。检验结果：白细胞 12.3×10^9 个/L，白蛋白20g/L。

（四）目前状态

目前卧床休息，咳嗽咳痰，食欲差，进水量少。无法自由改变体位。

二、风险评估

（1）年龄因素　老年人易患坠积性肺炎，这与衰老使肺纤毛运动功能下降，咳嗽反射减弱，呼吸道分泌物不易清出呼吸道，随重力流向肺底有关。

（2）长期卧床　老年人长期卧床，不能自主改变体位，胸廓活动度小，双肺野后部易蓄积分泌物。

（3）呼吸道清除功能减弱或消失　由于各种原因引起的呼吸道清除无效，气管及双肺小气道的纤毛运动障碍，咳嗽、喷嚏反射等保护性反射减弱，老年人不能将痰液、分泌物有效排出。

（4）人工气道的建立　如需进行气管切开或全麻气管插管等，会对呼吸道原有的屏障功能造成一定程度的损害，使其肺部感染的概率增加。严重者则可导致炎性渗出，最终造成坠积性肺炎症状的发生。

（5）全身性因素　如昏迷等。考虑与昏迷后口咽、消化道分泌物误吸有关。

（6）其他　长期吸烟、慢性支气管炎病史、肺功能不全、吞咽功能障碍等。

三、观察要点

肺炎的主要临床症状是发热、咳嗽、痰浊、痰浓，因此容易出现咳嗽等继发症状，但老年人肺部感染常因症状不典型而不易发现。需仔细观察，及早发现，及早治疗。老年人肺部感染后不发热或发热不明显。尤其值得注意的是，衰弱的老年人基础体温偏低，若出现体温较平时基础体温高可判断为发热。另外，还可能伴有进食减少，基础疾病加重，出现认知障碍、嗜睡等表现。因此，需要照护人员仔细观察，及时发现老年人与平时的不同之处，并及时报告给相关专业人员。

四、应对措施

（1）翻身拍背　对于长期卧床的老年人，要协助老年人翻身及拍背，每2h一次。翻身时动作轻柔、准确，避免拖、拉、推，减少皮肤摩擦。可将床头摇高30°～45°，半卧位与卧位变换，利于排痰及呼吸道分泌物的引流。拍背时老年人取侧卧位或坐位，手指合拢、微屈，手掌握起，呈杯状，利用腕关节的力量，由外向内，由下向上，有节奏地轻轻拍打背部或胸前壁，避开脊柱、肩胛骨等位置，不可用掌心或掌根，叩击时力度应均匀一致，叩完一侧再叩另一侧，叩击频率为60～80次/min，每次3～5min。老年人皮肤薄易破，可用薄毛巾包盖叩拍部位，以保护皮肤。通过拍背，使支气管、细支气管内痰液因振动而产生咳嗽反射，同时鼓励老年人咳嗽及深呼吸，痰液由小气管到大气管，痰液随即咳出。

（2）湿化气道　雾化吸入是治疗呼吸系统疾病的有效手段之一，可以将药物直接输送到支气管及肺泡，达到抗感染、解痉平喘、稀释痰液及扩张支气管等目的。在雾化吸入过程中，护士须注意老年人的病情变化，严密观察其反应、面色、心率、呼吸情况。对于年老体弱的老年人，雾量不宜过大，以免发生窒息。雾化吸入后必须协助老年人拍背，帮助排痰，因为老年人痰呈胶状，雾化后使其溶解松动，由于痰液从支气管向气管流动需一定时间，叩背能使气管振动，可有效地使分泌物向大气管移动，有利排痰。应鼓励老年人咳嗽时注意结合深呼吸，通过收缩腹腔，结合辅助叩击，控制咳嗽连续有序进行，避免过于用力或者失控型咳嗽。

（3）体位引流　采用体位引流，可使呼吸系统分泌物或痰液在重力作用下流入大气管排出。根据病变部位的不同采取各种特殊卧位。体位引流每天做2～3次，总时间30～45min，每次体位维持5～10min。引流期间配合拍胸拍背的措施，通过叩击震动胸背部，可使附着在肺泡周围及气管内的痰液松动脱落排出体外。早期使用体位引流.使肺内分泌物及时排出体外，减少了深部吸痰的次数，减少将细菌带入肺内的可能，同时减少了深部感染率。而且体位引流操作简便可行，经济费用低，临床效果较好。

（4）吸痰　对于昏迷老年人来说，吸痰是预防并发肺部感染的关键。吸痰前要先听诊呼吸和痰液阻塞情况，安置患者合适的卧位，取下活动性义齿，头偏向一侧，铺治疗巾。吸痰时操作要轻柔，戴无菌手套，一手反折吸痰管末端，一手持吸痰管前端，从口腔的一侧将导管插入10～15cm进入咽部，放松导管末端，吸净口咽部分泌物。手法：左右旋转，自深部向上提拉吸净痰液。每次吸引时间<15s，一次未吸净，隔3～5min重吸，每根吸痰管只使用1次，不可反复上下提插。气管切开老年人吸痰时应严格遵守无菌操作原则，切口局部应定期更换敷料、气管套管进行高压灭菌处理，并注意观察切口有无渗血或管道堵塞、脱落情况，从而减少坠积性肺炎的发生。

（5）口腔护理　对长期卧床老年人应加强口腔护理。一般选用生理盐水，也可以根据pH值选用漱口液，以达到改变口腔酸碱环境、抑制细菌生长的作用。

进行口腔护理时棉球不可过湿，并注意棉球不可遗留在口腔内，防止误吸。

（6）进食管理　进食后不能立刻平躺，应保证上身抬高，维持半小时左右，避免出现饮食反流；对于经常出现饮食呛咳的老年人，不要进食过稀类食物，如牛奶、果汁等，应以稠糊状食物为主，有效避免呛咳问题，防止误吸；有明显吞咽困难、饮食呛咳等症状时，及早留置胃管、鼻饲，避免由进食导致的误吸或呛咳，以致坠积性肺炎的出现或加重。注意营养物质的补充，老年人本身身体素质较差，需增加高热量食物，提高老年身体对细菌抵抗能力。

（7）健康教育　坠积性肺炎的防治，有效控制感染和促进排痰、保持呼吸道畅通是关键。应告知老年人勤翻身拍背的重要性，取得老年人及家属的理解和配合。对于意识清醒的老年人，尽量鼓励其自行翻身、床上活动，不要长期处于同一种卧位。上肢肌力正常的老年人，可以让其用上肢支撑坐起，做些力所能及的活动，如吃饭、洗漱、穿衣服、功能锻炼等。上肢肌力稍差的老年人，可以利用吸管吸水或漱口。在恢复一定行动能力后可建议尽早下床活动。

（8）保证室内每日两次通风　平时要保证房间内的空气流通。可每日早晚开窗通风两次。秋冬季节天气寒冷时，为防止冷空气对老年人的刺激，可选择午间气温稍高时，完成室内的开窗通风。同时，避免人员密集及不必要的人员流动，预防交叉感染。

五、案例分析

（一）照护难点

（1）清理呼吸道无效　老年人长期卧床，精神差，且进水量少，痰液黏稠，无法有效咳嗽排出痰液。易造成痰液淤积，加速坠积性肺炎的进展。

（2）营养失调　老年人消瘦，白蛋白低，食欲差。无法保证营养的供给，不利于疾病的康复。

（3）活动受限　老年人因左侧肢体偏瘫无法自主更换体位，有皮肤完整性受损的风险。

（二）照护措施

（1）积极对症处理，密切监测老年人的生命体征及精神状态，遵医嘱用药，控制炎症及促进痰液排出，必要时住院治疗。

（2）保证每日的水分摄入，稀释痰液。帮助其翻身拍背，促进有效排痰。协助其更换体位，保证偏瘫肢体的功能位摆放，注意观察皮肤有无压红等损伤。

（3）保证营养的摄入，食物以糊状为主。进食完成后需检查口腔有无食物残留，若有，及时清理口腔，防止因口腔食物残留再次导致坠积性肺炎。

（4）保证室内空气流通，温湿度适宜。

（5）加强老年人心理护理。照护人员要主动巡视老年人，鼓励老年人说出内心感受和不满意之处，与老年人进行积极有效的沟通。

第六节　导管脱出

管道在临床上广泛用于疾病的诊断和治疗。随着各类管道的广泛应用，常见的管道护理安全问题也不断出现，常见有非计划性拔管、管道堵塞、引流不畅、感染和各种并发症等。管道护理是否得当，直接影响患者疾病的发展和转归，严重者会危及到患者的生命。在养老机构，部分老年人因脑卒中、阿尔茨海默病、小脑萎缩等原因吞咽功能受到暂时或永久的损害，为了保证能量的摄入和营养的供给，需要长期留置胃管鼻饲，但留置鼻胃管属于侵入性操作，容易破坏患者原有的消化道生理环境，使患者产生压力性刺激反应，而部分老年人因排尿障碍需要留置尿管帮助排尿，若管道护理不当，极易引发一系列不良事件。此节主要讨论养老机构常见的管道安全问题即管道的非计划性拔管。非计划性拔管是管道留置期间较为常见的不良事件，主要是指未经医护人员同意自行拔出管道，轻者增加护理工作量，重者加大机体损伤，影响近期和远期预后。

一、案例导入

（一）基本信息

患者，女性，78岁，因儿女不在身边而长居于某养老机构。

（二）案例情况

3年前患者因中风导致右侧肢体偏瘫、吞咽功能障碍，神志清楚。近1个月来因反复出现进食时呛咳，经医生检查后予以留置胃管行胃管鼻饲。留置胃管后老年人因感不适欲自行拔出胃管，照护人员及时发现后予以制止。老年人自觉胃管无用且不适感强烈仍强烈要求拔除胃管，情绪激动。

（三）检查结果

通过三种胃管确定方法，确定老年人胃管在胃内。

（四）目前状态

经过安抚，老年人现在情绪稳定，接受胃管，进一步加强固定胃管。

二、风险评估

非计划性拔管其常见原因主要包括：导管固定不妥，连接处连接不紧密，固定带不合适或固定太松；患者不理解，无法忍受不适，不配合；患者意识不清、躁动、无约束措施；翻身、移动患者时，活动幅度大，管道受牵拉。老年人在活动时不小心拔除或在做操作时不慎管道拉出。

按照《导管滑脱风险评估表》（表4-5）由照护人员根据老年人的年龄、意识、情绪、患者活动情况、管道的种类、疼痛的程度及沟通能力对患者进行管路滑脱的风险评估，评估患者可能发生导管滑脱的危险因素，进行评分。根据评分结果将管道滑脱危险度分为Ⅰ度、Ⅱ度和Ⅲ度。同时根据结果采取相应的预防措施。

表4-5　导管滑脱风险评估表

项目		分值/分	评估日期及时间								
年龄	≥70岁或≤7岁	2									
	60～69岁或8～14岁	2									
	15～59岁	1									
意识	昏迷或清醒	1									
	嗜睡或模糊	2									
	谵妄或躁动	3									
活动	术后3天内或行动不稳	3									
	可自主活动	2									
	不能自主活动	1									
沟通	不配合	3									
	配合	1									
疼痛	可耐受	1									
	难以耐受	3									
管道种类	气管插管或气管导管	3									
	动脉插管	3									
	脑室引流管	3									
	胸腔引流管	3									
	跨越吻合口管道	3									
	胃肠营养管	2									
	中心静脉导管	2									
	外周中心静脉导管（PICC）	2									
	胃肠减压管	1									
	尿管	1									

续表

项目		分值/分	评估日期及时间									
合计评分												
预防措施	防滑脱标识												
	妥善固定												
	床头悬挂导管观察巡视记录卡												
	相关知识宣教												
	班班交接												
评估者签名													

注：Ⅰ度评分＜8分，有发生导管滑脱的可能；Ⅱ度评分8～12分，容易发生导管滑脱；Ⅲ度评分＞12分，随时会发生导管滑脱。

三、观察要点

（一）胃管

（1）胃管必须妥善固定，标识清楚，详细记录置入长度及置入日期。并了解老年人留置胃管的原因。

（2）为留置胃管老年人鼻饲时注意观察管道是否脱出盘旋在口腔中，鼻饲前必须确认胃管仍留置在胃内。

（3）老年人出现呕吐或咳嗽后，需重新确认胃管是否留置在胃内。

（4）留置胃管的老年人需要每班交接，确认是否已妥善固定，固定用的胶布有无松脱现象。

（5）根据《导管滑脱风险评估表》重点观察以下方面内容：老年人意识情况；精神状态；身体活动状态；是否可以耐受疼痛。

（二）尿管

（1）了解老年人留置尿管的原因。尿管必须妥善固定，可固定在一侧大腿内侧。尿袋的固定高度不能超过膀胱，避免接触地面。

（2）注意观察尿流情况。检查衔接部位是否紧密，尿道口有无溢尿。尿袋的位置，尿管有无曲折、压迫、闭塞、脱出。

（3）同胃管观察要点第5点。

（4）注意观察老年人的心理反应，神志清醒可自由活动的老年人可能因为留置尿管而减少社交及户外活动，应及时予以适当的疏导及解释。

四、应对措施

（一）紧急应对措施

（1）胃管脱落　发现胃管不慎脱出后，帮助老年人取合适卧位，安慰老年人，询问有无不适；观察老年人有无窒息表现，是否腹胀，同时报告医护人员，配合进行下一步处理。

（2）导尿管脱落 观察有无尿道损伤征象，是否存在尿急、尿痛、血尿等现象，查看老年人下腹部膀胱区是否充盈，是否能自行排尿，及时报告相关专业人员。

（二）预防措施

（1）认真做好老年人导管滑脱风险评估，老年人入住、置管及发生病情变化时需及时进行评估。加强宣教，向老年人解释留置导管的重要性。

（2）各类导管标识醒目，有效固定，要及时制订防范措施并落实，并做好交接班。

（3）对意识清醒老年人及家属进行宣教，告知导管滑脱风险及防范措施。

（4）对于意识不清、躁动不安的老年人应特别注意导管的保护，必要时实施保护性约束，注意松紧适度，经常检查局部皮肤，避免对患者造成损伤。在搬运、翻身等护理操作时注意防止导管脱落。

（5）加强巡视，随时了解患者情况并做好护理记录，对存在导管滑脱危险因素的老年人密切观察。

（6）工作人员要熟练掌握导管滑脱的紧急处理预案，当发生老年人导管滑脱时，立即报告相关专业人员迅速采取补救措施，避免或减轻对老年人造成的损害。

（7）置管期间，做好管道护理，减轻患者不适，多倾听老年人的感受，积极引导。

五、案例分析

（一）照护难点

（1）依从性差 老年人神志清楚，左侧上肢活动自如，留置胃管不适感强烈，老年人可能会随时拔除胃管。

（2）对自身健康情况认识不足 老年人有吞咽功能障碍，近1个月来发生呛咳，老年人并不清楚呛咳带来的风险，因此认为胃管无用。

（二）照护措施

（1）有效沟通 照护人员可以与医生、康复师及家属一起与老年人沟通，帮助老年人认识自身的健康状况及留置胃管的必要性。耐心疏导，鼓励老年人说出自己的不适感。

（2）康复训练 在康复师的指导下积极行吞咽功能锻炼，尽可能早日拔除胃管。

（3）妥善固定胃管，做好基础护理　胃管予以双重固定，加强巡视，及时更换胶布。及时为老年人做口腔护理，减轻不适感。必要时，经过家属的同意后，采取保护性约束，注意多观察皮肤。

第七节　深静脉血栓

深静脉血栓（deep vein thrombosis，DVT）是指血液非正常地在深静脉内凝结，属于下肢静脉回流障碍性疾病，常发生于下肢。血栓脱落可引起肺动脉栓塞（pulmonary embolism，PE），DVT与PE统称为静脉血栓栓塞（venous thromboembolism，VTE），是同种疾病在不同阶段的表现形式。致病因素有血流缓慢、静脉壁损伤和高凝状态三大因素。血栓形成后，除少数能自行消融或局限于发生部位外，大部分会扩散至整个肢体的深静脉主干，若不能及时诊断和处理，多数会演变为血栓形成后遗症，长时间影响老年人的生活质量；还有一些患者可能并发肺栓塞，造成极为严重的后果。近年来该病发生有明显上升趋势，尤以老年人多见。有研究显示，大约有60%的静脉血栓栓塞发生在65岁以上的人群中，而且随着年龄的增长，老年人群发生VTE的比例也在上升。而老年人群中由VTE导致的致残率、致死率以及医疗费用也较高。

一、案例导入

（一）基本信息

患者，女性，70岁，丧偶，现居于某养老机构，家人定期探视。

（二）病史回顾

2个月前患者因慢性阻塞性肺疾病急性期住院治疗，住院期间B超发现左下肢腘静脉深静脉血栓形成，经积极对症治疗后肺部疾病症状好转，左下肢腘静脉深静脉血栓已痊愈。现出院后回养老机构居住。

（三）检查结果

患者双下肢未见明显肿胀，左小腿腿围28cm，右小腿腿围27.5cm，皮温正常，双足足背动脉均可扪及。Wells评分2分（中度危险）。

（四）目前状态

老年人肺部感染控制后目前处于恢复期，喜卧床休息，活动较前减少。

二、风险评估

（1）年龄　目前已明确年龄＞60岁是DVT的危险因素，高龄老年人更易累及双侧下肢。

（2）生理因素 年龄相关性内皮功能紊乱和血小板功能改变也提高了老年人VTE的发生率。

（3）癌症 癌症老年人发生VTE的风险明显高于普通人群，癌症老年人存在诸如制动、中心静脉留置、放化疗等致VTE的诱发因素，可进一步增加VTE的发生风险。

（4）活动受限 制动与深静脉血栓风险的增加密切相关，制动可以导致血液流变学改变，增加血液的黏滞性，进而形成血栓。制动相关危险因素主要包括住院、手术、骨折、管形石膏固定、下肢轻度损伤及在家短暂制动等。

（5）老年性疾病 老年人群中，常见的各类疾病，如急性病（如脑卒中、心肌梗死、外科大手术特别是矫形手术、远端肢体和骨盆骨折）和慢性疾病（如慢性阻塞性肺疾病、心力衰竭、糖尿病、静脉血栓形成）导致肢体固定或使身体活动量减少，当下肢血流流速减慢导致血液淤滞下肢后，下肢肌肉无力、肌容积缩小，失去肌泵作用等综合因素容易发生血栓。而VTE既往病史在老年人中更加突出，而且多种危险因素并存在老年人中也更加明显。

（6）慢性静脉功能不全 随着静脉壁扩张，瓣膜失去了功能，或因为瓣叶发生了重构，导致随后血流的瘀滞及远端静脉压升高。而慢性静脉功能不全的发病率也随年龄增加而上升，由此引发的静脉曲张、下肢溃疡和下肢水肿都会使VTE发生风险增加。

（7）评估工具 早期评估和及时干预可预防DVT，但由于老年人常伴随更多的心脏疾病及呼吸系统疾病，因此典型VTE的症状及临床表现在老年人中缺乏敏感性及特异性。因为个体症状和体征不够敏感，不足以排除和确定VTE的发生，所以许多临床预测DVT和PE的量表已被研发出来，用以帮助预估VTE发生的可能性，并作为进一步进行诊断性检查的基础。目前较好的临床预测DVT和PE的量表有Wells评分（表4-6）、日内瓦量表以及修正日内瓦量表（表4-7）。

表4-6 预测下肢深静脉血栓形成的临床模型（Wells评分）

病史及临床表现	评分/分
肿瘤	1
瘫痪或近期下肢石膏固定	1
近期卧床>3天或近12周内接受过大手术	1
沿深静脉走行的局部压痛	1
全下肢水肿	1
与健侧相比，小腿肿胀处周径大于3cm	1

病史及临床表现	评分/分
既往有下肢深静脉血栓形成病史	1
凹陷性水肿（患侧下肢）	1
有浅静脉的侧支循环（非静脉曲张）	1
类似或与下肢深静脉血栓形成相近的诊断	−2

注：临床可能性为低度≤0分；中度1～2分；高度≥3分。若双侧下肢均有症状，以症状严重的一侧为准。

表4-7　预测肺栓塞的修正日内瓦量表（Geneva量表）

因素	评分/分
年龄＞65岁	1
既往有肺栓塞或深静脉血栓史	3
1个月内手术（全麻）史或骨折（下肢）史	2
恶性肿瘤（实体或血液，目前活动或者1年内治愈）	2
单侧下肢疼痛	3
咯血	2
心率75～94次/min	3
心率＞95次/min	5
下肢深静脉触痛及单侧水肿	4

注：肺栓塞可能性为低度0～3分，中度4～10分，高度≥11分。

三、观察要点

对于深静脉血栓风险评估为高度危险的老年人，需加强观察。

（1）下肢有无肿胀　深静脉血栓最常见的最主要临床表现是一侧肢体突然肿胀。注意观察肢体肿胀和浅静脉扩张的程度、远端动脉搏动情况、皮肤温度、色泽和感觉等。每日测量比较记录患肢不同平面周径。

（2）询问有无肢体疼痛　发生时间、部位、程度，如老年人感觉肿痛感或胀痛加重，周径明显增大，皮肤发绀、潮红，皮肤温度升高，可能发生静脉血栓。

（3）肺动脉栓塞症状　观察有无胸痛、呼吸困难、咳嗽、出汗、咯血、休克、晕厥等肺动脉栓塞症状。

四、应对措施

（一）预防措施

（1）加强宣教，及早筛查　长期卧床老年人为DVT高危老年人，通过多种方式反复宣教，能够促进老年人主动进行预防管理，及早筛查和及时干预对预防老年人DVT最为有效和经济。当筛查为DVT高危老年人时，及时规范预防措施，如通过每日气泵间歇性压迫帮助下肢被动运动、促进淋巴和静脉血液的回流；通过持续有效的多种形式的健康教育，促进老年人树立健康信念而有效实施主动管理，促进老年人主动运动等，都能够有效避免深静脉血栓的发生。

（2）积极控制基础疾病　应加强对基础疾病的控制，规范化治疗，尽可能使血压、血糖、血脂达到控制标准，延缓、逆转血栓的形成和发展。同时还可以减少基础疾病对脑卒中、跌倒（所致下肢骨折）的影响，降低下肢深静脉血栓的风险。

（3）鼓励运动　对长期卧床，行走能力减退，患有心脑血管、代谢综合征等多种疾病的老年人要更为重视。鼓励经常主动活动足趾，多做深呼吸及咳嗽动作，适度增加下床活动时间，必要时下肢穿医用弹力袜。坚持适量活动，避免久坐久站。需卧床休息的老年人，可抬高下肢高于心脏水平，膝关节处于稍屈曲位。开始起床活动时，使用弹力袜或用弹力绷带，适度地压迫浅静脉，以增加静脉回流量，以及维持最低限度的静脉压，抑制下肢水肿发展。对于需要长期卧床的老年人，可进行肢体功能训练，包括踝泵、肌肉静力性收缩、肢体被动活动或肢体主动活动等。

踝泵运动方法如下。①屈伸动作：躺或坐在床上，下肢伸展，大腿放松，缓缓勾起足尖，尽力使足尖朝向自己，至最大限度时保持10s，然后足尖缓缓下压，至最大限度时保持10s，然后放松，这样一组动作完成。稍休息后可再次进行下一组动作。反复地屈伸踝关节，最好每个小时练习5min，一天练习5～8次。②绕环动作：躺或坐在床上，下肢伸展，大腿放松，以踝关节为中心，足趾做360°绕环，尽力保持动作幅度最大。绕环可以使更多的肌肉得到运动。可顺时针和逆时针交替进行。

（4）饮食护理　多吃新鲜蔬菜水果，多饮水，少食辛辣等刺激性强的食物，保持大便通畅，防止因用力排便增加腹压而阻碍血液回流。老年人多有高脂血症、高血压病史，应保证低盐低脂饮食，多饮水，可减轻血液黏稠度。

（5）鼓励老年人改变不良的生活习惯　如戒烟，可防止烟中尼古丁刺激引起静脉收缩。

（二）紧急应对措施

一旦确诊DVT，急性期绝对卧床休息10～14天，患肢早期应抬高制动，高出心脏水平20～30cm，以利于静脉血液回流，膝关节微屈，避免膝下垫枕，防止压迫腘静脉而影响回流。注意患肢保暖，室温保持在25 ℃左右，防止室温过低导致血管痉挛。禁止按摩、热敷患肢，以防血栓脱落造成肺栓塞。每日观察患肢的温度、皮肤颜色、肿胀程度及足背动脉搏动情况，观察患肢周径，一般以测量大腿中部和小腿中部处周径作为观察指标并做好记录，利于医师分析病情，及时调整治疗方案。发生DVT后，患肢会疼痛以及肿胀，血液循环不良，制动后翻身活动不便，为了防止发生压力性损伤，应教会患者床上大小便，协助定时翻身。保持床单元清洁、干燥、平整。腹内压增高可影响下肢静脉回流，注意预防顽固性咳嗽，保持大便通畅，防止大便干结、便秘，必要时予以灌肠或应用缓泻剂。

五、案例分析

（一）照护难点

① 老年人不喜活动，活动量少。

② 老年人既往有血栓史，现卧床休息，血液缓慢，易再发下肢静脉血栓。

③ 老年人不爱喝水，饮水量少。

④ 老年人遵医行为差。

（二）照护措施

① 积极与老年人沟通，鼓励床旁活动。

② 协助老年人卧床时双下肢行踝泵训练，促进下肢的血液循环和淋巴回流，并鼓励自主训练。

③ 鼓励老年人多饮水，低盐低脂饮食，可减轻血液黏稠度。少吃强刺激性食物，保持大便通畅，避免因用力排便增加腹压而阻碍血液回流。

④ 多关心老年人，尽量满足老年人的合理要求，得到老年人的充分信任，从而提高老年人的依从性。

第八节　压力性损伤

压力性损伤是指皮肤和深部软组织的局部损伤，通常位于骨隆突部位，或与医疗器械等相关，表现为完整的皮肤或开放性溃疡，可能伴有疼痛。损伤是由强烈和（或）长期的压力或压力联合剪切力所致。软组织对压力和剪切力的耐受性可能受到微环境、营养、灌注、并发症以及软组织自身状态的影响。随着老年人的生理功能衰退，皮肤老化、表皮变薄干燥、软组织新陈代谢率降低、感觉迟钝等因素，使得老年人成为压力性损伤的高发人群。而且老年人活动能力下降、认知功能减退、保护性反射迟钝等都增加压力性损伤的发生风险。长期卧床的老年人，如果没有采取有效的护理措施，压力性损伤发生率会大大提高，压力性损伤发生后不仅影响老年患者原发病的痊愈，还会导致老年人身心痛苦，给照护者增加护理难度，严重影响老年人生活质量，严重者会导致死亡。而老年患者压力性损伤愈合慢、易反复、治疗花费高，也给家庭和社会造成了沉重的负担。

一、案例导入

（一）基本信息

患者，男性，66岁，现居于某医养结合机构。

（二）病史回顾

3个月前患者因股骨头坏死行关节置换术，术后恢复可，大小便正常。外出需借助轮椅，今晨照护人员在帮助更衣时发现其骶尾部发红，大小约3 cm×4cm，指压不变色，患者自诉伴有痛感。周围皮肤完整无破损。

（三）检查结果

老年人生命体征正常，消瘦，精神可。Waterlow评分17分（高危）。

（四）目前状态

老年人目前卧床休息，因术后活动受限外出活动减少。因骶尾部出现压力性损伤，心情焦虑。

二、表现（分期）

美国国家压疮咨询委员会压力性损伤分期（NPUAP 2016）如下：

（1）Ⅰ期压力性损伤 指皮肤完整，局部出现指压不变白的红斑，在深色皮肤表现可能不同。指压变白的红斑或者感觉、温度或硬度改变可能早于皮肤可视性变化。其中，皮肤颜色变化不包括紫色或栗色改变，它们可能提示深部组织压力性损伤。

（2）Ⅱ期压力性损伤 指部分皮质缺损伴真皮质外露。创基是有活性的、粉色或红色、湿润的，也可表现为完整或破损的浆液性水疱。脂肪及深部组织没有外露，也没有肉芽组织、腐肉或焦痂。此期损伤通常是由于局部不良的微环境、骨盆和足跟部位皮肤受到剪切力所致。此期压力性损伤不能用于描述失禁性皮炎和皮肤皱褶处皮炎等潮湿环境相关性皮肤损伤、医用胶黏剂相关性皮肤损伤或皮肤裂伤、烧伤、擦伤等创伤性创面。

（3）Ⅲ期压力性损伤 指皮肤全层缺损，脂肪组织外露，通常可见肉芽组织或创缘内卷，局部也可有腐肉和（或）焦痂。组织损伤的深度因解剖部位而异，脂肪组织丰富的部位可能创面会更深。可能会出现潜行腔隙和窦道，没有筋膜、肌肉、肌腱、韧带、软骨和（或）骨的外露。如果腐肉或焦痂掩盖了组织缺损程度，就是不可分期的压力性损伤。

（4）Ⅳ期压力性损伤 指全层皮肤和组织缺损形成的溃疡，伴有可见或可触及的筋膜、肌肉、肌腱、韧带、软骨或骨外露，局部也可有腐肉和（或）焦痂。通常伴有创缘内卷、潜行腔隙和（或）窦道。溃疡深度因解剖部位而异，如果腐肉或焦痂掩盖了组织缺损程度，就是不可分期的压力性损伤。

（5）不可分期的压力性损伤 指虽然有全层皮肤和组织缺损，但是由于局部有腐肉和（或）焦痂覆盖，缺损程度难以确定，如果去除了腐肉和（或）焦痂，就能明确是Ⅲ期或是Ⅳ期压力性损伤。足跟或缺血肢体的稳定焦痂（干燥、黏附紧密、完整、无红斑或波动感）不应该软化或去除。

（6）深部组织压力性损伤 指皮肤完整或不完整，局部呈现持续指压不变白的深红色、栗色、紫色，或表皮分离后可见黑色创基或充血的水疱。疼痛和温度改变往往早于皮肤颜色变化。深色皮肤的颜色改变可能会有所不同。此种损伤是由于骨骼-肌肉交界面受到强烈和（或）持续的压力和剪切力所致，其可迅速进展并暴露组织损伤的实际程度，也可能溶解吸收而不出现组织缺损。如果可见坏死组织、皮下组织、肉芽组织、筋膜、肌肉或其他深层组织，那么就是皮肤全层的压力性损伤（不可分期、Ⅲ期或Ⅳ期）。此种损伤不能用于描述血管性、创伤性、神经性或皮肤病相关性的创面。

三、风险评估

（一）评估对象

老年人是压力性损伤的高发人群。压力性损伤不仅影响老年患者原发病的痊愈，发生后还会影响住院时间及救治难度。而国内大多数认为压力性损伤是可以预防的，因此，建议对入住养老机构的老年人进行压力性损伤危险因素评估及早期干预。

（二）评估内容

（1）年龄 年龄老化与压力性损伤发生风险呈正相关。由于年龄的增加，皮肤天然保湿油脂分泌变少，表皮下面脂肪层流失，导致老年人皮肤松弛缺少弹性、变薄干燥，增加了皮肤的脆性及易受损可能，极易发生压力性损伤。

（2）压力 造成压力性损伤的三个主要物理力是：压力、摩擦力、剪切力，通常是2～3种力联合作用所致。持续性垂直性压力是引起压力性损伤的主要原因。剪切力是造成压力性损伤的第二因素，剪切力作用于组织深层，引起组织相对移位，切断较大区域的血供，因此，剪切力比垂直方向的压力更具危害。摩擦力的方向与物体相对运动的方向相反。对于活动受限，需长期卧床或使用轮椅的老年人更容易造成压力性损伤。

（3）营养 营养不良是发生压力性损伤的最主要的危险因素之一，同时还是直接影响压力性损伤愈合的因素。老年患者消化功能及咀嚼功能降低，食物多为半流质或流质，而半流质或流质食物所含的热量与营养素可能不足，且老年人及照护者营养知识的缺乏，易导致老年人营养缺乏。当发生营养不良、消瘦时，体内的蛋白质缺乏可导致组织水肿，脂肪含量减少以及肌肉萎缩加重了患者皮肤的脆性，使得皮肤更容易受到外界压力的影响产生压力性损伤。而老年人过度肥胖时，皮肤之间的压力性摩擦增加，也在一定程度上增加了压力性损伤的发生率。

（4）皮肤感觉障碍 随着年龄的增加，老年人的皮肤对冷、热、痛觉刺激的敏感度下降，或因偏瘫、昏迷等疾病及身体衰弱原因导致皮肤感觉障碍，这些均可导致老年人卧床时翻身次数减少或不翻身，使得固定的局部皮肤受压时间过长过多。

另外，感觉障碍的老年人皮肤易受到汗液、尿液、粪便等的刺激，长时间的刺激使皮肤变得潮湿，使皮肤软化及抵抗力降低，削弱皮肤角质层的屏障作用，皮肤易发生破溃，很容易继发感染，这些都会导致皮肤压力性损伤。

（5）血液循环不良 老年人心脏功能减退、心排出量小，组织灌注不足，导致组织缺氧，影响组织的供给，皮肤抵抗力也随之下降。

（6）医养结合机构护理员对压力性损伤的认识程度 医养结合机构中许多护理工作例如翻身、拍背及生活护理都由护理员进行，因此他们对于压力性损伤的认识程度直接影响到压力性损伤的发生和发展。具有丰富的压力性损伤防护知识的护理人员，能够大大降低被看护患者的压力性损伤发生率。压力性损伤的护理有4大常见经验性错误，包括：使用酒精消毒创面、用未知软膏涂抹创面、创面使用冷疗或热烘烤、局部组织受压后使用按摩的方法治疗压力性损伤。而在养老院发生压力性损伤后，多由养老院自行处理，均未进入医疗机构治疗。对于开放性伤口，常规使用0.9%氯化钠注射液或消毒液（碘伏）清洗伤口，外用自配膏药（具体成分不详）或头孢菌素粉剂、纱布覆盖。

（三）评估工具

对于长期卧床的老年人，推荐使用Waterlow评分表（表4-8），该评分表包括：性别、年龄、体形、皮肤类型、大小便情况、运动能力、食欲、神经功能障碍、营养缺乏及全身情况、手术、药物治疗11个评分项。总分47分，<10分为无危险，10～14分为轻危，15～19分为高危，≥20分为极高危。

表4-8　Waterlow压疮评估量表

体重指数（BMI）	评分/分	皮肤类型	评分/分	性别和年龄	评分/分	营养状况评估工具	
一般 BMI=20～24.9 高于一般 BMI=25～29.9 肥胖 BMI≥30 低于一般 BMI：<20 BMI=W（kg）/H（m²）	0 1 2 3	健康 薄如纸 干燥 水肿 潮湿 颜色异常 1期 破溃 2~4期	0 1 1 1 1 1 2 3	男 女 14～49 50～64 65～74 75～80 ≥81	1 2 1 2 3 4 5	A—近期体重下降 　是　　到B 　否　　到C 　不确定　到C 　2分　　到C C—进食少或食欲差 否=0 是=1 不确定=2	B—体重下降评分 　0.5～5kg　=1 　>5～10kg　=2 　>10～15kg　=3 　>15kg　=4 　不确定　=2 营养评分 如果>2，参考 营养评估/干预措施

失禁	评分/分	运动能力	评分/分	特殊因素			
完全控制/导尿 小便失禁 大便失禁 大小便失禁	0 1 2 3	完全 烦躁不安 淡漠的 受限的 卧床 轮椅	0 1 2 3 4 5	组织营养状况	评分/分	神经系统缺陷	评分/分
				恶病质 多器官衰竭 单器官衰竭（呼吸、肾脏、心脏） 外周血管病 贫血（Hb<80g/L） 吸烟	8 8 5 5 2 1	糖尿病 运动/感觉异常 截瘫	4～6 4～6 4～6
						大手术或创伤	评分/分
						骨/脊椎手术 手术时间>2h 手术时间>6h	5 5 8
				药物			
				细胞毒性药物、长期大剂量服用类固醇、抗生素　最多为4			

总分：_____

注：<10分为无危险，10～14分为轻度危险，15～19分为高度危险，≥20分为极高度危险。

四、观察要点

重点观察压力性损伤的好发部位，压力性损伤好发于受压和缺乏脂肪组织保护、无肌肉包裹或肌层较薄的骨隆突出处。而根据体位的不同，好发的部位也有所不同。①仰卧位，枕骨隆突处、肩胛、肘部、脊椎体隆突处、足跟，尤其是骶尾部最易发生压力性损伤；②侧卧位，耳郭、肩峰部、髋部、大转子、膝部（内髁、外髁）、踝部（内踝、外踝）等；③俯卧位，肩峰部、肋缘突出部、髂前上棘、膝前部、足趾等；④坐位，坐骨结节处。丧失自理能力的卧床老年人，其自我活动受限，需定时翻身、做好皮肤护理，以预防高危患者发生压力性损伤。对于有基础疾病如糖尿病，或皮肤功能异常的老年人应密切观察血糖变化，皮肤有无水肿、瘙痒及破溃。

而发生压力性损伤后，老年人一方面因生活不能自理、被照顾时完全没有隐私、压力性损伤形成后创面的异味加重自卑心理；另一方面由于担心巨大的医疗经济支出及预后，存在焦虑及恐惧的心理。因此需密切关注老年人有无抑郁悲观、孤独、自卑心增强、害羞、罪恶感和焦虑等异常反应。

五、应对措施

（1）间歇性解除压力　是有效预防压力性损伤的关键。鼓励和协助老年人勤更换体位，翻身的时间根据病情及皮肤受压的情况而定，一般建议2h翻身一次。平卧位时床头抬高不应超过30°，5°～30°为宜，太高会使骶尾部剪切力加大，同时把膝下床抬起或垫软枕。侧卧位优选30°，该角度使身体与床的接触面积增加，可有效减轻摩擦力和骨隆突部的压力。需要使用轮椅的老年人背靠轮椅角度以120°～160°为宜；背靠轮椅双腿抬高和（或）背部屈曲时最能有效减轻骶尾部及股骨处压力。目前各种减压产品已不断问世，为预防压力性损伤提供了一些良好的手段。需长期卧床的老年人，气垫床是预防压力性损伤的理想方法，使用气垫床可4h翻身一次，既不增加压力性损伤发生率、皮肤潮湿感或呼吸道相关并发症，也能提高患者的舒适度和睡眠质量。在使用过程中，护理人员要经常检查气垫床的硬度及充气情况，注意避免尖锐物品刺破气囊，发现异常应及时更换、修补。翻身时需注意肢体摆放处于功能位置，对使用约束具的老年人要加强巡视，定期检查肢体血液循环情况，防止局部皮肤压迫时间过长。另外，在骨突出部位应用硅胶泡沫敷料能够有效减少骶尾部及足跟处压力，从而减少压力性损伤形成。而预防性地应用轮椅垫也能有效减少压力性损伤的形成。疼痛使老年人长时间处于某种强迫体位，增加局部组织的压力和受压时间，因此积极采用物理和化学方法控制疼痛是预防压力性损伤的必要措施之一，如采取冷敷、热敷，使用药物控制等。

（2）合理的营养支持　对于存在营养风险的老年人如不及时地采取有效的营养支持治疗，可出现各种相关的并发症。应与营养师以及熟悉老年人的自身膳食特点的家属共同制订饮食计划。根据老年人健康状况选择合适的饮食种类，进食新鲜蔬菜、水果，多食富含蛋白质、高热量的食物，如鸡肉、鱼肉、牛奶、牛肉、蛋类、大豆，适当进食薏苡仁、冬瓜、苹果醋等利尿消肿的食物，保障蛋白质、维生素A、维生素C、叶酸以及矿物质锌、铁、镁等的摄入。有助于患有营养不良的老年人增强身体储备，这样不仅能降低其身患压力性损伤的风险，而且还可以预防或延迟发病期间炎症反应对蛋白质和能量的消耗，从而有利于创面愈合。同时也需要注意控制体重，避免肥胖，肥胖使体表压力增加，压力性损伤发生的危险也随之增加。

（3）做好皮肤护理　老年人皮肤干燥且易发瘙痒，避免用肥皂、含乙醇用品清洁皮肤，以免引起皮肤干燥或使皮肤残留碱性残余物。可适当使用润肤品，保持皮肤湿润，定期修剪指甲，尽量避免皮肤受损，防止外源性感染。对卧床的老年人应经常查看皮肤情况，评估内容为全身皮肤的完整性、颜色、弹性、温度及感觉等，检查骨隆突部位有无发红、破溃等情况，有问题随时处理。保持皮肤的清洁、使用温水擦拭皮肤，清洗皮肤时避免摩擦力过大损伤皮肤，擦洗的同时帮助老年人进行关节运动，维持关节活动性和肌肉张力，促进血液循环。大量出汗、呕吐物、大小便失禁的老年人可铺上一层吸水性和透气性好的棉垫，潮湿及污染后及时更换。将脱脂棉放于肛门处以吸附排出的稀便，经常更换。每次排便后清洁肛门及其周围皮肤，涂上凡士林软膏形成保护膜，隔绝大便的刺激。保持贴身衣物整洁、干燥、无褶皱。床单位保持平整、清洁、干燥、无杂物。使用易于吸收汗渍和其他污渍的物品，避免老年人直接睡在橡胶单或是粗糙的床垫上面。对皮肤感觉障碍的老年人，慎用热水袋或冰袋，防止烫伤、冻伤。

（4）心理护理　老年压力性损伤患者一般都合并有一种或多种原发病及相关并发症，所以老年人在疾病以及压力性损伤的双重折磨下，很容易产生消极心理，心理压力大，容易产生焦躁、不安的负面情绪，且老年人基本自理能力下降，有时会不配合治疗并产生一系列幼稚行为，严重影响疾病的治疗和康复。此时照护者应给老年人一定的时间使心中的不满、怨愤得到有效发泄，并适时地劝说、安慰与鼓励。对有大小便失禁的老年人，在护理的过程中决不能轻视或取笑，应用关切的眼神、鼓励的话语以减轻其自卑感。照护者应对老年人耐心讲解病情及治疗方案，介绍以往治愈病例，增强患者战胜疾病的信心，缓解患者紧张的心理，加强语言沟通技巧。

（5）加强健康宣教　在医养结合机构普及压力性损伤防治知识宣教，通过展板或彩色折页的方式讲解压力性损伤的易发人群、好发部位、发生发展、治疗及相关并发症和预后等相关知识，对清醒老年人以示范的方式将预防策略详细告知，增加主动预防意识，以取得老年人的支持和配合，积极预防。对自行运动受限的卧床老年人则给予一定程度的协助活动，防止肌肉萎缩，减少压力性损伤风险。

（6）科学合理地评估及处理　注重医养结合机构护理员培训内容的时效性，及时进行课程更新，避免经验教学法；同时，应从细节上加强压力性损伤风险识别及预防措施的指导，主要包括压力性损伤的基本知识，如危险因素、易患人群、压力性损伤评估量表的使用、预防措施、护理方法，还应教育他们如何进行翻身、拍背，以及如何观察皮肤及如何识别早期压力性损伤。对老年人特别是长期卧床的老年人需要定期动态地进行压力性损伤危险因素评估，识别高风险人群，积极预防压力性损伤的发生。

（7）压力性损伤创面的护理　压力性损伤是全身局部综合因素所引起的变性坏死病理过程，因此要积极预防，采取局部治疗为主、全身治疗为辅的综合防治措施。针对不同病例不同时期采取相应的恰当的有效的措施，促进伤口愈合，缩短伤口的愈合时间，减少老年人的痛苦和经济负担。需要注意的是，因压力性损伤的分期不同，伤口处理的方式及用物均有所不同，不具备创面处理条件的养老院需及时将老年人送至专业的医疗机构进行干预（表4-9）。

表4-9　压力性损伤创面的护理

压力性损伤分期	处理方式
1期	此期为可逆性改变，如及时去除致病原因，则可阻止压力性损伤的发展。应做好评估，针对老年人的个体情况制订恰当、有效的防护措施，并按照制订的计划，尽力做好压力性损伤的防护，有效改善受压部位的微循环。应用透明薄膜粘贴在发红和容易受到摩擦的部位，以减轻摩擦力，同时翻身时不要拖拉，避免敷料卷曲；或使用泡沫敷料或水胶体敷料减轻压力。粘贴的透明薄膜敷料或泡沫敷料如无卷边和脱落，通常约1周更换；如有渗出液流出或卷边，应及时更换
2期	a. 小水疱（直径小于5mm）　未破的小水疱要减少和避免摩擦，防止破裂感染，使其自行吸收。先按伤口消毒标准消毒后，直接粘贴透气性薄膜敷料或泡沫敷料，水疱吸收后才将敷料撕除。 　　b. 大水疱（直径大于5mm）　可在无菌操作下加以处理。首先按照标准消毒水疱周围后，在水疱的边缘用注射器抽出疱内液体或用针头刺破水疱；然后用无菌棉签挤干水疱内的液体或用无菌纱布吸干水疱内渗液；贴膜泡沫敷料，待水疱吸收后才撕除敷料。如水疱直径较大、渗液多，或水疱反复出现，可在发现水疱后初次即完全去除水疱皮，彻底清洁，然后覆盖泡沫敷料。 　　c. 真皮质破损　首先用生理盐水清洗伤口及周围皮肤，以去除残留在伤口上的表皮破损的组织，然后根据伤口的渗及基底情况选择水胶体敷料或藻酸盐敷料。根据伤口的渗液情况确定换药次数和敷料更换间隔
3期	对于此几期的伤口主要是要进行彻底清创、去除坏死组织，减少感染概率，有助于准确地评估伤口、选择合适的伤口敷料，以促进愈合。
4期	
不可分期	a. 焦痂（黑痂皮和黄痂皮）　有焦痂的伤口在没有去除焦痂时不能直接判断伤口的分期，一定要清除焦痂后才能判断，创面过于干燥或有难以清除的坏死组织时，用水凝胶进行自溶清创。水凝胶清创时在焦痂上用刀片画上V字样痕迹，以便于水凝胶吸收，有利于焦痂溶解。焦痂开始溶解后，再配合采用外科清创的方法将焦痂和坏死组织清除，如有黑痂且伤口有红肿热痛的感染症状时，必须要切开外壳，将脓液引流出来和清除坏死组织。 　　b. 伤口有黄色腐肉，创面渗液多时，使用高吸收的敷料，如藻酸盐敷料，间隔换药。 　　c. 伤口合并感染的处理　使用银离子敷料或含碘敷料，但不能长期使用，1～2次炎症控制后就要停止使用，否则会影响创面愈合；碘剂对肝脏有毒性作用，感染的创面应定期采集分泌物做细菌培养及药敏试验。每周一次，结果应及时报告医生，按检查结果用药。如合并骨髓炎的伤口，应请骨科医生会诊处理。 　　d. 对大且深的伤口清创后，基底肉芽好的伤口可请外科医生会诊，确定能否给予皮瓣移植修复术
深部组织损伤	此期伤口即使接受最好的治疗，也可能会快速发展为深层组织破溃。因此，处理的目标是保护局部，防止继续受压，密切观察发展趋势。对无血疱、黑硬者，可使用泡沫敷料、水胶体敷料；有血疱、黑硬者，可剪去疱皮，根据渗出量情况选择敷料，可用泡沫敷料或水胶体敷料，并密切观察发展趋势

六、案例分析

（一）照护难点

（1）老年人因关节置换术后活动受限，需卧床休息或局限于轮椅上，增加压力性损伤发生的风险。

（2）老年人形体消瘦，骨隆突处易受压，且老年人皮肤干燥，营养状态差，不利于压力性损伤的恢复。

（3）因压力性损伤伴有疼痛，加重老年人的不适感。与外界的沟通交流减少，易出现焦虑状态。

（二）照护措施

（1）使用辅助用具　老年人压力性损伤危险因素评分为高危，结合老年人自身的情况，可使用防压力性损伤垫，合理更换体位，注意骶尾部避免受压。暂时减少轮椅的使用，压力性损伤恢复后，可在轮椅上放置软垫，并注意控制乘坐轮椅的时间且及时观察皮肤。

（2）营养均衡　尊重老年人的喜好的同时，食物尽可能富含蛋白质、易消化。

（3）皮肤护理　保持床单位整洁，避免汗渍及大小便污染。清洁皮肤后可使用中性护肤品保持皮肤湿润。

（4）关注老年人心理变化　加强巡视，多与老年人沟通，鼓励老年人说出心理感受。耐心疏导，可介绍身边压力性损伤愈合的案例，减轻老年人的心理负担。

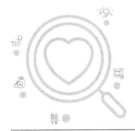

第五章

老年人常见急症问题与风险应对

第一节　呛噎与窒息

呛噎是指在进食过程中，因吞咽障碍或食物未充分咀嚼就下咽，导致食物团块阻塞咽喉部、食管压迫气道或者是食物团块误入气道，引起通气障碍，甚至发生窒息死亡，是老年人猝死的常见原因。随着年龄的增长，老年人机体功能发生衰退，咀嚼功能下降，吞咽功能发生障碍，多种疾病伴发造成吞咽动作的不协调，容易导致老年人出现呛噎，这也是老年照护中常见的不良事件。

窒息是指人体的呼吸过程由于某种原因受阻或异常，所产生的全身各器官组织缺氧，二氧化碳潴留而引起的组织细胞代谢障碍、功能紊乱和形态结构损伤的病理状态。当人体内严重缺氧时，器官和组织会因为缺氧而广泛损伤、坏死，尤其是大脑。气道完全阻塞使不能呼吸，只要1min，心搏就会停止。但只要抢救及时，解除气道阻塞，呼吸恢复，心搏随之恢复。窒息是危急重症中最重要的死亡原因之一。

一、案例导入

（一）基本信息

患者，男性，83岁，5年前老伴过世，育有1子1女，均未在身边，入住养老机构3年。

（二）病史回顾

有冠心病15年、高血压25年、脑梗死病史3年余，COPD病史8年；血压控制尚可，平时血压130～145/80～90mmHg；近一年有认知功能改变，记忆力下降，言语少，词不达意，护理员负责照顾老年人的饮食起居。

（三）检查结果

养老机构每半年检查一次血常规及生化四项。10天前检查白蛋白35g/L，白蛋白/球蛋白比值1.0，糖化血红蛋白7.5%，目前老年人日常生活活动（activity of daily living，ADL）评分50分，Morse跌倒危险因素评估45分。

（四）目前状态

老年人目前居住于养老机构，今日中餐的食物为肉饼蒸蛋。进食过程中，患者将食物含在口中，久不咽下，护理员几经劝导后，患者依然不吞食物，护理员不耐烦地责备他，患者生气，口中的食物卡在咽喉部，出现呛咳、呼吸困难、面色发绀。

二、原因及危险因素

（1）生理因素　老年人身体各器官生理功能逐渐退化，牙齿完全/部分脱落，食物咀嚼功能下降，咳嗽反射功能降低，唾液分泌减少，咽喉、食管肌肉变硬萎缩，肌纤维之间的结缔组织增生导致咽腔扩大，而食管腔变硬，其伸展性及弹性下降，同时，细胞老化，细胞之间的联系失调，对食物的刺激不灵敏，兴奋性减弱，感觉和传递信息速度减慢等导致吞咽功能障碍。

（2）疾病因素

① 各种脑血管疾病（特殊部位的脑梗死、脑动脉硬化）、帕金森病、阿尔茨海默病等导致吞咽肌群运动不协调，造成吞咽动作不协调。

② 口咽部、食管疾病，如咽炎、咽部肿瘤、食管炎、食管癌等引起吞咽困难。

③ 多脏器慢性病变使老年人体质虚弱，食物卡住时没有能力咳出。

④ 精神障碍者因受幻觉妄想支配，出现行为紊乱，暴饮暴食、抢食和狼吞虎咽，食物咀嚼不充分即强行快速吞咽，从而导致大块食物堵塞呼吸道。

（3）药物因素　精神障碍者服用抗精神疾病药物后，其药物的副作用一方面引起咽喉肌功能失调，抑制吞咽反射，导致吞咽困难；另一方面，产生饥饿感，或不知饥饱而抢食的精神症状，易导致急性食管阻塞。

（4）食物因素

① 进食大块食物、黏性大或干燥的食物，如蛋糕、饼干、煮鸡蛋等。

② 较干的食物或汤圆、年糕、麻团等黏性较大的食物时，这些食物容易黏附于咽喉部或难以嚼碎就下咽。

③ 进食环境，a.进食时情绪激动引起食管痉挛。b.进食环境人员多、噪声大、各种干扰，容易分散老年人进食的注意力。

④ 体位因素，年老或行动不便的卧床者，平卧于床上进食，食管处于水

平位，若进食干燥食物（如馒头）或黏性食物（如汤圆、粽子），吞服时易黏附在咽喉部引起梗阻。

（5）其他因素

① 照护者知识缺乏、不配合、不细心。

② 戴假牙的老年人进食时，误将假牙咽下，或由于戴上假牙进食的时候，不容易感觉食物的大小而将较大的食物咽下。

三、表现及预后

（1）进食过程中出现恶心呕吐现象，胃内容物吸入了气管而引起剧烈呛咳、呼吸困难。

（2）进食过程中忽然表情紧张、不能说话、张口瞪目、面色发绀、双眼直瞪、口中仍有食物。

（3）吞咽功能不佳的老年人在吸入流质食物时出现呛咳、呼吸困难、面色苍白或发绀。

（4）双手乱抓，或用手按住颈部或胸部，并用手指口腔。

（5）如部分阻塞气道，表现为剧烈咳嗽，咳嗽间歇有哮鸣音。

（6）进食过程中突然猝倒，意识模糊、情绪烦躁不安或抽搐、全身瘫软、四肢发凉、大小便失禁、呼吸停止、心率快而弱进而停止。

四、综合评估

（一）评估对象

（1）年龄超过80岁的高龄老年人，尤其是发生过呛噎或窒息的老年人。

（2）有脑血管疾病、精神心理疾病、吞咽功能障碍的老年人。

（3）多病共存、衰弱状态的老年人。

（4）寡居、空巢缺少照顾或不愿麻烦他人的老年人。

（二）评估内容

（1）既往病史评估　应详细评估老年人有无呛噎或窒息史，呛噎或窒息发生的时间、地点和原因，以及有无其他后果；疾病史（尤其关注脑卒中后遗症、痴呆、抑郁、食管肿瘤、口咽部肿瘤、吞咽功能障碍者）和服用药物史（老年人的用药情况，尤其关注服用药物数量多者）。

（2）躯体功能评估　随着年龄的增长，老年人的各项生理功能都有减退。老年人各器官功能减退、肌肉松弛（特别是食管平滑肌松弛）、会厌功能不全、咳嗽反射减退、吞咽功能障碍等。

（3）精神、心理评估　老年人认知功能的改变、精神障碍行为紊乱、抑郁、性格改变等。

（三）评估方法

（1）直接观察法　可采用询问病史、反复唾液吞咽试验、洼田饮水试验、简易吞咽激发试验、咳嗽反射试验等。

（2）量表评分法　简易智力状态检查量表（mini-mental state examination，MMSE）；老年抑郁量表（geriatric depression scale-15，GDS-15）。

（3）视频透视吞咽检查　可提供吞咽过程中食团在口咽部的转运，咽部收缩、松弛和气道保护动作等信息，是目前首选的检查方法。

五、观察要点/注意事项

（1）观察老年人的生理、心理状态以及病情变化、用药效果、药物的副作用是否可以引起咽喉肌群共济失调。

（2）年老体弱、精神异常、认知功能障碍的老年人群重点观察，严密防范。

（3）遇到呛噎与窒息，冷静应对，为抢救生命赢得时间。

（4）进食环境

① 老年人进食时保持周围环境安静，避免嘈杂的环境加重老年人的烦躁情绪。

② 进食时要使老年人保持心情平静，不要说笑，发现老年人有情绪波动时，应暂缓进食。

③ 吸氧的老年人，应予暂停吸氧后才能进食。

④ 给老年人喂食时要耐心细致，不要与老年人交谈讨论不相关的问题。

⑤ 提醒家属或照护者不要在老年人进食时说话，以免分散注意力。

⑥ 刚睡醒起床的老年人不能马上进食，待老年人意识完全清醒时再进食。

（5）进食体位

① 针对老年人的自理能力情况，协助或指导老年人选择合适的进食体位，自理能力缺陷者可以给予喂食。

② 非卧床的老年人进食时采取坐位，上身前倾15°。

③ 卧床的老年人，宜采用坐位或半坐卧位，抬高床头大于30°，同时让老年人颈部稍前屈。

④ 给偏瘫卧床的老年人喂食，可采取躯干仰卧位，头部前屈，用软枕垫起偏瘫一侧肩部，在老年人健侧喂食，这样食物不易从嘴中流出，有利于食物向咽喉部运送，减少反流和误吸。

⑤ 鼻饲者管饲喂养时取坐位或半坐位，不能坐时抬高床头大于30°。

⑥ 进食或管饲后不宜立即平卧，应保持坐位或半卧位30min以上，防止

食物反流引起呛噎。

（6）进餐食具，选择合适的进餐食具，必要时选用细汤勺。

（7）食物性质的选择：

① 给予老年人便于吞咽的食物，食物宜松软、烂、易于咀嚼和吞咽，如稀饭、面条、蛋羹等。

② 尽量避免进食煮鸡蛋、蛋糕、年糕、麻团、汤圆、粽子等干燥或黏性较大的食物。

③ 吃流质或稀食容易呛咳的老年人，可以把食物加工成糊状。

（8）进食习惯：

① 细嚼慢咽，每口食物不宜过多。

② 进食速度宜慢且少量，确认老年人已吞咽再继续，进食时不要催促老年人。

③ 避免食物过凉、过热刺激胃肠道引起不适。

④ 进食时为老年人准备水或汤，食物与汤水交替进行，避免老年人因食物太干咀嚼、吞咽困难。

（9）其他

① 痰多的老年人进食前应充分吸痰，进食后不宜立即吸痰。

② 嗜睡的老年人喂食时必须把老年人完全叫醒，喂食后确认口中无食物方可离开。

③ 卧床的老年人进食后，不能马上进行翻身、拍背等操作。

④ 牙齿缺损者在进餐前安装活动性假牙，便于老年人咀嚼食物，但要注意防止假牙掉落。

⑤ 进食后协助老年人漱口，保持口腔清洁，避免残留食物。

⑥ 进食时注意与老年人沟通并密切观察老年人反应，如发生吞咽困难，应立即停止进食并取出口中食物，将头偏向一侧。

六、应对措施——呛噎的急救

（1）发生呛噎时，应争分夺秒，就地抢救，方法得力，措施得当。首要的任务是打开气道，解除呼吸道梗阻。

（2）早期，在进食过程中突然出现呛咳、呼吸困难，应立即停止进食，清除口腔内的食物，避免食物阻塞呼吸道引起窒息。

（3）中期，当食物梗阻在咽喉部时，可尝试用汤勺柄刺激老年人的舌根部，以引起呕吐、促使食物排出体外。

（4）如果食物阻塞在食管内，老年人的意识仍清醒，可采用立位的腹部冲击法将食物排出，意识不清醒的老年人，可采用卧位的腹部冲击法。

（5）如果处于窒息状态，就地将老年人置于侧卧，用单手或双手在腹部向胸部上方推压，反复进行，利用膈肌向上的冲击力，将食物推出气管。

（6）处于严重窒息状态时，将老年人置平侧卧，肩胛下方垫高，颈部伸直，找到环状软骨下缘和环状软骨上缘的中间部位（即喉结下方）。稳准地刺入一个粗针头（12～18号）于气管内，暂时缓解缺氧状态，争取抢救时间。

（7）必要时行气管切开，予以吸痰、吸氧。

（8）解除食管梗阻后，有呼吸、心搏停止的老年人应立即进行心肺复苏。

（9）抢救成功后，注意监测生命体征，评估是否有吸入性肺炎；可定时变换体位、叩击背部，协助咳出气管内的残留食物及分泌物。

（10）老年人清醒状态时，及时给予心理安慰及心理护理。

七、案例分析

（一）照护难点

（1）老年人多病共患　患者有高血压、冠心病、COPD、脑梗死后遗症等疾病，近一年有认知功能改变，记忆力减退，有引起呛噎的可能性，脑梗死后遗症也会影响患者的吞咽功能及语言表达意愿和能力。

（2）养老机构护理员服务质量有待提高　患者此次发生呛噎是因为患者将食物含在口中，久不咽下，护理员不耐烦地责备他，患者生气，口中的食物卡在了咽喉部，护理员的服务态度是导致患者发生呛噎的重要因素之一。因此养老机构护理员服务态度与喂食方法有待改进。

（二）照护措施

（1）告知护理员，患者因为认知功能改变，不能完全理解正常人的行为，不喜欢说话，所以与其交流时要放慢语速、语调平和，用简单易理解的词语，给予老年人充足的反应时间。

（2）告知护理员，尽量将食物分成细块，便于咀嚼和吞咽，肉饼蒸蛋也要小块小块慢慢喂入。

（3）告知护理员，老年人口中含有食物时，不能受刺激。

（4）针对认知功能障碍、脑梗死后遗症的老年人喂食，给予护理员正确指导，进食前，护理员先站在老年人主导的一边。

① 方法一：直接喂食（direct-hand-feeding）　这种方法是由喂养者使用勺子直接将食物喂食给老年人。

② 方法二：手把手喂食（hand-over-hand feeding）　就是让老年人自己举起勺子，但老年人不能掌握方向需要喂食者引导把食物喂到嘴巴里。但这种做法的弊端就是可能使老年人觉得自己被控制而会产生反抗心理，从而会将喂食

者推开。

③ 方法三：是更实用独特的喂养技巧——hand-under-hand feeding　这种方式最先由美国神经内科护理专家Teepa Snow在2006年提出。方法就是老年人自己拿着勺子，而喂食者把手放到老年人的手腕上，这种做法可以让老年人感觉到是他自己主动控制动作，因此并不会有反抗喂食者的行为。因此除了与老年人进行语言交流以外，这也是我们与老年人进行的掌握运动互动，尤其是当老年人失去语言能力时，他们对运动的掌握理解要比与其沟通更加有效。指导照顾者及失能老年人掌握进食技巧，以提高他们的生活质量。

（5）为老年人提供良好的进食环境，保持室内空气新鲜、温湿度适宜。

（6）为老年人提供清淡、细软及多样化的食物，易于咀嚼和吞咽。

第二节　误吸与误服

由于生理、病理以及心理原因老年人成为误吸与误服的高发群体。误吸的后果往往比较严重，误吸进入肺部的食物多会引起吸入性肺炎，导致发热、咳嗽，严重者可发生呼吸衰竭或窒息死亡。因误吸与误服引起窒息及中毒发生从而增加老年人的死亡率；误吸导致的吸入性肺炎是老年人住院最常见的呼吸道疾病之一。

误吸（aspiration）是指进食或非进食时在吞咽过程中有数量不一的食物、口腔内分泌物或胃食管反流物（甚至血液等）进入到声门以下的呼吸道，而不是像通常那样全部随着吞咽动作顺利地进入到食管。

误服是指各种原因导致吃错药物、食物甚至异物而导致身体器官、生理功能及心理多方面的损害。

一、案例导入

（一）基本信息

患者，男性，78岁，退休教师，老伴早年去世。刚退休时，身体健康，经常参加社区活动，讲究卫生。

（二）病史回顾

有高血压、糖尿病、前列腺增生、胃溃疡病史；血压、血糖控制尚可，近两年老年人开始出现记忆力下降，有丢三落四现象，生活尚能自理，家属担心照顾不周，于一年前将老年人送至养老机构。护理员负责照顾老年人的饮食起居。

（三）相关检查结果

平时血压130～135/80～85mmHg，空腹血糖7.0～8.0mmol/L；目前老

年人ADL评分75分，Morse跌倒危险因素评估35分。

（四）目前状态

老年人近期性格较前暴躁，夜间睡眠不佳，有时半夜起来开电视机，找东西吃；今晨6时半护理员发现老年人躺在床边地上，呼之不应，床旁桌上有降压、降糖药盒，盒内药品均不见了。

二、原因及危险因素

（1）生理因素

① 老年人各器官功能减退、肌肉松弛，特别是食管平滑肌松弛后，食管的3个狭窄部消失，胃肠道功能减退，致使食物排空时间延长。

② 老年人体位改变或腹内压增高时可发生食物反流。

③ 会厌功能不全及咳嗽反射减退是发生误吸的根本原因。

④ 高龄、卧床、认知功能改变、自理能力缺陷、牙齿老化/脱落、口腔卫生差等。

（2）疾病因素

① 神经系统疾病如脑卒中、帕金森病、阿尔茨海默病。

② 消化系统疾病如胃癌、胃炎、胃潴留、反流性食管炎、顽固性呃逆。

③ 精神心理、神经障碍性疾病如老年性精神病、阿尔茨海默病、焦虑与抑郁、谵妄、大小便失调、昏迷或意识障碍。

④ 内分泌系统疾病如糖尿病、甲状腺功能减退。

⑤ 呼吸系统疾病如呼吸道感染，老年人肺活量下降，肺顺应性降低，肺表面活性物质减少，误吸导致罹患呼吸道急、慢性炎症，而呼吸道发生炎症时喘息、咳嗽、多痰又增加误吸的可能。

（3）进食因素

① 进食体位，误吸与老年人进食的体位有密切关系，尤其是卧床、有自理能力缺陷的老年人，选择合适的体位/姿势进食可以减少误吸的发生，至少可以减少误吸量。

② 进食过程，进食速度过快、一口量过大，还没咽下口中食物就进食下一口；或者进食时与他人聊天、自言自语、看电视、思考问题等，注意力不集中。

③ 食物性质，本身有吞咽功能障碍的老年人摄入体积大、黏性高、质稀又滑的食物，易导致误吸或窒息。

④ 因意识障碍、精神障碍、神经错乱误食异物、药物及有毒物质。

（4）药物因素　有些药物可以引起咽喉肌功能失调或促使食管下段括约肌

松弛导致误吸概率大，发生胃内容物反流的机会亦相应增加，误吸也更易发生；如抗精神疾病药物、茶碱类、多巴胺、麻醉镇静药物、钙拮抗剂等。

（5）胃管因素 如不能经口进食的老年人在鼻饲过程中发生呕吐，呕吐物被吸入气管导致误吸的发生等。

（6）气管切开与机械通气因素 气管插管时，由于咳嗽、上呼吸道抵御能力下降、咽肌萎缩、吞咽功能障碍等更易诱发误吸；机械通气装置可以预防误吸，但同时可刺激呼吸道分泌物增加，此外，机械通气可增加腹压，都是导致胃内容物反流而致误吸的原因。

（7）其他因素

① 老年人不服老、依从性差、性格改变（如孤僻、固执、不配合等）。

② 照护者对误吸的相关知识缺乏、喂食时的方式方法不当以及精神压力大导致缺乏耐心等。

三、表现

（1）进食或误服异物、药品、毒品等过程中出现恶心呕吐，导致胃内容物吸入了气管而引起呛咳、面色改变、流泪甚至呼吸困难、呼之不应等。

（2）吞咽功能障碍老年人在吸入流质食物时出现呛咳、呼吸困难、面色苍白或发绀。

（3）出现不明原因的恶心呕吐、腹痛及食欲缺乏等。

（4）出现头痛、眩晕、视物模糊、烦躁不安及幻觉等。

（5）出现不明原因的生命体征变化、少尿又有进食不详史等。

（6）不同状态下，误吸发生率不同，睡眠状态约为45%；意识障碍者约为70%；放置肠内喂养管者约为50%；气管插管者为50%～75%。

四、综合评估

（一）评估对象

（1）年龄超过80岁的高龄老年人，一年内有误吸或误服发生的老年人。

（2）有脑血管疾病、精神心理疾病、COPD咳嗽多痰、鼻咽癌放疗后及留置胃管的老年人。

（3）有消化系统疾病如胃癌、胃炎、胃潴留、反流性食管炎、顽固性呃逆的老年人。

（4）寡居、空巢缺少照顾或不愿麻烦他人的老年人。

（二）评估内容

（1）既往病史评估 应详细评估老年人有无误吸史，误吸发生的时间、地点和原因，以及有无其他后果；疾病史（尤其关注帕金森病、痴呆、脑卒中、视觉障碍等）和服用药物史（老年人的用药情况，尤其关注与误吸有关的药物服用）。

（2）躯体功能评估　随着年龄的增长，老年人生理功能及器官功能都有所减退。如：肌肉松弛（特别是食管平滑肌松弛）、胃肠道功能减退、会厌功能不全、咳嗽反射减退、吞咽功能障碍等。

（三）评估方法

（1）同呛噎与窒息的风险应对的评估方法1和3。

（2）口咽部测压检查可定量分析咽和食管力量。

五、观察要点/注意事项

（1）老年人进食、饮水或服药过程中有无咳嗽、发绀、吞咽后出现声音改变等。

（2）老年人忽然表现出精神萎靡、神志淡漠、反应迟钝等。

（3）避免刺激咽喉部，老年人进食后应尽量避免刺激咽喉部，如口腔护理、口腔检查、吸痰等护理操作切不可在老年人进食后进行，以免引起恶心而致误吸。

（4）保持适当的进食体位，尽量采取坐位或半卧位，颈部轻度屈曲。能坐起来不要躺着，能在餐桌边不要躺在床上。

（5）食物准备宜少而精，软易消化，保证足够的营养；避免选择进食果冻状或颗粒状的食物。

（6）喂水、喂食时小口小口进行，注意速度不可过快；喂水时注意观察老年人的反应，发现呛咳立即将头偏向一侧，以免误入呼吸道。

（7）对于频繁发生呛咳的老年人，尽早留置胃管。

六、应对措施

（1）发生误吸后，立即为老年人采取侧卧位，头低脚高，扣拍背部，尽可能使吸入物排出，并及时通知医务人员。

（2）及时清理口腔内痰液、呕吐物等。

（3）尽早了解老年人的进食情况，是否有进食或误服/错服药物、异物、毒物等。

（4）及时监测生命体征和血氧饱和度，如出现严重发绀、意识障碍、呼吸频率深度异常时，采用呼吸器维持呼吸。

（5）有条件时，尽快请麻醉科医生插管吸引或气管镜吸引。

（6）必要时遵医嘱开放静脉通路，备好抢救仪器和物品。

（7）养老机构无条件采取抢救措施时及时转就近医院处理。

（8）如果为药物、异物、毒物等尽早洗胃或导泻，补充液体，促进排出。

（9）做好急救记录及护理记录。

（10）通知家属，向家属交代病情，并做好家属及老年人的心理护理。

（11）追踪相关检查或检验结果，确保老年人的后续治疗及照护。

七、案例分析

（一）照护难点

（1）老年人多病共患　患者有高血压、糖尿病、前列腺增生、胃溃疡等疾病；老年人近两年开始出现记忆力下降，有丢三落四现象；近期性格较前暴躁，夜间睡眠不佳，有时半夜起来开电视机，找东西吃，说明精神心理有改变。

（2）养老机构服务体系和服务能力有待改善　今晨6时半护理员发现老年人躺在床边地上，呼之不应。养老机构是否有护理员晚夜班巡视制度、是否针对老年人进行护理需求等级评估、是否按照护理需求等级提供相应的照护等。

（二）照护措施

1. 应急处置

（1）护理员立即利用急救常识，判断老年人的意识、心率、呼吸情况，同时呼救。

（2）如无意识、呼吸、心率，立即心肺复苏。

（3）如有意识、呼吸、心率，护士立即测量生命体征并建立静脉通道，遵医嘱补液。

（4）判断是否误服过多的抗高血压药、降糖药，立即测血压血糖，血压下降、血糖降低，采取有效升血压、升血糖措施。

（5）必要时洗胃、导泻，清除胃肠道剩余药物。

（6）及时通知家属，并做好安抚工作。

（7）及时做好相关抢救及护理记录。

（8）老年人情况好转、稳定后，与老年人沟通，解除老年人的顾虑。

2. 指导要点

（1）养老服务机构建立健全各项规章制度和服务流程及标准。

（2）养老服务机构改善居住环境，床旁呼叫系统方便、实用，如为老年人脚上或手上系上一动即响的铃铛或有离床报警器装置等。

（3）告知护理员，患者目前有认知功能改变，要加强巡视和陪伴，不能让老年人一个人独处。

（4）老年人治疗性的药物统一放在治疗室或贮备室，不能放在老年人居住室，药物由护士按时发，并做到为老年人服药到口。

（5）告知护理员，老年人房间不能存放过期或变质的食物，不能存放对老年人有伤害的物品。

（6）告知家属经常来养老机构看望老年人，使老年人感受亲情，愉悦心情，延缓认知功能的衰退。

（7）为老年人提供清淡、细软及多样化的食物，易于咀嚼和吞咽，保障老年人的营养。

（8）必要时，遵医嘱使用镇静催眠药，确保老年人睡眠充足。

第三节　跌倒后骨折

跌倒（fall down）是指一种不能自我控制的意外事件，指突发、不自主、非故意的体位改变，倒在地上、地板上或更低的平面上。按照国际疾病分类ICD-11版对跌倒的分类，跌倒包括以下三类：①在同一平面意外跌倒或在低于1m的高处意外跌落；②从1m及以上的高处意外跌落；③从未特指的高度意外跌倒。跌倒是常见老年综合征之一。

跌倒是老年人的常见问题，发生率随年龄增长而增加[1]；跌倒位居我国伤害死亡的第四位[2]，而在65岁以上的老年人中则为首位。老年人跌倒死亡率随年龄的增加急剧上升；我国65岁及以上的社区居民中每年约有30%会发生跌倒，80岁以上者每年有约50%会发生跌倒；入住养老机构或住院的老年人每年跌倒发生率是社区老年人的3倍或更高；一年前发生过跌倒的老年人，再次跌倒的发生率高达60%；女性跌倒发生率高于男性，有统计显示，65～69岁女性跌倒发生率为30%，80岁以上女性则高达50%；身体虚弱、有肢体功能障碍却有一定活动能力的老年人跌倒发生率明显高于其他人群[3]。

我国正在进入老龄化社会，老年人骨折发生率每10年增加30%，我国65岁以上的人群中，老年人髋部骨折最常见，占全身骨折的近四分之一（23.79%）。髋部骨折人数也呈4倍数量上升，其次是腕部骨折和腰椎骨折，因为当老年人要摔倒时，多会条件反射性地伸出手掌触地来支撑保护身体，这

[1]于普林，覃朝晖，吴迪，等.北京城市社区老年人跌倒发生率的调查[J].中华老年医学杂志，2006，25(4):305-308.

[2]彭宇案.老年人跌倒干预技术指南[J].中国实用乡村医生杂志,2012,19(8):1-13.

[3]国家卫生健康委疾病预防控制局，中国疾病预防控制中心慢性非传染性疾病预防控制中心.社区老年人跌倒预防控制技术指南[M].北京：人民卫生出版社，2021.

时，身体的重量会集中在腕部而引发腕部骨折；老年人的椎体比较脆弱，一旦受到外力的刺激，如跌坐伤的发生，本就脆弱疏松的椎体受到冲击，面临腰椎以及胸腰段压缩性骨折。

一、案例导入

（一）基本信息

患者，男性，87岁，离休，老伴两年前去世。有一个儿子两个女儿，儿子在外地工作，大女儿脑卒中后卧床在家，小女儿工作忙，考虑到照顾老年人有困难，一年前护送老年人入住养老院。

（二）病史回顾

既往病史：冠心病、高血压、糖尿病、脑梗死、骨质疏松症、腰椎间盘突出。现病史：老年人诉十余年前开始出现间断活动后胸痛不适，1年发作1～2次，以胸骨中后段为主，呈隐痛，每次持续数分钟，无放射至肩背部疼痛，含服"速效救心丸1～2粒"后即可缓解，未予重视。血糖升高15年，下肢疼痛4个月余。

（三）检查结果

养老院常规检查，白蛋白32g/L、白球比值1.0、糖化血红蛋白7.8％，肌电图报告糖尿病周围神经病变，眼底检查视网膜病变。目前老年人ADL评分为75分，Morse跌倒危险因素评估为85分。

（四）目前状态

患者目前精神可，食欲睡眠可，小便正常，偶有便秘。目前服用"氨氯地平片5mg，每日一次"+"缬沙坦胶囊80mg，每日一次"降压，血压控制可；二甲双胍50mg，每日三次；拜阿司匹林100mg，每晚一次；间断口服阿普唑仑片。半个月前起床时摔倒在床旁，未产生不良后果。昨天，老年人于08:10感胸闷不适，沿墙壁滑下平躺于走廊地板上，护理员发现后报告医生，医生体查老年人神志清楚，T 36.6℃，P 68次/min，R 18次/min，BP 154/92mmHg，老年人主诉左下肢髋关节疼痛不适，立即多人一同搬运于床上。急诊双下肢髋关节及骨盆正位X线片：左股骨大转子骨折。

二、原因及危险因素

（1）生理因素　高龄，80岁及以上老年人，由于身体各系统功能逐渐衰退，使其中枢控制能力和步态稳定性下降，前庭功能障碍，平衡功能受损，身体协调性降低，对外界环境判断减弱，反应时间延长。

（2）病理因素

① 神经系统疾病（如帕金森病、阿尔茨海默病、脑血管意外等）。

② 心血管疾病（心律失常、高血压等）。

③ 骨骼肌肉疾病（如骨关节炎、风湿病、骨质疏松、足部疾病等）。

④ 影响视力的眼部疾病（白内障、青光眼等）。

⑤ 其他，罹患多种慢性疾病、体位性低血压等。

（3）药物因素　药物是最易导致老年人跌倒的危险因素之一，药品种类、数量、剂量和改变都可增加跌倒的风险。可能引起跌倒的药物如下。

① 精神类药物　抗抑郁药、抗焦虑药、催眠药、抗惊厥药、安定药。

② 心血管药物　抗高血压药、利尿药、血管扩张药。

③ 其他　降糖药、非甾体抗炎药、镇痛药、多巴胺类药物、抗帕金森病药。

药物因素与老年人跌倒的关联强度（表5-1）。

表5-1　药物因素与老年人跌倒的关联强度

药物种类	不良反应	关联强度
催眠药	头晕	强
镇痛药	可导致体位性低血压、精神错乱、头昏眼花	强
镇静药	头晕、视物模糊	强
心血管药	疲倦、低血压（药物过量）	弱
降糖药	低血糖（药物过量、剂量改变时）	弱
抗感冒药	嗜睡	强
利尿药	可导致血容量减少或血钾过低，从而诱导体位性低血压	强
缓泻剂	大便次数增多	强
抗抑郁药	能产生对小脑的不良反应，导致共济失调	强
抗帕金森病药	可产生副交感神经生理作用，导致体位性低血压	强
抗精神病药	抗焦虑药、催眠药、抗惊厥药能产生对小脑的不良反应，导致共济失调	强
使用四种或以上的药物		强

（4）心理及社会因素

① 自信心和跌倒前的情绪是影响老年人跌倒的重要心理因素。

② 沮丧、焦虑、抑郁等会削弱人的注意力，导致对周边环境危险因素的感知力减弱，反应能力下降，增加跌倒的风险。

③ 独居，经济状况差，社会支持系统薄弱。

④ 社会隔离，与社会的交往和联系程度也会影响老年人跌倒的发生。

（5）外在因素

① 环境因素

a. 居室中照明不足，不合适的家具高度和摆放位置，日常用品摆放不当，光滑的室内地面，卫生间没有扶栏、把手、湿滑等都可能增加跌倒的危险；

b. 室外环境中的路面不平、灯光昏暗、路面湿滑、拥挤等都可能引起老年人跌倒；

c. 不合适的鞋子和行走辅助工具的使用也会使跌倒的危险性增加。

② 约束/限制。

③ 社会因素　老年人的教育和收入水平、卫生保健水平、享受社会服务和卫生服务的途径、室外环境的安全设计。

三、表现及预后

（一）跌倒后骨折的表现及预后

（1）一般表现，疼痛、压痛、肿胀和功能障碍（如身高变矮、不能坐起或站立、不能行走、不能翻身）。

（2）骨折的特有表现，畸形、骨擦感（音）、反常活动。

（3）老年人一般患有慢性疾病，多病共存，多重用药，摔倒骨折合并症多。

（4）术后并发症多，老年人体质差，免疫功能低下，抵抗感染能力弱，骨折和手术双重打击后容易出现肺部感染或泌尿系统感染、压力性损伤、肢体深静脉血栓等。

（5）老年人内固定稳定性差，骨痂形成与成熟迟缓，再骨折风险高，致残率、致死率高。

（二）跌倒伤害分级

根据老年人安全事件分级（NPSA）划分：

（1）无损伤。

（2）轻度损伤　无须或只要稍微治疗与观察的伤害程度，如擦伤、挫伤、不需要缝合的皮肤小撕裂伤等。

（3）中度伤害　需要冰敷、包扎、缝合或夹板等医疗或护理处置与观察的伤害程度，如扭伤、大或深的撕裂伤、皮肤撕破等。

（4）重度伤害　需要医疗处置及会诊的伤害程度，如骨折、硬膜下血肿、严重头部创伤、意识丧失、精神或身体状态改变等。

（5）死亡　老年人因跌倒产生的持续性损伤而最终致死。

（三）按照严重程度分级

（1）严重度1级　无须或只要稍微治疗与观察，如：擦伤、挫伤、不需缝合的皮肤小撕裂伤等。

（2）**严重度2级** 需要冰敷、包扎、缝合或夹板等的医疗或护理的处置或观察，如：扭伤、大或深的撕裂伤等。

（3）**严重度3级** 需要医疗处置及会诊，如：骨折、意识丧失、精神或身体功能改变等。

（四）跌倒的预后

（1）跌倒的并发症是引起65岁以上的老年人死亡的首要因素。

（2）跌倒事件导致的结果如活动受限、伤残会给老年人带来焦虑、抑郁、社会孤立等；给老年人家庭及社会增加负担。

（3）跌倒导致伤害时易引起医疗纠纷，延长住院天数及增加医疗费用。

四、综合评估

（一）评估对象

（1）年龄超过80岁的高龄老年人，3个月内有跌倒发生的老年人。

（2）有帕金森病、痴呆、脑卒中、心脏病、视觉障碍和严重的骨关节病等疾病老年人。

（3）寡居、空巢缺少照顾或不愿麻烦他人的老年人。

（二）评估内容

（1）**既往病史** 是评估老年人跌倒风险的重要组成，应详细评估老年人的跌倒史（有无跌倒史，跌倒发生的时间、地点和环境状况，跌倒时的症状、跌倒损伤情况以及其他后果，有无害怕跌倒的心理）、疾病史和服用药物史（老年人的用药情况，尤其关注与跌倒有关的药物服用）等。

（2）**躯体功能评估** 随着年龄的增长，老年人的各项生理功能都有所减退。因此躯体功能评估包括日常生活活动评估、体格检查、步态与平衡能力评估等，建议根据老年人的具体情况选择合适的评估工具。

（3）**老年综合征风险评估** 衰弱、肌少症、痴呆、抑郁、焦虑、睡眠障碍、尿失禁、便秘、营养不良等。

（三）评估方法

（1）**风险筛查** 可采取询问病史、跌倒危险因素评估量表（Morse）、骨折风险评估工具（FRAX）。

（2）**体格检查** 体位性低血压检测、视力检查、听力测定、足部检测等。

（3）**辅助检查** X线摄片、CT扫描、MRI检查、全身骨扫描、实验室检查等。

（4）评估综合征量表法　简易智力状态检查量表（MMSE）、焦虑筛查问卷-7（GAD-7）、老年抑郁量表（GDS-15）、简易营养评估精法（MNA-SF）、肌少症筛查问卷（SARC-F）、ADL评估（Barthel指数）等。

五、观察要点/注意事项

（1）老年人跌倒后骨折需观察精神、情绪、饮食及营养状况、体重、睡眠、大小便及体温、脉搏、呼吸、血压等。

（2）外固定装置是否有效、夹板松紧度是否适宜、石膏有无断裂、石膏筒内肢体是否松动或挤压、牵引重量是否合适、牵引滑轮是否灵活、牵引锤是否落地等。

（3）观察疼痛的性质及程度，确定引起疼痛的原因，疼痛时的伴随症状，观察全身和局部情况，检查有无发热、水肿、出血、感觉异常、放射痛、意识障碍等体征。

（4）观察体位是否正确，肢体是否按治疗要求摆放与固定，患肢外固定处与身体受压处皮肤颜色、有无红肿等。

（5）术后观察生命体征、疼痛、伤口有无渗血、出血及感染征象、功能锻炼后的反应等。

（6）老年人一旦发生跌倒后骨折，需要长期卧床，将严重影响生活质量，因此预防跌倒防骨折健康教育非常重要。

（7）老年人跌倒后骨折要做好疼痛评估，通过应用缓解疼痛的有效方法，如制动肢体、矫正体位、解除外部压迫、必要时及时手术、合理使用镇痛泵和镇痛药物等。

（8）饮食营养合理。跌倒后骨折的老年人，经历了创伤或手术的打击，卧床时间长，运动减少，往往食欲下降，不想吃东西，加上体质弱或心理承受能力差，容易发生营养不良、压力性损伤、肺部感染等并发症，因此需要均衡饮食，膳食营养合理，适当补充维生素D和钙剂。

（9）预防VTE的发生，做好防范措施如多饮水、多活动，床上足踝运动，穿合适的弹力袜，正确使用气压泵等。

六、应对措施

（一）紧急处理

（1）一旦发现老年人跌倒，不要急于扶起，应立即评估，分情况进行处理。

（2）询问跌倒发生时情况，如不能记起跌倒过程，可能为晕厥或脑血管意外，应立即护送老年人到医院诊治或拨打急救电话。

（3）如老年人意识清醒，有肢体疼痛、畸形、关节异常、腰背部疼痛、双腿活动或感觉异常及大小便失禁等情况，一般情况下，不要随便搬动老年人，以免搬运不当导致病情加重，出现上述情况应立即拨打急救电话。

（4）老年人发生跌倒后应如实将老年人情况告知其家属。

（5）发生跌倒后骨折要予以及时诊治，查找跌倒后骨折的危险因素，再次评估跌倒风险，制订相应的护理措施。

（二）护理指导

（1）对老年人进行预防跌倒的知识培训，使他们掌握预防跌倒的相关知识和技能。

（2）协助老年人进行跌倒风险自我评估，帮助其清楚地了解自己可能发生跌倒的风险。

（3）选择合适的锻炼方式，坚持体育锻炼，增强肌肉力量、柔韧性、平衡能力、步态稳定性、灵活性等，从而减少跌倒的发生。

（4）不同的跌倒姿势，造成的骨折伤害程度不同。在跌倒时如果能够迅速作出反应，可大大减少骨折概率。但是老年人，往往在发生跌倒时不能迅速作出反应，如果老年人用手去承受身体坠落的冲击力，会导致老年人的手腕与手臂的骨折，所以在跌倒时，指导老年人保持手与腿的弯曲。

（5）帮助放松。心理越放松，肢体的协调能力越好，我们与生俱来的良好的协调性，可以降低跌倒的冲击。随着年纪增长，老年人对跌倒的恐惧越深，导致在发生跌倒时出现肢体僵硬，丧失原有的协调能力。

（6）帮助练习跌倒。翻滚，卸除作用力，在身体触及地面后，利用翻滚的动作以卸除力道，减少身体所承受的冲击力。老年人因身体原因，跌倒的概率增加，与其毫无准备，更希望准备好，储备足够的技巧。练习可以帮助老年人克服恐惧，找回身体本有的应变的能力，练习时需要有人监护，环境合适，评估老年人健康状况，高龄老年人进行跌倒训练是极危险的。

（7）防止老年人跌倒应遵循系统方法，重视策略，而单项训练或干预往往无法奏效，防范跌倒的策略之一是平时经常锻炼，老年人做以下锻炼，能够预防或减少跌倒风险：

① 太极　可以训练专注力，保持肢体灵活，并且训练肢体的平衡协调能力；

② 力量训练　增加肌肉力量，也可以大幅减少跌倒危险；

③ 良好的站姿　良好的站姿习惯，可以减少跌倒风险，站立时肩膀平直，脊柱中立，腹部肌肉拉入，重量平均分布落在双脚；

④ 平衡训练　各种改善平衡的训练，单腿站立，建议从最简单的站立平

衡开始练习，扶住椅子，用一条腿站立保持平衡，注意重心落在脚踝处，错步练习，双脚交替等。

（8）家居环境改善，老年人大部分时间待在家中，家中是跌倒事故的高发地点。做好家居环境包含厨房、客厅、浴室与卧室的布局，适合老年人居住，如设置合理的床和家具高度，放置床栏并移走可能影响老年人活动的障碍物；日常生活用品合理摆放，方便可取；保持地面平整、干燥，过道、卫生间应安装扶手，卫生间应垫防滑垫及安装紧急呼叫铃；保证室内光线充足，在过道、卫生间等易跌倒的区域应安装"局部照明"设施等。

（9）为老年人挑选长短适宜的衣物和合适鞋码的防滑鞋，选择合适的助行、视力、听力辅助工具。

（10）对患有慢性基础性疾病的老年人在变换体位时，如：起床时、如厕结束时，应遵循"三部曲"，即平卧30s，坐起30s，站立30s，再行走，以免由于突然变换体位，引起头晕、步态不稳而导致跌倒发生。另外走路时应尽量慢走，保持步态平稳。

（11）睡觉前避免饮水过多导致夜尿次数增多，可在老年人床旁放置小便器，行动不便时应有人看护；没有自理能力或行动不便的老年人，应有专人照顾。

（12）根据医嘱正确服药，服药前应了解药物的副作用及注意用药后的反应，避免同时服用多种药物，用药后动作宜缓慢，以预防跌倒的发生。

（13）老年人跌倒后骨折要及时做好心理护理，减轻老年人家属或照顾者的心理负担，予以全方位的心理慰藉。

七、案例分析

（一）照护难点

（1）高龄老年人、多病共存、视物模糊、双下肢疼痛、行动不便，有跌倒史。

（2）服用四种以上的药物，抗高血压药、降糖药物均导致跌倒风险增加。

（3）老年人睡眠一般，蛋白质降低可导致跌倒风险增加。

（4）老年人患有骨质疏松导致跌倒后骨折风险增加。

（5）老年人十余年来有间断活动后胸痛不适史，1年发作1～2次，发作时间不定，照护人员难掌握。

（二）照护措施

（1）立即联系骨科医生会诊，对老年人及家属予以心理疏导，嘱老年人卧床休息，左下肢制动，穿戴丁字鞋。

（2）骨科医生会诊意见，完善术前准备，择期手术，左股骨左转子间骨折，转医院骨科完善术前准备，行左近端股骨骨折闭合复位髓内针内固定术。

（3）术后早期功能锻炼，观察生命体征、疼痛、伤口有无渗血、出血及感染征象、功能锻炼后的反应等。

（4）拆除手术缝线，伤口愈合良好，出院，嘱术后2个月、4个月、半年、1年复查。

（5）高龄老年人，出院须进行跌倒风险评估，予以防跌倒相关知识宣教，嘱家属重视照护和陪伴。

（三）指导要点

（1）告知护理员/家属，患者发生跌倒的高风险因素多，又发生过跌倒，入住养老服务机构或居家，照护都非常重要。

（2）居住环境要保持地面清洁干燥、提供足够的灯光、床旁走道障碍清除、将常用物品放置在便于老年人取放处、床旁有护栏、呼叫器等，指导如何使用。

（3）掌握跌倒预防相关知识点（鞋袜、活动、起床三部曲），指导床上使用便盆或尿壶的方法，患者为高危跌倒风险老年人，需照护者24h陪伴在旁。

（4）指导正确使用轮椅、拐杖的方法，居家可使用智能防跌倒装置。

（5）提供清淡、细软及多样化的营养食物，保障老年人的营养，提高肌力、运动能力。

第四节　老年人走失

走失是指老年人在院期间或居家，在未经同意外出或家属/照护者不知的情况下，因各种原因导致出走且下落不明。

2022年的《中国老年人走失状况白皮书》显示，我国每年走失的老年人大约有50万人，平均每天多达1370人，其中约有四分之一的老年人会出现再次走失，老年人走失的问题越来越严峻。有研究表明，如果不能在24h内找到，50%的走失者可能会遭遇严重伤害。因此养老照护师应该了解老年人走失的相关知识，日常工作中能有效预防老年人走失并进行简单处理。

一、案例导入

（一）基本信息

患者，女性，82岁，退休医生，阿尔茨海默病，老伴三年前脑卒中偏瘫卧床。一个儿子在国外工作，一个女儿退休在家照顾老伴；家中考虑到照顾老年人有困难，一年前护送老年人入住老年院。

（二）病史回顾

既往病史：有冠心病、高血压、骨质疏松症；现病史：两年前开始记忆力日渐衰退，近一年影响日常生活、起居活动，语言表达出现困难，说的话或写的句子让人无法理解，情绪表现不稳及行为较前显得异常，经专科医生确诊为阿尔茨海默病。

（三）检查结果

头颅CT显示脑萎缩、脑室扩大；简易智力状态检查量表（MMSE）评分22分，蒙特利尔认知评估量表（MoCA）评分20分，ADL评分45分。

（四）目前状况

近期老年人性格改变，有时安静不爱说话，对着窗户发呆，护理员问话不回答；有时爱发脾气，不停地走来走去，嘴里念叨着孙子，并多次说起要去找他，孙子因学业忙已经一周没来陪伴她了。昨天下午发现患者在没有向养老院请假的情况下独自外出未归，打电话询问家属都不清楚去向。

二、原因及危险因素

（1）生理因素　随着老年人年龄增长，记忆力减退是易发、多发的现象，尤其是不可逆转的脑部退化，老年人的认知能力大大下降，是老年人走失的重要原因之一。

（2）疾病因素　脑血管意外、脑性瘫痪、糖尿病、慢性阻塞性肺疾病、甲状腺疾病、自身免疫性疾病、病毒感染、真菌感染、药物/酒精中毒、原发情感障碍、阿尔茨海默病、痴呆等。

（3）遗传因素　*ApoE4*基因是阿尔茨海默病最大的已知风险，仅携带一个拷贝的*ApoE4*基因就能使人罹患阿尔茨海默病风险增加一倍以上，携带两个拷贝，患病风险增加12倍。

（4）环境改变

① 老年人从农村来到城市，从家中来到养老机构，由于记忆力减退、不熟悉机构环境及周边环境，容易造成迷路，找不到正确的方向而不能回到原来的位置。

② 老年人居住的环境不安全，妨碍了老年人的生活行为，进出不方便易致跌倒等，使老年人担心、害怕。

（5）心理因素　大多数自理能力缺失的老年人存在自卑自弃的心理，可能由于家庭经济压力，为了不给子女家庭添麻烦，最终选择离开。

（6）照顾者因素　由于疏于照顾而没有及时发现老年人的异常状况，预防措施不到位而导致老年人走失。

（7）社会因素

① 人口流动带来的疏于照顾和老年人经济状况差、贫困加剧了走失风险。

② 中小城市与西部农村为走失重灾区。

三、走失征兆及不良后果

（1）走失征兆　老年人是弱势群体，随着身体的衰老，很多老年人出现记忆力衰退，反应迟钝，不少老年人还会患阿尔茨海默病，这其实就是老年人走失前的主要征兆。数据显示，七成以上（72%）走失老年人出现记忆障碍，其中确诊为痴呆的老年人占25%。其具体表现如下。

① 老年人，记忆力日渐衰退，影响日常起居活动，如：炒菜放两次盐，做完饭忘记关煤气。

② 处理熟悉事情出现困难，如难以胜任日常家务，不知道穿衣次序、做饭菜的步骤，语言表达出现困难。

③ 神情木讷，说话不清，忘记简单的词语，说的话或写的句子让人无法理解。

④ 对时间、地点及任务日渐感到混淆，如：不记得今天几号、周几，自己在哪个省份。

⑤ 判断力日渐减退。

⑥ 理解力和合理安排事情的能力下降，如：跟不上他人交谈的思路，或不能按时支付各种账单；烈日下穿着棉袄，寒冬时却穿薄衣。

⑦ 常把东西乱放，如：将熨斗放进洗衣机。

⑧ 情绪表现不稳及行为较前显得异常，如：情绪快速涨落，变得喜怒无常。

（2）不良后果

① 有数据显示，在走失老年人的找回率上，80～90岁年龄段找回率最高。特大城市的找回成功率最高，达84.13%，而县级城市及农村则最低，只有50.31%。

② 走失预后不良。

四、综合评估

（一）评估对象

① 60岁以上的老年人，尤其是女性，首先进行痴呆风险筛查。

② 有心脑血管疾病、糖尿病、慢性阻塞性肺疾病、甲状腺疾病、自身免疫性疾病、病毒感染、药物/酒精中毒、原发情感障碍等慢性疾病的老年人。

③ 有其他因素的老年人，如高龄、阿尔茨海默病家族史、受教育程度较低、社会交往较少、乙醇滥用等。

（二）评估内容

（1）一般资料的评估　包括疾病诊断过程、采集病史、体格检查、各种实验室检查等；详细询问老年人及家属、陪护人员现病史及既往的疾病信息，如起病形式、主要症状、有无明显诱发因素、既往疾病及治疗过程有无头颅外伤史及家族史等；进行一系列实验室检查，包括血常规、肝肾功能、血脂、血糖、电解质、甲状腺功能以及传染病相关检查等，神经影像学检查，包括头颅CT、磁共振等。

（2）躯体功能评估　老年人躯体功能评估主要包括日常生活活动评估、跌倒风险评估、平衡与步态评估、吞咽功能评估等几个方面。痴呆老年人都会存在不同程度的日常生活活动下降，对老年人的日常生活活动进行评估，有利于确定老年人日常生活能否独立及独立程度。

（3）心理社会评估　老年人面临着退休、空巢、丧偶、身体功能退化等问题，这些改变可能给老年人的心理造成很大的压力，容易引起心理和精神方面的问题。对长期照护老年人，进行心理、精神评估主要用于判断其是否患有精神或心理障碍及其严重程度，包括认知、情绪、精神行为等方面的问题。

（4）环境评估　老年人所生存的环境与痴呆的发生和发展有着密切的关系。环境评估的目的就是去除妨碍生活行为的因素，帮助老年人构建安全、舒适的生活环境。

（三）评估方法

（1）观察法、交谈法、体格检查　了解老年人的疾病史、目前的精神生活状态以及居住的环境等。

（2）精神心理测量技术　心理测量技术是量化了的心理评估方法，是心理评估中最常用的且较科学的检查办法，包括简易智力状态检查量表（MMSE）、焦虑筛查问卷-7（GAD-7）、老年抑郁量表（GDS-15）、蒙特利尔认知评估量表（MoCA）、神经精神问卷（NPI）、记忆与执行筛查量表（MES）、阿尔茨海默病评定量表-认知（ADAS-Cog）等。

（3）辅助检查　基因检测，可以有效预测阿尔茨海默病发病率；生化检查、CT、MRI等。

五、观察要点/注意事项

（1）需观察老年人精神、情绪、饮食及营养状况、体重、睡眠、大小便及体温、脉搏、呼吸、血压等。

（2）认知功能障碍表现通常会出现记忆力下降、答非所问、失神发愣、唠叨、说话不清，忘记简单的词语，说的话或写的句子让人无法理解等；随着病情的发展，阿尔茨海默病老年人可出现情感淡漠、妄想、疑心、幻觉、攻击、激越、欣快感、易激惹或冷漠无情，甚至产生抑郁等精神和行为症状。

（3）日常生活活动渐渐丧失，不能进食、穿衣、修饰；不注意个人卫生等，可出现大小便失禁、重复进食、不修边幅等表现，需要照护人员提供帮助。

（4）痴呆老年人一般与社会隔离，社会交往缺损。可能表现为放弃较复杂的业余爱好和活动，与外界的交流沟通减少等。

（5）需要注意老年人的身体状况，包括疾病、生活自理能力、认知功能、家庭与社会支持程度等，是否有出走意向。

（6）照护过程中，注意老年人有无在熟悉的环境中变得犹豫不决，趑趄不前，不知道自己在干什么，甚至从床旁至卫生间也不知所措等。

六、应对措施

（1）发现老年人走失，立刻报告、及时寻找。查看监控，确立老年人离院或离区时间。

（2）询问一起居住的好友或旁人，了解老年人走失前状况，查看老年人的物品（留言、信件等），寻找有价值的线索。

（3）查找老年人家属联系电话，与家属尽快联系，确认老年人走失，与相关人员和家属共同寻找。

（4）必要时报告公安部门。

（5）入住告知，对新入住机构的老年人和家属重点介绍入住须知，特殊情况外出前须请假征得工作人员同意。同时，向老年人详细介绍居住环境、设施和同住老年人。

（6）加强沟通，详细了解老年人的生理疾病、家庭成员及一般经济情况，比如了解是否有认知障碍，加强与老年人家属的沟通，是否存在走失风险。

（7）家人关怀，平时让老年人养成规律的生活作息，不要让老年人太无聊或者太压抑，家属多关心、多探望老年人，强化老年人记忆，让老年人平时熟记家人电话号码和小区名字，告诉老年人走丢后应该原地等待。

（8）心理开导，对于有高走失风险的老年人，平时多给老年人拍近期生活照，若出现走失情况，可提供近期照片。适当增加平时对老年人的关心，多与老年人沟通交流，了解老年人是否存在心理焦虑和不满，尽量满足需求，以改善老年人不良情绪；一旦发现老年人有出走倾向，及时告知医务人员联合家属共同予以心理疏导，重点掌握老年人的去向。

（9）佩戴设备，在入住机构期间佩戴手腕带和安全牌，标记老年人个人信息和联系方式。在经济条件允许的情况下，提醒家属给老年人配置定位功能好的手机或其他电子产品，将这类工具缝在老年人随身的衣物当中，定期或不定期查看电子定位产品的电量是否充足，通话是否通畅。

七、案例分析

（一）照护难点

（1）脾气性格改变，沟通难度较大　在疾病发展的过程中，老年人的近期记忆、中期记忆、远期记忆会逐渐丧失，认知能力逐渐减退，慢慢退回到小孩子的状态，一些行为表现也会像孩童一样，比较"幼稚""任性"。近期陈奶奶性格改变，有时安静不爱说话，对着窗户发呆；有时爱发脾气，护理员小张问话不回答；增加了沟通难度。

（2）依从性差，加速疾病进展　老年人的视觉空间能力也逐渐减退，他看到的事物不一定和我们看到的一样，可能会出现变形，导致他无法判断眼前的事物是否安全，依从性非常差。当照护人员进行护理时，经常被拒绝、不配合，影响了正常的工作，如果老年人得不到有效的照护，会加速疾病进展。因此，如何提高老年人的依从性，是工作人员工作的又一难点。

（3）养老服务机构制度和工作流程、人员职责不健全　请假制度是否缺失？请假告知制度老年人是否明白？护理员巡视、陪伴是否有连续性？居住区域门禁管理是否到位？门卫管理制度是否落实到位？如果这些制度、工作流程及人员职责不明确、执行不到位也将导致老年人容易走失。

（二）照护措施

1.紧急处理

（1）第一时间报警。不用局限于24h规定。要牢牢记住老年人走失，并不局限于"24h以上才能报警"的规定。所以，一旦有老年人走失，就应立即报警，求助于警方、官方。

（2）事件第一发现人发现老年人走失，立即全力寻找，并注意发现时间。通知行政值班、生活管家。

（3）行政值班调看监控录像并通过电话、微信、广播等方式告知机构工作人员关注或寻找。

（4）及时与家属联系，并通过家属询问亲朋好友，协助查找。

（5）妥善保管老年人留下的物品，两人清点、登记。

（6）值班人员应据实记录事件经过。

（7）行政值班组织调查事件原因并做相应处置。

2. 照护指导

（1）佩戴识别卡，注明"休养证、姓名、房间号、联系电话"等信息，放于老年人上衣口袋里或缝在老年人衣服上，或放置一张联系卡片。老年人身上如带有识别卡，好心人看到时可及时联络机构或其子女。与家属沟通佩戴定位手表等，也可在一定程度上预防走失可能。

（2）和老年人多沟通，虽然患阿尔茨海默病等疾病老年人沟通起来非常困难，但是不要放弃，一定要有耐心，告诉老年人单独出门的危险。老年人走失，找回来以后不要训斥，训斥和责骂会让老年人精神压力大，更想出门。

（3）特殊衣着，在老年人允许的情况下，为老年人准备一些稍微特殊的衣服，万一走失，方便辨认和寻找，比如亮色的马甲、鞋子、帽子、围巾等。

（4）不管准备多么周全，老年人还是有走失风险。法律规定子女有责任"常回家看看"，机构工作人员与其儿女多加沟通，让家属克服困难，多来看望老年人，尽到对老年人精神赡养的责任，这样的精神赡养更多的就是与老年人进行情感上的交流。

（5）对老年人给予更多的关爱与照顾。只有这样，才能避免老年人出现现实中的走失，也能避免老年人出现精神上的"走失"，避免老年人成为情感上的"孤儿"。

（6）基于目前陈奶奶的情况，建议机构对老年人的情况定期进行全面评估，应提供24h的无间隔连续服务。

（7）为老年人提供轻松、宁静的居住环境，使老年人保持心情愉悦，有利于配合工作人员的照护。

（8）护理员与老年人进行对话的时候，语气要平和、亲切，不能使用过激、生硬、冷漠的语言刺激老年人，否则，会让老年人心理形成阴影，产生出走的念头。

（9）机构工作人员应正确对待老年人由于疾病造成的不当行为，积极寻找照护对策，当老年人出现异常行为时，照护人员应与老年人及家属进行沟通，不指责、不纠正老年人，了解老年人异常行为背后的原因；老年人性格改变时，要耐心细致观察，对于一些可能不太符合常规但不违反原则的要求可以适当满足，当老年人意愿被满足后，老年人一整天都会处在愉快的情绪中，更加容易配合照护人员。

（10）均衡饮食，日常生活中要为老年人准备合理的均衡饮食，饮食多样化、清淡、柔软易消化，吃高蛋白、富含维生素、叶酸等的食物，如各种绿叶蔬菜、柑橘、番茄、花椰菜、牛奶、豆制品等。

（11）机构积极组织各种娱乐活动或认知行为训练，使老年人保持良好的心态。鼓励其勤动手、多动脑，如读书、看报、做手工、弹琴、书法、绘画等，以维持大脑的思维活动状态；根据老年人的活动能力，选择适宜的身体锻炼项目，如散步、太极等，有利于促进老年人的身心健康。

第五节　心脏骤停

心脏骤停是指心脏射血功能的突然终止，大动脉搏动与心音消失，重要器官（如脑）严重缺血、缺氧，导致生命终止。这种出乎意料的突然死亡，医学上又称猝死。心脏骤停的原因可分为心源性（原发性）与非心源性（继发性）两大类。原发性心脏骤停在成人最常见于冠状动脉硬化或痉挛引起心肌短暂性缺血而导致的室颤。继发性心脏骤停常见于麻醉与手术期间缺氧以及大量失血。

一、案例导入

（一）基本信息

患者，男性，81岁，退休工人，老伴已去世多年。儿女三个，均在外地工作。

（二）病史回顾

既往有冠心病十余年、高血压二十余年、胃溃疡、前列腺增生、肾结石术后3年病史；近两年出现间断活动后胸痛不适，以胸骨中段后为主，呈隐痛，每次持续数分钟，休息后即可缓解，未系统检查治疗。

（三）检查结果

肝肾功能无异常，心电图报告ST-T改变，血管B超报告左侧颈动脉斑块、左心房扩大；ADL评分55分，Morse跌倒危险因素评分45分。

（四）目前状况

老年人平日不太说话，一个人独居习惯了，有事也不喜欢麻烦别人，性格孤僻、固执，自认为小毛病可以自己处理。昨日，护士夜班查房时，突然发现患者呼之不应。

二、原因及危险因素

引发心脏骤停的原因很多，凡是能导致心搏出量减少、冠状动脉血流下降、心律失常、气道阻塞、心肺功能衰竭的各种因素都能引发心脏骤停。

（1）生理因素　心脏的结构及功能随着增龄而变化，表现为左心房扩大，心脏内膜和瓣膜硬化和纤维化，心功能降低和不稳定性增加，容易出现心律失常等；老年人的动脉、静脉和毛细血管均可发生老化，血管壁弹性降低，动脉粥样硬化，易引起心脑血管意外发生。

（2）病理因素

① 脏器老化、多脏器病并存、糖尿病、严重感染、寒冷、电解质紊乱等可能也是老年人猝死的诱发因素。老年人各脏器功能退化，并存多器官疾病、心力衰竭和感染，这些因素可引起缺血缺氧，氧自由基大量释放致全身重要器官损伤，诱发严重心律失常致猝死发生。

② 80%由心血管疾病导致，比如冠心病、心脏瓣膜病、先天性心脏病、心肌病、家族性猝死综合征、长QT间期综合征、主动脉破裂、心脏破裂、张力性气胸、心脏压塞、肺栓塞、冠状动脉血栓等。

（3）其他原因　20%左右的由其他原因引起，比如寒冷季节气温变化、电解质紊乱、低血容量、缺氧、氢离子（酸中毒）、低/高钾血症、低体温症、严重创伤、溺水、电击、药物（包括农药）中毒、食物中毒、过敏性休克、手术意外、麻醉意外等。上述这些因素可以严重影响心脏的电活动而导致心脏骤停。一旦发生心脏骤停，会危及生命，所以应该立刻就地采取心肺复苏的措施，并同时拨打120急救电话。

三、表现及预后

（1）心脏骤停的主要临床表现　意识丧失；呼吸快而表浅迅即转为呼吸停止；重度低血压，大血管不能测到脉搏，心音消失。数分钟内，组织缺氧，导致生命器官损害。

（2）心脏骤停或心源性猝死的临床过程　可分为4个时期：前驱期、发病期、心脏停搏和死亡期。

① 前驱期　发生心脏骤停前有数天或数周，甚至数月的前驱症状，诸如心绞痛、气急或心悸的加重，易于疲劳，及其他非特异性的主诉。这些前驱症状并非心源性猝死所特有，而常见于任何心脏病发作之前。

有资料显示50%的心源性猝死者在猝死前1个月内曾求诊过，但其主诉常不一定与心脏有关。在医院外发生心脏骤停的存活者中，28%在心脏骤停前有心绞痛或气急的加重。但前驱症状仅提示有发生心血管病的危险，而不能识别哪些属于发生心源性猝死的亚群。

② 发病期　亦即导致心脏骤停前的急性心血管改变时期，通常不超过1h。典型表现包括：长时间的心绞痛或急性心肌梗死的胸痛，急性呼吸困难，突然心悸，持续心动过速，或头晕目眩等。若心脏骤停瞬间发生，事前无预兆警告，则95%为心源性，并有冠状动脉病变。

从心脏猝死者所获得的连续心电图记录中可见在猝死前数小时或数分钟

内常有心电活动的改变，其中以心率增快和室性早搏的恶化升级为最常见。猝死于心室颤动者，常先有一阵持续的或非持续的室性心动过速。这些以心律失常发病的老年人，在发病前大多清醒并在正常日常活动中，发病期（自发病到心脏骤停）短。心电图异常大多为心室颤动。另有部分患者因循环衰竭发病，在心脏骤停前已处于不活动状态，甚至已昏迷，其发病期长。在临终心血管改变前常已有非心脏性疾病。心电图异常以心室停搏较心室颤动多见。

③ 心脏停搏期　意识完全丧失为该期的特征。如不立即抢救，一般在数分钟内进入死亡期。罕有自发逆转者。

心脏骤停是临床死亡的标志，其症状和体征依次出现如下：

a. 心音消失。

b. 脉搏触不到、血压测不出。

c. 意识突然丧失或伴有短暂抽搐。抽搐常为全身性，多发生于心脏停搏后10s内，有时伴眼球偏斜。

d. 呼吸断续，呈叹息样，以后即停止。多发生在心脏停搏后20～30s内。

e. 昏迷，多发生于心脏停搏30s后。

f. 瞳孔散大，多在心脏停搏后30～60s出现。

④ 生物学死亡期　从心脏骤停向生物学死亡的演进，主要取决于心脏骤停心电活动的类型和心脏复苏的及时性。心室颤动或心室停搏，如在最初4～6min内未予心肺复苏，则预后很差。如在最初8min内未予心肺复苏，除非在低温等特殊情况下，否则几乎无存活。

（3）心电图表现

① 心室颤动或扑动，约占91%。

② 心电机械分离，有宽而畸形、低振幅的QRS，频率20～30次/min，不产生心肌机械性收缩。

③ 心室静止，呈无电波的一条直线，或仅见心房波。心室颤动超过4min仍未复律，几乎均转为心室静止。

（4）预后　心脏骤停后循环骤停，呼吸也就停止，由于脑细胞对缺血、缺氧最为敏感，一般4min就可发生不可逆的损害，10min就可能发生脑死亡；从统计资料来看，目击者立即施行心肺复苏术和尽早除颤，是避免生物学死亡的关键。

① 中枢神经系统的损伤是心脏复苏后住院期死亡的最常见原因。

② 缺氧性脑损伤和继发于长期使用呼吸器的感染占死因的60%；低心排血量占死因的30%；心律失常的复发致死者仅占10%。

③ 急性心肌梗死时并发的心脏骤停，其预后取决于为原发性或继发性：

前者心脏骤停发生时血流动力学稳定；而后者系继发于不稳定的血流动力学状态。因而，原发性心脏骤停如能立即予以复苏，成功率应可达百分之百；而继发性心脏骤停的预后差，复苏成功率仅30%左右。

④ 心脏骤停复苏成功的老年人，及时评估左心室的功能，非常重要，和左心室功能正常的老年人相比，左心室功能减退的老年人，心脏骤停复发的可能性比较大。

⑤ 对抗心律失常的药物反应较差，死亡率非常高，急性心肌梗死早期的原发性心室颤动，为非血流动力学异常引起者，经及时除颤，易获得复律成功。急性下壁心肌梗死并发的慢心律失常，或者是心室骤停所致的心脏骤停，预后良好。

⑥ 急性广泛前壁心肌梗死后，合并房室或者是室内传导阻滞，引起的心脏骤停，预后往往比较差，继发于急性大面积心肌梗死，及血流动力学异常的心脏骤停，即时死亡率高达59%～89%，心脏骤停即使复苏成功，也难以维持稳定的血流动力学状态。

四、综合评估

（一）评估对象

（1）高龄老年人，年龄≥80岁。

（2）患有基础疾病的老年人，美国心脏协会（AHA）的研究报告认为：心脏猝死中至少有80%为冠心病及其并发症所致（称"原发性心脏骤停型冠心病"）。

（3）患有心血管疾病的老年人，比如冠心病、心脏瓣膜病、先天性心脏病、心肌病、家族性猝死综合征、长QT间期综合征、主动脉破裂、心脏破裂、张力性气胸、心脏压塞、肺栓塞、冠状动脉血栓、高血压、严重心律失常等疾病。

（二）评估内容

（1）一般资料的评估　包括采集病史、体格检查、各种实验室检查等；详细询问老年人及其家属、陪护人员现病史及既往有无心血管疾病史；相关检查，包括血常规、肝肾功能、血脂、血糖、电解质、心脏指数、心电图、X线、心脏B超、冠脉CTA、冠脉造影检查等。

（2）心脏功能评估　老年人心脏老化又称"老化心""老年心"等。心脏老化的过程从心肌组织的超微结构开始，进而导致解剖形态变化及心脏生理功能的改变。心脏功能评估包括心室顺应性的变化、心排血量的增龄性变化、心肌收缩力的增龄性变化、心脏瓣膜的增龄性变化、增龄时需氧能力的变化、增龄时窦房结功能的变化、增龄时心肌的生物电活动、增龄时心率调节的变化、心音的变化以及冠脉循环的增龄性变化。

（3）心脏疾病的评估 包括病史评估、症状评估、心肺体征评估、疾病程度评估以及临床一般检查的评估（血流动力学检测、心电图、X线、心脏B超、冠脉CTA、冠脉造影检查等）。

（三）评估方法

（1）观察法、交谈法 收集使心脏骤停发生的可能因素。

（2）体格检查。

（3）心电图检查评估 静息心电图、动态心电图、负荷心电图、运动心电图、药物负荷心电图。

（4）心脏特殊检查 放射性核素心肌灌注显像、冠状动脉造影。

（5）其他检查 实验室检查、X线检查、血管内超声等。

五、观察要点/注意事项

（一）观察要点

（1）注意观察有无较长时间的心绞痛或急性心肌梗死的胸痛。急性呼吸困难，突然心悸，持续心动过速，或头晕目眩等。若心脏骤停瞬间发生，事前无预兆警告，则95％为心源性，并有冠状动脉病变。

（2）当老年人出现呼之不应时立即判断有无心脏骤停的症状和体征。

① 心音消失。

② 脉搏触不到、血压测不出。

③ 意识突然丧失或伴有短暂抽搐，抽搐常为全身性，多发生于心脏停搏后10s内，有时伴眼球偏斜。

④ 呼吸断续，呈叹息样，以后即停止，多发生在心脏停搏后20～30s内。

⑤ 昏迷，多发生于心脏停搏30s后。

⑥ 瞳孔散大，多在心脏停搏后30～60s出现。

但此时尚未到生物学死亡，如给予及时恰当的抢救，有复苏的可能。

（二）注意事项

（1）提高对危险因素的认识，对有心脏骤停先兆表现的高危老年人及早采取预防治疗措施和严密监测，有望降低老年猝死发生率。

（2）老年人如果合并呼吸系统、神经系统、内分泌系统疾病时，应注意观察老年人临床表现、异常检查结果，及时发现异常，及时送医处理。

（3）寒冷的冬春季节是老年人心脏骤停发生的高危季节，在季节变化时，加强对老年人的关注也可降低猝死发生率。

六、应对措施

（一）心脏骤停的急救

1. 立即行心肺复苏

发现老年人意识突然丧失，面色苍白，颈动脉搏动消失，瞳孔散大，无自主呼吸，发绀，应立即将老年人置于去枕平卧位，或就地抢救。

2. 评估现场环境是否安全（远离潮湿、危险区域）

（1）判断意识　用双手轻拍老年人双肩，大声问："喂，你怎么了？你还好吗？"

（2）老年人若无反应，检查呼吸　观察老年人胸廓起伏5～10s（口读：1001、1002、1003、1004、1005…），告知有无呼吸。

（3）呼救　来人啊！喊医生！推抢救车和除颤仪。

（4）判断有无颈动脉搏动　用靠近老年人气管侧手的食指和中指从气管正中环状软骨划向近侧颈动脉搏动处，判断5～10s（口读：1001、1002、1003、1004、1005…），告知有无搏动。

（5）松解衣领及裤带

（6）胸外心脏按压　两乳头连线中点（胸骨中下1/3处），用左手掌根紧贴老年人的胸部，两手重叠，左手五指翘起，双臂伸直与老年人胸部垂直，用上身力量按压30次（按压频率100～120次/min，按压深度至少5cm），见图5-1。

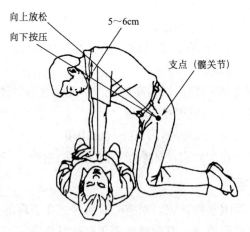

向上放松
向下按压
5～6cm
支点（髋关节）

图5-1　心肺复苏示意

（7）打开气道　仰头抬颌法。确认口中无分泌物，无假牙。

（8）人工呼吸　应用简易呼吸器，一手以"EC"手法固定，一手挤压简易呼吸器，每次送气400～600mL，频率10～12次/min。

（9）持续2min的高质量心肺复苏（CPR）　以心脏按压：人工呼吸=30：2的比例进行，循环5个周期（以心脏按压开始，以送气结束为1个周期），有条件者可以除颤。

（10）判断复苏是否有效　听是否有呼吸音，同时触摸是否有颈动脉搏动。

（11）判断老年人颈动脉搏动　未恢复，立即启动新一轮的高质量CPR，如老年人颈动脉搏动恢复，应予以高级生命支持。

3. 其他辅助方法

（1）胸前区叩击法。

（2）针刺水沟（人中）或手心的劳宫、足心涌泉穴，起到抢救作用。

（3）迅速掏出咽部呕吐物，以免堵塞呼吸道或倒流入肺，引起窒息和吸入性肺炎。

（4）头敷冰袋降温。

（5）急送医院救治。

（二）复苏后期处理

（1）维持血液循环，心脏复苏后常有低血压或休克，应适当补充血容量并用血管活性药，维持血压在正常水平。

（2）维持有效通气功能继续吸氧。如自主呼吸尚未恢复，可继续用人工呼吸机；如自主呼吸恢复但不健全稳定，可酌用呼吸兴奋剂，如尼可刹米、洛贝林（山梗菜碱）或盐酸二甲弗林（回苏灵）肌注或静滴；还要积极防治呼吸系统感染。

（3）心电监测发现心律失常，要积极处理。

（4）积极进行脑复苏，如心肺复苏时间较长，大脑功能会有不同程度损害，表现为意识障碍、遗留智力与活动能力障碍，甚至形成植物人，因此脑复苏是后期的重点。

① 如意识障碍伴发热，应头部冰帽降温；如血压稳定还可人工冬眠，常用氯丙嗪和异丙嗪静滴或肌注。

② 防治脑水肿，可适当使用脱水剂、肾上腺糖皮质激素或白蛋白等。

③ 改善脑细胞代谢药物，如ATP、辅酶A、脑活素、胞二磷胆碱等。

④ 高压氧治疗。

（5）保护肾功能，密切观察尿量及血肌酐，防治急性肾功能衰竭。

七、案例分析

（一）照护难点

（1）高龄老年人，性格孤僻、固执，不爱说话。

（2）依从性差，爱自己处理身体的小问题。

（3）高血压、冠心病、胃溃疡、前列腺增生等多病共存，多重用药；有肾结石手术史，有胸痛发作史。

（二）照护措施

1. 紧急处理时的措施

（1）护理员发现患者呼之不应，立即判断有无自主呼吸、大动脉搏动，如无，立即大声呼救，并用手机拨打急救电话，请求医护人员的救助。

（2）立即解开老年人脖颈等部位的衣物，同时清理老年人口腔内的异物，使老年人头部偏向侧身，以保证呼吸道畅通。

（3）将老年人置于硬板床上，开始胸外心脏按压和人工呼吸，等待医护人员的到来。

（4）注意按压的频率、深度，用力不能过猛，避免引起老年人肋骨骨折。

（5）施救过程中注意保护老年人隐私，注意为老年人保暖。

（6）及时通知家属，并做好家属的心理护理，取得家属的合作。

（7）老年人复苏后，给予老年人心灵关怀，继续配合治疗。

2. 照护指导

（1）护理人员严格执行交接班制度，当班定期巡视老年人房间，工作落实到位。

（2）建议高龄、多病共存的老年人有专人陪护。

（3）口服用药，了解老年人口服药物的作用、剂量、用法、不良反应和注意事项，根据医嘱按时定量给药，提高老年人的依从性。

（4）心理护理，老年人出现恐惧、焦虑、紧张、沮丧等情绪是正常现象，医护人员应定期进行心脏骤停的相关知识、急救措施的讲解，消除老年人的疑虑。

（5）运动护理，鼓励老年人适当运动，如行走、慢跑、太极拳等有氧运动，循序渐进，运动时间由短到长，并且做好运动前的热身活动。

（6）饮食调理，忌进食兴奋性及刺激性食物，如浓茶、咖啡、辣椒等，避免饱餐，以免加重心脏负荷；宜多食用高热量、高蛋白质（如鸡蛋、牛奶等）和高维生素的清淡、易消化食物。

（7）预防措施，合理膳食，三餐规律，控制总热量的摄入。宜清淡饮食、低脂少油、少糖少盐，定时定量进餐；养成良好的生活习惯，同时避免情绪激动、剧烈运动等诱因；口服的多种药物由医生定期调整并在护士指导下服用。

第六节　烫伤

随着老年人各项身体功能的减退，对热的感觉也减退，在高温环境中不敏感，容易发生烫伤，应引起高度关注。这也是老年照护中常见的不良事件。烫伤是由高温液体、高温固体或高温蒸汽等所致的皮肤损伤。烫伤多发在冬季，部位常在下肢。

一、案例导入

（一）基本信息

患者，女性，83岁，退休教师，丈夫已去世5年，儿女四人，两个在外地工作，另外两个工作忙，家里事又多。老年人记忆力近期减退明显，自觉体力也不如以前，照顾自己生活有些困难，为了不给儿女增加麻烦，1年前主动要求住进了养老院。

（二）病史回顾

患者既往有高血压、糖尿病、COPD病史，高血压13年，治疗比较规范，每年去医院检查并调整治疗方案，血压维持在120～135/80～90mmHg；糖尿病5年，未系统检查和治疗，也未监测血糖；COPD近3年每年急性发作2～3次，住院治疗后好转。

（三）检查结果

养老院每半年一次常规检查，白蛋白35g/L、白球比值1.1、糖化血红蛋白7.9%；特殊检查：肌电图报告糖尿病周围神经病变，动态血压监测符合高血压诊断标准。目前老年人ADL评分75分，Morse跌倒危险因素评估65分，MMSE评分26分。

（四）目前状况

目前为深秋季节，天气变化大，气温低，但养老机构未开暖气，为老年人使用热水袋保暖，忘记及时更换部位，不慎导致右侧前臂皮肤出现红肿，有一3cm×3cm透亮水疱。

二、原因及危险因素

（1）生理因素　老年人因神经系统生理的老化、皮肤组织老化衰老而导致痛温觉减退，对热的耐受能力降低，受热以后，易导致皮肤红肿、水疱、破溃等不同程度的烫伤。

（2）病理因素　老年人由于皮肤功能退化，对不良刺激的反应和免疫功能下降，致皮肤损伤和疾病的发生率明显增高，再加上老年人本身疾病的影响，皮肤易损性增加，故使用热水袋保暖或者热疗时，即使正常的温度、距离，仍可能造成烫伤。老年人行动不便，全身患有多种疾病，特别是截瘫、糖尿病并发症引起肢体感觉神经反应迟钝，常由于取暖设备的持续低热接触造成局部皮肤烫伤。

（3）主观原因　老年群体有头痛头晕、腹胀、消化不良等身体不适时，比较倾向用中医治疗，其中中医的拔罐、艾灸、电磁波治疗仪这些理疗方法由于成本低，方法简单易学，成为老年人常用的治疗手段。同时老年人盼望疾病康复的心情比较急切，在家中做治疗时，主观认为治疗的时间越长效果越好，每次拔罐、艾灸都会超时，最后常导致皮肤烫伤。

（4）操作方法不当

① 用暖水袋为老年人保暖时，温度过高（老年人使用热水袋水温应在50℃以内），同一部位放置热水袋时间过长（热水袋由于本身特点，保温时间差不多都是3小时左右）。热水袋是以橡胶或防水材料制成的袋子，通过装入加热的液体，从而达到取暖的目的。热水袋有两种，一种是机械的，通过添加热水达到加热目的；第二种是电热袋，内充物是特制油，通过插电加热达到加热目的。

② 拔罐时罐口温度过高，电磁波治疗仪距离皮肤太近，做超短波理疗时身体内有金属异物，艾灸治疗时睡着了，易造成背部、腹部皮肤烫伤。

③ 炒菜时身体距离油锅太近，油炸时没有及时躲避喷溅的热油，易造成脸部、手臂的烫伤。

三、表现及危害

（一）烫伤程度的表现

① Ⅰ度烫伤　一旦发生只损伤皮肤表层，局部轻度红肿，无水疱，疼痛明显的烫伤。

② 浅Ⅱ度烫伤　创面表皮有破皮，创面发红，疼痛，出现大水疱，均匀发红、潮湿、水肿明显。

③ 深Ⅱ度烫伤　可损伤真皮深层，表皮不完整，创面为红白相间，会出现小水疱，并伴有疼痛感。

④ Ⅲ度烫伤　是皮下脂肪、肌肉、骨骼都有损伤并呈灰或红褐色。

（二）老年人烫伤的危害

① 愈合时间延长：老年人发生烫伤后，因为皮肤再生能力已经退化，所以要比年轻人更加难以愈合，伤口容易扩大，如果不能及时得到有效的治疗，

会引发更严重的后果。

② 低温烫伤表面看起来不严重，但实际上大多是深度烫伤且面积大，往往需要手术植皮治疗。

③ 脏器功能逐渐衰竭。老年人发生烫伤后，如果烫伤面积较大，烫伤程度较严重，很可能各个脏器功能逐渐衰竭，且老年人行动多数不太方便，更容易发生压力性损伤。

④ 老年人发生烫伤后，如果延误治疗时间，有可能会因为身体免疫力低下而发生大面积感染，危及生命。

四、综合评估

（一）评估对象

① 年龄超过80岁的高龄老年人。

② 行动不便如患帕金森病、骨关节退行性等疾病的老年人。

③ 截瘫、糖尿病、脑卒中等引起的并发症导致肢体感觉神经反应迟钝的老年人。

④ 痴呆、视力障碍、寡居、空巢缺少照顾或不愿麻烦他人的老年人。

⑤ 神志不清、昏迷、睡眠障碍使用镇静催眠药物改善睡眠可能导致熟睡的老年人。

（二）评估内容

① 既往病史评估　应详细评估老年人以往有无使用保暖袋等导致烫伤的情况；详细的疾病史（尤其关注帕金森病、痴呆、脑卒中、糖尿病等）和服用药物史（老年人的用药情况，尤其关注与睡眠有关的药物）。

② 躯体功能评估　随着年龄的增长，老年人的各项生理功能都有减退。老年人感知觉尤其是痛、温、触觉功能减退；吞咽功能、食管平滑肌功能减退易引起食物温度过高导致的食管灼烧。

③ 认知功能评估　老年人神经系统退行性疾病、心脑血管疾病、营养代谢障碍、感染、外伤、肿瘤、药物滥用等多种原因均可导致认知功能障碍，认知障碍对老年人的社会功能、日常能力、自理能力产生的影响，导致老年人不能识别一些可能引起烫伤的物品。

（三）评估方法

① 观察法、交谈法、体格检查　了解老年人的身体状况包括疾病史、关节的活动情况、目前的心理、精神及生活居住的环境等。

② 精神心理测量技术　可使用简易智力状态检查量表（MMSE）、蒙特利尔认知评估量表（MoCA）、神经精神评定量表、阿尔茨海默病评定量表-认知

（ADAS-Cog）等。

③ 辅助检查　生化检查血糖血脂；骨关节 X 线片；图形觉、实体觉、温度觉及痛觉检查；肌电图检查等。

五、观察要点/注意事项

注意使用加温仪器或高温治疗的时长，老年人使用加热式仪器或高温治疗时，一定要掌握好时间，比如：拔罐时间以不超过10min为宜；艾灸的治疗时间不应超过20min，不要认为时间越长效果越好，这些治疗应该注重整个疗程的治疗时间，而不应该认定一次治疗时间越长越好，以免造成不必要的损伤。

六、应对措施

（1）老年人一旦出现烫伤，应立即远离热源，进行处理。

（2）Ⅰ度烫伤。一旦发生只损伤皮肤表层，局部轻度红肿，无水疱，疼痛明显的烫伤，可先用凉水把伤处冲洗干净，然后将伤处放入凉水中浸泡30min，一般来说，浸泡时间越早，水温越低（不能低于5℃，以免冻伤），效果越好（但伤处已经起泡并破溃了不可浸泡，以防感染），再用茶油涂擦表面，用碘伏消毒创面即可，不必包扎。

（3）Ⅱ度烫伤即真皮损伤，局部红肿疼痛，有大小不等的水疱。可用碘伏消毒，水疱直径≥0.5cm可用无菌针头刺破水疱边缘放水，再用碘伏消毒创面，涂上烫伤膏：如京万红软膏，最后用无菌纱布包扎。松紧要适度。水疱直径＜0.5cm，不用特殊处理，保持表面清洁干燥，水疱可自行吸收。

（4）Ⅲ度烫伤，是皮下脂肪、肌肉、骨骼都有损伤并呈灰或红褐色，此时应马上用干净布包住创面，及时送往医院，切不可在创面上涂甲紫或膏类药物，影响病情观察及处理。

（5）最后一定要注意，如果不具备消毒条件或对烫伤部位的愈合没有把握，一定要及时到门诊部或医院处理，以免耽误病情。注意老年人水温应调节在50℃以内，以免烫伤。

（6）加强护理人员的培训，包括使护理人员了解老年人皮肤生理病理特点，熟练掌握专业操作技术，严格执行操作规程思想，加强对老年人烫伤的重视，提高操作技能，严格按规程执行。

① 烤灯照射。为老年人使用烤灯照射时，应严格掌握烤灯功率、距离和时间，灯距以50cm为宜，时间20～30min，照射过程中不离开老年人，严密观察照射区颜色、温度等皮肤反应及有无过热、心慌、头晕等感觉，经常以手试温或用温度计测温，结束后及时收回仪器，并注意观察有无继发效应，做好交接班。

② 热水袋使用。老年人使用热水袋水温应低于50℃，不超过30min，热水袋外除包裹布罩外，需再包一块毛巾或放于两层毯子之间。

③ 中药熏蒸。为高龄老年人进行中药熏蒸时，药液温度要较其他老年人治疗温度略低2～3℃（一般70～80℃），先打开盆盖，再安置老年人体位，并随时询问老年人的肢体皮肤情况及感觉，及时调整。

④ 洗浴。老年人洗浴前，护士要叮嘱家属事先调节好水温，控制水温在40℃左右。

（7）强化安全意识，护理人员应加强工作责任心，发生不良事件后及时报告并分析发生原因，制订相应的防范措施。加强对高龄老年人的巡视，细致观察病情。对新入院老年人做好烫伤等危险因素的评估，了解老年人有无烫伤史，有无与烫伤有关联的病症等，以采取针对的预防措施。

（8）加强老年人的健康宣教，应告知老年人及家属各项治疗措施的注意事项以及私自操作可能引起的严重后果。

（9）护理管理人员应起到监管作用，护理管理人员应增强安全防范意识，制订规范的工作流程，定期维护保养仪器设备，若治疗用仪器使用完毕未放于规定位置，老年人或家属很容易自行取用等。

七、案例分析

（一）照护难点

（1）老年人既往有高血压、糖尿病、COPD病史，尤其糖尿病未规律治疗，烫伤后更难。

（2）高龄老年人，性格偏执，遵医行为差。

（二）照护措施

（1）先用凉水把伤处冲洗干净，然后将烫伤处放入凉水中浸泡30min。

（2）用无菌针头刺破水疱边缘放水，用碘伏消毒创面，涂上烫伤膏，用无菌纱布包扎，松紧适度。

（3）注意密切观察其伤口愈合情况。

（4）安抚老年人，嘱其放松心情，积极配合换药。

（5）老年人控制血糖，少量多餐，同时注意进食高蛋白质食物，促进伤口愈合。

第六章

常见老年综合征的应对

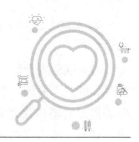

第一节　跌倒

跌倒是指突发、不自主的、非故意的体位改变，倒在地上或更低的平面上，但不包括由于瘫痪、癫痫发作或外界暴力作用引起的摔倒。

WHO报告显示年龄在64岁以上的社区老年人每年跌倒发生率为28%～35%，年龄70岁或以上的为32%～42%，而居住在养老院的老年人跌倒发生率则更高。

全国疾病监测系统数据显示，意外跌倒已成为我国65岁以上老年人因伤致死的首位原因。跌倒所致外伤是老年人外伤的重要原因，易导致软组织损伤、关节脱位、骨折和颅脑损伤。而其中最严重的损伤是髋部骨折，侧身跌倒可增加髋部骨折风险3～5倍，若跌倒影响至近端股骨大粗隆，则髋部骨折风险可增加30倍。同时，跌倒对老年人心理影响持续时间长、危害大，而害怕再次跌倒的心理可显著降低老年人的活动能力、灵活性以及独立性。

一、案例导入

（一）基本信息

患者，男性，78岁，丧偶，育有1子1女，目前居住于某医院老年科。

（二）病史回顾

高血压三十余年，血压控制不佳，平时血压150～170/80～95mmHg。糖尿病8年，未规律服药；7年前体检时发现前列腺增生。4年前因急性缺血性脑卒中行神经外科介入治疗，目前日常活动可，言语不利。1年前行双眼白内障手术。

（三）检查结果

老年人半个月前查糖化血红蛋白7.5％，目前患者ADL评分为60分，Morse跌倒危险因素评估为50分。

（四）目前状态

老年人目前居住于老年科，近期患者血糖控制不佳，昨日晚餐后两小时血糖4.7mmol/L，口服糖块后升至6.7mmol/L，凌晨4时如厕滑倒，臀部着地，后有髋部压痛及活动后疼痛，送往医院，行盆骨正位及双髋关节正侧位X线片检查未见明显异常，目前卧床休息中。

二、原因及危险因素

（一）内在危险因素

（1）生理因素　随着年龄的增长，老年人维持肌肉骨骼运动系统的生理功能均有所减退，造成步态的协调性下降、平衡能力降低以及肌肉力量减弱，导致跌倒的危险性增加。老年人在视觉、听觉、前庭功能、触觉及本体感觉方面都有下降，判断外界环境的能力减弱，也增加了跌倒的风险。老年人出现中枢和周围神经系统的退变，导致对比感觉降低、躯体感觉减弱、反应时间延长、平衡功能受损等，增加跌倒的危险性。

（2）病理因素　包括中枢神经系统疾病、周围神经系统病变、心血管疾病、影响视力的眼部疾病、足部疾病、感染、肺炎、贫血、泌尿系统疾病、运动损害等。与患一种慢性疾病的老年人相比，患有多种慢性疾病者发生跌倒的危险性更高。痴呆或者精神病患者跌倒的风险性尤其高。

（3）药物因素　也是导致老年人跌倒的重要原因。是否服药、药物的剂量以及复方药都可能引起跌倒。很多药物可以影响人的神志、精神、视觉、步态、平衡等方面而引起跌倒。可能引起跌倒的药物如下。①精神类药物：抗抑郁药、抗焦虑药、催眠药、抗惊厥药、镇静药。②心血管药物：抗高血压药、利尿药、血管扩张药。③其他：降糖药、非甾体抗炎药、镇痛药、多巴胺类药物、抗帕金森病药。药物因素与老年人跌倒的关联强度见表6-1。

表6-1　药物因素与老年人跌倒的关联强度

因素	关联强度
精神类药	强
抗高血压药	弱
降糖药	弱
使用四种药物以上	强

（4）心理因素　自信心和跌倒时的情绪是影响老年人跌倒的重要心理因

素。沮丧、焦虑可能会削弱老年人的注意力，导致对周边环境危险因素的感知力减弱，反应能力下降，增加跌倒的机会。跌倒可反复发生，有既往的跌倒史也会显著增加再次跌倒发生的风险。

（二）外在危险因素

（1）环境因素　居室中照明不足，不合适的家具高度和摆放位置，日常用品摆放不当，光滑的室内地面，卫生间没有扶栏、把手、湿滑等都可能增加跌倒的危险。室外环境中的路面不平、灯光昏暗、路面湿滑、拥挤等都可能引起老年人跌倒。不合适的鞋子和行走辅助工具的使用也会使跌倒的危险性增加。

（2）社会因素　老年人的教育和收入水平、卫生保健水平、享受社会服务和卫生服务的途径、室外环境的安全设计，以及老年人是否独居、与社会的交往和联系程度都会影响其跌倒的发生率。

三、表现及预后

（一）跌倒伤害分级

根据老年人安全事件分级（NPSA）划分：

（1）无损伤。

（2）轻度损伤　不需或只需稍微治疗与观察的伤害程度，如皮肤擦伤、皮肤挫伤、不需要缝合的皮肤小撕裂伤等。

（3）中度伤害　需要冰敷、包扎、缝合或夹板等医疗或护理处置与观察的伤害程度，如扭伤、大或深的撕裂伤、皮肤撕破等。

（4）重度伤害　需要医疗处置及会诊的伤害程度，如骨折、硬膜下血肿、严重头部创伤、意识丧失、精神或身体状态改变等。

（5）死亡　老年人因跌倒产生的持续性损伤而最终致死。

（二）按照严重程度分级

（1）严重度1级　不需或只需稍微治疗与观察，如：皮肤擦伤、皮肤挫伤、不需缝合的皮肤小撕裂伤等。

（2）严重度2级　需要冰敷、包扎、缝合或夹板等医疗或护理的处置或观察，如：扭伤、大或深的撕裂伤等。

（3）严重度3级　需要医疗处置及会诊，如：骨折、意识丧失、精神或身体功能改变等。

（三）预后

（1）跌倒引起的并发症是65岁以上老年人死亡的首要因素。

（2）跌倒事件导致的结果如活动受限、伤残会给老年人带来焦虑、抑郁、社会孤立等，给老年人家庭及社会增加负担。

（3）跌倒导致伤害时易引起医疗纠纷，延长住院天数及增加医疗费用。

四、风险评估

（一）评估对象

（1）年龄超过65岁，一年内有跌倒病史的老年人。

（2）平衡功能受损，步态不稳的老年人。

（3）肢体功能障碍、意识障碍、睡眠障碍的老年人。

（4）有贫血、体位性低血压的老年人。

（5）缺少照顾、逞强或不愿麻烦他人的老年人。

（二）评估内容

（1）既往病史评估　既往病史是评估老年人跌倒风险的重要组成，应详细评估老年人的跌倒史（有无跌倒史，跌倒发生的时间、地点和环境状况，跌倒时的症状、跌倒损伤情况以及其他后果，有无害怕跌倒的心理）、疾病史（尤其关注帕金森病、痴呆、脑卒中、心脏病、视觉障碍和严重的骨关节病等疾病）和服用药物史（老年人的用药情况，尤其关注与跌倒有关的药物服用）。

（2）综合评估　综合考虑引起老年人跌倒的危险因素，较为全面地评估老年人的跌倒风险，但此类的量表多注重对老年人跌倒的内在因素的评估。

（3）躯体功能评估　随着年龄的增长，老年人的各项生理功能都有所减退。其中维持肌肉骨骼运动系统功能减退造成的步态协调性下降、平衡能力降低，以及老年人在视觉、听觉、前庭功能、本体感觉方面的下降，都增加了跌倒的风险。对老年人躯体功能的评价，包括日常生活活动评估、体格检查（表6-2）、步态与平衡能力评估等，建议根据老年人的具体情况选择合适的评估工具。

表6-2　老年人跌倒风险体格评估要点

项目	体格检查要点
重要征象	发热、体温降低
	呼吸频率
	脉搏和血压（仰卧位、坐位、站立位）
皮肤	肿胀（胸部、其他部位）
	苍白
	外伤
眼睛	视敏度
心血管系统	心律失常
	颈动脉杂音
	主动脉狭窄征象
	颈动脉窦敏感

续表

项目	体格检查要点
四肢	退行性关节病
	活动范围
	畸形
	骨折
	足部疾病（胼胝，囊肿，溃疡，穿脱不便、不合理、破旧的鞋子）

（4）环境评估　不良的环境因素是引起老年人跌倒的重要危险因素。我国老年人的跌倒有一半以上是在家中发生的，家庭环境的改善尤其是进行居家适老化改造可以有效减少老年人跌倒的发生。要进行个性化的居家适老化改造，首先需要对家庭环境进行评估。所有有老年人的家庭都需要进行家庭环境的评估。工作人员也应对机构内环境进行定期评估和适老化改造。

（5）心理评估　焦虑、沮丧及害怕跌倒的心理状态都增加了跌倒发生的风险，对老年人的跌倒心理进行评估也有积极的意义。

（三）评估工具

1. 综合评估

（1）Morse跌倒危险因素评估量表（MFS）　评估患者跌倒风险，预测跌倒可能性。Morse跌倒危险因素评估量表由美国宾夕法尼亚大学Janice Morse编制，国内外已证实该量表有明确的有效性和可靠性。该量表评估时间为2～3min，耗时短，简明易懂，能快速做出判断，应用十分广泛。该量表对跌倒的危险分三个程度，总分125分，得分越高，危险越大（表4-2）。

（2）老年人跌倒风险评估工具（fall risk assessment tool，FRA）由国家卫生健康委员会在《老年人跌倒干预技术指南》中提出，该量表于2011年发行，包括运动、跌倒史、精神不稳定状态、自控能力、感觉障碍、睡眠状况、用药史、相关病史8个维度共计35个条目的评估，每个条目得0～3分，总分53分。分数越高，表示跌倒的风险越大（表6-3）。完成整个量表的填写需5～10min。

表6-3　老年人跌倒风险评估表

运动	权重	得分/分	睡眠状况	权重	得分/分
步态异常/假肢	3		多睡	1	
行走需辅助设施	3		失眠	1	
行走需他人帮助	3		夜游症	1	

续表

运动	权重	得分/分	睡眠状况	权重	得分/分
跌倒史			用药史		
有跌倒史	2		新药	1	
因跌倒住院	3		心血管药物	1	
精神不稳定状态			抗高血压药	1	
谵妄	3		镇静、催眠药	1	
痴呆	3		戒断治疗	1	
兴奋/行为异常	2		糖尿病用药	1	
精神恍惚	3		抗癫痫药	1	
自控能力			麻醉药	1	
大便/小便失禁	1		其他	1	
频率增加	1		相关病史		
保留导尿	1		神经科疾病	1	
感觉障碍			骨质疏松症	1	
视觉受损	1		骨折史	1	
听觉受损	1		低血压	1	
感觉性失语	1		药物/乙醇戒断	1	
其他情况	1		缺氧症	1	
			年龄80岁及以上	3	

注：最终得分，低危1～2分；中危3～9分；高危10分及以上。

2. 日常生活自理能力评估

日常生活活动评估量表（Barthel 指数）是20世纪50年代由美国Floorence Mahney等人设计并制订的，具有较高的信度和效度，该量表包含了进食、洗澡、修饰、穿衣、大便的控制、小便的控制、如厕、床椅转移、平地行走、上下楼梯等10个条目，得分越高，表明受试老年人的独立性越好，依赖性越小（表6-4）。

表6-4 日常生活活动（ADL）评估量表

项目	评分标准	得分/分
进食：指用餐具将食物由容器送到口中、咀嚼、吞咽等过程	10分：可独立进食（在合理的时间内独立进食准备好的食物）	
	5分：需部分帮助（进食过程中需要一定帮助，如协助把持餐具）	
	0分：需极大帮助或完全依赖他人，或有留置营养管	
洗澡	5分：准备好洗澡水后，可独立完成洗澡过程	
	0分：在洗澡过程中需他人帮助	
修饰：指洗脸、刷牙、梳头、刮脸等	5分：可自己独立完成	
	0分：需他人帮助	

续表

项目	评分标准	得分/分
穿衣：指穿脱衣服、系扣、拉拉链、穿脱鞋袜、系鞋带	10分：可独立完成	
	5分：需部分帮助（能自己穿脱，但需他人帮助整理衣物、系扣/鞋带、拉拉链）	
	0分：需极大帮助或完全依赖他人	
大便控制	10分：可控制大便	
	5分：偶尔失控（每周<1次），或需他人提示	
	0分：完全失控	
小便控制	10分：可控制小便	
	5分：偶尔失控（每天<1次，但每周>1次），或需他人提示	
	0分：完全失控，或留置导尿管	
如厕：包括去厕所、解开衣裤、擦净、整理衣裤、冲水	10分：可独立完成	
	5分：需部分帮助（需他人搀扶去厕所、需他人帮忙冲水或整理衣裤等）	
	0分：需极大帮助或完全依赖他人	
床椅转移：指从床移动到椅子然后回来	15分：可独立完成	
	10分：需部分帮助（需他人搀扶或使用拐杖）	
	5分：需极大帮助（较大程度上依赖他人搀扶和帮助）	
	0分：完全依赖他人	
平地行走	15分：可独立在平地上行走45m	
	10分：需部分帮助（因肢体残疾、平衡能力差、过度衰弱、视力等问题，在一定程度上需要他人搀扶或使用拐杖、助步器等辅助用具）	
	5分：需极大帮助（因肢体残疾、平衡能力差、过度衰弱、视力等问题，在较大程度上依赖他人搀扶，或坐在轮椅上自行移动）	
	0分：完全依赖他人	
上下楼梯	10分：可独立上下楼梯（连续上下10～15个台阶）	
	5分：需部分帮助（需他人搀扶，或扶着楼梯、使用拐杖等）	
	0分：需极大帮助或完全依赖他人	
总分	上述10个项目得分之和	

注：重度依赖，总分≤40分，完全不能自理，全部需要他人照护；中度依赖，总分41～60分，部分不能自理，大部分需他人照护；轻度依赖，总分61～99分，极少部分不能自理，部分需他人照护；无须依赖，总分100分，完全能自理，无须他人照护。

3.步态与平衡能力评估

（1）计时起立-行走测试　主要用于评估老年人的移动能力和平衡能力。受试者着舒适的鞋子，坐在有扶手的靠背椅上，身体紧靠椅背，双手放在扶手上。当测试者发出"开始"的指令后，受试者从靠背椅上站起，待身体站稳后，按照尽可能快的走路形态向前走3m，然后转身迅速走回到椅子前，再转身坐下，靠到椅背上。测试者记录被测试者背部离开椅背到再次坐下（靠到椅背）所用的时间，以秒为单位。被测试者在测试前可以练习1～2次，以熟悉整个测试过程。结果评定：<10s表明步行自如（评级为正常）；10～19s表明有独立活动的能力（评级为轻度异常）；20～29s表明需要帮助（评级为中度异常）；≥30s表明行动不便（评级为重度异常）。

（2）Berg平衡量表（Berg balance scale，BBS） 1989年由Berg等研制，被视为平衡功能评估的金标准。该量表要求受试者做出包括由坐到站、独立站立、独立坐下、由站到坐、床椅转移、双足并拢站立、闭眼站立、上臂前伸、弯腰拾物、转身向后看、转身1周、双足前后站立、双足交替踏台阶、单腿站立等14个项目，每个项目根据受试者的完成情况评定为0～4分，满分为56分。得分越低表明平衡功能越差，跌倒的可能性也越大（表6-5）。

表6-5 Berg平衡量表

1. 从坐位站起（ ）指令：请站起来，尝试不要用手支撑（用有扶手的椅子） 4分 不用手扶能够独立地站起并保持稳定 3分 用手扶着能够独立地站起 2分 几次尝试后自己用手扶着站起 1分 需要他人少量的帮助才能够站起或保持稳定 0分 需要他人中等或大量的帮助才能够站起或保持稳定
2. 无支持站立（ ）指令：请在无支撑的情况下站立2min 4分 能够安全地站立2min 3分 在监视下能够站立2min 2分 在无支持的条件下能够站立30s 1分 需要若干次尝试才能无支持地站立30s 0分 无帮助时不能站立30s
3. 无靠背坐位，但双脚着地或放在一个凳子上（ ）指令：请合拢双上肢坐2min 4分 能够安全地保持坐位2min 3分 在监视下能够保持坐位2min 2分 能坐30s 1分 能坐10s 0分 没有靠背支持不能坐10s
4. 从站立位坐下（ ）指令：请坐下 4分 最小量用手帮助安全地坐下 3分 借助于双手能够控制身体的下降 2分 用小腿后部顶住椅子来控制身体的下降 1分 独立地坐，但不能控制身体的下降 0分 需要他人帮助坐下
5. 转移（ ）指令：摆好椅子，让受检者转移到有扶手的椅子上及无扶手的椅子上。可以使用两把椅子（一把有扶手，一把无扶手）或一张床及一把椅子 4分 稍用手扶就能够安全地转移 3分 绝对需要用手扶着才能够安全地转移 2分 需要口头提示或监视才能够转移 1分 需要一个人的帮助 0分 为了安全，需要两个人的帮助或监视

6. 无支持闭目站立（　　）指令：请闭上眼睛站立10s
4分　能够安全地站立10s
3分　监视下能够安全地站立10s
2分　能站3s
1分　闭眼不能达3s，但站立稳定
0分　为了不摔倒而需要两个人帮助

7. 双脚并拢无支持站立（　　）指令：请你在无帮助下双脚并拢站立
4分　能够独立地将双脚并拢并安全地站立1min
3分　能够独立地将双脚并拢并监视下站立1min
2分　能够独立地将双脚并拢，但不能保持30s
1分　需要别人帮助将双脚并拢，但能够双脚并拢站15s
0分　需要别人帮助将双脚并拢，双脚并拢站立不能保持15s

8. 站立位时上肢向前伸展并向前移动（　　）指令：将上肢抬高90°，将手指伸直并最大可能前伸。上肢上举90°后，将尺子放在手指末端。手指不要触及尺子。记录经最大努力前倾时手指前伸的距离。如果可能的话，让受检者双上肢同时前伸以防止躯干旋转。
4分　能够向前伸出>25cm
3分　能够安全地向前伸出>12cm
2分　能够安全地向前伸出>5cm
1分　上肢能够向前伸出，但需要监视
0分　在向前伸展时失去平衡或需要外部支持

9. 站立位时从地面捡起物品（　　）指令：捡起置于脚前的鞋子
4分　能够轻易地且安全地将鞋捡起
3分　能够将鞋捡起，但需要监视
2分　伸手向下达2~5cm，且独立地保持平衡，但不能将鞋捡起
1分　试着做伸手向下捡鞋的动作时需要监视，但仍不能将鞋捡起
0分　不能试做伸手向下捡鞋的动作，或需要帮助免于失去平衡或摔倒

10. 站立位转身向后看（　　）指令：把头转向你的左边，往你的正右方看。然后向右边重复一次。检查者在受检者正后方举一物供其注视，以鼓励患者转头的动作更流畅。
4分　从左右侧向后看，体重转移良好
3分　仅从一侧向后看，另一侧体重转移较差
2分　仅能转向侧面，但身体的平衡可以维持
1分　转身时需要监视
0分　需要帮助以防身体失去平衡或摔倒

11. 转身360°（　　）指令：旋转完整1周，暂停，然后从另一方向旋转完整1周
4分　在≤4s的时间内安全地转身360°
3分　在≤4s的时间内仅能从一个方向安全地转身360°
2分　能够安全地转身360°但动作缓慢
1分　需要密切监视或口头提示
0分　转身时需要帮助

12. 无支持站立时将一只脚放在台阶或凳子上（　　）指令：请交替用脚踏在台阶上或踏板上，连续做直到每只脚接触台阶/踏板4次
4分　能够安全且独立地站立，在20s时间内完成8次
3分　能够独立地站，完成8次时间>20s
2分　无须辅具在监视下能够完成4次
1分　需要少量帮助能够完成>2次
0分　需要帮助以防止摔倒或完全不能做

续表

13. 一脚在前无支持站立（　　）指令：将一只脚放在另一只脚的正前方。如果这样不行的话，可扩大步幅，前脚后跟应在后脚脚趾的前面（在评定3分时，步幅超过另一只脚的长度，宽度接近正常人走步宽度）	

4分　能够独立地将双脚一前一后地排列（无间距）并保持30s

3分　能够独立地将一只脚放在另一只脚的前方（有间距）并保持30s

2分　能够独立地迈一小步并保持30s

1分　向前迈步需要帮助，但能够保持15s

0分　迈步或站立时失去平衡

14. 单腿站立（　　）指令：不需帮助情况下尽最大努力单腿站立

4分　能够独立抬腿并保持时间>10s

3分　能够独立抬腿并保持时间5～10s

2分　能够独立抬腿并保持时间>3s

1分　试图抬腿，但不能保持3s，但可以维持独立站立

0分　不能抬腿或需要帮助以防摔倒

注：评价标准，0～20分，平衡功能差，患者需要乘坐轮椅；21～40分，有一定平衡能力，患者可在辅助下步行；41～56分平衡功能较好，患者可独立步行。<40分提示有跌倒的危险。

（3）Tinetti步态平衡评估量表（Tinetti balance and gait analysis）　由Tinetti于1986年研制，用于测评步态和平衡能力，包括平衡和步态测试两部分，其中平衡测试包括坐位平衡、起身、试图起身、立即站起、坐下时平衡、轻推、闭眼轻推、转身360°和坐下共计9个条目，满分16分；步态测试包括起步、抬高脚步、步长、步伐连续性、步态对称性、走路路径、躯干稳定和步宽共计7个条目，满分12分，Tinetti量表总满分28分。测试得分越低，表明跌倒的风险越高。完成量表的测试需5～10min，参见表4-3。

（4）功能性伸展测试（FRT）　通过对受试者上肢水平向前伸展能力的测试来评定其体位控制和静态平衡能力。受试者双足分开站立与肩同宽，手臂前伸，肩前屈90°，在足不移动的情况下测量受试者前伸的最大距离。前伸距离<17.78cm提示跌倒风险高。

4. 环境评估

对于老年人跌倒风险环境评估建议使用居家危险因素评估工具（home fall hazards assessment，HFHA）进行评估。该评估工具包括对居室内的灯光、地面（板）、浴室、厨房、客厅、楼梯与梯子、衣服与鞋子、住房外面、卧室等9个方面共计53个危险因素条目的评估，并且对每个条目都给出了干预建议（表6-6）。

表6-6　居家危险因素评估工具

分类	评估内容	评估结果	建议
居室内的灯光	居家灯光是否合适	是　否	灯光不宜过亮或过暗
	楼道与台阶的灯光是否明亮	是　否	在通道和楼梯处使用60W的灯泡。通道上宜装有光电效应的电灯
	电灯开关是否容易打开	是　否	应轻松开关电灯

续表

分类	评估内容	评估结果	建议
居室内的灯光	在床上是否容易开灯	是　否	在床上应很容易开灯
	存放物品的地方是否明亮	是　否	在黑暗处应安装灯泡。从亮处到暗处应稍候片刻
地面（板）	地面是否平整	是　否	
	地毯（垫）是否平放，有没有皱褶和边缘卷曲	是　否	确保地毯（垫）保持良好状态，去除破旧卷曲的地毯
	地板的光滑度和软硬度是否合适	是　否	地面（板）不宜光滑，可以刷防滑的油漆，可铺地毯
	地板垫子是否无滑动	是　否	除去所有松动的地垫，或者将它们牢牢固定在地上，并且贴上防滑的衬垫
	一有溢出的液体是否立即擦干净	是　否	一有溢出的液体立即将其擦干净
	地面上是否放置杂乱的东西	是　否	地面上应整洁，尽可能不放或少放东西，应清除走廊障碍物
	通道上是否没任何电线	是　否	通道上不应有任何电线
浴室	在浴缸或浴室内是否使用防滑垫	是　否	在湿的地面易滑倒，浴室内应使用防滑垫，在浴缸内也应使用防滑材料
	洗漱用品是否放在容易拿到的地方	是　否	洗漱用品应放在容易拿到的地方，以免弯腰或伸得太远
	在马桶周围、浴缸或淋浴间是否有扶手	是　否	应装合适的扶手
	是否容易在马桶上坐下和站起来	是　否	如马桶过低，或老年人不易坐下和站起来，应加用马桶增高垫，并在周围装上合适的扶手
	浴缸是否过高	是　否	浴缸不宜过高。如过高，应加用洗澡凳或洗澡椅等
厨房	是否不用攀爬、弯腰或影响自己的平衡就可很容易取到常用的厨房用品	是　否	整理好厨房，以便能更容易取到最常用的厨具。可配用手推托盘车。如必须上高处取物，请用宽座和牢靠的梯子
	厨房内灯光是否明亮	是　否	灯光应明亮
	是否常将溢出的液体立刻擦干净	是　否	应随时将溢出的液体擦干净
	是否有良好的通风设备来减少眼睛变模糊的危险性	是　否	留置通风口，安装厨房抽油烟机或排气扇，做饭时更应通风
	是否有烟雾的报警装置	是　否	应装烟雾报警装置
	是否有家用灭火器	是　否	应配家用灭火器
客厅	是否可以容易地从沙发椅上站起来	是　否	宜用高度适宜又有坚固扶手的椅子
	过道上是否放置电线、家具和凌乱的东西	是　否	不可在过道上放置电话线、电线和其他杂物
	家具是否放置在合适的位置，使您开窗或取物时不用把手伸得太远或弯腰	是　否	家具应放置在合适的位置，地面应平整、防滑和安全
	窗帘等物品的颜色是否与周围环境太相近	是　否	窗帘等物品的颜色尽可能鲜艳，与周围环境应有明显区别

续表

分类	评估内容	评估结果	建议
楼梯、台阶、梯子	是否能清楚地看见楼梯的边缘	是 否	楼梯与台阶处需要额外的照明，并应明亮。楼梯灯尽量使用自动开关
	楼梯与台阶的灯光是否明亮	是 否	
	楼梯上下是否有电灯开关	是 否	
	每一级楼梯的边缘是否安装防滑脚踏	是 否	在所有阶梯上必须至少一边有扶手，每一级楼梯的边缘应装防滑脚踏
	楼梯的扶手是否坚固	是 否	扶手必须坚固
	折梯和梯凳是否短而稳固，且梯脚装上防滑胶套	是 否	尽量避免使用梯子，如需用时最好有人在旁。折梯应保持良好状态，最好用有扶手的梯子，保证安全
衣服和鞋子	是否穿有防滑鞋底的鞋子	是 否	鞋子或拖鞋应为防滑鞋底
	鞋子是否有宽大的鞋跟	是 否	鞋子上应有圆形宽大的鞋跟
	在房间以外的地方是否穿的是上街的鞋子而不是拖鞋	是 否	避免只穿袜子、宽松的拖鞋、皮底或其他滑鞋底的鞋子和高跟鞋
	穿的衣服是否合身和没有悬垂的绳子或褶边	是 否	衣服不宜太长，以免绊倒（尤其是睡衣）
	是否坐着穿衣	是 否	穿衣应坐下，不要一条腿站立
住房外面	阶梯的边缘是否已清除标明	是 否	应在阶梯的前沿刷上不同的颜色确保所有外面的阶梯极易看到
	阶梯的边缘是否有自粘的防滑条	是 否	阶梯边缘应贴上防滑脚踏
	阶梯是否有牢固且容易抓的扶手	是 否	阶梯应有牢固且容易抓的扶手
	房子周围的小路情况是否良好	是 否	应保持小路平坦无凹凸。清除小路上的青苔与树叶，路潮湿时要特别小心
	夜晚时小路与入口处灯光是否明亮	是 否	小路与入口处晚上应有明亮的照明
	车库的地板是否没有油脂和汽油	是 否	车库的地板应没有油脂和汽油
	房子周围的公共场所是否修缮良好	是 否	公共场所应修缮良好
卧室	室内是否有安全隐患，如过高或过低的椅子、杂乱的家居物品等	是 否	卧室的地板上不要放东西。要把卧室内松动的电线和电线系好，通道上不得有杂乱物品。椅子高度应合适
	室内有无夜间照明设施？是否可以在下床前开灯	是 否	床边安一盏灯，考虑按钮或夜明灯。夜晚最好在床边放一个手电筒
	室内有无紧急呼叫设施	是 否	安装紧急呼叫器
	是否容易上、下床	是 否	床高度应适中，较硬的床垫可方便上下床。下床应慢，先坐起再缓慢站立
	卧室内是否有电话	是 否	卧室应装部电话或接分机，放在床上就可够着的地方
	您的电热毯线是否已安全地系好，不会使您绊倒？按钮是否可以在床上够得着	是 否	应将线系好，按钮应装在床上就可够得着的位置
	床罩是否没有绳圈做的穗	是 否	床罩上不应有穗或绳等
	如果您使用拐杖或助行器，它们是否放在您下床前很容易够得着的地方	是 否	将拐杖或助行器放在较合适的地方

5. 心理评估

（1）国际版跌倒效能量表（falls efficacy scale-international，FES-I） 2005年，欧洲跌倒预防网络工作组和欧盟资助的协调合作跌倒预防研究组对跌倒效能量表进行修改后形成FES-I，2015年郭启云等对其进行汉化，具有良好的信效度。该量表主要测定老年人在不发生跌倒的情况下，对从事简单或复杂身体活动的担忧程度。该量表包含室内和室外身体活动2个方面，共包含16个条目。采用1～4级评分法，1分代表一点信心也没有，4分代表非常有信心，总分为64分，测定的总分得分越高，表明跌倒效能越强（表6-7）。

表6-7　国际版跌倒效能量表

项目	选项			
	一点信心也没有（1分）	有点信心（2分）	有信心（3分）	非常有信心（4分）
打扫房间				
穿脱衣服				
准备简单的饭菜				
洗澡				
购物				
从椅子上站起来或坐下				
爬楼梯				
接听电话				
拜访亲友				
参加社会活动				
散步				
伸手拿高过头顶的东西				
在滑的路面上行走				
在拥挤的人群中行走				
在不平的路面上行走				
上下斜坡				

（2）特异性活动平衡自信量表（activities-specific balance confidence scale，ABC） 由Powell等1995年设计，测量受试者从事日常生活的基本活动时保持自身平衡的信心程度。包括16个条目，涉及室内和室外活动。要求受试者用目测类比评分在进行日常基本活动时给自己的平衡信心打分。在评估开始前，应先告知患者评分标准。每项0～100分，0分表示没有信心，100分则表示有绝对信心保持平衡。患者得分越高，表明其越有平衡信心。在计算ABC量表的得分时，先把所有条目的分数相加，然后除以条目数得到ABC量表总分，

由于老年人的自信程度会对其跌倒的发生产生影响，该量表通过评估老年住院患者平衡信心程度，提高对老年人跌倒事件预测的敏感度，主要用于日常活动能力水平较高的老年人，评估耗时较长约20min，有良好的信度与效度，见表6-8。

表6-8 特异性活动平衡自信量表

项目	得分/分
1. 在房间内步行	
2. 上下楼梯	
3. 弯腰捡起一双鞋子	
4. 在与你一样高的架子上拿一个罐头	
5. 踮起脚，去拿一个高过你头顶的东西	
6. 站在凳子上去拿东西	
7. 扫地	
8. 外出搭乘出租车	
9. 平时搭乘的交通工具	
10. 穿过停车场步行去商场	
11. 走上或者走下一个短的斜坡	
12. 在一个拥挤并且周围人走得很快的商场里面行走	
13. 在拥挤的商场行走时，被人撞了一下	
14. 握紧扶手，走进或者走出扶手电梯	
15. 双手都拿着东西，不能握紧扶手时，再走进或者走出扶手电梯	
16. 在室外湿滑的路面行走	

五、观察要点/注意事项

（1）步态与平衡情况 随着年龄的增长，老年人维持肌肉骨骼运动系统的生理功能均有减退，造成步态的协调性下降、平衡能力降低以及肌肉力量减弱，跌倒的危险性增加。因此对于养老机构的工作人员来说，观察老年人的步态与平衡情况至关重要，必要时，使用相关量表进行评估。

（2）疾病与用药情况 老年人多患有多种慢性疾病，如：痴呆、高血压、糖尿病、冠心病等，对于不同的疾病，观察要点也有所不同，如高血压患者应定期监测患者血压，糖尿病患者应定期监测血糖，前列腺增生患者应着重注意老年人起夜情况。同时，药物不良反应也有可能导致老年人跌倒，因此应严格监督老年人遵医嘱服药，并观察有无不良反应产生。

（3）环境情况 环境问题是导致老年人跌倒的常见原因，因此养老机构要定期评估相应的环境及设施，并及时做出改进。

六、应对措施

（一）预防措施

1.居家养护老年人的自我干预

（1）加强防跌倒知识的学习，增强防跌倒的意识。

（2）坚持参加规律的体育锻炼，以增强肌肉力量、柔韧性、协调性、平衡能力、步态稳定性和灵活性。适合老年人的运动包括太极拳、散步、八段锦、跳舞等。

（3）合理用药。请医生检查自己服用的所有药物，按医嘱正确服药，不要随意乱用药，更要避免同时服用多种药物，并且尽可能减少用药的剂量，了解药物不良反应且注意用药后的反应，用药后动作宜缓慢，以防止跌倒的发生。

（4）加强膳食营养，适当补充维生素D和钙剂，防治骨质疏松。

（5）衣服要合身宽松，鞋子要低跟和防滑。

（6）选择适当的辅助工具，使用合适长度、顶部面积较大的拐杖。将拐杖、助行器及经常使用的物品等放在触手可及的位置。

（7）熟悉社区及家庭内部的生活环境。

（8）调整不良的生活方式。避免走过陡的楼梯或台阶；上下楼梯、如厕时尽可能使用扶手；转身、转头时动作一定要慢；走路保持步态平稳，尽量慢走，避免携带沉重物品；避免去人多及湿滑的地方；使用交通工具时，应等车辆停稳后再上下；放慢起身、下床的速度，避免睡前饮水过多以致夜间多次起床；晚上床旁尽量放置小便器等。

（9）保持健康、乐观的心理状态。

2.家庭照护者

（1）根据个人情况接受专业的居家老年人跌倒干预的养护培训。

（2）采用居家危险因素评估工具评估家庭环境风险，并根据评估结果改善居室环境，消除环境隐患。

① 合理安排室内家具高度和位置，家具的摆放位置不要经常变动，日用品固定摆放在方便取放的位置。

② 移走可能影响老年人活动的障碍物，不使用有轮子的家具，尽量避免地面的高低不平，去除室内的台阶和门槛；将室内所有小地毯拿走，或使用双面胶带，防止小地毯滑动；尽量避免东西随处摆放，电线要收好或固定在角落，不要将杂物放在经常行走的通道上。居室内地面设计应防滑，保持地面平整、干燥，过道应安装扶手；选择好地板打蜡和拖地的时间，若是拖地了须提醒老年人等干了再行走，地板打蜡最好选择老年人出远门的时候。

③ 卫生间的地面应防滑，并且一定要保持干燥；由于许多老年人行动不

便，起身、坐下、弯腰都比较困难，建议在卫生间内多安装扶手；卫生间最好使用坐厕而不使用蹲厕，浴缸旁和马桶旁应安装扶手；浴缸或淋浴室地板上应放置防滑橡胶垫。

④ 改善家中照明，使室内光线充足，在过道、卫生间和厨房等容易跌倒的区域应特别安排"局部照明"；在老年人床边应放置容易伸手摸到的台灯。

（3）对老年人进行良好的日常生活护理，老年人如厕、淋浴时重点看护。

（4）给老年人创造和谐快乐的生活状态，尽量减少老年人的不良情绪。

（5）帮助老年人选择适当的行走、视力、听力辅助工具。

（6）熟悉老年人服用的每种药物的作用、不良反应和服用方法，严格按医嘱辅助老年人用药。

3. 社区卫生服务中心与医护人员

（1）社区卫生服务中心应定期对社区医护人员开展居家养护老年人跌倒干预的知识和技能培训，定期考核。

（2）加强对老年人预防跌倒的知识和技能的宣传和培训。

（3）加强针对老年人家庭养护者的养护技术培训，对养护环境改造提供指导。

（4）做好对居家养护老年人跌倒风险的评估和评级工作，定期上门开展老年人居家环境评估和干预。

（5）积极推进家庭医生签约服务，为居家养护老年人提供综合、连续、协同、规范的基本医疗和公共卫生服务。

（6）关注社区公共环境的安全，督促物业及相关部门及时消除社区内可能导致老年人跌倒的环境危险因素。

（7）关注独居老年人。

4. 居家养老服务机构与家政服务人员

（1）居家养老服务机构与家政服务人员应具有合法的从业资质。对具有虐待老年人行为的家政服务人员应终止其从业资格。对发生虐待老年人事件的居家养老服务机构应予以惩罚，严重者应取消其经营资格。

（2）居家养老服务机构须定期对管理人员和服务人员进行培训、考核，并接受主管单位的审核与检查。

（3）家政服务人员应定期接受居家养老服务机构、社区卫生服务中心组织的老年人养护技术培训与考核，对于考核不合格的家政服务人员应停止工作或吊销从业资格。

（4）家政服务人员对老年人进行良好的日常生活护理，老年人如厕、淋浴时应重点看护。

（5）给老年人创造和谐快乐的生活状态，尽量减少老年人的不良情绪。

（6）熟悉老年人服用的每种药物的作用、不良反应和服用方法，严格按医嘱辅助老年人用药。

（二）干预措施

1. 老年人跌倒后应急措施

（1）如果是背部先着地，应弯曲双腿，挪动臀部到放有毯子或垫子的椅子或床铺旁，然后使自己较舒适地平躺，盖好毯子，保持体温，如可能要向他人寻求帮助。

（2）休息片刻，等体力准备充分后，尽力使自己向椅子的方向翻转身体，使自己变成俯卧位。

（3）双手支撑地面，抬起臀部，弯曲膝关节，然后尽力使自己面向椅子跪立，双手扶住椅面。

（4）以椅子为支撑，尽力站起来。

（5）休息片刻，恢复部分体力后，打电话寻求帮助——最重要的就是报告自己跌倒了。

2. 老年人跌倒的现场处理

发现老年人跌倒，不要急于扶起，要分情况进行处理

（1）意识不清　立即拨打急救电话：①有外伤、出血，立即止血、包扎；②有呕吐，将头偏向一侧，并清理口、鼻腔呕吐物，保证呼吸通畅；③有抽搐，移至平整软地面或身体下垫软物，防止碰、擦伤，必要时牙间垫较硬物，防止舌咬伤，不要硬掰抽搐肢体，防止肌肉、骨骼损伤；④如呼吸、心搏停止，应立即进行胸外心脏按压、口对口人工呼吸等急救措施；⑤如需搬动，保证平稳，尽量平卧。

（2）意识清醒　①询问老年人跌倒情况及对跌倒过程是否有记忆，如不能记起跌倒过程，可能为晕厥或脑血管意外，应立即护送老年人到医院诊治或拨打急救电话；②询问是否有剧烈头痛或口角歪斜、言语不利、手脚无力等提示脑卒中的情况，如有，立即扶起老年人可能加重脑出血或脑缺血，使病情加重，应立即拨打急救电话；③有外伤、出血，立即止血、包扎并护送老年人到医院进一步处理；④查看有无肢体疼痛、畸形、关节异常、肢体位置异常等提示骨折情形，如无相关专业知识，不要随便搬动，以免加重病情，应立即拨打急救电话；⑤查询有无腰、背部疼痛，双腿活动或感觉异常及大小便失禁等提示腰椎损害情形，如无相关专业知识，不要随便搬动，以免加重病情，应立即拨打急救电话；⑥如老年人试图自行站起，可协助老年人缓慢起立，坐、卧休息并观察，确认无碍后方可离开；⑦如需搬动，保证平稳，尽量平卧休息；⑧发生跌倒均应在家庭成员/家庭保健员陪同下到医院诊治，查找跌倒危险因

素，评估跌倒风险，制订防止措施及方案。

3.跌倒后损伤的处理

（1）外伤的处理

① 清创及消毒　表皮外伤，用生理盐水清创，碘伏消毒止血。

② 止血及消炎　根据破裂血管的部位，采取不同的止血方法。毛细血管：全身最细的毛细血管，擦破皮肤，血一般是从皮肤内渗出来的；只需贴上创可贴，便能消炎止血。静脉：在体内较深层部位，静脉破裂后，血一般是从皮肤内流出来的；必须用消毒纱布包扎后，服用消炎药。动脉：大多位于重要的器官周围，动脉一旦破裂，呈喷射状喷出血液，必须加压包扎后，急送医院治疗。

（2）扭伤及肌肉拉伤　扭伤及肌肉拉伤时，要使受伤处制动，可以冷敷减轻疼痛，在承托受伤部位的同时可用绷带结扎并扎紧。

（3）骨折　骨折部位一般都有疼痛、肿胀、畸形、功能障碍等表现，骨折端刺破大血管时还可能会出现大出血。骨折或疑为骨折时，要避免移动伤者或伤肢，对伤肢加以固定与承托（有出血者要先止血后固定），使伤员在运送过程中不因搬运、颠簸而使断骨刺伤血管、神经，避免额外损伤，加重病情。

（4）颈椎损伤　跌倒时若头部着地可造成颈椎脱位和骨折。多伴有脊髓损伤、四肢瘫痪。必须在第一时间通知急救中心速来抢救。现场急救时，应让伤者就地平躺或将伤员放置于硬质木板上，颈部两侧放置沙袋，使颈椎处于稳定状态，保持颈椎与胸椎轴线一致，切勿过伸、过屈或旋转。

（5）颅脑创伤　轻者为脑震荡，一般无颅骨骨折，有轻度头痛头晕，若昏迷也不超过30min。重者颅骨骨折可致脑出血、昏迷不醒。对颅脑创伤者，要分秒必争，通知急救中心前来及时救治。要保持安静卧床，保持呼吸道通畅。

七、案例分析

（一）照护难点

（1）老年人多病共患　患者有糖尿病、高血压、前列腺增生、脑卒中后遗症等疾病，血糖控制不佳可能会引起低血糖，增加跌倒风险，血压波动可能会引起头晕等不适，前列腺增生引起的夜尿增多也会增加患者夜间跌倒的可能性，脑卒中后遗症会影响患者的活动及语言能力。

（2）机构内环境待改进　患者此次跌倒是因为卫生间内地滑，因此机构内环境待改进，环境是导致老年人跌倒的重要因素。

（二）照护措施

（1）积极治疗原发疾病，定期复查　机构工作人员应带患者前往医院，复查血压、血糖、前列腺情况，调整用药，平时要定期监测患者的血压、血糖情况，谨防出现低血压、低血糖，一旦出现上述情况，及时采取相关措施，提醒患者卧床休息，活动时要小心，尽量有工作人员陪同。

（2）注意观察有无药物不良反应　患者同时服用多种药物，要注意有无相关副作用，如抗高血压药引起的头痛、头晕等，降糖药引起的低血糖等，一旦发现不良反应明显，应及时到专业医疗机构调整用药。

（3）改善机构内环境　在卫生间铺设防滑地垫，安装扶手，增加楼道、楼梯间、卫生间的夜间照明，保证环境明亮，及时去除公共空间内的障碍物，为患者选择合适的助步工具，并放在触手可及的位置。

第二节　谵妄

谵妄的定义及诊断标准随着其研究的深入而不断地进展与更新。根据美国《精神疾病诊断与统计手册（第五版）》（DSM-V）的定义：谵妄是急性发作的脑功能紊乱，以注意力涣散、意识紊乱、定向力障碍为核心症状，伴认知功能损害、言语散乱、感知功能异常等。谵妄可以由多种原因诱发，有日轻夜重的波动特点，常被称为"日落现象"，是需要临床紧急处理的一种综合征。

由于谵妄常发生于老年患者中，国外近年来将年龄≥65岁的谵妄患者归为一类相对特殊的谵妄人群，称为老年谵妄（delirium in elderly people）。另外老年人中谵妄、痴呆、抑郁三种疾病常同时出现，约2/3的谵妄发生于痴呆患者中，5%的谵妄会合并抑郁，因此老年谵妄在临床中常易被漏诊和误诊。

随着年龄增长，人的大脑储备功能下降，谵妄的发病率随着年龄的增长而增加。在55岁以上的普通人群，谵妄发生率为1.1%，当年龄超过65岁，每增加1岁将使谵妄的风险增加2%。因此，在医院和照护机构的老年人群中，谵妄十分常见。

对于老年人群，谵妄常与不良的临床结局密切相关，危害巨大。谵妄会导致老年人躯体功能和认知功能下降，引起痴呆的发展或恶化，延长老年人住院时间，还会增加再入院率，甚至增加住院死亡率。欧美国家每年用于谵妄相关的治疗费用为1640亿～1820亿美元。由此可见谵妄给老年人带来了不利的影响，加重了家庭的照护及经济负担，同时也增加了国家医疗成本的支出。

尽管如此，由于谵妄症状持续时间短、快速波动、临床表现不特异等特点，谵妄常常被漏诊、误诊或误治。在养老院这种老年人密集的场所，护理人员早期识别谵妄，进而将其早日送至医疗机构就诊十分重要。

一、案例导入

（一）基本信息

患者，男性，86岁，丧偶，育有一女，曾为初中数学教师。

（二）病史回顾

被诊断为阿尔茨海默病1年、脑梗死2年，右侧肢体活动不利。3个月前曾因"言语不清、嗜睡2天，发热1天"住院2周，入院诊断：肺部感染，Ⅰ型呼吸衰竭，意识障碍原因待查，低蛋白血症。入院时血常规显示血红蛋白105g/L，白细胞计数$10.15×10^9$个/L，中性粒细胞84.3%；胸部CT显示慢性支气管炎、肺气肿征，双肺散在磨玻璃斑片、淡片及结节影，考虑感染。入院后血气分析结果显示氧分压51.8mmHg，氧饱和度88.0%；血生物化学检查结果显示：总蛋白47.5g/L，白蛋白27.3g/L。入院后第二天，护士发现老年人语无伦次，夜间躁动，护理查体显示老年人时间、地点、人物定向力混乱，神志恍惚，答非所问。后经医生诊断为谵妄状态，经院内诊疗护理3天后老年人谵妄症状消失，时间、地点定向正常，神志清楚，说话连贯，对答切题，情绪稳定。治疗2周后，老年人咳嗽、咳痰明显缓解，血气分析未见明显异常，痰培养正常，顺利出院。

（三）目前状态

老年人自昨日起言语含糊不清，夜间出现对着窗户自言自语的表现，偶有吼叫、用拳头捶打防护栏。护理员与其交流时自述目前自己身处某初中的职工宿舍，不知现在的正确年份。第二天家属到养老院看望，老年人无法正确辨识家属，称其女儿为"某某同学"。

二、病因及危险因素

（1）人口学因素　年龄大于65岁的男性易患谵妄。

（2）认知功能　存在痴呆、认知功能损害、既往谵妄病史或抑郁更易患谵妄。

（3）视觉或听觉损害　视觉或听觉损害的老年人对外界感受能力差更容易发生谵妄。

（4）药物　多重用药、使用精神活性药物、酗酒者更易患谵妄。

（5）合并躯体疾病　患有严重疾病、多种共病、慢性肾脏或肝脏疾病、脑卒中病史、神经系统疾病、代谢紊乱、骨折或创伤、终末期疾病或感染获得性免疫缺陷病毒（HIV）者更易患谵妄。

（6）功能状态　日常生活活动依赖，无法行走、疼痛或便秘者更易患谵妄。

三、临床表现

（1）分型　谵妄分为三个临床亚型：活动减少型（警觉和活动减弱，表现为对刺激反应性减退的孤僻行为、反应迟钝、说话速度慢、动作迟缓）、活动增多型（警觉和活动性增强，可出现逃避或攻击行为）和混合型（两种症状交替出现），而老年谵妄的临床表现常以活动减少型谵妄为主（占56%）。活动减少型谵妄临床表现较隐匿，而且老年谵妄常叠加于其他疾病之中，同时存在两种疾病以上者占60%。

（2）特点

① 急性起病，病程具有波动性。

② 注意力障碍，注意力不集中是谵妄最核心的临床表现。

③ 思维混乱，对话不切题、意思不明确、语无伦次或突然转移话题。

④ 日轻夜重，如可能在夜间出现幻觉、胡言乱语，而在清晨又似乎一切正常。

⑤ 意识状态改变，可表现为淡漠、嗜睡、浅昏迷等意识状态降低，也可以表现为警惕、易激惹、烦躁、攻击行为等意识状态过度增强。

四、综合评估

（一）评估对象

英国国家卫生与临床优化研究所（National Institute for Health and Care Excellence，NICE）将存在以下一种情况即归为谵妄高危人群：高龄（≥65岁）、认知功能障碍和（或）痴呆病史、髋部骨折、重症疾病。

（二）评估内容

（1）一般资料收集　老年人的年龄、饮酒史、认知功能情况、合并症、视力/听力功能、活动能力等。

（2）谵妄危险因素　谵妄是一种累及中枢神经系统的急性脑功能障碍，但危险因素却累及全身其他各大系统，最常见的危险因素为老年人存在认知功能下降或痴呆，通常将其划分为易感因素和诱发因素。

① 易感因素　高龄；认知功能障碍；合并多种躯体疾病：躯体疾病是谵妄的必要条件；存在视觉或听觉障碍；活动受限；酗酒。这些易感因素往往是不可逆的，易感因素越多越严重，老年人越容易发生谵妄。

② 诱发因素　在易感因素的基础上，任何机体内外环境的紊乱均可诱发谵妄，成为谵妄的诱发因素。常见的有：应激状态，如骨折、慢性疾病急性加重等；营养不良；手术以及麻醉；药物，特别是抗胆碱能药、苯二氮䓬类镇静催眠药、抗精神病药物等；缺氧，包括慢性肺病加重、心肌梗死、心力衰竭等

引起的低氧血症；疼痛；排尿或排便异常，如尿潴留或便秘；脱水及电解质紊乱；感染；睡眠障碍。

（3）既往史　了解老年人入院前是否存在痴呆、是否发生过精神症状的急性改变。

（4）谵妄相关状况　谵妄的特征为突然发生，呈波动性，常在夜间加重。发作时的主要表现如下：

① 意识紊乱　不能集中和维持注意力，注意力容易转移。

② 认知功能改变　例如记忆力下降，时间、空间、人物定向力异常，语言障碍等；或者出现感知功能异常，这些异常无法单纯用痴呆进行解释。

③ 急性发病　常于数小时至数天内发病，一天内症状具有波动性。

④ 有潜在的病因　包括全身性疾病、药物中毒、突然停药等，以及各种因素的联合作用。

（5）环境评估　评估老年人房间内光线是否充足，是否有适合老年人使用的钟表、日历等日用品，是否有影响老年人晚上睡眠的噪声等。

（三）评估工具

利用专业化量表评估谵妄及其相关因素既是谵妄预防的基础环节，又是谵妄处理的前提与效果评价指标。目前《精神疾病诊断与统计手册（第五版）》（DSM-Ⅴ）是确诊谵妄的"金标准"，也是许多谵妄评估量表的研发基础和评价标准，但是其使用要求评估者具有精神科方面的专业知识，因此学者们开发了更适合普通医务人员使用的谵妄评估工具。

（1）认知功能评估　简易智力状态检查量表（MMSE），由美国Folstein等于1975年编制而成，是目前运用最广泛的认知筛查量表，包括对定向力、记忆力、语言理解和表达力、注意力和计算力、视空间觉的评估。具体见表6-26。

（2）抑郁评估　老年抑郁量表（geriatric depression scale-15，GDS-15），GDS是由美国心理学家Brink和Yesavage于1982年编制，是专门用于老年人群的抑郁筛查量表。Brink等人对该量表进行了信效度测试，其内部一致性信度Cronbach α系数为0.94；GDS-15与Zung抑郁自评量表（SDS）、Hamilton抑郁量表（HAMD）的相关系数均为0.82。GDS-15用于评定老年人一周内的感受，15个条目，每个条目分为"是""否"两个选项，在测评时，将"是"记为1分，"否"记为0分。总分范围为0～15分，得分越高，表示抑郁情绪越严重。其中，0～4分为正常范围，5～8分为轻度抑郁，9～11分为中度抑郁，12～15分为重度抑郁。GDS中文版早已在国内多个研究中应用，唐丹等研究中文版GDS在城市社区老年人中应用的信度和效度，结果显示中文版GDS在城市社区老年人中具有满意的信效度。

（3）日常生活活动评估　改良的Barthel指数评定量表（modified Barthel index，MBI），目前世界上公认的最为常用的评估日常生活活动（activities of daily living，ADL）的量表为MBI。Barthel指数（Barthel index，BI）见表6-4。由于BI使用时的天花板效应，Shah等人于1989年在BI的基础上进行改良，改良的Barthel指数评定量表内容仍为原10项，满分100分。MBI的评分分值分为5个等级，不同的级别代表了不同程度的独立能力水平，最低是1级，最高是5级，级数越高代表独立能力程度越高。

（4）视觉功能筛查　重点对视力、视野等功能进行评估（表6-9）。

表6-9　视功能评估方法

序号	筛查项目	评估方法	得分/分
1	阅读、行走和看电视时，觉得吃力	0分=是　1分=否	
2	看东西时觉得有东西遮挡或视物有缺损	0分=是　1分=否	
3	看东西时视物变形、扭曲	0分=是　1分=否	

注：1.总分为3分。结果评价：≤1分，视功能差；2分，视功能较差；3分，视功能良好。

2. 如第1项回答为"是"，说明视力有问题，应考虑是否有白内障等病变；如第2项回答为"是"，说明视力、视野问题，应考虑是否有白内障、青光眼等病变；如第3项回答为"是"，应考虑是否有黄斑变性和视网膜病变。

（5）听力的快速筛查　推荐使用北京市养老服务业《老年人能力评估教程》中使用的通过交流对老年人的听力进行评估的方法（表6-10）。

表6-10　老年人听力评估方法

序号	评估内容	评分	得分/分
1	可正常交谈，能听到电视、电话、门铃的声音	0	
2	在轻声说话或说话距离超过2m时听不清	1	
3	正常交流有些困难，需在安静的环境或大声说话才能听到	2	
4	讲话者大声说话或说话很慢，才能部分听见	3	
5	完全听不见	4	

注：1.若平时戴老花镜或近视镜，应在佩戴眼镜的情况下进行评估。

2.推荐评价标准：0分，听力正常；1分，听力下降；2～3分，听力障碍；4分，完全失聪。

（6）谵妄的评估　由于谵妄具有反复波动和昼轻夜重的特性，早期发现的关键在于对老年人进行反复的评估。护士与老年人的接触时间最多，是老年人最直接的照护者，在早期发现过程中扮演重要的角色。因此，一个简洁、有效、适合护士使用的谵妄评估工具对于早期发现谵妄、减轻谵妄带来的不良后果十分重要。

谵妄的评估工具在国外研究较多，国内多为国外评估工具的引进验证性研究。根据使用者评估工具分为精神科或神经科医生使用的、普通护士使用的与家属使用的；根据使用地点分为普通病房使用、监护室使用与急诊科使用等；根据诊断类型分为确诊工具与筛查工具。目前国内使用的谵妄评估工具中，供监护室使用的CAM-ICU（confusion assessment method for the intensive care unit）和ICDSC（intensive care delirium screening checklist）在研究和临床应用中较多，其他工具有待进一步验证。对于养老机构的护理人员，最重要的是识别可疑谵妄症状，发现后应送老年人至专业的医疗机构就医，下面列举几个适合护士在普通病房评估谵妄的工具供借鉴。

①　4A测试（4AT）　于2011年由Sanchai等编制，是国际上认可度较高的老年患者谵妄评估工具，已被翻译成多国语言，广泛应用于临床，具有操作简单、评估准确性高、耗时短等优点。评估内容包括4个A项目：警觉性（alertness）、简化心理测试-4（the 4-item abbreviated mental test，AMT-4）、注意力（attention）、急性改变或波动（acute change or fluctuating course）。具体评估方法如下。a.评估者观察患者状况，正常计0分、异常计4分；b.要求患者准确描述年龄、出生日期、当前年份和地点，无错误计0分、1个错误计1分、>1个错误计2分；c.以倒序的形式背诵月份（从12月份开始），正确倒数月份≥7个计0分、<7个计1分、无法开始倒数计2分；d.依据家属、照顾者或病例回顾获得患者状况，正常计0分、异常计4分。评分为0～12分，0分表示正常，1～3分表示存在认知障碍，≥4分表示谵妄。评估时间约2min。在意大利的一项验证研究中对4AT进行了信效度分析，结果表明其敏感度为89.7％，特异度为84.1％。最新的验证研究在900例急诊科老年患者中进行，结果表明4AT可对感觉或功能障碍的患者进行谵妄评估，并指出接下来的研究将更多关注谵妄患者的治疗结局及医疗成本。

②　意识模糊量表　1992年Neelon教授和Champagne教授开发的意识模糊量表（Neelon and Champagne confusion scale，NEECHAM），通过对患者的处理能力、行为和生理状态进行评估作出有无谵妄以及谵妄严重程度的评价。NEECHAM主要是供护士在床边评估谵妄的一种工具，量表初步在普通病房验证时其内部一致性系数为0.85，评价者间信度为0.96，重测信度为0.96，敏感度和特异度分别为87％～97％和82％～95％。但由于NEECHAM包含的评估项目较多，评估时间较长（平均评估时间为8～10min）。

③　谵妄鉴别筛查和简明意识模糊评估法　Inouye教授等1990年基于DSM-Ⅲ-R的诊断标准创建的意识模糊评估法（confusion assessment method，CAM），专门用于非精神科医生快速、准确识别谵妄。其诊断基于谵妄的4个主要特征：a.意识的突然改变或波动；b.注意力不集中；c.思维紊乱；d.意识水平的改变。当特征a和b阳性加上c或d中任意一项阳性即可判断为谵妄阳

性。研究表明，CAM是最适合非专业医生诊断谵妄的工具，但由于CAM只是评估规则，每一个特征并没有具体的评分标准且项目设置和评分方法过于简单，使用前需要通过Modified Mini Cog和数字广度测试等标准的认知测验来评估患者的认知状态，导致不同研究人员应用CAM的具体评估细则并不一致，评估结果可靠性差。有学者于2013年在CAM的基础上创立两阶段的谵妄评估工具，首先对患者进行谵妄鉴别筛查（delirium triage screen，DTS），DTS评估时间<20s，评估患者的意识状态和注意力水平两项，敏感性很高，用来筛查可疑谵妄的患者。DTS阳性者进一步使用简明意识模糊评估法（brief confusion assessment，B-CAM）评估。研究显示二者结合使用时评估谵妄的敏感性为78%，特异性为97.2%[1]。

④ 谵妄意识模糊快速评估法 Marcantonio教授等于2014年依据CAM诊断规则，参照CAM-ICU的建立方式，应用模型选择方法、条目反应理论，通过总结比较大量谵妄评估条目，开发的一种新型谵妄评估工具——谵妄意识模糊快速评估法（3-minute diagnostic interview for CAM-defined delirium，3D-CAM），通过对患者在三个维度（认知测验条目、患者症状条目、评估者观察条目）上进行评估从而判断CAM的4个诊断特征是否存在。在3D-CAM的验证性研究中，纳入年龄≥75岁的内科和老年科的患者，以DSM-Ⅳ为金标准，结果显示本工具具有良好的信效度。

五、观察要点

（1）起病是否急，持续时间（数小时或数天），同时具有明显波动性与间歇性，症状的表现形式、强度可在几十分钟、一小时或一天内即发生明显变化。

（2）注意力或意识状态的改变可突然出现或转换，但多在夜间恶化，谵妄早期症状容易被忽视，直到症状进一步恶化才被识别。

（3）注意力是否难以集中、保持并转移注意力，可表现为易分心、无法维持对话或眼神交流、需要多次重复问题等；难以完成简单的重复指令，如倒数月份、连续100减7测试等。

（4）思维是否混乱或思维不连贯。

（5）认知功能情况，是否有记忆障碍、时间、空间、人物的定向功能障碍，无法正确回答时间、地点，无法认出自己的亲属等。

（6）知觉情况，是否有知觉的鉴别和整合能力下降，表现为各种形式的错觉、幻觉、妄想等。

---

[1]中华医学会麻醉学分会.成人术后谵妄防治的专家共识（2020版）[J].中华麻醉学杂志，2020（8）.

（7）睡眠周期情况，是否有睡眠倒错、白天昏睡、晚上失眠。

（8）谵妄需要与痴呆、抑郁相鉴别。痴呆老年人也可能出现记忆力和定向力障碍，甚至出现精神行为异常，但痴呆老年人的认知功能障碍常是缓慢发生，逐渐加重且长期存在的，老年人可能没有其他影响认知功能的躯体疾病。另外，痴呆老年人的认知功能如果出现急性、波动性的变化，则提示谵妄可能叠加于痴呆之上发生。患有抑郁症的老年人也可能会出现类似谵妄的动作迟缓，但抑郁老年人常表现为心境低落、亚急性病程，且症状无明显波动。

六、应对措施

目前所有证据都显示谵妄的治疗效果远远不如预防效果，一旦发生谵妄，将很难逆转且预后不良。因此早期发现、早期治疗，甚至在发生谵妄前进行有效的预防，是最明智的选择。研究表明1/3的谵妄是可以通过有效策略进行预防的，但是目前应用药物方法进行预防尚缺乏可靠的证据，而非药物性的干预方法通常是综合性的干预方案。

（一）预防措施

越来越多的证据表明保持身体健康有助于保持头脑的健康。保持一个健康的大脑的方法是身体活动、健康的饮食习惯和脑力活动。

（1）身体活动　美国疾病控制与预防中心（Centers for Disease Control and Prevention，CDC）建议身体情况允许的老年人，每周应进行150min的中等强度的活动。其中可包含每天20～25min的快速走。身体活动可预防慢性疾病、保持老年人的独立性并且可以提高人体免疫力。

（2）健康的饮食　健康的饮食习惯有助于老年人保持身体和大脑的健康。健康的饮食习惯包括多食用蔬菜和水果、全谷物饮食，尽量少吃脂肪和糖。避免过度饮酒，酒精可能会损害肝脏、心脏和大脑，同时会增加老年人跌倒的风险，增加与其他药物产生反应的机会。

（3）脑力活动　告知老年人可以像锻炼身体一样锻炼大脑。脑力活动诸如阅读、书写、拼图、玩游戏，可以帮助大脑保持健康，同样可能预防谵妄。通过做志愿者参与社区活动也是保持大脑和身体健康的一种方法。

（4）遵医嘱服药　注意药的使用，按照医生开的处方服药。如果在服药的过程中有恶心或意识模糊等的不良现象时应及时告诉主要照护者。如果有新加的药物，要问清楚药的作用并询问新药是否有可能和之前的药物发生反应。

（5）一种综合的非药物干预模式　目前住院老年人生活项目干预模式（the hospital elder life program，HELP）是国外应用最广泛的非药物性老年谵妄预防管理模式。该模式针对每一项谵妄相关的危险因素都配备详细的干预方案，老年人入院时首先评估其谵妄危险因素，根据评估结果为每位患者制订个体化的干预方案，该模式不但能有效预防谵妄，还能有效预防认知功能下降、跌倒等不良事件发生，2014年人们对HELP作了补充和完善。

结合养老院的环境与HELP模式，建议可以从以下几个方面加强老年谵妄的预防管理。

① 日访方案　如每日利用"5W1H法"定向技术进行时间、地点和人物的定向问答，房间内悬挂钟表，提醒老年人所处的周围环境和身份，回答老年人的疑问和困惑，给予老年人关怀和社会支持。

② 定向和认知治疗方案　一方面，要保持老年人房间适宜的温湿度和良好的光线，可以在房间内摆放老年人爱好的私人物品，鼓励亲属和朋友探访，通过营造熟悉的环境来缓解老年人焦虑、恐惧等不良情绪；另一方面，可以指导老年人读报和老年人一同回忆往事和讨论时事等防止或降低老年人认知功能减退。另外，鼓励老年人进行下棋、拼图等益智活动。

③ 早期鼓励老年人活动方案　肢体功能良好的老年人要减少卧床时间，尽早下床活动，每天陪同老年人散步和锻炼。肢体功能障碍者或卧床老年人由专业康复医生或物理治疗师根据老年人的情况进行每日指导和功能锻炼。

④ 非药物睡眠干预方案　老年人要保证正常的睡眠-觉醒周期，鼓励老年人在白天进行日常活动，缩短日间睡眠时间，养成良好的生活规律，夜间要控制房间灯光和噪声的水平，每日进行两次90min的音乐放松疗法等。

⑤ 听觉/视觉障碍干预方案　为听觉/视觉障碍老年人提供眼镜/助听器等适宜的工具，床头放置视力受损标志；老年人常用物品上贴荧光条，以帮助定位；提供大号有照明的电话键盘、大号字体印刷书籍，与其交流时适当增加非语言性交流方式，帮助老年人尽快适应环境，病理情况下建议老年人去医院进行相关专科检查。

⑥ 补充营养、喂养措施方案　协助和陪伴老年人进餐，如帮忙打开餐具和包装、倒液体食物等，鼓励老年人多饮水及多吃水果和蔬菜等高纤维食物，帮助和指导老年人进行腹部按摩，防止发生便秘。

⑦ 疼痛管理　正确评估老年人的疼痛水平，对不能言语沟通的老年人使用身体特征、表情等进行评估，对任何怀疑有疼痛的老年人都要控制疼痛，必要时就医。

（二）干预措施

处理老年谵妄时要注意三个重要的原则：维护老年人的安全、老年人症状的解除和谵妄病因或诱因的评估和处理。

（1）紧急评估和处理，保证老年人安全　谵妄通常是医疗紧急状况，老年人发生谵妄时，首先评估并保证生命体征的平稳；谵妄也常是疾病恶化的先兆（如中风、呼吸窘迫等），要警惕有无出现一些异常急性生理指标，若有及时送医，检查是否存在低血糖、缺氧和二氧化碳潴留、血尿等情况。目前焦虑型谵妄主要防治老年人自伤、坠床等。安静型谵妄的老年人要注意及时唤醒干预，以帮助老年人恢复意识水平，保证生命体征平稳。

（2）解除老年人症状并评估和处理病因及诱因　当怀疑老年人出现谵妄时，应立即联系家属将其送至专业的医疗机构就医。当老年人出现活动增多型谵妄时，老年人表现为易激惹、焦虑、定向障碍或出现妄想，送达医疗机构前应首先采取语言性和非语言性的降阶梯沟通技术去安抚并控制紧急状况，如：注意合适的语调语速、肢体动作和神情等，避免激惹老年人，取得老年人及家属的信任和配合，安抚老年人情绪。老年人出现激越行为甚至威胁到自身或他人安全时，需考虑采用药物控制。另外，对谵妄的老年人应严格遵守约束的使用标准和规范，尽量避免使用约束。保护性约束仅在谵妄老年人的激越症状干预无效或药物作用未起效时使用，是为了预防躁动的老年人跌倒、拔除管路或防止老年人自伤或伤及他人，但是约束的使用本身并不会消除谵妄症状，反而会诱发或加重老年人谵妄。

七、案例分析

（一）照护难点

（1）预防老年人夜间躁动引起的伤害　更换居住地点后，由于对环境不熟悉及其他综合因素，老年人可能出现夜间活动增多型谵妄，需注意预防躁动引起的自伤及他伤。

（2）改善老年人睡眠状况　陌生的环境及环境中不利于睡眠的因素存在使老年人睡眠状态不佳，诱发谵妄。

（二）照护措施

（1）定向和认知治疗　鼓励家属陪伴老年人，营造熟悉的环境来缓解老年人焦虑、恐惧等不良情绪。每日利用"5W1H法"定向技术进行时间、地点和人物的定向问答，房间内悬挂钟表，提醒老年人所处的周围环境和身份，回答老年人的疑问和困惑，给予老年人关怀和社会支持。

（2）睡眠的非药物干预　要求工作人员注意夜间工作时操作轻、走路轻、说话轻、关门轻。让老年人房间保持安静，调暗光线，鼓励老年人入睡前喝一杯热牛奶。

（3）增加白天活动量　在专业人员的指导下进行康复锻炼，不能或不愿下床活动时给予被动运动，鼓励适当下床活动。

（4）改善营养　有条件的请营养师给予营养状态评估，开营养处方。合理搭配老年人膳食，尽量满足老年人的口味，使饭菜色、香、味俱全，改善老年人的营养状态。鼓励老年人多饮水及多吃水果和蔬菜等高纤维食物，帮助老年人进行腹部按摩，防止发生便秘。

第三节　慢性疼痛

国际疼痛协会（International Association for the Study of Pain，IASP）将疼痛定义为一种与组织损伤或潜在的组织损伤相关的一种不愉快的主观感觉和情感体验。慢性疼痛是指发病缓慢、急性发作的疼痛持续时间超过一个月或超过正常治愈时间或疼痛缓解后数月至数年又复发的疼痛。慢性疼痛在老年人的生活中是一种常见的症状，因此老年人疼痛已经成为一个全社会都应当关注的普遍性社会问题。老年人疼痛发生流行趋势为：①老年人持续性疼痛的发病率高于普通人群；②骨骼肌疼痛的发病率增高；③疼痛程度加重，持续时间长；④功能障碍和生活行为受限等症状明显增加。

疼痛已成为继体温、脉搏、呼吸、血压之后的第五大生命体征。2002年第10届国际疼痛学会的与会专家达成共识——慢性疼痛是一种疾病。同时，IASP决定从2004年开始，将每年的10月11日定为"世界镇痛日"。

65岁以上老年人80%～85%存在一种或一种以上诱发疼痛症状的疾病，故老年人各种疼痛的发病率高。老年慢性疼痛的发生率为25%～50%，国外资料显示，在养老院的老年人疼痛发病率为70%～80%，其中45%为慢性病。相关研究显示，有25%～50%的社区老年人均存在慢性疼痛。资料显示，全球约有1/5的人口患有慢性疼痛，具有12%～30%的流行性。不同种类的慢性疼痛有不同的发病率，其发病率是与多种因素相关的。

在养老院老年人慢性疼痛更加普遍存在，其中有71%～83%的老年人至少患有一种疼痛性疾病。慢性疼痛对老年人的生活质量影响极大，会引起功能障碍，出现焦虑、恐惧、抑郁等负性情绪，日常生活和社交能力下降，影响休息和睡眠，食欲紊乱等。

一、案例导入

（一）基本信息

患者，男性，66岁，退休，已婚有一子一女。

（二）病史回顾

老年人10年前开始无明显诱因下突发第一跖趾关节红肿热痛，以夜间发病多见，持续数天后自行缓解，未予足够重视，后渐累及趾指各关节，同时伴功能障碍，疼痛发作时不能屈伸，行走困难。曾去某三甲医院就诊，诊断为"痛风"，平时不按时服用药物，自行停用药物。

（三）检查结果

血尿酸：640μmol/L；白细胞：14.76×10⁹个/L；疼痛评分5分。

（四）目前状态

老年人现在养老院居住生活，近几日，神志清醒，精神一般，营养中等，睡眠、饮食欠佳，疼痛进行性加重，趾指各关节肿胀明显，关节僵硬、畸形、活动受限，无一定形状且不对称，关节面破溃，红肿，压痛明显，见豆渣样物排出。老年人对此感到不安，担心预后，对行走困难这一症状十分烦躁。

二、危险因素

（1）人文因素　慢性疼痛随着年龄的增长疼痛发生率相应增高，且以退休、丧偶的老年人发生率较高，女性多高于男性。

（2）物理因素　压力、热、化学物质刺激等均是慢性疼痛的危险因素。

（3）疾病因素　老年人与疼痛相关的疾病发生率高，常见的有骨关节炎、骨质疏松、痛风、脊柱骨折、外周血管疾病、外周神经病、带状疱疹后神经痛、风湿性多肌痛等，这些疾病也经常共存。

（4）社会因素　丧偶及独居老年人慢性疼痛患病率偏高。

三、表现

（一）疼痛分类

（1）按疼痛程度分类

① 微痛　似痛非痛，常无其他感觉复合出现。

② 轻度疼痛　疼痛程度轻微，范围局限，个体能正常生活，睡眠不受干扰。

③ 中度疼痛　疼痛明显、较重，合并痛反应，如心搏加快、血压升高、睡眠受干扰。

④ 剧烈疼痛　疼痛程度剧烈，痛反应强烈、不能忍受，睡眠受到严重干扰，可伴有自主神经紊乱或被动体位。

（2）按疼痛性质分类

① 钝痛　酸痛、胀痛、闷痛等。

② 锐痛　刺痛、切割痛、灼痛、绞痛、撕裂样痛、爆裂样痛等。

③ 其他　如跳痛、压榨样痛、牵拉样痛等。

（3）按疼痛起始部位及传导途径分类

① 皮肤痛　疼痛刺激来自体表，多因皮肤黏膜受损而引起。皮肤痛分为快痛和慢痛两种，即"双重痛觉"。快痛是在皮肤受到刺激时立即出现一种定位明确而尖锐的刺痛，在撤除刺激后又很快消失；慢痛是一种定位不明确的烧灼痛，一般在刺激作用 1～2s 之后出现，持续时间较长。

② 躯体痛　是指肌肉、肌腱、筋膜和关节等深部组织引起的疼痛。由于这些组织的神经分布有差异，因而对疼痛刺激的敏感性也不同，其中以骨膜的神经末梢分布最密，痛觉最明显。机械和化学性刺激均可引起躯体痛，肌肉缺血是引起躯体痛的主要原因。主要分为骨关节痛、腰背痛和纤维肌痛综合征（fibromyalgia syndrome，FMS）等。

③ 内脏痛　是主要由内脏器官障碍所引起的症状，包括扩张、缺血、炎症以及肠系膜的牵拉等。内脏痛发生缓慢而且持久，疼痛性质多为钝痛、烧灼痛或绞痛，定位常不明确。当累及躯体感觉神经时，可伴有牵涉。可简单分为胸部内脏痛、腹部内脏痛、产科疼痛和盆腔疼痛。

④ 牵涉痛　是指某些内脏器官病变时，在体表的某一特定部位发生疼痛或痛觉过敏的现象。每一内脏器官均有特定的牵涉区域，如胰腺疼痛可牵涉至左腰背部、胆囊疼痛可牵涉至右肩等。

⑤ 假性痛　指去除病变部位后仍感到相应部位疼痛。其发生可能与病变部位去除前的疼痛刺激大脑皮质形成兴奋灶的后遗影响有关。

⑥ 神经痛　指在没有外界刺激的条件下而感到的疼痛，是躯体感觉系统病变或疾病所直接导致的疼痛，为神经受损所致，表现为剧烈的灼痛和酸痛。可分为周围神经痛和中枢神经痛。

（4）按疼痛的部位分类　常见的有头痛、胸痛、腹痛、腰背痛、骨痛、关节痛、肌肉痛等。另外还有癌性疼痛，其在癌症早期往往无特异性，不同部位的癌性疼痛，其性质和程度均可不同。

（5）按疼痛的系统分类　疼痛按系统可分为神经系统疼痛、心血管系统疼痛、血液系统疼痛、呼吸系统疼痛、消化系统疼痛、内分泌系统疼痛、泌尿系统疼痛、运动系统疼痛、免疫系统疼痛和心理性疼痛。

（二）精神心理、生理和行为方面的改变

1. 精神心理方面的改变

受疾病和疼痛的影响，慢性疼痛的老年人常产生负性情绪，其中常见的负性情绪有焦虑和抑郁，而老年人的生活质量与焦虑和抑郁程度呈负相关。抑郁情绪对慢性疼痛的老年人生活质量的影响最为显著。负面的想法会导致消极的应对方式、更严重的痛苦以及躯体功能的减弱。

（1）抑郁　慢性疼痛的老年人常伴有抑郁，并且疼痛和抑郁彼此互为因果。

（2）焦虑　慢性疼痛可影响老年人的生活质量以及机体功能，引起焦虑，且常伴随抑郁。焦虑一般表现为：

① 精神焦虑状态，如坐立不安、心情紧张、注意力不集中、易激动等。

② 躯体焦虑症状，如呼吸困难、心悸、胸痛、眩晕、呕吐、肢端发麻、面部潮红、出汗、尿频、尿急等。

③ 运动性不安，如肌肉紧张、颤抖、搓手顿足等。

（3）愤怒　长期的慢性疼痛，会使老年人失去信心和希望，有些老年人会因此产生难以排解的愤怒情绪，他们可能会因为一些小事而向家人或周围人大发脾气，以此宣泄愤怒情绪，甚至会损坏物品或袭击他人。

（4）恐惧　是身患绝症的老年人比较常见的心理问题，引起恐惧的原因，除了即将来临的死亡外，还有可能来自所患疾病所导致的各种不良后果。

2. 生理反应

（1）血压升高　疼痛会引起血压暂时性升高，当身体受到危险时，机体会产生适应性反应，如周围血管收缩作为一种适应性反应会使血液从外周（皮肤、末梢）向中心（心脏、肺等）转移。

（2）心率增快　从周围到重要器官（大脑、心脏、肝、肾）的血液重置是为了保护机体生命支持系统。

（3）呼吸频率增快　是心脏和循环耗氧量增加的结果，疼痛无法缓解会导致低氧血症、呼吸浅快，这些情况会随着疼痛的有效缓解而减轻或消失。

（4）神经内分泌及代谢反应　血糖上升，机体呈负氮平衡。另外，体内促肾上腺皮质激素、皮质醇、醛固酮、抗利尿激素血清含量显著升高，甲状腺素的生成加快，机体处于分解代谢状态。

（5）生化反应　有研究表明，慢性疼痛和剧烈疼痛的老年人机体内源性镇痛物质减少，而抗镇痛物质和致痛物质增加，血管活性物质和炎性物质的释放不仅可以加重原病灶的病理变化（局部缺血、缺氧、炎性渗出、水肿），还可以对组织器官功能产生影响，导致激素、醇类和代谢系统的生化紊乱。

3. 行为反应

（1）语言反应　疼痛是一种主观的感觉和情感体验，尽管老年人对慢性疼痛的语言表述是一种主观主诉，但却是那些能用语言交流的老年人对疼痛最为可靠的反应。要相信老年人的主诉，不要根据自己对老年人的行为表现做评估。因此，要依靠老年人对疼痛的语言表述对其疼痛做出适当的判断。

（2）躯体反应　主要表现为老年人在慢性疼痛发作时，所做出的躯避、防御性保护、攻击等行为，常带有个人情感。老年人可能会按揉局部疼痛部位、皱眉、面部扭曲等。当疼痛加重时可出现肌肉收缩、肢体僵硬肿胀、活动受限、强迫体位等。

四、综合评估

（一）评估对象

慢性疼痛是老年人的常见病，老年人发病率高，严重影响老年人的生活质量，会导致老年人情绪变化、功能障碍、睡眠和食欲紊乱等。因此，作为一名养老机构工作人员，重视老年人慢性疼痛尤为重要。正确认识和评估老年人的慢性疼痛，对老年人的功能维护和生活质量的提高起着重要作用。疼痛评估是进行有效疼痛控制的首要环节，不仅可以判断疼痛是否存在，还有助于评价疼痛治疗效果。老年人随着年龄增加，视力、听力、感觉及语言交流能力下降、文化程度、性别等影响老年人疼痛的沟通和评估，这些都给准确评估疼痛带来一定的困难。因此，养老机构工作人员在评估过程中，要根据老年人的实际情况，选用合适的评估工具，方便其对疼痛进行描述。在评估中应运用各种感官获取有用的资料，只有对老年人进行全面正确的评估，才能保证对老年人实施有效的疼痛管理。

（二）评估内容

养老机构工作人员应全面评估老年人的疼痛，包括疼痛史、部位、强度、性质、开始发作时间、持续时间、加重或缓解因素等。全面评估既包括疼痛强度的测量，也包括对疼痛性质的描述，以及对疼痛经历的感觉、情感及认知的多维评估。

1. 了解病史

询问老年人疼痛情况，包括疼痛的部位、性质、开始时间、持续时间、强度、减轻或加重的因素以及其他相关症状。

（1）询问疼痛部位　老年人慢性疼痛可能有多个部位，可由老年人用手在身体上依次指出或说出位置。

（2）询问疼痛性质　通过对老年人疼痛性质的询问有助于对老年人的疼痛进行归类：躯体痛、神经痛和内脏痛。

① 躯体痛　往往定位明确，源自皮肤或骨筋膜或深部组织的疼痛，性质为钝痛或剧痛。

② 神经痛　人们常用锐痛、刺痛及刀割样、针扎样和灼烧样等词语来形容，常伴有局部感觉异常。

③ 内脏痛　源自脏器的浸润、压迫或牵拉，疼痛位置较深且定位不清楚，

可伴牵涉痛。

（3）询问疼痛强度　养老机构工作人员可使用评估量表询问老年人疼痛强度，其对疼痛的表述更加客观，其中比较实用的是数字疼痛量表。对于理解这些概念有难度的老年人，养老机构工作人员也可以使用一些描述性的词语，如轻度、中度和重度疼痛，或者采用面部表情疼痛量表等。

（4）询问诱发和缓解疼痛的因素　询问老年人是否会因食用某些食物、处在寒冷或潮湿环境中等而导致诱发或加重疼痛发作。某种体位或活动而诱发或缓解者，提示疼痛来源于骨骼、关节、肌肉或韧带的疾病。

（5）询问疼痛伴随症状　有无伴随生命体征变化（呼吸、脉搏、血压等变化），有无关节畸形和肿胀、有无活动受限、有无肢体功能障碍等。

（6）询问疼痛的不良影响　养老机构工作人员应询问并观察疼痛对老年人的生理功能、心理社会功能、生活质量带来的影响，但注意老年人的反应存在个体差异。

① 生理功能　是否发生睡眠和饮食紊乱、活动是否受限等。

② 心理社会功能　是否产生负性情绪、社会交往能力下降、对业余活动缺乏兴趣等。

③ 生活质量　老年人生活自理功能及活动安全性等是否下降。

2. 辅助检查

疼痛是一种主观感觉和情感体验，目前还没有关于疼痛的生物学或者生物化学标志物。由医生根据疼痛原因及部位等选择辅助检查，如影像学以及实验室检查等。

3. 心理-社会状况

慢性疼痛常伴随消极的情绪，故要及时评估老年人的心理社会因素，如精神状态有无抑郁、焦虑；是否有社会适应能力下降；老年人个性以及注意力等。

（三）评估工具

（1）视觉模拟疼痛量表（visual analogue scale，VAS）　VAS（表6-11中Ⅱ）是使用一条长约10cm的游标标尺，一面标有11个刻度，两端分别为"0"分端和"10"分端，"0"分表示无痛，"10"分表示难以忍受的剧烈疼痛，老年人根据自身疼痛程度在11个数字中挑选一个数字代表疼痛程度。此表适用于无意识障碍语言表达正常的老年人，此表简单易于理解。

VAS疼痛评分标准（0～10分）：

0分，无痛；

1～3分，有轻微的疼痛，能忍受；

4～6分，患者疼痛并影响睡眠，尚能忍受；

7～10分，患者有逐渐强烈的疼痛，疼痛难忍，影响食欲，影响睡眠。

（2）词语等级量表（verbal rating scale，VRS）　是采用老年人自述评价疼痛强度和变化的一种工具。常用的有5级和6级评分法。分为无痛、轻度痛、中度痛、重度痛和剧烈痛5级或无痛、轻度痛、中度痛、重度痛、剧烈痛和难以忍受的痛6级。该方法评分简单，不受老年人教育水平和风俗习惯的影响，但是精度不够。

（3）Wong-Baker面部表情分级评分（face rating scale，FRS）　采用从微笑至悲伤至哭泣的6种面部表情表达疼痛程度。此法较为客观且方便，适用于任何年龄阶段且没有特定的文化背景或性别要求，方法简单、直观、形象易于掌握，特别适用于急性疼痛者、老年人、儿童、文化程度较低者、表达能力丧失者。见图6-1。

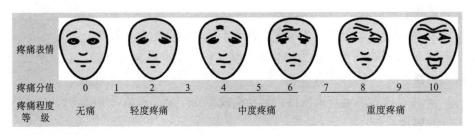

图6-1　Wong-Baker面部表情分级评分（FRS）

（4）简式的McGill疼痛问卷表（short-from of McGill pain questionnaire，SF-MPQ）　此为一种多因素疼痛调查评分法，重点观察疼痛及其性质、特点、强度和伴随状态以及疼痛治疗后老年人所经历的各种复合因素及其相互关系。MPQ采用的是调查表形式，表内附有78个用来描述各种疼痛的词汇，以强度递增的方式排列，分别为感觉类、情感类、评价类和非特异性类四类。1987年Melzack在McGill疼痛原表的基础上提出一种简化的疼痛问卷。由以下三部分组成。

① 疼痛评分指数（PRI）　包括感觉项和情感项两类描述疼痛的词汇组成。由老年人对每个描述词进行评分。

② 视觉模拟疼痛量表（VAS）　由老年人在线段上画出表明自己疼痛程度的点。

③ 现时疼痛强度（PPI）评分法　此法为5级评分法，由老年人根据自己的疼痛程度选出相应的分值。

根据以上三部分进行总体评估，分数越高表明疼痛程度越强。此种评估工具可靠、有效，对慢性疼痛、癌痛较敏感。见表6-11。

表6-11 简式的McGill疼痛问卷表（SF-MPQ） 单位：分

	I 疼痛评级指数（PRI）的评估			
疼痛的性质	疼痛的程度			
	无	轻	中	重
A. 感觉项				
跳痛	0	1	2	3
刺痛	0	1	2	3
刀割痛	0	1	2	3
锐痛	0	1	2	3
痉挛牵扯痛	0	1	2	3
绞痛	0	1	2	3
热灼痛	0	1	2	3
持续性固定痛	0	1	2	3
胀痛	0	1	2	3
触痛撕裂痛	0	1	2	3
B. 情感项				
软弱无力	0	1	2	3
厌烦	0	1	2	3
害怕	0	1	2	3
受罪、惩罚感	0	1	2	3
感觉项总分				
情感项总分				
II 视觉模拟疼痛量表（VAS）				

```
|    |    |    |    |    |    |    |    |    |    |
1    2    3    4    5    6    7    8    9    10
```

无痛   难以忍受的剧烈疼痛

III 现时疼痛强度（PPI）评分法					
0：无痛	1：轻度痛	2：中度痛	3：中度痛	4：剧烈痛	5：难以忍受的痛

（5）行为测定法 由于疼痛常对人体的生理和心理造成一定的影响，所以疼痛患者经常表现出一些行为和举止的改变，如面部表情、躯体姿势、行为和肌紧张度等变化。通过观察记录这些变化，可以提供一些比较客观的辅助依据。目前常用的方法有疼痛日记评分法（pain diary scale，PDS）和UBA疼痛行为量表（UBA pain behavior scale）。

① 疼痛日记评分法 PDS是由老年人、家属或养老机构工作人员记录每

天各时间段（每4h或2h，1h或0.5h）与疼痛有关的活动，其活动方式为坐位、行走、卧位。在疼痛日记表内注明某时间段内某种活动方式，使用的药物名称和剂量。疼痛强度用0～10的数字量级表示，睡眠过程按无疼痛计分（0分）。此方法简单、真实、可靠，便于比较和发现老年人的疼痛与生活方式、疼痛与药物剂量之间的关系。

②UBA疼痛行为量表　是对疼痛引起的行为变化做定量测定的有效方法，此评分法将10种疼痛行为按严重程度和出现时间作三级评分（0、1/2、1），老年人的各项行为指标的总分即为疼痛行为评分，是一种简单、可靠、结果可信的疼痛间接评价方法。见表6-12。

表6-12　UBA疼痛行为量表

疼痛行为		评分/分
1.发音性主诉：语言性	无	0
	偶尔	1/2
	经常	1
2.发音性主诉：非语言性（呻吟、喘气）	无	0
	偶尔	1/2
	经常	1
3.躺着的时间（因疼痛每天躺着的时间：8:00—20:00）	无	0
	偶尔	1/2
	经常	1
4.面部怪相	无	0
	轻微和（或）偶尔	1/2
	严重和（或）经常	1
5.站立姿势	正常	0
	轻度变形	1/2
	明显变形	1
6.运动	观察不出影响	0
	轻度跛行和（或）影响行走	1/2
	明显跛行和（或）影响行走	1
7.身体语言（抓、擦疼痛部位）	无	0
	偶尔	1/2
	经常	1
8.支撑物体（按医嘱不算）	无	0
	偶尔	1/2
	经常	1

续表

	疼痛行为		评分/分
9. 静止运动	能持续坐或站		0
	偶尔变换位置		1/2
	一直变换位置		1
10. 治疗	无		0
	非麻醉性镇痛药物和（或）心理治疗		1/2
	增加剂量或次数和（或）麻醉性镇痛药物和（或）失控		1

（6）简明疼痛评估量表（brief pain inventory，BPI） 该问卷从疼痛的原因、性质、部位、对生活的影响等方面对疼痛进行评估，是一个多维度、操作简便的疼痛评估工具。此表是威斯康星大学神经科疼痛研究小组研制的。各维度均采用0 ～ 10共11个等级进行描述和评价。疼痛程度从即刻、过去24h内的平均、最重和最轻的疼痛程度4个方面对疼痛进行综合评估。此问卷还评估了疼痛对老年人的日常生活、情绪等方面的影响程度。见表6-13。

表6-13   简明疼痛评估量表（BPI）

性别	年龄

1. 多数人一生中都有过疼痛经历（如轻微头痛、扭伤后痛、牙痛）。除这些常见的疼痛外，现在您是否还感到有别的类型的疼痛？（1）是   （2）否

2. 请您在下图中标出您的疼痛部位，并在疼痛最剧烈的部位以"X"标出。

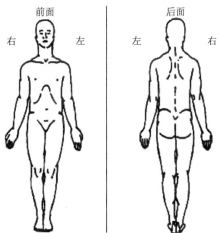

3. 请选择下面的一个数字，以表示过去24h内您疼痛最剧烈的程度

（不痛）   0   1   2   3   4   5   6   7   8   9   10   （最剧烈）

4. 请选择下面的一个数字，以表示过去24h内您疼痛最轻微的程度

（不痛）   0   1   2   3   4   5   6   7   8   9   10   （最剧烈）

性别	年龄

5. 请选择下面的一个数字，以表示过去24h内您疼痛的平均程度

（不痛）　　　　0　1　2　3　4　5　6　7　8　9　10　（最剧烈）

6. 请选择下面的一个数字，以表示您目前的疼痛程度

（不痛）　　　　0　1　2　3　4　5　6　7　8　9　10　（最剧烈）

7. 您希望接受何种药物或治疗控制您的疼痛？＿＿＿＿＿＿＿＿

8. 在过去的24h内，由于药物或治疗的作用，您的疼痛缓解了多少？请选择下面的一个比例，以表示疼痛缓解的程度

（无缓解）　0　10　20　30　40　50　60　70　80　90　100%　（完全缓解）

　　　　　　%　%　%　%　%　%　%　%　%　%

9. 请选择下面一个数字，以表示过去24h内疼痛对您的影响

（1）对日常生活的影响（2）对情绪的影响（3）对行走能力的影响（4）对日常工作的影响（包括外出工作和家务劳动）（5）对与他人关系的影响（6）对睡眠的影响（7）对生活兴趣的影响

（无影响）　　　　0　1　2　3　4　5　6　7　8　9　10　（完全影响）

（7）认知障碍老年人的疼痛评估　具有认知功能障碍的老年人，不能自行准确描述疼痛，很难使用常规的疼痛评估工具进行评估。常用的方法有美国老年医学会的认知障碍疼痛评估表（pain assessment scale for cognitively impaired elderly，PACIE），其评估内容包括面部表情、声音与语言、身体姿势、活动、情绪、人际互动与交流、生命体征、睡眠8个条目，每个条目根据行为不同评为0～2分，总分0～16分，总分越高越严重。

对同一位老年人疼痛的评估应使用同一个评估工具，同时还要注意疼痛是一个变化的过程，要注意进行动态评估。

五、观察要点

在对疼痛程度的认识上，老年人和家属或养老机构的工作人员会存在一定的差异，家属或养老机构的工作人员判断的疼痛程度往往比老年人自我感觉的轻。因此，在询问时，家属及养老机构的工作人员应避免根据自身对疼痛的理解和经验对老年人的疼痛强度给予主观判断；在疼痛发作时主要观察老年人的生理、行为和情绪反应，但要注意的是老年人对疼痛的反应受其年龄、疼痛经历、文化背景、意志力所影响。

（1）疼痛部位　慢性疼痛好发部位为下肢和腰背部，牵涉痛的位置。

（2）疼痛的特征

① 疼痛的性质　烧灼痛、钝痛、波动性痛以及疼痛有无放射。

② 疼痛范围　疼痛地图描述。

③ 严重程度　疼痛评分；24h和当前、静息时和活动时的疼痛程度。

④ 疼痛时间　疼痛发生时间，持续时间，频率，加重或缓解因素。

（3）疼痛的影响

① 是否出现痛苦面容、血压升高、呼吸频率加快。

② 社会和娱乐功能：活动减少、社交减少、人际关系。

③ 情绪、情感、心理的变化，易哭泣、焦虑、抑郁。

④ 睡眠障碍。

⑤ 日常生活活动降低、运动减少。

⑥ 胃肠功能紊乱，食欲下降，营养不良发生。

⑦ 是否为缓解疼痛而采取强迫体位。

（4）关节变化　关节畸形、活动受限程度、有无功能障碍。

（5）皮肤的温度是否升高，肢体有无红、肿、热、痛等皮肤体征。

六、应对措施

应对的原则是：①全面、准确、持续地评估老年人的疼痛；②缓解老年人的疼痛，提高生活质量；③使老年人能正确用药，并掌握处理疼痛的非介入性镇痛方法；④患者接受现实，能说出疼痛的存在；⑤给予老年人社会心理支持和健康教育。

（一）预防措施

（1）提供舒适环境　环境可影响疼痛，如噪声、温度和光线等。鼓励并帮助老年人寻找保持最佳舒适状态的方式，提供舒适整洁的环境、良好的采光和通风、适宜的室内温湿度等。舒适的环境可以改善老年人的情绪，从而减轻疼痛。若是长期卧床的老年人，应定时给老年人清洁头发、面部、身体，修剪指甲，保持老年人身体的舒适。

（2）运动锻炼　运动锻炼对于缓解慢性疼痛非常有效。运动锻炼在改善全身状况的同时，可调节情绪、缓解抑郁症状。运动锻炼可以增强骨承受负荷及肌肉牵张的能力，减缓骨质疏松的进程，帮助恢复身体的协调和平衡，增强抵抗力。指导老年人根据自身情况选择适宜的锻炼方式，由易到难，循序渐进。锻炼中若老年人感到短时间疼痛是正常反应，若活动后疼痛持续数小时，说明活动过量，需调整活动量，以老年人能够忍受为度。

（3）规律的日常生活　指导老年人建立健康的生活方式，劳逸结合，保持情绪稳定以及充足的睡眠和休息。合理饮食，避免过饥或过饱，忌食用诱发疼痛的食物。鼓励老年人生活自理，根据老年人活动受限的程度，协助老年人洗漱、进食、如厕等，将经常使用的物品放在老年人伸手可及的地方，尽可能帮助老年人恢复生活自理能力。

（4）提供社会心理支持　对于慢性疼痛的老年人，提供社会心理支持十分重要。需要养老机构多与老年人交谈，了解老年人的心理状态，关心体贴老年人，鼓励老年人表达自己的心理感受，让老年人了解焦虑等情绪改变和睡眠欠佳均会诱发或加重疼痛，帮助老年人调整心态，减轻心理压抑，保持稳定的情绪和心情舒畅。家人、朋友的言语直接影响老年人的情绪，家人的关怀使老年人心理上得到安慰。同时正常的社会日常交往也会减轻疼痛带来的伤害，减少老年人独处而引起的焦虑。具体的方法可以是：

① 告知老年人，对疼痛有情绪反应是正常的；

② 对老年人提供感情支持，让他们认识到疼痛是一个需要讲出来的问题；

③ 告知老年人总会有可行的办法来控制疼痛和其他令人烦恼的症状；

④ 必要时帮助老年人提供相关信息，教会其应对技巧以缓解疼痛，增强个人控制能力。

（5）健康宣教　根据老年人的实际情况，选择相应的健康教育内容。一般包括：说明疼痛能被缓解、疼痛对身心的损害；教导使用评估疼痛工具、用预防方法控制疼痛、减轻或解除疼痛的各种技巧等。让老年人掌握疼痛的自我评估方法，对于有认知障碍的老年人，要教会家属及陪护人疼痛的评估方法。指导老年人准确描述疼痛的性质、部位、持续时间等，并指导其选择适合自身的疼痛评估工具。还要指导老年人正确评价，若出现以下表现可表明症状减轻：①疼痛的表现减轻或消失，如面色不再苍白、不出冷汗等；②对疼痛的适应能力增强；③身体功能改善，感觉舒适，食欲增加；④休息和睡眠质量好；⑤能轻松参与日常活动，与他人正常交往。

（二）干预措施

（1）生活护理　疼痛发作时，应让老年人卧床休息，以减少体力消耗，采取舒适的体位，并保持关节功能位，尽量深呼吸，分散注意力。提倡清淡、高蛋白质、低脂、无刺激的易消化食物，少量多餐。保持大便通畅，减轻腹胀，以免诱发疼痛。保持情绪稳定。

（2）心理护理　家属及养老机构的工作人员应重视、关心老年人的疼痛，认真倾听老年人的主诉，给予适当的安慰，减轻他们的心理负担。个性化的心理护理会增加疼痛治疗的顺应性，提高镇痛效果，明显提高疼痛缓解程度。

① 减轻心理压力　紧张、焦虑、忧郁、恐惧等均可加重疼痛的程度，而疼痛的加剧反过来又会影响情绪，形成不良循环。老年人情绪稳定、心境良好、精神放松，可以增强对疼痛的耐受性。陪护人员应以安慰、鼓励的态度支

持老年人，与老年人建立相互信赖的友好关系。

② 转移注意力和放松练习 转移老年人对疼痛的注意力和放松练习可减少其对疼痛的感受强度。当注意力高度集中于其他事物时，痛觉可以减轻甚至消失。常采用的方法有：

a. 参加活动 组织老年人参加其感兴趣的活动，能有效地转移其对疼痛的注意力。如下棋、绘画、看电视等。

b. 音乐疗法 运用音乐分散老年人对疼痛的注意力是有效的方法之一。优美的旋律对降低心率、减轻焦虑和抑郁、缓解疼痛、降低血压等都有很好的效果。

c. 深呼吸 指导老年人进行有节律的深呼吸，用鼻深吸气，然后慢慢从口中呼气，反复进行。

d. 指导想象 指导老年人想象自己在一个喜欢的意境或风景中，从而起到放松和减轻疼痛的作用。

③ 疼痛的自我调理 长期的慢性疼痛对老年人来说是身体和精神上的双重痛苦，不应逆来顺受，应当积极面对。老年人对疼痛的态度会影响老年人对疼痛的反应，从而直接影响其行为表现。如果老年人把疼痛视为一个容易解决的小问题，疼痛就会减轻；相反，老年人自身的疼痛感和功能异常的程度就会大幅增加。家属或养老机构的工作人员要与老年人多沟通交流，让老年人在尽可能短的时间消除无用的思想和情感，树立积极、乐观的心态，直接面对疼痛的挑战。

（3）非药物镇痛 通过传统的中医疗法，如按摩、针灸可缓解肌肉痉挛、促进血液循环、改善组织血氧，达到镇痛的作用，但要到专科医院找医生进行治疗。也可应用冷热疗法来达到镇痛效果，如使用冰袋、冷或热湿敷、热水袋等。根据老年人的病情使用红外线、磁疗等方法来缓解疼痛。

（4）药物镇痛 药物治疗是治疗疼痛最基本、最常用的方法。但要在医生的指导下进行治疗。镇痛药物主要包括以下部分。

① 非阿片类药物 适用于轻度或中度疼痛。常见药物为对乙酰氨基酚、阿司匹林、布洛芬、吲哚美辛等。

a. 对乙酰氨基酚 轻度或中度肌肉骨骼疼痛首选此药，如头痛、牙痛、神经痛、肌肉痛、关节痛等。常用剂量为每日一次，每次口服500～1000mg，不良反应为肝毒性。

b. 阿司匹林 对钝痛治疗效果好，常用于治疗头痛和短暂肌肉骨骼痛。常用剂量为每日3～4次，每次口服300～600mg，不良反应常见于胃肠道反应（如恶心、呕吐）、凝血障碍、水杨酸反应（头痛、恶心、眩晕、耳鸣及视、听力减退等）、过敏反应（荨麻疹、血管神经性水肿、过敏性休克等）。

c. 布洛芬　常用于风湿性和类风湿关节炎镇痛治疗。常用剂量为每日2次，每次口服200～400mg，常见不良反应为胃肠道反应、血小板减少症、视物模糊。

d. 吲哚美辛　适用于风湿性、类风湿关节炎，强直性脊柱炎，急性痛风等。常用剂量为每日2～3次，每次口服25～50mg，常见不良反应为胃肠道反应、头痛、眩晕、精神异常、造血功能抑制、过敏反应。

② 阿片类药物　适用于急性疼痛和恶性肿瘤引起的疼痛。常用药物为吗啡、盐酸羟考酮、可待因等。

a. 吗啡　对各种原因引起的疼痛均有镇痛作用。每天3～4次，每次口服5～10mg；皮下或肌内注射时，每次不超过20mg，每天不超过60mg。常见不良反应为便秘、尿潴留、眩晕、嗜睡、恶心、呕吐、呼吸抑制、体位性低血压等。

b. 盐酸羟考酮　适用于缓解持续的中度到重度疼痛。口服给药，每12h一次，用药剂量取决于老年人的疼痛程度和既往镇痛药用药史。不良反应常见为便秘、恶心、呕吐、眩晕、嗜睡等。

c. 可待因　用于中度疼痛镇痛。常用剂量为每4～6h一次，每次口服30mg。常见不良反应有轻度恶心、呕吐、头晕、便秘。痰液多时禁用。

老年人用药时应遵循WHO推荐的三阶梯镇痛疗法（表6-14），其基本原则包括：口服给药；按时给药（按照规定的间隔时间用药）；按阶梯给药；个体化给药（由医生根据老年人的疼痛程度、既往用药史等来确定和调整药物剂量）；密切观察及宣教（养老机构工作人员应注意观察老年人用药后的反应，并告知老年人镇痛药的正确服用方法以及可能出现的不良反应）。

表6-14　三阶梯镇痛疗法

阶梯	治疗药物
轻度疼痛	非阿片类镇痛药（阿司匹林、对乙酰氨基酚、布洛芬、吲哚美辛等）±辅助药物
中度疼痛	弱阿片类（可待因等）±非阿片类镇痛药±辅助药物
重度疼痛	强阿片类（吗啡等）±非阿片类镇痛药±辅助药物

（5）判断　如果老年人在原有疼痛基础上出现新的疼痛或原有疼痛加重，应注意是否有恶性病变存在或发生的可能。可从以下几方面来观察判断：

① 疼痛程度加重且发展迅速。

② 常用镇痛药物疗效不明显。

③ 夜间发作频繁。

④ 疼痛性质为放射性的根性疼痛。

⑤ 体质改变，如体重下降、发热、疲乏等。

⑥ 原有恶性疾病病史。

发现以上情况应及时到医院诊治，以免延误治疗。

七、案例分析

（一）照护难点

（1）老年人生活质量下降　由于痛风发作，老年人舒适度减弱、睡眠形态紊乱、食欲欠佳、精神一般，伴有功能障碍。疼痛程度加重时，老年人行走困难导致自理能力缺陷。

（2）老年人的消极情绪　老年人出现了焦虑、烦躁等负性情绪，与疼痛程度加剧和痛风反复发作导致老年人对长期的慢性疼痛的治疗及预后丧失信心有关。

（3）老年人缺乏痛风相关的知识　老年人对痛风的预后有担心和误区，不会正确对疼痛进行评估。

（4）老年人用药依从性差　老年人自行停药，并且不按时服用药物。

（二）照护措施

（1）生活照护　给老年人提供舒适整洁的环境、良好的采光和通风、适宜的室内温湿度等。急性发作时，应指导老年人卧床休息，抬高患肢，避免受累关节负重，可冰敷患处，但应注意保持破溃处的清洁干燥，避免感染发生。

（2）饮食照护　指导老年人严格控制饮食，食用低嘌呤的食物，如芹菜、青菜、马铃薯等，戒烟酒，多饮水，每日饮水量达到2000mL以上，来达到碱化尿液的作用。

（3）运动指导　鼓励老年人在痛风发作间歇适当运动，并告知老年人保护关节的技巧，如运动后疼痛超过1～2h，应暂停此运动；经常改变姿势，保持受累关节舒适，若有局部发热和肿胀，尽可能避免活动该关节。

（4）心理照护　关心老年人，认真倾听老年人的主诉，给予适当的安慰，减轻其心理负担。告知老年人对疼痛有情绪反应是正常的，让老年人认识到疼痛是一个需要讲出来的问题。告知老年人有可行的办法控制疼痛和其伴随症状。鼓励老年人树立积极乐观的心态来面对疼痛。

（5）用药指导　向老年人说明疼痛发生时就应给予控制，不应等其严重了再去治疗，早期治疗的疗效更佳，并告知老年人药物的不良反应及注意事项。指导老年人按时服药，不能自行断药。

（6）健康教育　向老年人宣教痛风的有关知识，解释说明疼痛能被缓解；教会老年人自我监测，如会使用评估工具评估疼痛；了解痛风发作时有无诱发因素；检查耳郭及手足关节处有无痛风石等；指导老年人减轻或解除疼痛的各种技巧。

第四节　帕金森病

帕金森病（Parkinson disease，PD）又称震颤麻痹，是中老年常见的神经变性疾病，以静止性震颤、运动迟缓、肌强直和姿势步态障碍为临床特征。本病病因未明，发病机制复杂。目前认为PD为年龄老化、环境因素、遗传因素等多因素共同参与所致，其主要病理改变是黑质多巴胺（DA）能神经元变性和路易小体形成。本病早期无须药物治疗，当疾病影响患者日常生活和工作能力时，适当的药物治疗可不同程度地减轻症状，并可因减少并发症而延长生命。基本治疗药物为复方左旋多巴、多巴胺受体激动剂等。

医学临床诊断中帕金森病特指原发性帕金森病，而广义的帕金森病包括原发性帕金森病、帕金森叠加综合征、继发性帕金森综合征和遗传性帕金森病。由于广义帕金森病病种繁多，本节主要围绕原发性帕金森病进行讲解。

目前为止，帕金森病的致病因素尚不明确，已有的研究提示年龄因素、遗传因素和环境因素的相互作用是帕金森病的主要致病原因。感染、外伤、应激刺激、炎症反应等因素可能促进疾病发生、发展及病情波动。咖啡、茶多酚、姜黄素等可能为帕金森病的保护因素。

一、案例导入

（一）基本信息

患者，女性，65岁，丧偶，育2子。

（二）病史回顾

12年前，患者早饭后出现身体不自主抖动，半年后右手及左腿抖动症状加重，曾去医院就诊，诊断为"脑萎缩"，按时服药1个月后持续加重；一年后儿子带着行动艰难的患者到省级三甲医院才确诊此病。患者生病后记忆力下降，神志淡漠，经常忘记服药。

（三）检查结果

静止性震颤，行动迟缓，姿势平衡异常。

（四）目前状态

患者目前在养老院居住生活，神志清楚，精神可，四肢轻微抖动症状，行动较迟缓，可独立行走。患者的病情现处于稳定期，交流时，老年人过度担心自己的病情，担心会再次发生不能行走的现象，情绪焦虑。

二、临床表现

（一）常见临床表现

帕金森病起病隐匿，进展缓慢。首发症状通常是一侧肢体的震颤或活动笨拙，进而累及对侧肢体。临床上主要表现为运动症状、非运动症状和运动并发症。

1. 帕金森病运动症状

（1）静止性震颤（静态震颤）　约70%的患者以震颤为首发症状，多始于一侧上肢远端，静止时出现或明显，随意运动时减轻或停止，精神紧张时加剧，入睡后消失。手部静止性震颤在行走时加重。典型的表现是频率为4～6Hz的"搓丸样"震颤。部分患者可合并姿势性震颤。

（2）肌强直（刚性）　检查者活动患者的肢体、颈部或躯干时可觉察到有明显的阻力，这种阻力的增加呈现各方向均匀一致的特点，类似弯曲软铅管的感觉，故称为"铅管样强直"（铅管刚性）。患者合并有肢体震颤时，可在均匀阻力中出现断续停顿，如转动齿轮，故称"齿轮样强直"（齿轮刚性）。

（3）运动迟缓（运动迟缓）　指动作变慢，始动困难，主动运动减少。患者的运动幅度会减少，尤其是重复运动时。

（4）姿势步态障碍　姿势反射消失往往在疾病的中晚期出现，患者不易维持身体的平衡，稍不平整的路面即有可能跌倒，PD患者行走时常会越走越快，不易停步，称为慌张步态（狂热的步态）。晚期帕金森病患者可出现冻结现象，表现为行走时突然出现短暂的不能迈步，双足似乎粘在地上，须停顿数秒钟后才能再继续前行或无法再次启动。

2. 帕金森病非运动症状

（1）神经精神症状　如认知功能减退、焦虑、淡漠、抑郁、冲动控制障碍等。

（2）睡眠障碍　如日间过度睡眠、不宁腿综合征、失眠等。

（3）自主神经功能障碍　如便秘、尿潴留、尿失禁、体位性低血压等。

（4）感觉障碍　如疼痛、疲乏等。

3. 帕金森病运动并发症

（1）症状波动（电机波动）　包括剂末恶化（剂量劣化结束）和"开-关"现象。剂末恶化指每次用药的有效作用时间缩短，症状随血药浓度发生规律性波动。开关现象指患者症状在突然缓解（开期）和加重（关期）间波动，开期常伴有异动症，关期伴有明显的无动症，多见于病情严重的患者。

（2）异动症（运动障碍） 表现为头面部、四肢或躯干的不自主舞蹈样或肌张力障碍样动作。可具体分为：在左旋多巴血药浓度达高峰时出现者称为剂峰异动症；在左旋多巴血药浓度低谷时出现者称为剂末异动症；在剂峰和剂末均出现者称为双相异动症；足或小腿痛性肌痉挛称为肌张力障碍，多发生在清晨服药之前，也是异动症的一种表现形式。

（二）急症临床表现

（1）帕金森病恶性综合征患者 可表现为高热、自主神经功能障碍、意识改变、严重肌强直以及血清肌酶升高，这是最为常见、最严重的帕金森病急症。可由感染、高温、脱水以及药物减量或停药所致。其中减药或者停药是最常见因素。处理措施包括支持治疗以及再次及时启动合适的帕金森病药物治疗，必要时给予急救措施后及时联系救护车到附近医院就诊。

（2）帕金森病运动症状急性波动患者 可能突然出现严重的少动、自主神经功能障碍、精神症状等。这种情况下就需要寻找相关诱因，包括感染、合并内科疾病、漏服帕金森病治疗药物或合用内科药物（多巴胺受体阻滞剂、抗精神病药物和镇吐药）等。如为漏服帕金森病治疗药物所致，可将每日左旋多巴剂量碎片化、将药物压碎服用等，如症状持续无缓解，须及时就医。

（3）帕金森病精神症状急性加重患者 可出现急性精神症状，通常是由治疗运动症状的药物所致，也可以由急性合并疾病（包括感染、代谢或神经系统疾病）所致。临床表现包括视幻觉、妄想、激越以及意识混乱等。处理方法：控制合并疾病，到附近医院就诊进行药物调整。

（三）老年帕金森病的特殊表现

① 老年帕金森病患者在年龄老化导致运动功能衰退的基础上，合并帕金森病症状时，会出现日常运动功能显著受限。同时由于僵直、姿势不稳等导致跌倒风险增高，伴有骨质疏松者，跌倒易引发骨折等不良事件，尤其绝经后老龄女性属于高危人群，需密切监护。此外活动减少或长期卧床容易引发心脑血管疾病、坠积性肺炎、压力性损伤等症状。因此，应在补充营养、强化骨质的同时积极进行合适的康复锻炼。适当锻炼可以改善运动症状，有效照护可以避免并发症的发生。

② 老年帕金森病患者多数伴有运动并发症，其中症状波动尤为常见，需评估运动并发症类型，症状发生与药物作用时间，加强关期或异动症期护理，避免跌倒等意外发生。

③ 老年帕金森病多数为多种抗帕金森病药物联合治疗。药物联合治疗虽能发挥协同作用改善症状，但也存在药物间相互作用、不良反应增加的风险。照护者需熟知药物特性及常见不良反应等。注意观察、仔细评估，如有异常，及时就医。

三、治疗进展

（一）治疗目标

现阶段的治疗目标是以最小剂量治疗药物，有效缓解症状，提高工作能力和生活质量。早期帕金森病一旦诊断，应尽早开始治疗，争取掌握疾病的修饰时机，对今后帕金森病的整个治疗成败起关键性作用。

（二）治疗方案

帕金森病临床治疗是对帕金森病的运动症状和非运动症状采取综合治疗，包括药物治疗、手术治疗、康复治疗、心理治疗及护理等。药物治疗作为首选，是整个治疗过程中的主要治疗手段，而手术治疗则是药物治疗的一种有效补充手段。目前应用的治疗手段，无论药物或手术只能改善症状不能阻止病情的发展，更无法治愈。因此，治疗需立足当下兼顾长远，制订综合的全程治疗计划。

（三）治疗的新理念和特殊性

老年帕金森病治疗的新理念包括早期诊断、早期治疗。全面提高患者生活质量，重视非运动症状的缓解和运动并发症的防治，利用药物、非药物手段综合治疗、全程管理，遵循指南并结合患者实际情况达到精准治疗。

老年帕金森病患者高龄、体弱且合并多种疾病，需多种药物同时服用。因此治疗过程中要兼顾老年帕金森病患者的全身情况，合理选择治疗药物，避免药物的不良反应及配伍禁忌，防止并发症发生，以提高患者生活质量为目标，兼顾症状控制及不良反应。

（四）常见的认识误区

（1）帕金森病是绝症，出现症状不就医、不吃药（错误）　部分帕金森病患者出现帕金森病症以后排斥就医用药，或者认为帕金森病是绝症，治疗不好，无须治疗，或者认为推迟服药可以避免副作用。事实上帕金森病不影响患者正常寿命，并非绝症。帕金森病虽无法治愈，但药物可以最大程度改善症状，且早期治疗效果显著，早治疗，早获益。治疗越晚，效果越差，生活质量越低，合理用药情况下帕金森治疗药物安全有效，没有严重不良反应，推迟药物使用并不能避免并发症发生。

（2）为了控制症状大量服药（错误）　帕金森病主要影响患者运动功能，部分患者为了改善症状，服药超过医生处方药物的剂量。过量服药会产生不良反应，部分患者甚至会具有生命危险。此外，帕金森病为慢性疾病，须长期服药，早期大剂量用药会导致运动并发症提早出现以及治疗效果减退。

（3）帕金森病只能吃药，没有其他办法（错误）　除药物外，手术治疗、心理治疗、康复锻炼、科学护理同样是帕金森病治疗的有效补充。

四、风险评估

（一）病史评估

（1）运动症状　是帕金森病最突出的临床表现，应详细记录患者起病时主要症状（震颤、僵直、行动迟缓或姿势步态不稳）及受累部位（左侧、右侧、上肢、下肢、头颈、躯干），记录疾病症状、病情进展及受累部位的演变过程。记录运动症状对药物反应性，记录目前运动症状情况，分别记录药效高峰期和药效低谷期运动症状情况。

（2）非运动症状　是帕金森病重要组成部分，发生率高，症状类型繁多伴随帕金森病整个疾病过程。是否有以下非运动症状：抑郁、焦虑、淡漠；冲动控制障碍；幻觉；认知功能减退；失眠；不宁腿综合征；便秘；排尿困难；体位性低血压；麻木、疼痛等。应详细记录非运动症状的类型、出现时间，非运动症状与运动症状的时间关系，非运动症状对药物治疗的反应性，记录目前非运动症状情况，分别记录药效高峰期和药效低谷期的非运动症状情况。

（3）运动并发症　是晚期帕金森病常见症状，也是晚期帕金森病患者治疗重点，包括剂末恶化、开关现象、剂峰异动症、剂末异动症、双相异动症、肌张力障碍等。

（4）治疗药物　帕金森病既往治疗史对于病情评估及药物治疗方案调整至关重要。常用治疗药物有复方左旋多巴、非麦角类多巴胺受体激动剂、单胺氧化酶B型抑制剂、儿茶酚-O-甲基转移酶抑制剂、抗胆碱能药物、金刚烷胺等。

（5）合并疾病、治疗及手术外伤病史　老年帕金森病患者多合并多种伴发疾病并接受相关治疗，应详细记录除帕金森病以外的所有既往疾病及用药情况。记录疾病治疗经过及目前情况。记录既往合并疾病的治疗史、治疗效果、不良反应及目前用药。

（二）分级及病情评估

（1）帕金森病分级评估　临床中常规使用Hoehn-Yahr（H-Y）分期进行评估（表6-15）。

表6-15　H-Y分期

分期	内容
Ⅰ期	单侧身体受影响，但没有影响平衡
Ⅱ期	双侧身体受影响，但没有影响平衡
Ⅲ期	平衡受影响，轻度到中度双侧症状，可以独立生活
Ⅳ期	重度双侧症状，仍可独自行走和站立
Ⅴ期	无帮助时只能坐轮椅或卧床

（2）病情评估　帕金森病病情评估较为复杂，需综合评判包括运动症状、非运动症状、运动并发症和药物反应性等多个方面。须具有临床工作经验并经过专业培训才可达到精准评估，且操作较为烦琐，因此实际日常照顾过程中，可综合运动症状及非运动症状分别于开期、关期的固定时间点进行粗略评估。

（三）安全风险评估

帕金森病安全风险主要包括由运动障碍导致跌倒风险，出现认知障碍导致走失风险以及由于合并其他疾病导致药物不良反应风险等。

（四）急症评估

评估是否存在帕金森病急症表现或先兆表现，是否有急救药物等。

五、应对措施

（一）制订老年帕金森病的照护目标、照护计划

（1）针对帕金森的发病特点进行老年综合评估。

（2）根据评估要点确定照护对象的主要照护问题并设定照护目标。

（3）实施照护计划，根据照护对象的病情变化随时调整照护计划。

（二）出现老年帕金森急症的院前紧急处理措施

掌握帕金森病急症的识别和早期处理要点。出现帕金森病急症时应及时识别，并进行急救处理，及时告知照护对象及家属，尽快联系附近医院就诊。

（三）老年帕金森病运动症状、非运动症状和运动并发症的照护

1. 运动症状的照护

（1）震颤

① 区分震颤与异动症等症状，评估是否伴有寒战、高热、甲状腺功能亢进、肝脏疾病及其他合并疾病，是否紧张或进食咖啡等兴奋性食物。是否有抗精神病等药物服用史，排除药物不良反应。

② 避免使用锐器、刀具，加强倒热水等时的防护，减少精细操作。

③ 加强穿衣及进食、服药照护。

④ 评估病情，规律服药、观察药效和症状的改善情况。疾病前后及药效前后对比，如有异常及时就医。

（2）僵直

① 区分僵直与无力、抽搐等症状。评估是否伴有脑梗死后遗症、骨科疾病等合并症。是否有抗精神病等药物服用史，排除药物不良反应。

② 避免快速起立、转身、停止等动作，防止摔倒。

同震颤③、④。

（3）行动迟缓

① 评估是否伴有发热、抑郁、甲状腺功能减退等合并疾病，是否有抗精神病等药物服用史，排除药物不良反应。

② 避免人群密集公共场合，避免独自穿越斑马线。

③ 加强日常行走、出行照护，注意交通安全，加强康复锻炼。

④ 评估病情，规律服药、观察药效和症状的改善情况。疾病前后及药效前后对比，如有异常及时就医。

（4）步态不稳

① 评估是否伴有肢体乏力，共济失调，警惕脑梗死等急性病变疾病：评估是否伴有感觉异常等症状，排除其他伴发疾病可能。是否有特殊药物服用史，排除药物不良反应。

② 避免独自乘坐扶梯、交通工具，避免紧急接听电话等。

同行动迟缓④。

2. 非运动症状的照护

（1）焦虑、抑郁、淡漠 评估症状类型、严重程度及危害性。评估有无应激事件或伴随疾病状态。加强心理护理，注意交流沟通，关心安慰，安抚情绪，鼓励其积极配合治疗。必要时心理治疗，积极干预。防止自杀意外。

（2）冲动控制障碍 评估冲动控制障碍严重程度及危害性。分析症状类型，如赌博、性冲动异常、购物冲动、摄食冲动，分析症状出现与服药相关性。加强心理护理，积极进行劝导与干预，必要时就医调整治疗方案或心理治疗。

（3）幻觉 记录幻觉出现时间及内容，评估幻觉严重程度及危害性，与药物治疗相关性及时效性。评估有无伴发其他疾病。加强看护，加强心理护理，必要时就医调整治疗方案或心理治疗。

（4）认知功能减退 评估认知功能减退严重程度及危害性。评估有无伴发其他疾病。评估认知功能减退有无伴发相应精神行为症状。加强看护，加强心理护理，必要时就医调整治疗方案或心理治疗。

（5）失眠 评估失眠严重程度和对生活质量影响程度。分析睡眠与帕金森病病情或药物治疗间的相互关系。合理安排睡眠时间，保持良好睡眠习惯及睡眠环境，加强心理护理，严重时及时就医。

（6）不宁腿综合征 观察不宁腿综合征严重程度和对生活质量影响程度。分析不宁腿综合征出现与睡眠障碍相关性。评估是否有贫血、肝功能不全等伴随疾病，及是否具有家族史。观察帕金森病治疗药物是否具有改善作用。加强心理护理，严重时及时就医。

（7）便秘 观察便秘严重程度和对生活质量影响程度。评估有无伴随消化系统疾病。评估便秘与服药相关性。合理膳食，补充水分，保持良好排便习惯，加强臀部及肛门护理，严重时及时就医。

（8）排尿困难　评估排尿困难严重程度和对生活质量影响程度。评估有无合并泌尿系统疾病。评估排尿困难与服药相关性。分析排尿困难的类型，如尿失禁或尿潴留。加强尿道护理，严重时及时就医。

（9）体位性低血压　评估体位性低血压是否存在、严重程度和对生活质量影响程度。评估是否伴有其他自主神经损伤疾病或服用调整血压药物。评估血压变化与帕金森病治疗药物相关性。评估血压变化是否伴有心率改变、头晕等症状。注意体位变化时的护理。严重时及时就医。

（10）麻木、疼痛　评估症状类型、严重程度和对生活质量影响程度。评估是否合并皮肤损伤、神经损伤及骨科疾病。评估症状与服药相关性，严重时及时就医。

3. 运动并发症的照护

对照护对象进行观察，记录帕金森运动并发症临床表现及程度，并详细记录运动并发症类型、出现时间，运动并发症出现时间与药物治疗的关系，运动并发症出现时运动症状和非运动症状的情况及相互关系。记录目前运动并发症情况，必要时及时就医。

（四）药物照护

对帕金森病照护对象的治疗药物种类、剂量及治疗效果、相关药物不良反应进行观察记录，详细记录起始用药类型、剂量、服药时间、用药后药物疗效及不良反应，记录既往随病情进展的添加药物过程，记录添加药物类型、剂量、服药时间、用药后药物疗效及不良反应。记录目前用药情况，包括药物类型、剂量、服药时间、用药后药物疗效及不良反应。同时记录药物对运动症状、非运动症状、运动并发症改善情况，持续时间以及可能的药物不良反应。必要时及时就医。

（五）手术治疗后照护

对于帕金森病脑深部电刺激术后的患者，工作人员需要掌握首次开机时间，调控参数设置、调整过程，症状控制情况、手术相关的不良反应以及合并治疗所使用的药物种类、剂量和疗效等。

（六）合并疾病及合并用药的照护

老年帕金森病患者多数合并高血压、糖尿病、心脑血管疾病、呼吸系统疾病、消化系统疾病等多种慢性病，因此在帕金森病药物基础上多数合并使用其他药物。照护者需熟知各种药物的服药方法、治疗及安全剂量、不良反应及配伍禁忌。观察并记录药物治疗史及疗效情况。避免漏服、错服及自行增减或停药。尤其关注高血压、低血压、心律失常、心肌梗死、心绞痛、肺炎、胃溃疡、胃出血、胃部手术、前列腺肥大、糖尿病、甲状腺功能减退、骨质疏松、癫痫、精神分裂症等病史和对应的合并用药。这些疾病及治疗药物与帕金森病及治疗药物可能存在相互影响。如患者出现不适症状应及时就医。

（七）生活护理

（1）饮食 均衡饮食，荤素搭配，供给高热量、优质蛋白质、高维生素、富含纤维素的食物。伴有吞咽困难者需流质食物或半流质食物。老年帕金森病患者因疾病及药物不良反应导致胃肠活动及消化吸收功能减弱，同时锥体外系症状导致能量大量消耗，应鼓励老年帕金森病患者多进食，可少量多餐，对不能经口进食的老年人可选择鼻饲。同时鼓励老年帕金森病患者足量饮水，每日饮水量在1000～2500mL。注意饮食与服药时间安排。

（2）皮肤护理 晚期帕金森病患者长期卧床，容易产生皮肤破溃，应定时协助翻身，防止皮肤压痕、破溃。应保持老年人皮肤干燥，大量出汗时应等待出汗停止后温水擦浴，更换干净衣物及床单。

（3）日常锻炼 帕金森病患者由于疾病及自身体能减退导致日常运动能力衰退明显，宜评估患者运动及平衡能力，选择适宜的锻炼方式及运动量，帮助患者积极进行康复锻炼，如太极拳等。

六、观察要点

（1）认知方面的观察 帕金森病的认知障碍涵盖了很多方面，主要表现为言语流畅性障碍、记忆障碍、智能障碍等。简而言之就是语言表达能力下降、记性差及痴呆等。早期认知障碍表现为轻度的认知改变，一般不会明显影响日常生活。而晚期认知障碍表现为痴呆，出现社会交往能力及日常生活活动不同程度的影响，往往会严重影响生活质量。在帕金森病的各个阶段都可能出现不同程度的认知障碍。

（2）自主神经功能方面的观察 消化不良、便秘、尿频、心律失常、血压不稳、易出汗、性功能障碍等。这些症状在帕金森病的患者中具有一定的普遍性，目前有很多方法可以帮助患者缓解这些症状。以胃肠道症状为例，帕金森病患者不仅仅动作迟缓，胃肠道蠕动也有所减少。消化不良往往是因为胃排空障碍，表现为易饱，进食后易呕吐，这可能会影响部分治疗药物的吸收。治疗上以增强胃动力对症治疗为主。而便秘主要原因是肠蠕动减少。首先要多进食富含纤维的食物，如水果、蔬菜等。其次，可以在医生指导下使用一些粪便软化剂。帕金森病患者出现行动迟缓、姿势障碍、步态不稳，因此要特别注意防止跌倒。

不仅仅是胃肠道症状，如果出现其他自主神经功能障碍的表现，并且这些症状已经影响到了日常生活质量，应及时就医、尽早治疗。

（3）老年人疾病治疗及药物依从性的观察　帕金森病是一种慢性神经系统疾病，该疾病治疗需要终身服药。据研究统计，帕金森病患者的用药依从性总体偏低。患者可出现记忆力下降，观察患者是否按时服用药物，按时定期复诊。

（4）精神心理方面的观察　帕金森病为中枢神经系统疾病，发病率在中老年人群中居高不下，患者患病后会出现情绪低落、运动减少、易激惹等焦虑、抑郁的情绪，因此要观察患者的精神心理状况。抑郁是帕金森病患者的主要情绪障碍，它对患者的预后、依从性、自我照料能力及生活质量等产生明显的负面影响。

（5）应对措施

① 重点关注患者在生活中是否出现言语流畅性障碍、记忆障碍、视觉空间障碍、智能障碍等症状加重现象。观察患者的自主神经系统障碍，如心血管系统、消化系统、泌尿系统、性功能和热调节功能障碍，如若出现，及时就医，对症治疗。

② 提高用药依从性：采用服药行为管理的方法，通过用药日历、将服药与日常生活或工作捆绑、建立闹钟提醒以及使用家庭药碗等方式来管理患者用药行为。加强药物治疗知识的健康教育，提前告知不良反应，学会注意事项。

③ 情绪管理：帕金森病治疗并非只是单纯地使用药物，还需要结合心理康复治疗及康复锻炼等；首先我们应为患者介绍相关疾病知识，帮助患者认识自己所患疾病的原因、表现、治疗和规律。其次，除了合理用药以外，需要家人、朋友及机构的工作人员的关怀，主动与老年人沟通，为他们建立轻松愉快的生活氛围；平时多鼓励老年人主动运动，如吃饭、穿衣、洗漱等，对于有言语障碍的患者，可陪伴患者对着镜子练习发声；最后，多鼓励及陪伴老年人外出活动，参加一些老年人的娱乐活动，比如棋牌、跳舞等。如患者长期情绪低落、思维迟缓、敏感、消极，请及时到心理卫生中心门诊就医咨询。

七、案例分析

（一）照护难点

（1）生活照护难点　帕金森病是一种常见于老年人的神经系统退行性疾病，会出现动作迟缓、四肢不灵活，手部控制不住地颤抖，不能做精细动作，如系鞋带、扣纽扣等，这类患者严重时生活不能自理，几乎丧失活动能力，需要辅助患者进食；如患者出现认知功能障碍时，会不配合进食。

（2）用药照护难点　患者认知功能下降、记忆力下降，经常忘记服药，或患者不了解药物的重要性，不按时服用药物；部分生活不能自理患者，需依靠工作人员帮助服药。

（3）康复训练难点　帕金森病患者活动相对困难，运动方式也因人而异，部分运动无法独立完成时需依靠家人和护理人员的协助，尤其是中晚期的患者。有研究显示帕金森病患者康复依从性差，而长期康复锻炼的患者，药物控制效果非常好。

（4）安全照护难点　此类患者步态不稳、肢体震颤，要防止跌倒和意外。部分患者情绪悲观，有烦躁及急躁的消极情绪，需要防止患者自伤及自杀。

（5）心理护理难点　帕金森病患者病程长，随着时间的推移，疾病会逐渐加重，给这类患者的精神、心理上产生很大的压力。部分帕金森患者回避人际交往，不愿与人交流，感到孤独，甚至产生绝望的心理。

（二）照护措施

（1）生活护理　对老年人的营养状况进行评估，根据老年人的口味安排高纤维、低脂、易消化的食物。多为老年人准备蔬菜、水果，促进肠蠕动，防止便秘。准备食物时，还需要注意食物对老年人服用药物的影响。对于不能自理的老年人，可以使用辅助碗、辅助勺、辅助餐椅进食。并积极鼓励患者做主动运动，如穿衣、吃饭等。帮助老年人建立良好的生活作息，保证充足的睡眠，避免情绪波动。

（2）用药护理　对老年人给予明确用药指导是预防药物不良反应最有效的方法之一。遵医嘱及时调整用药剂量与用药时间，不可随意增、减、停药。

（3）康复训练　一般建议运动时间最好每天或隔天20～30min。

① 基本动作训练　帮助老年人进行上下肢的前屈后伸、内旋、外展，起立下蹲。肩部内收、外展及扩胸运动，腰部的前屈、后仰、左右侧弯及轻度旋转等。在有保护的前提下适当运动，进行一些简单的器械运动项目，有助于维持全身运动的协调。

② 语言功能训练　辅助老年人进行一些面部肌肉训练，如鼓腮、噘嘴、伸舌头、扣齿，以帮助发音，还可以帮助改善患者吞咽困难。

（4）安全护理　老年人宜穿宽松、便于穿脱、大小合适的衣物，选用按钮、拉链、自黏胶代替纽扣，鞋子大小适宜，轻便舒适为主，有防滑功能；养老机构的环境设施应适宜老年人及行动不便的患者使用辅助用具，灯光明亮，走廊应设置扶手，地板注意防滑等。对于卧床的老年人，应加用防护栏；对于行动不便或认知功能障碍的老年人，尽量安排工作人员陪同，防止跌倒和走失，此类患者使用的物品应以塑料等不易摔碎的制品为主。

（5）心理护理 通过陪伴、倾听、共情的方式为患者提供支持性心理治疗，并鼓励老年人多参加集体活动。恢复期的患者，应鼓励其在活动范围内部分生活自理，如穿衣、进食、移动等，增强患者的自我价值感。

第五节 抑郁症与焦虑症

（1）老年期抑郁症 抑郁（depression）是一种负性、不愉快的情绪体验，以情绪低落、哭泣、悲伤、失望、活动能力减退，以及思维认知功能迟缓为主要特征。心境障碍不能归因于躯体疾病或脑器质性疾病。抑郁症患者中有10%～15%面临自杀危险。每次发作持续至少2周、长者甚至数年，具有缓解和复发倾向，部分患者预后不良，可发展为难治性抑郁。老年期抑郁症（geriatric depression）严格地说是指首次发病于60岁以后，是最常见的精神障碍之一，严重影响到老年人的身体、生活及其社会功能。多数病例有反复发作的倾向，每次发作大多数可以缓解，部分可有残留症状或转为慢性。

（2）老年焦虑症 焦虑症（anxiety）又称焦虑性神经症，是以持续性紧张、担心、恐惧或发作性惊恐为特征的情绪障碍，伴有自主神经系统症状和运动不安等行为特征。患者在心理、社会调节上存在不良的问题，工作和社会能力损害严重，生活质量及满意度低。老年焦虑症往往表现为心烦意乱、注意力不集中、焦虑紧张、脾气暴躁等。老年焦虑症原本是较易治疗的心理疾病，但因识别率低，导致精神致残、自杀率高，成为老年健康的一大杀手。

一、案例导入

（一）基本信息

患者，女性，67岁，退休，离异，独居，未育，确诊焦虑症12年。

（二）病史回顾

患者12年前因精神刺激，出现心慌、胸闷、紧张、恐惧，自觉呼吸困难，濒临死亡，当时120入医院急诊，做一系列检查之后未发现与症状有关的器质性疾病，未使用药物的情况下自行缓解而出院观察。患者惊恐发作时，有明显濒死感，多次拨打120急救电话急诊就医。在神经内科医生建议下就诊于心理科，心理科医生诊断为焦虑症伴惊恐发作。辗转多个医院，经过门诊药物治疗加心理疏导、住院治疗、药物调整等方法，目前病情明显改善，小剂量药物维持治疗，不定期进行心理干预。患者母亲有精神异常史，具体不详。

（三）检查结果

患者焦虑量表评分为65分。

（四）目前状态

患者目前病情稳定，睡眠质量可，社交功能良好；考虑到患者病史较长，并伴有惊恐发作，目前仍依赖小剂量药物维持治疗。

二、危险因素

（一）抑郁症的危险因素

抑郁症的病因无疑是多样的，早年发病者具有明显的遗传倾向，晚年发病者遗传倾向小。研究表明，老年期抑郁症的病因主要为两种：一是神经生物学因素，如脑功能的退化、生物节律紊乱、脑组织结构改变等；二是心理社会因素，对躯体疾病及精神挫折的耐受能力日趋减弱，而且遭遇各式各样的心理刺激的机会越来越多。具体包括以下几个方面：

（1）增龄引起的中枢神经系统生物化学变化　随着年龄的增长，中枢神经系统会发生各种生物化学及神经内分泌、神经递质的变化，而这些变化对老年期抑郁症的发病起着重要的作用。

（2）生物节律变化　生物的生理活动水平有与昼夜变动相对应的周期性变化，它是生物在不断变动的环境中进化和适应的结果。人类的体温、睡眠‑觉醒、内分泌消化、代谢和排泄，都有接近24h的生理节律。随年龄增长而发生的睡眠周期紊乱，有可能是老年期抑郁症的病因。总之情感性障碍时，生物节律有改变，并且这种改变与临床症状变化相关。

（3）脑组织结构改变　有学者认为，晚发病的老年期抑郁症患者与早发病者比较，脑室扩大和皮质萎缩更明显。故脑组织退行性改变可能对晚发病的老年期抑郁症病因学意义更为重要。很多学者推测，老年期抑郁症的发病也许与大脑某种老化有关，但在质与量上都未达到阿尔茨海默病那样明显的病变程度。

（4）遗传因素与*APOE*基因　情感障碍有明显的遗传倾向。在其病因中遗传因素是主要内因，其影响远甚于环境因素。许多研究已明确发现*APOE*基因与阿尔茨海默病（AD）易感性有关。总结有关老年期抑郁症与*APOE*基因关系的研究发现，与临床观察、病理学和神经生化研究及CT、MRI检查等方面一致，老年期抑郁症与AD还有着共同的遗传危险因素。

（5）心理社会因素　不幸的应激生活事件，如老伴亡故、子女的分居、地位的改变、经济的困窘、疾病缠身、居住地动迁等都给予或加重老年人的孤独、寂寞、无用、无助感，成为心境沮丧、抑郁的根源。长期的生活逆遇或挫折也可产生或诱发抑郁症。另外，个性的自卑、压抑与逆来顺受、过分内向、对挫折和不幸习惯地采取悲观的认知态度与消极被动的应对方式，以及缺乏社会支持（交友甚少），也易产生抑郁症。

（二）焦虑症的危险因素

发生焦虑症的原因既与先天因素有关，也与外界的环境刺激有关。通常认为往往焦虑症患者人格特质偏高。

（1）遗传因素　在焦虑症的发生中起重要作用，其血缘亲属中同病率为15%，远高于正常居民；双卵孪生子的同病率为25%，而单卵孪生子为50%。有人认为焦虑症是环境因素通过易感素质共同作用的结果，而易感素质是由遗传决定的。

（2）生物学因素　焦虑反应的生理学基础是交感和副交感神经系统活动的普遍亢进，常有肾上腺素和去甲肾上腺素的过度释放。躯体变化的表现形式决定于患者的交感、副交感神经功能平衡的特征。

（3）人格与认知　自卑、自信心不足、胆小怕事、谨小慎微、对轻微挫折或身体不适容易紧张、焦虑或情绪波动。人格测量往往情绪不稳定性偏高，部分患者具有争强好胜、缺乏耐心、时间紧迫感强、急躁易怒的A型人格倾向。

（4）精神刺激因素　轻微的挫折和不满等精神因素可为诱发因素。关于发病机制也有不同说法，有学者强调杏仁核和下丘脑等情绪中枢和焦虑症的联系，边缘系统和新皮质中苯二氮䓬受体的发现，提出焦虑症的"中枢说"；有人根据β-肾上腺素受体阻滞药能有效地改善躯体的症状、缓解焦虑，支持焦虑症的"周围说"。心理分析学派认为，焦虑症是过度的内心冲突对自我威胁的结果。基于"学习理论"的学者认为焦虑是一种习惯性行为，由于致焦虑刺激和中性刺激间的条件性联系使条件刺激泛化，形成广泛的焦虑。

三、危害

（一）老年期抑郁症的危害

（1）死亡率高　老年期抑郁症与青年人患抑郁症有很大不同，老年期抑郁症不易被发现，被发现时往往症状已经非常严重，甚至很多老年人已经有了轻生等想法。

（2）严重失眠　原本睡眠良好的老年人会突然变得难以入眠、虽可入睡但醒得过早或入睡了却又自感未入睡（即所谓的"睡眠感丧失"），且服用抗神经衰弱症的药物往往毫无效果。

（3）便秘　原本排便正常的老年人会变得难以排便，严重者可便秘一周，同时还会伴有种种消化障碍，如食欲大减甚至完全不思饮食，有的还出现腹胀、口臭等症状。

（4）心血管异常　老年期抑郁症患者常出现血压升高、心率增快或某些冠心病症状。老年期抑郁症患者大多性格内向，发病前就不爱交际，在发病后得不到家人、同事、朋友的理解或遭到误解，也可能难以摆脱抑郁阴影，不利康复。

（二）老年焦虑症的危害

（1）痛苦，但查不出病　患者多方奔走于综合医院，见医生就滔滔不绝地说：浑身难受，不能躺，不能坐，不愿吃，不能睡，不能干活等。各项检查正常或有点问题但与痛苦程度不符。无器质性病理改变的疼痛、紧缩感、颤抖、出汗、头昏、气短、恶心、腹痛、衰弱等，是焦虑症躯体焦虑的复杂表现。

（2）依赖，但意识不到依赖医院，依赖亲人　患者常在儿女们的搀扶簇拥下，由西医转到中医，由门诊转到住院处，一年四季时常看医生，或住上几次院。儿女们付出很大精力，病情却不见好转，甚至愈演愈烈。弗洛伊德把这种现象解释为"后增益效应"，即神经症（包括焦虑症）产生后，患者缺乏安全感，需要呵护关照，达到精神上和物质条件上的满足。南辕北辙式的过度治疗和家人无微不至的照料，使患者因病"受益"，于是神经症持续下去。

（3）担忧，但不现实　身体本无疾病，或有一点无伤大雅的小病，却担忧自己的病治不好，担忧看病花钱多，过分不放心老伴、不放心儿孙等。"杞人忧天"式的恐惧担忧是焦虑症的核心症状。其主要表现是，与现实处境不符的持续恐惧不安和忧心忡忡。

（4）成瘾，但不能自拔　因长期使用苯二氮䓬类［地西泮（安定）、阿普唑仑片、氯硝西泮等］药物，患者不同程度上瘾。尤其静脉注射此类药物，虽然患者很快进入舒服、轻松、能睡状态，但成瘾迅速，难以戒断。一旦停药，患者反应强烈，甚至出现戒断综合征：如彻夜不眠、焦虑、震颤、肌肉抽搐、头痛、肠胃功能失调与厌食、感知过敏、幻觉妄想、人格解体等。由此可见，成瘾使病情更加恶化，患者却蒙在鼓里。老年人如有以下症状，则提示苯二氮䓬类药物慢性中毒：躯体消瘦、倦怠无力、面色苍白、皮肤粗糙、肌张力低、腱反射低或消失、步态不稳，或有一定程度人格改变。

（5）自杀，但事先不隐瞒　许多患者说，宁可断胳膊断腿，也比得焦虑症强。因老年人耐受性差，经不住折磨，一些患者最终选择了自杀。他们毫不隐瞒自杀想法，经常唠叨：实在受不了这个罪，不行，我得去死，你们谁也帮不了我。他们让家人去买安眠药，甚至商量怎么个死法。无论家人怎样劝说，帮其寻找乐趣，悲剧还是发生了。焦虑症的自杀干预正确途径是，为患者选择其接纳信任、经验丰富的专业医生，在进行心理治疗的同时，选准新型抗焦虑药物。实施治疗的前4周为关键期，患者会因感觉不到效果，怀疑医生的保证，陷入绝望，仍选择自杀。这一阶段，家人应寸步不离守护患者。

四、临床表现

（一）老年期抑郁症的临床表现

老年期抑郁症患者常表现出情绪低落、思维迟缓、精力不足、意志消沉等心理症状，以及失眠、便秘、食欲下降、胸闷、乏力等躯体症状。总的来说，老年抑郁有以下特点：

（1）焦虑/激越　是老年期抑郁症最为常见而突出的特点，以至于掩盖了抑郁症的核心主诉。主要表现为过分担心、灾难化的思维与言行以及冲动激惹。

（2）躯体不适主诉突出　老年期抑郁症患者可因躯体不适及担心躯体疾病辗转就诊多家医院，表现为包括慢性疼痛的各种躯体不适，历经检查及对症治疗效果不佳，其中以多种躯体不适为主诉的"隐匿性抑郁"是常见类型。

（3）精神病性症状　精神病性抑郁常见于老年人，神经生物学易感因素、老龄化心理和人格改变以及社会心理因素均与老年重性抑郁发作时伴发精神病性症状密切相关。常见的精神病性症状为妄想，偶有幻觉出现，需警惕是否存在器质性损害。疑病、虚无、被遗弃、贫穷和灾难以及被害等是老年期抑郁症患者常见的妄想症状。

（4）自杀行为　抑郁是老年人自杀的危险因素，老年期抑郁症的危险因素也是其自杀的高危因素。与年轻患者相比，老年期抑郁症患者自杀观念频发且牢固，自杀计划周密，自杀成功率高。严重的抑郁发作、精神病性症状、焦虑/激越、自卑和孤独、躯体疾病终末期、缺乏家庭支持和经济困难等因素均可增加老年人的自杀风险。

（5）认知功能损害　常与老年期抑郁症共存。认知功能损害可能是脑功能不全的体现，是抑郁的易感和促发因素，晚发抑郁症（60岁以后起病）患者长期处于抑郁中，可增加痴呆的风险，甚至可能是痴呆的早期表现。

（6）睡眠障碍　失眠是老年期抑郁症的主要症状之一，表现形式包括入睡困难、易醒、早醒以及矛盾性失眠。失眠与抑郁症常相互影响，长期失眠是老年期抑郁症的危险因素，各种形式的失眠也是抑郁症的残留症状。睡眠相关运动障碍包括不宁腿综合征、周期性肢体运动障碍以及快速眼动睡眠障碍等也常出现在老年期抑郁症中，需注意排查脑器质性疾病、躯体疾病以及精神药物的影响。

（二）老年焦虑的临床表现

焦虑是个体由于达不到目标或不能克服障碍的威胁，致使自尊心或自信心受挫，或使失败感、内疚感增加，所形成的一种紧张不安带有恐惧性的情绪状态。

（1）情感症状　表现为与处境不相符的紧张不安、过分担心、心烦、害怕或恐惧、易怒等。

（2）心理行为症状　常见坐立不安、搓手顿足、颤抖、身体发紧僵硬、深长呼吸、经常叹气、反复询问、言语急促、过度要求医师给予安慰或保证、警觉性和敏感性增高、注意力难集中等。

（3）自主神经功能失调症状　表现为失眠、疼痛、头昏、头晕、乏力、出汗等全身症状及心悸、胸闷、呼吸困难、喉部鼻腔堵塞感、恶心、呕吐、腹痛、腹泻、尿频、尿急等。焦虑老年人常以自主神经功能失调症状就诊。

五、风险评估

（一）老年期抑郁症的评估

抑郁症状是心理健康的重要指标，对老年期抑郁症的症状进行测量可有效评价老年人的心理健康水平。目前抑郁测评量表有多种，包括简版老年抑郁量表（GDS-15），流行病学研究中心抑郁量表（Centre for Epidemiology Studies depression scale，CES-D）、贝克抑郁量表（Beck depression inventory，BDI）、汉密尔顿抑郁量表（HAMA）、抑郁筛查量表（patient health questionnaire-9，PHQ-9）等。

（1）简版老年抑郁量表（GDS-15）　专门用于老年人的抑郁筛查，因简短及易于操作，已被人们广泛应用且已得到使用者的肯定。GDS是1982年由美国Brink和Yesavage等创制，原版30个条目。GDS-15（表6-16）是Sheikh和Yesavage鉴于老年人的特点，于1986年在30个项目的标准版本基础上设计出的包含15个条目的量表，该量表评估最近一周被调查者的抑郁状况，主要测试老年人情绪低落、活动减少、易激惹、退缩痛苦的想法，对过去、现在与将来的消极评价。每一句代表一个条目，表示抑郁的回答计1分，最高15分，≥5分为有抑郁症状。

表6-16　简版老年抑郁量表（GDS-15）

您的姓名（　　）性别（　　）出生日期（　　）职业（　　）文化程度（　　　）
选择最切合您一周来的感受的答案

1. 你对生活基本上满意吗？	是　□	否　□
2. 你是否已放弃了许多活动与兴趣？	是　□	否　□
3. 你是否觉得生活空虚？	是　□	否　□
4. 你是否感到厌倦？	是　□	否　□
5. 你是否大部分时间感觉精神好？	是　□	否　□
6. 你是否害怕会有不幸的事落到你头上？	是　□	否　□
7. 你是否大部分时间感到快乐？	是　□	否　□

8. 你是否常感无助？	是 □	否 □
9. 你是否愿意待在家里而不愿去做些新鲜事？	是 □	否 □
10. 你是否觉得记忆力比大多数人差？	是 □	否 □
11. 你是否认为现在活着很惬意？	是 □	否 □
12. 你是否觉得像现在这样活着毫无意义？	是 □	否 □
13. 你是否觉得你的处境没有希望？	是 □	否 □
14. 你是否觉得大多数人处境比你好？	是 □	否 □
15. 你集中精力有困难吗？	是 □	否 □

注：1、5、7、11答"否"记1分，其他题答"是"记1分。0～4分，正常；5～8分，轻度抑郁；9～11分，中度抑郁；12～15分，重度抑郁。

（2）抑郁筛查量表（PHQ-9） PHQ-9量表条目来源于DSM-Ⅳ抑郁症的诊断标准，量表内容简单、可操作性强。可作为筛查也可以评估抑郁严重程度。评估对象根据过去两周的状况，回答是否存在下列描述的状况及频率。0～4分，正常；5～9分，轻度抑郁；10～14分，中度抑郁；15～19分，中重度抑郁；20～27分，重度抑郁。见表6-17。

表6-17 抑郁筛查量表（PHQ-9）　　　　单位：分

	在过去的两周里，您多久被下列问题烦扰一次？				
序号	项目	无	几天	一半以上天数	几乎天天
1	做事时提不起劲或没有兴趣	0	1	2	3
2	感到心情低落、沮丧或绝望	0	1	2	3
3	入睡困难、睡不安或睡得过多	0	1	2	3
4	感觉疲倦或没有活力	0	1	2	3
5	食欲缺乏或吃太多	0	1	2	3
6	觉得自己很糟或很失败，或让自己家人失望	0	1	2	3
7	对事物专注有困难，例如看报纸或看电视时	0	1	2	3
8	行动或说话速度缓慢到别人已经察觉？或刚好相反，变得比平日更烦躁或坐立不安，动来动去	0	1	2	3
9	有不如死掉或用某种方式伤害自己的念头	0	1	2	3

上述问题对您的工作、处理家事或与别人相处造成多大困扰？
□没有困难　　□有些困难　　□非常困难　　□极度困难

（二）老年焦虑的评估

临床上常用的焦虑的评估方法有汉密尔顿焦虑量表（HAMA）和焦虑自评量表（self-rating anxiety scale，SAS）。HAMA由Hamilton于1959年编制。最早是精神科临床中常用的量表之一，包括14个项目。《CCMD-3中国精神障碍分类与诊断标准（第三版）》将其列为焦虑症的重要诊断工具，临床上常将其用于焦虑症的诊断及作为程度划分的依据。SAS被称为焦虑自评量表，是心理学上的专业名词，是一种焦虑评定的标准，用于测量焦虑状态轻重程度及其在治疗过程中变化情况。主要用于疗效评估，不能用于诊断。SAS量表已成为心理咨询师、心理医生、精神科医生最常用的心理测量工具之一。另外，焦虑筛查问卷-7（generalized anxiety disorder，GAD-7）也是一种简便有效的焦虑障碍识别与评估量表。2014年美国临床肿瘤学会（ASCO）推荐使用焦虑筛查问卷-7（GAD-7）。该量表条目较少，评估耗时较短，目前在养老服务评估中被广泛使用。

（1）焦虑自评量表（SAS） 见表6-18。

表6-18　焦虑自评量表（SAS）

下面有20条文字，请根据您最近一周的实际感觉。在适当的方格里打一个钩，每一条文字后有四个方格，分别表示：A没有或很少时间；B少部分时间；C相当多时间；D绝大部分或全部时间

项目	A	B	C	D
1. 我觉得比平常容易紧张或着急	□	□	□	□
2. 我无缘无故地感到害怕	□	□	□	□
3. 我容易心里烦乱或觉得惊恐	□	□	□	□
4. 我觉得我可能将要发疯	□	□	□	□
*5. 我觉得一切都很好，也不会发生什么不幸	□	□	□	□
6. 我手脚发抖打颤	□	□	□	□
7. 我因为头痛、颈痛和背痛而苦恼	□	□	□	□
8. 我感觉容易衰弱和疲乏	□	□	□	□
*9. 我觉得心平气和，并且容易安静坐着	□	□	□	□
10. 我觉得心跳得很快	□	□	□	□
11. 我因为一阵阵头晕而苦恼	□	□	□	□
12. 我有晕倒发作，或觉得要晕倒似的	□	□	□	□
*13. 我吸气呼气都感到很容易	□	□	□	□
14. 我的手脚麻木和刺痛	□	□	□	□
15. 我因为胃痛和消化不良而苦恼	□	□	□	□
16. 我常常要小便	□	□	□	□
*17. 我的手常常是干燥温暖的	□	□	□	□
18. 我脸红发热	□	□	□	□
*19. 我容易入睡并且一夜睡得很好	□	□	□	□
20. 我做噩梦	□	□	□	□

注：评分标准如下。5、9、13、17、19为反向计分，其余为正向计分，正向计分题A、B、C、D按1、2、3、4分计；反向计分题按4、3、2、1计分。各条目累计分为总粗分X，Y=1.25X，取Y值整数部分的总分均值。总粗分正常上限40分，标准总分为50分。分值越高，焦虑倾向越明显。其中50～59分为轻度焦虑，60～69分为中度焦虑，70分及以上为重度焦虑。

（2）焦虑筛查问卷-7（GAD-7）　见表6-19。

表6-19　焦虑筛查问卷-7（GAD-7）　　　　　单位：分

序号	在过去两周，有多少时候您受到以下任何问题困扰？（在您的选择下打钩）	无	几天	一半以上日子	几乎每天
1	感觉紧张、焦虑或急切	0	1	2	3
2	不能够停止或控制担忧	0	1	2	3
3	对各种各样的事情担忧过多	0	1	2	3
4	很难放松下来	0	1	2	3
5	由于不安而无法静坐	0	1	2	3
6	变得容易烦恼或急躁	0	1	2	3
7	感到似乎将有可怕的事情发生而害怕	0	1	2	3

注：评分方法如下。0～4分，无焦虑；5～9分，轻度焦虑；10～14分，中度焦虑；15～21分，重度焦虑。

六、治疗措施

（一）老年期抑郁症的治疗

抑郁症的治疗一直是比较棘手的问题。从20世纪50年代以来，主要的治疗方法有药物治疗、电休克治疗及心理治疗等。而近10年，由于新型抗抑郁药的飞速发展，在美国市场上有近10种新的抗抑郁药，为治疗抑郁症提供更有效的手段。另一方面心理因素与抑郁症状的产生有密切的关系。临床对照研究已证实心理治疗对抑郁症是有效的，而且心理治疗能预防复发及改善患者的治疗依从性，药物及心理治疗对抑郁症的治疗均有重要作用。

（1）一般治疗　当今抗抑郁药和电休克治疗虽然对抑郁症有较佳的疗效，但不能忽视一般性治疗。由于食欲缺乏和精神反应迟钝，患者的营养需要往往不能获得满足，故加强饮食护理和补充营养在临床照护中十分重要。此外，对患者所伴发的任何躯体疾病，应不失时机地给予彻底治疗。

（2）音乐治疗　是在综合了医学、心理学、物理学、音乐、美学等学科基础上产生的一种治病技术，也是利用音乐艺术的结构特点、音响的物理性能、音乐的情绪感染力，来协调人体的神经生理功能、改善人的心理状态、增进社会交往的一种治疗方法。音乐治疗可以从调节情绪的角度作为药物治疗的辅助方法而发挥作用。特别是老年患者，通过参加音乐活动，可增进人际交往，从而摆脱孤独，并从关注自身不适的困境中解脱出来。同时通过音乐的创作性活动，加强自我尊重的行为，以获得情感上的满足和行为上的适应。

（3）药物治疗　由于老年人特定的生物-心理-社会因素，致使老年期抑郁症的临床表现和治疗较年轻患者具有特殊性，药物治疗成为临床工作者的研究重点。老年期抑郁症药物治疗的影响因素包括：①年龄因素对药物的药效学影响，人到老年，中枢神经系统突触前神经递质合成或降解出现老年性改变，可供使用的神经递质如去甲肾上腺素、多巴胺5-羟色胺及乙酰胆碱减少。②年龄因素对药物的药代学影响，在老年期，身体各个器官都会发生结构与功能的退行性改变，进而使抗抑郁药的半衰期延长，药物与血浆蛋白的结合率减少，药物排泄减慢，稳态血浆药物浓度增高。因此，老年人的药物标准日剂量为低剂量。③老年人难以耐受药物不良反应，抗胆碱不良反应可以加重老年人的躯体症状；镇静、心动过速、视物模糊、便秘、震颤等不良反应影响了抗抑郁药的药物作用，使老年患者的依从性降低；老年人更难以耐受的不良反应为体位性低血压、口干、尿潴留、肠梗阻以及中枢抗胆碱作用所致的注意力、记忆力损害、谵妄等。④老年人常合并多种躯体疾病，需要服用多种不同的药物。此时抗抑郁药的不良反应可加重躯体疾病，同时躯体疾病又可以加重药物的不良反应，药物之间又可以发生相互作用。⑤老年抑郁症容易反复发作。这一特点关系到抗抑郁药的长期维持治疗。

（4）电休克治疗（electric shock therapy） 是通过短暂而适量的电流作用于大脑，使大脑皮质产生广泛性放电，这种放电会引起大脑皮质神经细胞的电生理改变，从而调节失衡的神经递质，使之恢复平衡，以达到治疗抑郁的效果。电休克是治疗伴有精神病性症状抑郁的最有效方法，对伴有躯体症状的抑郁，同样也很有效。

（5）心理治疗 大多数患者适合心理治疗。由于老年患者理解能力降低，语言交流可能受到限制，故主要采取支持性心理治疗。非语言的支持对于改善老年患者的无力感和自卑感也有效。

（6）中医治疗

① 中医中药 辨证论治。

② 其他治疗 如电针治疗、耳针治疗、激光治疗。

（7）康复治疗 从国内外的发展趋势来看，康复医学工作的重点正逐渐地从医院康复向社区防治康复转移，这也是我国卫生保健事业的一个重要改革方向。其基本原则是：功能训练、全面康复、重返社会、提高生活质量。

（二）老年焦虑症的治疗

对老年焦虑症的治疗是综合性的，药物治疗虽然是主要部分，但治疗时还需考虑到老年焦虑症的发病比青壮年有较多的心理因素，如生活单调、寂寞，若无子女在身旁孤独感更甚；此外，也要考虑老年人生活上的困难对心理产生的影响。老年人合并躯体疾病，也要同时治疗，要考虑到多种药物应用的相互作用。

（1）药物治疗 一种是苯二氮䓬类药物，这是目前临床应用较为广泛的一类药物，品种很多。还有一种非苯二氮䓬类药物，属于新一代抗焦虑药，根据症状还可以用一些抗抑郁药，但这些药物使用都有严格要求，必须由专科医师进行。

（2）心理治疗 常用的有认知疗法、放松疗法、行为疗法和支持疗法等。

① 认知疗法 是目前心理治疗中最常用的治疗方法。因为患者对焦虑症不了解或有不正确的认识，对患者的情感体验和躯体感受应给予合理的解释，消除或减少其对疾病的过度担心和紧张，从而调动患者的能动作用。若同时联合药物治疗，更会提高疗效。

② 放松疗法 是按照从上到下一定的顺序，依次收缩和放松头面部、上肢、胸腹部和下肢各组肌肉的训练，达到减轻焦虑的效应。冥想也有类似作用。

③ 行为疗法 多用于恐怖症和强迫症的治疗，治疗方法有系统脱敏法和暴露法等。

④"迪普音"音乐疗法 迪普音是一种对频率、相位都进行过特殊处理的声音，它的频率与人耳固有频率相同，能够在耳蜗、耳前庭狭窄的空域内引起共振，并通过共振对中耳、内耳进行按摩理疗，对耳神经能起到调剂的作用，减轻耳前庭功能紊乱状态，反馈到人的大脑、中枢神经和脑垂体，帮助内啡肽生成，降低、抚平焦虑不安的情绪。

⑤ 支持疗法 老年患者大多伴有某些心理问题，需要有人来帮助和支持解决，尤其是亲属的参与更为重要。

（3）运动治疗 运动治疗和心理治疗中的松弛疗法相似，但是锻炼疗法让老年人有种自我做主的自由感，而不是被人强迫着去治疗。有研究显示，如果老年人每天坚持1h左右的适度锻炼，比如慢跑、太极拳、瑜伽等，在锻炼后可以尽情地去发泄自己所有的烦闷和不满，不去想不值得自己担心、不必去担心的事情，老年人的病情可以得到缓解和控制。

（4）自我调节

① 保持良好的自我心态 首先要乐天知命，知足常乐。其次是要保持心理稳定，不可大喜大悲，要心宽，凡事想得开，要使自己的主观思想不断适应客观发展的现实。不要企图将客观事物纳入自己的主观思维轨道，那不但是不可能的，而且极易诱发焦虑、抑郁、怨恨、悲伤、愤怒等消极情绪。再次是要注意"制怒"，不要轻易发脾气。

② 增加自信 自信是治愈神经性焦虑的必要前提。没有自信心的人，对自己完成和处理事务的能力是怀疑的，夸大自己失败的可能性，从而忧虑、紧张和恐惧。因此，作为一个神经性焦虑症的患者，必须首先自信，减少自卑感。每增加一次自信，焦虑程度就会降低一点，恢复自信，也就能最终驱逐焦虑。

③ 自我疏导　轻微焦虑的消除，主要是依靠个人，当出现焦虑时，首先要意识到自己这是焦虑心理，要正视它，不要用自认为合理的其他理由来掩饰它的存在。其次要树立起消除焦虑心理的信心，充分调动主观能动性，运用注意力转移的原理，及时消除焦虑。当你的注意力转移到新的事物上去时，心理上产生的新的体验有可能驱逐和取代焦虑心理，这是人们常用的一种方法。

④ 自我放松　当你感到焦虑不安时，可以运用自我意识放松的方法来进行调节，用自我松弛的方法从紧张情绪中解脱出来。具体来说，就是有意识地在行为上表现得快活、轻松和自信。比如说，可以端坐不动，闭上双眼，然后开始向自己下达指令："头部放松、颈部放松"，直至四肢、手指、脚趾放松。运用意识的力量使自己全身放松，处在"松""静"的状态中，随着周身的放松，焦虑心理可以慢慢得到平缓，可以想象自己在碧波荡漾的海边或湖边，沐浴温暖和煦的阳光，听得见波涛轻拍岸石的声音，闻得出空气中清新宜人的气息……让自己的身与心得到全面放松，抛弃过分的焦虑。

⑤ 保持睡眠充足　多休息及睡眠充足是减轻焦虑的一剂良方。这可能不易办到，因为紧张常使人难以入眠。但睡眠愈少，情绪将愈紧绷，更有可能发病，因为此时免疫系统已变弱。

七、应对措施

（一）老年期抑郁症的应对措施

1. 制订抑郁症的照护目标、照护计划

（1）照护目标为老年患者不发生自杀自伤行为。

（2）通过评估及时发现患者的情绪变化。

（3）评估患者自杀动机的强度，预测自杀危险的严重程度，了解患者对自杀的认识和态度，给予积极的关注与帮助。

（4）针对抑郁症病程特点及老年期抑郁症照护要点综合评估。

（5）根据评估要点和照护要点确定照护对象的主要照护问题，从而设定照护目标。

（6）鼓励患者与家人多交流，用语言表达的方式疏泄不良情绪，表达内心感受。

（7）制订减轻抑郁情绪的应对方法，指导患者坚持按计划做。

（8）遇到重大生活事件时，及时寻求专业人员帮助疏导负性情绪。实施照护计划，根据照护对象的情绪反应及行为变化，调整照护计划。

2. 出现老年期抑郁症急性发作的处理措施

（1）患者出现急性抑郁发作时，伴有严重的焦虑与激越，此时自杀的风险极高。需要专人陪伴，紧急就近送往医院就诊，给予积极的处理。

（2）照护者保护好急性抑郁发作的患者，防止受伤。

（3）抑郁情绪低落，伴自杀观念的患者，要高度重视，需要专人陪伴，日常管理好危险用品，多与患者交流，及时评估患者情绪的变化。

（4）遇到患者自杀，立即制止，给予相应的初步处理，同时呼叫120紧急处理。

（5）老年期抑郁症采取最多的自杀方式是自缢。自缢抢救的第一步是立即帮助患者解开绳索，平卧，打开气道，给予CPR处理。

3. 老年期抑郁症药物照护

（1）确保患者服下药物，必要时监护患者服药。患者抑郁发作时，药物由家属保管。如患者症状缓解，病情稳定，服药依从性好，可指导患者管理药物。

（2）药物需餐后服用并观察患者用药后是否具有不良反应。

（3）告知患者需要按医嘱规律用药，不自行增加或减少药量。

（4）患者如出现不能耐受的药物不良反应时，暂时停药，到专科医院看医生。

4. 老年期抑郁症生活照护

（1）建立信任关系，接纳患者的抑郁症状，与患者共情，积极关注患者的情绪变化，满足患者正常的心理需求，鼓励患者多与家人交流，用语言表达不适感受，减轻抑郁带给患者的影响。

（2）提高患者社会功能，鼓励患者自行料理日常生活，对抑郁情绪严重不能自我料理生活的老年患者，给予督促和帮助。

（3）保证患者进食安全，制订按时进食的计划，多进食富含营养、易消化的食物，多吃蔬菜、水果，保证摄入量。

（4）关注患者睡眠质量，观察有无入睡困难、早醒等。观察睡眠与焦虑情绪的相关性，必要时按医嘱给予药物辅助睡眠。

（5）观察老年患者排便、排尿情况，如24h无尿，需寻求医学干预，防止出现尿潴留；对大便干燥或3天无排便的老年患者，需要寻求医学干预，防止肠梗阻。

5. 老年期抑郁的康复照护

（1）抑郁症可影响人的社会功能，程度严重时，患者回避与人交往，不能坚持工作，不能料理家务，不顾及自身修饰等。照护者与患者共同制订个体康复计划，计划要有可行性。

（2）有计划地组织患者参加团体治疗，包括认知重构等。团体治疗可以修正负性认知对患者情绪的影响，促进患者心理的自我成长。

（3）鼓励患者参加团体活动、工娱治疗等，如静坐、慢跑、冥想、肌肉放松、手工编织、绘画、书法、听音乐等。调动患者的兴趣爱好，转移注意力，缓解抑郁情绪带给患者的影响。

（4）患者需要社会化，如在家中休养，建议参与家庭活动，承担家务劳动，缓解抑郁情绪。

（5）家庭需要营造温暖和谐的生活环境，亲人要理解和接纳患者，多与患者沟通，给患者营造表达的机会，让患者体验到家庭的温暖和爱。

（6）帮助患者管理抑郁情绪，掌握抑郁症疾病知识，了解抑郁症的病因、诱因及发病机制。指导患者如出现悲观情绪、自杀观念困扰时，应积极寻求他人及医学帮助。

6. 老年期抑郁症合并其他疾病照护的注意事项

（1）抑郁症与焦虑症共病时，需要给予积极的关注，陪伴患者，多与患者交流，让患者体验到家人或照护者的关心和重视。照护者要密切观察患者情绪的波动、焦虑程度、激越行为、睡眠质量、进食情况等，如患者有轻生观念，需要立即与医生取得联系，积极处理，防止自杀发生。

（2）据统计，目前与情绪有关的疾病达200多种，在所有患病中70%以上与情绪有关，可见观察情绪变化是很重要的。老年期抑郁症患者合并多种躯体疾病，如高血压、糖尿病、冠心病、哮喘、胃肠道疾病等，在护理患者时，要密切观察患者情绪变化及情绪与躯体疾病的相关性。

（二）老年焦虑症的应对措施

1. 制订焦虑症的照护目标、照护计划

（1）针对焦虑症的发病特点制订焦虑症照护要点和老年综合评估。

（2）帮助患者管理焦虑情绪，掌握焦虑症疾病知识，了解产生焦虑的压力源、诱因及焦虑发作时的行为模式。

（3）制订减轻焦虑的应对方法，指导患者坚持按计划做。

（4）其余同老年期抑郁症的应对措施：（5）（6）（8）。

2. 出现老年焦虑症急性发作的照护措施

（1）老年急性焦虑发作不多见，一旦患者出现急性焦虑发作时，自杀的风险极高。急性焦虑发作的特点是无明显诱因，发作不可预测。发作时患者表现强烈的恐惧、焦虑，伴自主神经系统症状如心慌、胸闷、呼吸困难，血压增高、晕厥、濒死感或失控感等痛苦体验。发作时建议就近送往医院治疗，在排除躯体器质性改变情况下，给予精神科抗焦虑药物缓解症状。

（2）患者如急性焦虑诊断明确，能够排除躯体疾病导致的不适，急性焦虑发作可在家中，由了解病情的家属按医嘱给予药物缓解发作。

（3）照护者保护好急性焦虑发作的患者，防止跌倒、受伤等。

（4）焦虑发作伴自杀行为的患者，需要专人陪伴，日常管理好危险用品，多与患者交流，及时评估患者情绪的变化。遇到患者自杀情况，求助120紧急处理。

3. 老年焦虑症药物照护

（1）观察患者用药后的不良反应，药物需餐后服用。

（2）焦虑发作的患者服用苯二氮䓬类药物缓解，需观察服药持续时间，必须按医嘱服用，不要自行增加药量，以免出现药物依赖。

（3）培养患者对药物的依从性，按医嘱规律用药，如"难受吃，不难受停"，易出现血药浓度不稳定，导致药物不良反应增加。

（4）出现不能耐受的药物不良反应时，须先停药，到专科医院看医生。

4. 老年焦虑症生活照护

（1）建立信任关系，接纳患者的焦虑诉说及行为，给予倾听和积极关注，鼓励患者用言语表达不适感受，减轻焦虑带给患者的影响。

（2）评估患者生活自理状况，鼓励患者自行料理日常生活。

参见老年抑郁症药物照护。

5. 老年焦虑症的康复照护

参见老年抑郁症的康复照护。

6. 老年焦虑症合并其他疾病照护措施

（1）焦虑症与抑郁症共病时，同老年抑郁症。

（2）焦虑症患者合并其他躯体疾病，如高血压、糖尿病、冠心病等，按相应疾病护理常规进行护理。

八、案例分析

（一）照护难点

（1）家庭及个人因素　患者父母已故，母亲有精神异常史，无配偶及子女，无法进行家庭支持治疗。患者因为离异，有些自卑，平时比较孤独，有悲观情绪。

（2）心理社会因素　随着社会的发展，社会工业化、人口城市化、居住稠密、交通拥挤、竞争激烈及社会矛盾等都会导致焦虑的发生，这些因素对焦虑发生的作用是非常明显的。

（3）身体因素　老年患者有时会出现腰腿疼痛，即便已经查出情况轻微，患者也十分焦虑。

（二）照护措施

（1）健康教育　通过健康宣教能够提高患者对疾病相关知识的认知程度，使患者深入了解焦虑症的本质，对患者的情感体验和躯体感受应给予合理的解释，消除或减少其对疾病的过度担心和紧张，能够积极应对，从而调动患者的能动作用。具备自我缓解的能力，同时联合药物治疗，更会提高疗效。

（2）生活护理　充足的睡眠对于焦虑症患者的康复十分重要，因此护理人员需要加以重视，确保患者每日睡眠充足，采取有效的方法提高其睡眠质量，促进康复。通过放松训练能够让患者掌握有效的自我调整方法，提高自控能力以及对各种环境的适应能力。个人饮食方面，每日少食多餐，保持食物的多样性，饮食平衡，需尽量减少油炸食品、垃圾食品摄入比例，减少咖啡因、烟草、酒精摄入，避免焦虑加重。对于焦虑症严重，出现自杀倾向患者，家属还需时刻陪护，避免造成意外损伤。在体育锻炼方面，可根据患者实际情况制订有效规划，适当运动，可改善患者个人情绪，保持心情愉悦。保持生活环境卫生清洁、舒适，有一个轻松、温馨的居住环境。

（3）用药护理　尽可能地单一用药，足量、足疗程使用，治疗过程中不宜频繁更换药物。制作药物提醒日历，按时规律服药，如患者症状加重，应及时就医调整药物。

（4）社交护理　通过基本活动护理能够鼓励患者参加活动，提高患者的交流能力和社交能力，为患者提供一个发泄自身情绪的渠道。

第六节　晕厥

晕厥是指一过性全脑血液低灌注导致的短暂意识丧失（transient loss of consciousness，TLOC），患者因姿势性张力丧失，不能站立而倒地。特点为发生迅速、一过性、自限性并能够完全恢复。典型的晕厥发作是短暂的，血管迷走性晕厥的意识丧失时间常常不超过20s。有些晕厥有先兆症状，更多的无先兆症状。突然发生意识丧失，随着晕厥的恢复，行为和定向力也立即恢复。有时可出现逆行性遗忘，多见于老年患者。老年人的晕厥通常不是由单一疾病造成，而是由多种疾病相互作用引起。

一、案例导入

（一）基本信息

患者，女性，72岁，丧偶独居，育有一子一女，现居住于医院老年病科，儿子女儿每天来看望；平时性格急躁。

（二）病史回顾

患者因"反复发作性意识丧失一年"入某医院。患者于活动中突然感觉眼前发黑，出冷汗，手中持物掉落，随即跌倒，呼之不应。当时家属发现患者面色苍白，无大小便失禁，数分钟后苏醒。清醒后无肢体活动障碍，无法记起跌倒后情况。无舌咬伤史，无其他不适。当时未进行特殊处理，反复发作一年遂来门诊就诊，门诊以"晕厥"收治入院。

（三）检查结果

患者晕厥期血压低，收缩压波动在60～70mmHg，舒张压波动在30～50mmHg；心电图检查显示窦性心律，运动试验阳性。

（四）目前状态

患者目前状态良好，生活自理，近一周未发生晕厥。

二、病因和分类

老年人是晕厥的多发人群，产生晕厥的原因很多，可能涉及心血管内科、神经内科、神经外科、精神科等多个领域，大多与暂时性脑缺血密切相关。晕厥是一种复杂的临床综合征，尤其老年患者晕厥可能是并存的多种疾病共同导致的结果。因此，临床医生以单一疾病来解释这一症状常不适用于老年人，因为老年人：

（1）多种慢性病共存　如心律失常、充血性心力衰竭、糖尿病或脑血管疾病等，这些慢性疾病可能引发晕厥。

（2）多重用药　如利尿药、血管扩张药、β-受体阻滞剂、抗高血压药、降糖药、镇静药等，这些药物也可能诱发晕厥。

（3）多器官系统与年龄相关的生理改变　如衰老使脑血流易受损等，也有可能发生晕厥。

表6-20详细列出了晕厥的分类与常见病因。

表6-20　晕厥的分类与常见病因

1. 神经介导的反射性晕厥
血管迷走性晕厥
　情绪引起：恐惧、疼痛、操作、恐血症
　直立体位引起
颈动脉窦性晕厥
情境相关性晕厥
　咳嗽、打喷嚏
　胃肠道刺激（吞咽、排便、腹痛）
　排尿（排尿性晕厥）

　　运动后

　　餐后

　　其他（如大笑、操作、举重）

不典型晕厥［没有明显诱发因素和（或）表现不典型］

2. 体位性低血压性晕厥

年龄老化

原发性自主神经功能衰竭

　　单纯性自主神经功能衰竭、多系统萎缩、帕金森病合并自主神经衰竭、路易体痴呆

继发性自主神经功能衰竭

　　糖尿病、淀粉样变性、尿毒症、脊髓损伤

药物引起的体位性低血压

　　乙醇、利尿药、血管扩张药、抗高血压药、抗心律失常药、抗抑郁药

血容量不足

　　出血、腹泻、发热、呕吐等

3. 心源性晕厥

心律失常性晕厥

　　心动过速（含药物所致）

　　　室上性（包括心房颤动伴预激综合征）

　　　室性（特发性、继发性器质性心脏病）

　　心动过缓

　　　窦房结功能异常（包括快-慢综合征）

　　　房室交界区功能异常

　　　植入装置（如起搏器）功能障碍

　　药物引起的心动过缓或心动过速

　　遗传性心律失常综合征（如长QT间期综合征、Brugada综合征、短QT间期综合征、儿茶酚胺敏感性室速等）

　　结构性心脏病或心肺疾病

　　　心脏瓣膜疾病

　　　急性心肌梗死或心肌缺血

　　　心脏肿物（心房黏液瘤、肿瘤等）

　　　心包疾病或心脏压塞

　　　先天性冠状动脉异常、紫绀性先心病

　　　肥厚性梗阻型心肌病

　　　人工瓣膜异常

　　　　急性主动脉夹层

　　　　肺栓塞和肺动脉高压

　　脑血管性

　　　脑动脉盗血综合征

　　　多因素性

三、临床表现

　　晕厥发作时患者常处于直立位或坐位，感觉恶心、呕吐并伴有眩晕感，向一侧倾倒、恐惧，有时伴有头痛，面色呈灰白色，面部及躯干布满冷汗、流涎、上腹部不适和恶心等，此时患者常通过打哈欠、深呼吸来抑制这些

症状，可出现视野暗淡或中心视野狭窄，伴有耳鸣、思维混乱等。晕厥发作后患者经常感觉虚弱和步态不稳，如起立过快可能出现再一次晕厥。发作期间脑电图可出现对称性2～3Hz慢波，晕厥后脑波逐渐恢复正常。老年人血管迷走性晕厥症状不典型，与青年人相比，初步评估得出明确诊断的比例低。

晕厥的临床表现及严重程度因其病因、发病机制及发作时的环境而有所不同。典型的晕厥分为三期：晕厥前期、晕厥期和晕厥后期。老年人由于年龄的增加，各器官功能的减退，认知功能的下降致使其临床表现多不典型。

（1）晕厥前期　出现短暂的、显著的自主神经和脑功能低下的症状，如头晕眼花、面色苍白、出汗、恶心、神志恍惚、视物模糊、注意力不集中、耳鸣、全身无力、打哈欠、上腹部不适和肢端发冷等，持续数秒至数十秒，多发生在过久站立时。

（2）晕厥期　患者感觉眼前发黑，站立不稳，短暂意识丧失而倒地，意识丧失的程度和持续时间不尽相同，常在数秒至数十秒后迅速苏醒。发作时可伴有血压下降、脉搏细弱（40～50次/min）、瞳孔散大、肌张力减低等，一般无括约肌障碍，偶有尿失禁，但神经系统检查无明显阳性体征。收缩压常降至60mmHg或以下，呼吸弱以致难以察觉。

（3）晕厥后期　患者一旦处于平卧位则脑血流恢复，脉搏逐渐变得有力，面色开始恢复正常，呼吸变得快而深，意识很快恢复，但仍可见面色苍白、恶心、出汗、周身无力或不适等，并可有头痛，经数分钟或数十分钟休息可缓解，不遗留任何后遗症。较重者可有轻度遗忘和精神恍惚，需1～2天恢复。若意识丧失持续15～20s，则可能会出现抽搐发作（痉挛性晕厥），因而常被误诊为癫痫，但其持续时间更短，仅有轻微的肢体和躯干肌阵挛、面肌颤动或躯干强直、牙关紧闭，全面性阵挛性发作极少见。

四、常见的晕厥类型

导致老年患者晕厥的最常见原因为神经介导性和心源性，前者包括体位性低血压、颈动脉窦综合征等，后者包括多种心脏器质性疾病和快速/缓慢性心律失常。

（1）体位性低血压性晕厥　体位性低血压是指从仰卧位转为直立位或在直立倾斜试验中头向上倾斜至少60°的最初3min内，收缩压下降≥20mmHg和（或）舒张压下降≥10mmHg，可伴有或不伴有临床症状的临床综合征。对于卧位收缩压≥160mmHg的高血压患者，收缩压下降≥30mmHg，或者对于血压基线较低人群在站立位收缩压＜90mmHg时，亦可诊断。

体位性低血压是晕厥的重要原因之一，65岁以上的老年人约32%有体位性低血压。与体位性低血压相关的住院治疗随着年龄的增加而增加。在有晕厥症状的患者中，25%是年龄相关的体位性低血压；其他体位性低血压的原因主要是药物和特发性或继发性心房颤动。体位性低血压的老年患者常有卧位收缩性高血压并接受多种药物治疗，治疗体位性低血压的药物会加重卧位高血压，反之亦然。

体位性低血压发生在患者变换体位时，多见于从卧位或久蹲位突然转为直立位的短暂时间内，轻者有头晕、眩晕、眼花、下肢发软，重者发生晕厥。意识丧失时间短，血压急剧下降，心率无大变化，立即卧倒症状可缓解。晕厥前期和晕厥后期的症状均不明显。

（2）颈动脉窦性晕厥　也称为颈动脉窦综合征，由于颈动脉窦反射过敏所致。健康老年人群中有30%患有颈动脉窦过敏症，而伴有冠心病或高血压病的患者中其发病率更高。颈动脉窦反射是调节血液循环的生理反射，神经兴奋冲动由舌咽神经传入延髓，使迷走神经兴奋，心率减慢，或引起交感神经血管抑制纤维兴奋使血管扩张、血压下降。颈动脉窦及邻近病变如动脉粥样硬化、动脉炎、肿瘤、淋巴结肿大等可刺激颈动脉窦反射过敏，导致发作性晕厥。转头、领口过紧、低头等颈动脉受压的因素也可诱发。大多数患者在直立位时发作。突然发生，经常跌倒，与心源性晕厥相似，发作迅速，无任何预感，意识丧失时间很少超过30s，清醒后迅即恢复知觉。

（3）心源性晕厥　包括心律失常性晕厥和器质性心血管疾病性晕厥，因心排血量突然减少、血压急剧下降导致脑血流减少引起晕厥。心源性晕厥是晕厥原因的第二位，也是危险性最高、预后较差的一类。

① 心律失常性晕厥　心律失常是心源性晕厥最常见的原因。影响因素很多，包括心率、心律失常的类型（室上性或室性）、左心室功能、体位和血管代偿能力。正常情况下，心率低至35～40次/min或高至150次/min均能耐受，尤其是卧位时。心率变化超过此极限即可影响心排血量而导致晕厥。病态窦房结综合征、获得性房室传导阻滞的严重类型（莫氏Ⅱ型、高度以及完全房室传导阻滞）、阵发性心动过速、长QT综合征、尖端扭转型室性心动过速等均可引发晕厥。

② 器质性心血管疾病性晕厥　当血液循环的需求超过心脏代偿能力，心排血量不能相应增加时，器质性心血管疾病患者就会出现晕厥。如果患者处于直立位，心室停搏4～8s即可引起晕厥。如大脑缺血超过15～20s可能出现肌阵挛发作，随着停搏时间的延长，肌阵挛消失而出现强直性阵挛和鼾声呼吸，面色由灰白色变为发绀，出现尿失禁、瞳孔固定及双侧Babinski征。当心

脏活动恢复时，颜面及颈部开始发红。由可靠的目击者提供的体征发生顺序有助于晕厥与癫痫的鉴别。

（4）血管迷走性晕厥　血管迷走性晕厥是整体人群中最常见的一种晕厥类型。晕厥发作的常见诱因是强烈的情感和精神刺激，身体创伤、紧张、恐惧、疼痛、过度悲伤等均可通过神经反射引起迷走神经兴奋，导致外周小血管广泛扩张、心率减慢、血压下降和脑血流量减少而产生晕厥。

五、评估

正确认识晕厥，对晕厥进行评估，积极预防晕厥发生对提高老年人的生命质量具有重要意义。对于发生过一过性意识丧失的患者，首先要进行初步评估。其目的是：①明确是否是晕厥？② 是否能确定晕厥的病因？③是否是高危患者？ T-LOC包括了各种机制导致的、以自限性意识丧失为特征的所有临床病症，而晕厥是T-LOC的一种形式，需要与其他意识改变相鉴别。晕厥评估流程见图6-2。

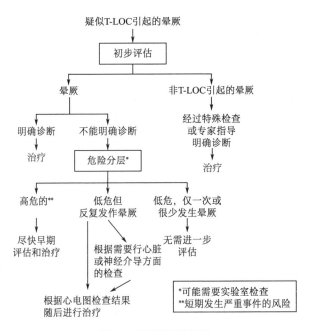

图6-2　晕厥的评估流程

（一）病史

详细询问患者的病史，对明确晕厥的诊断和鉴别诊断具有极其重要的意义。病史评估的关键点见表6-21。病史评估来自患者或目击者，一般应从以下方面进行采集。

表6-21　晕厥发作重要的病史特征

项目	病史特征
发作之前	体位（卧位、坐位或直立位） 活动状态（静息、体位改变、锻炼中或锻炼后，或者排尿中或排尿后立即发生，大便，咳嗽或吞咽） 诱因（如拥挤或不通风的地方、长时间站立、餐后）以及情景性事件（如恐惧、剧烈疼痛、颈部运动）
发作当时	恶心、呕吐、腹部不适、畏寒、出汗、颈部或肩部疼痛、视物模糊、头晕、心悸
发作当时目击者	跌倒方式（猛然倒下或呈跪式）、皮肤颜色（苍白、发绀、潮红）、意识丧失持续时间、呼吸情况（打鼾），肌肉活动（强直、阵挛、强直-阵挛、细小肌阵挛，或者自动症），与跌倒相关的肌肉异常活动，咬舌
发作结束	有无恶心、呕吐、出汗、畏寒、意识模糊、肌肉痛、皮肤颜色变化、外伤、胸痛、心悸、大小便失禁
患者背景	猝死家族史、先天性心律失常心脏病或昏倒 既往心脏病史 神经系统病史（帕金森病、癫痫、嗜睡病） 代谢性疾病（糖尿病等） 药物（抗高压药、抗心绞痛药、抗抑郁药、抗心律失常药、利尿药，以及延长QT间期药物）或者其他药物（包括乙醇） 对于晕厥反复发作的病例，应搜集反复发作的信息，诸如第一次发作的时间以及发作的频率

（1）有无诱因　患者在发生晕厥前有无突发性的诱因，如紧急排便或排尿、咳嗽、进食、用药以及精神紧张。穿紧领衣服转头后出现晕厥要考虑颈动脉窦超敏可能，体力活动后出现晕厥需要怀疑主动脉瓣狭窄或心肌缺血。

（2）有无前驱症状　晕厥前很少有心悸病史，一旦出现值得重视。胸闷、心悸或气短提示心源性或肺源性因素。伴有持续时间＜5s的先兆症状通常是心律失常性晕厥的特征。出汗、恶心等可能伴随血管迷走性晕厥。注意：迷走神经性晕厥通常是由饥饿、疲劳、情绪紧张或长时间站立不动等引发的。

（3）正在使用哪些药物　询问任何可能引起晕厥的药物包括非处方药（OTC）以及用药与进食等其他活动的关系。了解用药剂量、调整方案的细节。如眼科使用的β-受体阻滞剂可能引起心动过缓。抗高血压药、血管扩张药、利尿药可能引起血压降低（尤其是自主性低血压）。抗胆碱能药物会引起心律失常。

（4）目击者看到的情况　询问目击者关于患者晕厥的细节，如持续时间、患者晕厥时的表现，有无抽搐、大小便失禁等。

（5）有无重要的相关症状　如冠心病，约5%的心肌梗死首发症状为晕厥；糖尿病患者患冠心病及自主神经功能障碍的风险增加，这些都会加重晕厥的发生。

（二）体格检查

（1）通过测量立位、卧位血压，并结合脉搏情况，判断有无动脉血管病变。

（2）颈动脉杂音提示脑血管病变。

（3）肺动脉高压体征、心力衰竭体征、心脏瓣膜杂音提示有器质性心脏病。

（4）认知和语言能力下降、视野缺失、肢体肌力和感觉功能下降、震颤、步态异常提示神经系统病变。

（三）辅助检查

根据病史确定患者为晕厥后，再根据病史、体检资料，进一步做各项检查。

（1）如怀疑为心源性晕厥

① 心电图　晕厥患者心电图检查多正常。如果发现异常则多为心律失常相关性晕厥。心电图异常是预测心源性晕厥和死亡危险性的独立危险因素，应该进一步检查引起晕厥的心脏原因。当心电图有下列表现时提示有心律失常性晕厥：a.清醒状态下持续性窦性心动过缓＜40次/min，或反复性窦房阻滞或窦性停搏＞3s；b.莫氏Ⅱ度Ⅱ型或Ⅲ度房室传导阻滞；c.交替性左右束支传导阻滞；d.室性心动过速或快速型阵发性室上性心动过速；e.非持续性多形性室性心动过速、长QT或短QT间期综合征、Brugada综合征等；f.起搏器功能失调伴心脏停搏。

② 超声心动图　超声心动图是诊断结构性心脏病非常重要的技术，在以左心室射血分数（LVEF）为基础的危险分层中具有重要作用，可以判断晕厥的类型、严重程度及危险分层。对下列可引起晕厥的器质性心脏病作出诊断：a.瓣膜性心脏病；b.出现肺动脉高压或右心室扩大的肺栓塞；c.肥厚型梗阻性心肌病；d.急性心肌梗死后缺血性心肌病；e.心脏收缩功能异常（射血分数＜40％）。

③ 运动试验　运动诱发的晕厥较常见。在运动过程中或运动之后不久出现晕厥的患者应进行运动试验。因为晕厥会在运动过程中或之后即刻发生，运动过程中及恢复期要密切监测心电图和血压。发生在运动过程中的晕厥可能是心源性的，而运动之后发生的晕厥几乎都是由于反射机制所致。

④ 24h甚至48h或72h Holter监测　频繁发作的晕厥患者可选择动态心电图检查。

⑤ 心脏电生理检查　电生理检查的敏感性和特异性不高，近年来大量无创方法的进步（如长时程监护表现出更高的诊断价值）降低了电生理检查的重

要性。不建议左心室射血分数严重减低的患者进行电生理检查。但对于以下情况应选择进行：a.缺血性心脏病患者初步评估提示心律失常为晕厥的原因，已经明确有植入式心脏复律除颤器（implantable cardioverter defibrillator，ICD）指征者除外；b.伴束支传导阻滞，无创性检查不能确诊的患者；c.晕厥前伴有突发、短暂的心悸，其他无创性检查不能确诊的患者；d.Brugada综合征、致心律失常性右心室心肌病（arrhythmogenic right ventricular cardiomyopathy，ARVC）和肥厚型心肌病患者；e.高危职业应尽可能排除心血管疾病所致晕厥的患者。

⑥ 冠状动脉造影　怀疑冠心病时，做此检查确诊。

（2）考虑体位性低血压时

① 卧立位试验　用于诊断不同类型的直立不耐受综合征。对可疑体位性低血压者，在平卧2min后测量上臂血压，再令其站立3min测立位上臂血压；5min后按此顺序复测一次，测量频率不应超过每分钟4次。正常人站立时收缩压下降不超过20mmHg，舒张压不下降，通过躯体调节反射在30～40s内血压回升。如直立位收缩压下降＞20mmHg以上，舒张压下降＞10mmHg，且持续时间较长不恢复，同时出现脑缺血症状，可诊断为体位性低血压。若试验阴性，可嘱患者在试验前先做体力活动，引起小血管扩张则较易诱发。必要时直立位血压测量应延长至3～5min，并检查24h动态血压。

② 倾斜试验　是一项可以在实验室条件下复制神经介导性、反射性晕厥的检查。

a. 方法　若建立静脉通路，在倾斜开始前应至少平卧20min，若没有静脉通路则应在倾斜开始前至少平卧5min；倾斜角度应在60°～70°；被动期持续时间最短20min，最长45min；在直立体位下给予舌下含服硝酸甘油，固定剂量300～400μg；给予异丙肾上腺素时，1～3μg/min，逐渐增加，使平均心率超过基线水平的20%～25%。

b. 适应证　在高风险情况下发生的不明原因的单次晕厥事件（如晕厥发生可能导致创伤或从事高风险职业）；或无器质性心脏病，且心源性晕厥的可能已经被排除。明确患者发生反射性晕厥的易感程度。鉴别反射性晕厥和体位性低血压性晕厥。鉴别伴有抽搐的晕厥和癫痫。评估不明原因反复发作的晕厥。评估频繁晕厥和心理疾病的患者。

c. 禁忌证　不推荐用于评估治疗。缺血性心脏病、未控制的高血压、左心室流出道梗阻和重度主动脉瓣狭窄是异丙肾上腺素倾斜试验的禁忌证，对已知有心律失常的患者也要慎重。

d. 诊断标准　无结构性心脏病患者出现反射性低血压或心动过缓伴有晕厥

或进行性体位性低血压（伴或不伴有症状）分别诊断为反射性晕厥和体位性低血压。无结构性心脏病患者出现反射性低血压或心动过缓，未诱发出晕厥为可疑反射性晕厥。出现意识丧失时不伴有低血压和（或）心动过缓可考虑心理性假性晕厥。

e.并发症　倾斜试验是一项安全的检查，没有应用硝酸甘油出现并发症的报道。虽然在缺血性心脏病或病态窦房结综合征患者中应用异丙肾上腺素后可能出现致命性心律失常，或自限性的心房颤动，但尚无试验过程中出现死亡的报道。常见的轻微副作用包括异丙肾上腺素引起的心悸和硝酸甘油导致的头痛。尽管试验的风险很低，仍建议准备好必要的抢救设备。

评价老年人反射性晕厥时，倾斜试验耐受性和安全性均很好，其阳性率与年轻人相仿，特别是在硝酸甘油激发后。正常反应是当头部后仰60°～80°，10min出现短暂的收缩压下降（5～15 mmHg），心率加快（10～15次/min）。如迅速而持久的血压下降、心率下降则为异常，有时与晕厥有关。

（3）神经系统疾病引起晕厥　有三种情况，自主神经功能障碍、某些脑血管疾病引起晕厥（如发生于上肢血管闭塞的"窃血"综合征）和非晕厥发作性疾病。当怀疑为神经系统疾病时，应做以下检查。

① 脑电图　晕厥患者脑电图正常，但癫痫患者发作间期的脑电图也可正常，需要根据情况进行分析，注意与癫痫鉴别。当晕厥很可能是意识丧失的原因时不建议行脑电图检查，但当癫痫可能是意识丧失的原因或临床资料怀疑癫痫时建议行脑电图检查。癫痫和晕厥的鉴别见表6-22。

表6-22　癫痫和晕厥的鉴别诊断

提示诊断的临床表现	癫痫	晕厥
发作前症状	气味（如怪味）	恶心、呕吐、腹部不适、出冷汗（神经介导）、头晕、视物模糊
意识丧失时的表现（目击者所见）	强直阵挛发作持续时间较长，发作开始时伴有	强直阵挛发作持续时间较短（≤15s）
	意识丧失	在意识丧失后出现
	单侧阵挛	
	明确的自动症如咀嚼或咂舌或口吐白沫（部分癫痫发作）	
	咬舌	
	面色发绀	
发作后症状	意识混乱时间较长	意识混乱时间较短
	肌肉疼痛	恶心、呕吐、面色苍白

② 头颈部CT和MRI　目前没有应用脑部影像评估晕厥的研究。对于简单

的晕厥，应避免CT或MRI。影像学检查要在神经系统评估的基础上进行。

（4）怀疑颈动脉窦过敏　可做颈动脉窦按摩（carotid sinus massage，CSM）。对年龄＞40岁、不明原因的晕厥患者建议进行CSM检查。按摩时间为5～40s，大多数阳性反应在起初20s。当按摩颈动脉窦导致心脏停搏时间＞3s和（或）收缩压下降＞50mmHg时，诊断为颈动脉窦高敏感；当伴有晕厥时，则诊断为颈动脉窦性晕厥（carotid sinus syncope，CSS）。

CSS相对少见，检查时要分别在卧位和立位顺次按摩右侧和左侧颈动脉窦，整个过程要持续心率和血压监测。颈动脉有斑块的患者不能做CSM，以免引起脑梗死。老年人绝不能同时做两侧颈动脉窦按摩，一侧按压时间也不能太长，允许30s左右，且必须按操作程序进行，以免引起并发症，包括较长时间的心脏停搏、心室颤动、短暂或永久性脑卒中、猝死。Ungar等在一组患者中运用倾斜试验和颈动脉窦按摩诊断工具，使不明原因晕厥从既往45.3%下降到10.4%，该组患者中老年人神经介导性晕厥诊断率高正是由于应用了这两项诊断工具。因此，老年人即使颈动脉窦过敏表现不典型，没有晕厥史，CSM检查也特别重要[1]。

（5）精神心理评估　晕厥和心理因素通过两种方式相互作用。一方面，各种精神类药物导致体位性低血压和延长QT间期引起晕厥，而干扰精神疾病治疗药物的服药规律会产生严重精神后果。另一方面是"功能性发作"。"功能性发作"是类似于晕厥，源于躯体疾病却无法用躯体疾病解释的表现，是心理机制造成的。表现为2种类型，一种为大发作，类似于癫痫发作，即"假性癫痫"；另一种类似于晕厥或持续较长时间的"意识丧失"，即"心理性晕厥"或"假性晕厥"。怀疑为心理性假性晕厥的一过性意识丧失患者应进行心理评估。

总之，年龄本身不是检查和干预的禁忌证，对于虚弱患者的检查取决于其对检查的耐受性和病情的预后。对活动不受限、能独立生活及认知功能正常的老年人应和年轻人一样进行检查。即使体质虚弱或有认知障碍，体位性血压监测、CSM、倾斜试验老年患者都能耐受。虚弱的老年患者多重危险因素常见，区分跌倒还是晕厥可能比较困难，纠正导致晕厥或跌倒的心血管危险因素能减少虚弱老年人晕厥的发生率。

（四）老年晕厥的危险分层

当初步评估后尚无法明确晕厥原因时，应立即对患者的主要心血管事件及心源性猝死的风险进行评估。以下4个因素可用于危险分层：年龄＞45岁；心

[1] Ungar A, Mussi C, Rosso A D, et al. Diagnosis and characteristic of syncope in older patients referred to geriatric departments[J]. J Am Geriatr Soc, 2006, 54: 1531-1536.

力衰竭病史；室性心律失常；心电图异常。有研究表明，无危险因素者病死率为4%～7%，而有3～4项危险因素者达58%～80%。有基础心脏病伴晕厥患者预后不良。危险分层的流程见表6-23。

表6-23　晕厥的危险分层

需要立即住院和详细评估短期内有高度风险的指标
严重的器质性心脏病或冠心病（心力衰竭、LVEF降低或陈旧性心肌梗死）
提示心律失常性晕厥的临床或心电图特征
劳力或卧位时发生晕厥
晕厥之前感觉心悸
有家族性心源性猝死（SCD）家族史
非持续性VT
双束支阻滞（LBBB或RBBB合并左前分支或左后分支阻滞）或其他室内传导阻滞伴QRS波时限≥120ms
在没有应用负性变时性药物和体育训练的情况下，出现的窦性心动过缓（≤50次/min）或窦房阻滞
预激综合征
QT间期延长或缩短
伴V_1～V_3导联ST段抬高的RBBB（Brugada综合征）
右胸导联T波倒置，epsilon波和心室晚电位提示ARVC
严重并发症
严重贫血
电解质紊乱

注：LVEF：左心室射血分数；LBBB：左束支传导阻滞；RBBB：右束支传导阻滞；VT：室性心动过速；ARVC：致心律失常性右心室心肌病。

六、诊断

晕厥是一种发作性症状，往往患者来医院时已经恢复意识，因此详细地询问病史及目击者的讲述对于晕厥的诊断具有重要意义，有23%～50%的病因可以通过初始评估发现。医生在询问病史获取诊断的初步印象后，对不能明确的病例根据情况进行进一步检查以确诊。晕厥的诊断流程见图6-3。

1. 反射性晕厥

（1）血管迷走性晕厥　晕厥由情绪紧张和长时间站立诱发，并有典型表现如伴有出汗、面色苍白、恶心及呕吐等。一般无心脏病史。

（2）情境性晕厥　晕厥发生于特定触发因素之后，有以下几种。

① 吞咽性晕厥　吞咽食物时发生的晕厥。患者刚吞咽一口饭就出现瞬间黑蒙或晕厥，停止进食数秒钟或数分钟再小口吃饭，一般不再出现晕厥。吞咽性晕厥与吞咽动作刺激食管或胃迷走神经，引起心律失常有关。

② 咳嗽性晕厥　剧烈咳嗽时发生的晕厥，多见于患有呼吸系统疾病的老年人。晕厥多发生在咳嗽的瞬间，原因是剧烈咳嗽时胸膜腔的压力突然增加，静脉血回心受阻，心排血量骤降，加上咳嗽时血中二氧化碳张力降低，脑血管阻力增加，使脑血流量降低而发生晕厥。

③ 排尿性晕厥　多发生在晨尿时，少数人也可能发生在非晨尿或排便后。

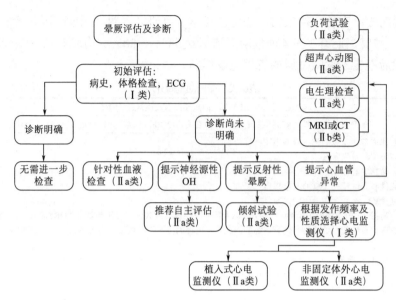

图6-3　晕厥的诊断流程

图6-3　2017年美国心脏病学会、美国心脏协会与美国心律协会联合颁布的晕厥诊断流程

ECG—心电图；MRI—磁共振成像；CT—计算机断层摄影术；OH—体位性低血压

晕厥前无任何前兆，在排尿将要或已结束时，突然意识丧失，晕倒在地，短时间又能自然苏醒。排尿性晕厥可能与排尿时屏气动作加大腹压，尿液排完后膀胱快速收缩，腹压突然下降，回心血量显著减少，导致血压骤降，引起一过性脑缺血有关。

2. 体位性低血压性晕厥

发生在起立动作后；晕厥时记录到血压降低；发生在开始应用或调整引起血压降低的药物剂量之后；存在自主神经疾病或帕金森病；出血（肠道出血、异位妊娠）。

对于老年人诊断检查和策略应注意以下方面：老年人的体位性低血压常常具有重复性（特别是药物或年龄相关）。因此，应反复进行体位性血压评价，最好在早晨和（或）晕厥刚刚发生后进行；如果怀疑血压不稳定（如服药后或者餐后），应进行24h动态血压监测。

3. 心源性晕厥

（1）心律失常性晕厥　心电图有如下表现之一：①清醒状态下持续窦性心动过缓＜40次/min，或反复性窦房传导阻滞或窦性停搏≥3s；②莫氏Ⅰ度Ⅱ型或Ⅲ度房室传导阻滞；③交替性左束支和右束支传导阻滞；④室性心动过速或快速型阵发性室上性心动过速；⑤非持续性多形性室性心动过速、长QT或短QT间期综合征、Brugada综合征等。由于老年人心律失常发生频率高，对不明原因晕厥的老年人使用植入式心电事件记录仪（implantable loop recorder，ILR）很有价值。

（2）器质性心血管疾病性晕厥　晕厥发生在伴有心房黏液瘤、重度主动脉狭窄、肺动脉高压、肺栓塞或急性主动脉夹层、急性心肌缺血或心肌梗死时。

七、预后

晕厥患者的预后取决于晕厥的病因、所受外伤情况及老龄因素。年龄本身即为预后不良的标志。心源性晕厥的病死率高于非心源性和不明原因的晕厥，器质性心脏病史是预测死亡危险最重要的指标。预后较好的晕厥往往是：心电图正常、无器质性心脏病、平素健康；神经介导的反射性晕厥综合征；体位性低血压性晕厥；不明原因性晕厥。晕厥发病迅速、持续时间短，一般持续几十秒，至多数分钟。在老年患者中，常常以疲劳为恢复期的主要表现。晕厥的发作容易导致老年人对生活丧失信心、抑郁、对跌倒恐惧。

（1）严重事件　晕厥的严重事件包括了死亡及关键医疗操作，例如：心肺脑复苏、起搏器植入术、急性抗心律失常的治疗及重症监护病区的治疗等。研究发现，晕厥患者与一般人群比较，死亡的发生率高出1.31倍，其中非致死性心肌梗死或冠状动脉疾病致死的发生率高出1.27倍，脑卒中的发生率高出1.06倍。在各种原因导致的晕厥中，心源性病患的死亡和心血管事件发生率最高。一系列的多中心研究表明，心源性晕厥患者的1年病死率（18％～23％）较非心源性晕厥（0％～12％）和不明原因性晕厥（6％）要高。大量研究表明，心源性疾病的存在是一个独立的预后判断因素，心血管疾病是晕厥患者发生猝死和最终死亡的主要危险因素。研究显示，晕厥在以下人群中发生严重事件的概率较高：年龄＞65岁；男性；存在结构性心脏疾病、心力衰竭、慢性阻塞性肺疾病等基础疾病；异常心电图[1]。

（2）晕厥的复发　在晕厥首次发作后的3年内，约有35％患者有晕厥的反复发作，其中85％是在首发后2年内发生。晕厥的发生频率可以作为一个十分重要的判断晕厥复发的因素。在不明原因的晕厥患者中，1～2次发作病史提示在1～2年内晕厥复发的概率为15％～25％，若发作病史为3次或以上，1～2年内晕厥复发率为36％～42％。若已发作了5次以上，晕厥反复发作率可较其他晕厥患者高出50％。Sheldon等研究显示，超过6次发作病史的倾斜试验阳性的晕厥患者，2年内晕厥再次发生的概率＞50％[2]。

---

[1] Soteriades E S，Evans J C，Larson M G，et al. Incidence and prognosis of syncope [J]. N Engl J Med，2002，347（12）：878-885.

[2] Sheldon R，Rose S，Flanagan P，et al. Risk factors for syncope recurrence after a positive tilt-table test in patients with syncope [J]. Circulation，1996，93：973-981.

（3）机体损伤　因晕厥导致患者发生机体损伤，在一般人群中为24％，在年龄＞65岁的老年亚组中为33.9％。神经源性晕厥，因其在发生前有较长的前驱症状期，给予机体足够的时间启动自我保护机制，其创伤发生率在所有晕厥中最低。心源性晕厥因前驱症状较少，其发生创伤的概率较其他各种晕厥高。

八、观察要点

（1）了解患病情况、用药史及对生活的影响。晕厥发作的诱因、发作与体位关系、与咳嗽及排尿的关系、与用药的关系。有无心、脑血管病史。

（2）评估意识状态、瞳孔、生命体征及血糖的情况。

（3）评估头晕与晕厥发作的表现、频次、持续时间、诱发因素、缓解情况及伴随症状等。

（4）评估居家环境、心理、社会支持情况及照护者的能力与需求。晕厥患者可能会出现精神过度紧张，出现恐惧心理，家属应细心、耐心安慰，消除其紧张情绪，使患者配合治疗。

九、应对措施

（一）预防

为了避免晕厥带来的二次损伤，预防发作显得尤为重要。因此，要提醒老年晕厥患者做好自我保护。

（1）老年人起床要做到三个3min。睡醒后不要马上起床，在床上躺3min至完全清醒；然后在床上坐3min；最后双腿下垂在床沿又等3min，之后下床走动，可减少体位性晕厥。应避免使用可能引起体位性低血压的药物，如β-受体阻滞剂、利尿药、抗抑郁药等。

（2）曾有过吞咽性晕厥的患者，吃饭不能狼吞虎咽，要细嚼慢咽。

（3）常发生阵发性咳嗽的老年人，应防止肺部感染，治疗肺部炎症，疏通气道。当剧烈咳嗽时赶紧坐下或用手扶住固定物体，以防晕倒。

（4）为防止排尿性晕厥，睡前不要多喝水，入睡前要先排尿，夜间有尿也要排出，不要憋尿。排尿时最好采用坐便器，排完起身要慢，起身后稍站一会再走。

（5）容易发生血管神经性晕厥的老年人，平时应加强体能和意志锻炼，防止过度疲劳、饥饿、情绪激动等，并避免在热环境里久待。

（6）对于患者颈动脉窦过敏、颈动脉硬化及颈椎骨质增生的患者，要学会侧视时转身而不转头，转头要慢，不要穿高领衣服，系领带不要过紧。

（7）患有糖尿病的老年人，外出时身上一定要备糖果、巧克力之类的小食品以预防低血糖性晕厥。

（二）应急处理

晕厥发作当时处理方法基本相似。当患者发生晕厥前驱症状或已丧失意识时，应立即将患者置于使脑血流最大的位置，最好为仰卧位并将双腿抬高，松解紧身衣服，头转向一侧，以防舌后坠堵塞呼吸道，避免吸入呕吐物。面部及颈部冷湿敷，如体温低加盖毛毯。必要时针刺水沟（人中）或给患者嗅有刺激性的气味。患者意识未恢复前不要经口服用任何水或药物，体力未恢复前不要站立，以防跌倒。

（三）治疗目的和方法

晕厥的治疗目的在于延长患者寿命，防止躯体损伤，避免复发。不同病因的晕厥，治疗目的也不同。例如：室性心动过速所致的晕厥，死亡风险是主要的，而对于反射性晕厥患者则是预防复发和（或）限制损伤。原则上，应尽可能根据晕厥的危险分层选择合适的治疗。

晕厥的治疗方法主要取决于晕厥的病因，不同的病因有不同处理措施。晕厥病因和机制的评估应同时进行，决定最终采取哪种合适的治疗方案。晕厥的治疗应针对引起全脑低灌注的病因。但某些疾病病因不明确或目前治疗无效时（例如对于退行性房室传导阻滞无特异性治疗），则应针对导致全脑低灌注的发病机制治疗（例如对于退行性房室传导阻滞应行起搏治疗）。

1. 反射性晕厥

治疗目标主要是预防复发和相关的损伤，提高生活质量。

（1）预防策略　教育是反射性晕厥非药物治疗的基石，让患者相信这是一种良性情况，并了解这一疾病，避免诱因（如闷热而拥挤的环境、血容量不足），早期识别前驱症状，采取某些动作以终止发作（如仰卧位），避免服用引起血压降低的药物。虽然引起晕厥的机制很多，但预防策略均适用。

对于不可预测的、频繁发作的晕厥需给予其他治疗，特别是发作非常频繁，影响到生活质量、反复晕厥没有或仅有非常短时的晕厥前兆、有外伤的危险、晕厥发生在高危作业时（如驾驶、操作飞机、飞行、竞技性体育运动等）。

（2）治疗方法

① 物理治疗　物理反压动作（physical counterpressure manoeuvre，PCM）。非药物性"物理"治疗已经成为反射性晕厥的一线治疗。双腿（双腿交叉）或双上肢（双手紧握和上肢紧绷）做肌肉等长收缩，在反射性晕厥发作时能显著升高血压，多数情况下可使患者避免或延迟意识丧失。

② 药物治疗　许多试图用于治疗反射性晕厥的药物疗效均欠佳。推荐在长时间站立或从事诱发晕厥的活动前1h服用单剂量的药物（随身备1片药），

除生活方式和物理反压动作外，这项治疗对有些患者可能有效。

③ 心脏起搏　很少用于反射性晕厥的治疗，除非发现严重心动过缓。起搏对颈动脉窦性晕厥可能有益。

2. 体位性低血压和直立性不耐受综合征

（1）非药物治疗　健康教育和生活方式的改变同样可显著改善体位性低血压的症状，即使血压的升高幅度很小（10～15mmHg），也足以在机体自身调节范围内产生功能上的显著改善。

对无高血压的患者，应指导摄入足够的盐和水，每天达到2～3L液体和10g氯化钠。睡眠时床头抬高（10°）可预防夜间多尿，维持良好的液体分布，改善夜间血压。老年患者的重力性静脉瘀滞可使用腹带或弹力袜治疗。应鼓励有先兆症状的患者进行"物理反压动作"如下肢交叉和蹲坐。

（2）药物治疗　α-受体激动剂米多君可作为一线治疗药物，但不能治愈，疗效也有差异，仅对部分患者效果显著。米多君可升高卧位和直立位血压，从而减缓体位性低血压的症状。米多君用量为5～20mg/次，每天3次。氟氢可的松（0.1～0.3mg/d）是一种盐皮质激素，促进钠潴留和扩充液体容量。用药后患者症状减轻且血压升高。

3. 心源性晕厥

（1）心律失常性晕厥　这类晕厥的影响因素有心室率、左心室功能以及血管代偿程度（包括潜在的神经反射作用）等。治疗则主要是针对病因进行相应治疗。

（2）心律植入装置功能异常　少数情况下，先兆晕厥或晕厥由起搏器故障诱发。与植入装置有关的晕厥可能是脉冲发生器电池耗尽或出现故障、电极脱位。应替换电池或重新植入装置。

（3）器质性心血管疾病性晕厥　对于继发性器质性心脏病的晕厥患者，包括先天性心脏畸形或者心肺疾病，治疗目标不仅是防止晕厥再发，而且要治疗基础疾病和减少心脏性猝死的风险。对器质性心脏病相关晕厥的治疗不尽相同。严重主动脉瓣狭窄和心房黏液瘤引发的晕厥应行外科手术。继发于急性心血管疾病的晕厥，如肺栓塞、心肌梗死或心脏压塞，治疗应针对原发病。肥厚型心肌病（有或无左心室流出道梗阻）的晕厥，大部分患者应植入ICD防止心源性猝死，没有证据表明降低流出道压差能改善晕厥。另外，对左心室流出道梗阻患者应考虑外科手术、肥厚相关血管的化学消融治疗。另一方面，如果晕厥是原发性肺动脉高压或肥厚性限制型心肌病所致，通常不可能彻底解决基础疾病。其他少见的晕厥原因包括二尖瓣狭窄造成的左心室流入道梗阻、右心室流出道梗阻和继发于肺动脉狭窄或肺动脉高压的右向左分流，对这些情况应治疗原发病，解除梗阻或狭窄。

心源性猝死高危患者出现不明原因的晕厥：有些晕厥患者，即使全面检查后其发生机制仍不清楚或不确定，这种情况下，对于心脏性猝死高危患者仍应针对疾病进行特异性治疗，以减少病死率或威胁生命的不良事件的发生。对这些患者的治疗目标主要是降低死亡风险。然而，即使有效治疗了基础疾病，患者仍然有晕厥再发的风险。比如，ICD植入后患者仍可能发生意识丧失，这是因为植入ICD可防止发生心脏性猝死而不能治疗晕厥的病因。

不明原因的晕厥伴心脏性猝死高危患者安装ICD的指征：缺血性心肌病伴有LVEF≤35％或心力衰竭；非缺血性心肌病伴有LVEF≤35％或心力衰竭；高危肥厚型心肌病患者；高危致ARVC；自发性1型心电图改变的Brugada综合征患者；长QT间期综合征有高危因素应考虑β-受体阻滞剂和植入ICD联合治疗。

（四）管理办法

规范晕厥的管理，可降低老年人因晕厥而引发的人力、物力和财力等方面的支出。首先需要对公众进行晕厥的健康教育，包括老年医疗保健机构里的医护人员、普通居民、老年人的家庭成员、家庭保健员和养老机构里的工作人员等，使其了解晕厥的风险、防范措施和晕厥后的处理流程，对引起晕厥的可控因素进行干预，加强防范，尽可能减少晕厥的发生。

1. 管理原则

（1）对晕厥患者进行系统全面的临床检查，明确晕厥的原因。

（2）对晕厥患者进行危险评估，分级管理。

（3）对心源性、脑源性晕厥进行及时的临床治疗。

（4）对晕厥患者及看护人员进行教育，加强晕厥患者的观察和护理。

（5）避免晕厥患者的潜在危险。

2. 具体管理方案

（1）个人管理方案

① 有晕厥发生的老年人均建议到医院就诊，接受专业评估及指导。

② 高度可疑心源性晕厥、脑源性晕厥的老年人需接受医院检查和治疗。

③ 血管迷走性晕厥的老年人要避免长时间站立，或避免在拥挤、闷热的环境里长时间停留。

④ 保持大便通畅，避免排尿、排便过于用力。

⑤ 及时治疗呼吸道疾病，避免用力咳嗽。

⑥ 衣服要舒适，避免穿硬领衬衣。

⑦ 了解自己所服用的药物，避免药物引起体位性低血压。

⑧ 餐后建议平卧20min。

（2）家庭照护管理方案

① 对家庭照护人员、老年人本人进行晕厥基本专业知识的培训。

② 家庭成员要掌握老年人晕厥的原因，对老年人实施有针对性的生活照护。

③ 因器质性病变引起晕厥的老年人，家庭成员需帮助老年人进行规律的药物治疗。

④ 居住环境保持安静，温度适宜，避免拥挤、嘈杂。

⑤ 合理膳食，养成良好的排便习惯，保持大便通畅。

⑥ 为老年人购置柔软舒服的衣物，避免穿硬领衣服。

⑦ 了解老年人所服用的药物，某些心血管用药会引起体位性低血压，服用后避免立即站立活动。

（3）社区管理措施

① 人群管理

a. 对社区60岁以上老年人进行晕厥风险评估，掌握晕厥风险人群基本信息。

b. 定期在社区进行有针对性的晕厥健康教育，提高公众的防范意识。

c. 重视社区家庭健康呼救系统，使在社区发生晕厥的老年人能尽快被发现和救治。

② 对曾发生过晕厥老年人的管理

a. 在老年人健康档案中对发生过晕厥的老年人进行明确标记，予以重点关注，按照风险评估的级别定期进行相应的追踪管理。

b. 对晕厥原因不明确的老年人，应建议在家属陪护下尽快到上级综合医院诊治，查明原因，积极进行病因治疗，并进行追踪管理。

c. 对需要规范治疗的晕厥老年人可在社区建立家庭病床，提供医疗照护服务。

d. 对老年人家属或看护人员进行晕厥基础专业知识培训，并提供专业护理指导。

③ 社区与综合医院间的联系

a. 明确制订出入院及转诊标准。

b. 上级医院对社区卫生服务中心进行业务培训、技术指导并及时追踪；社区卫生服务中心在接受上级医院指导的同时及时反馈患者信息。

c. 社区卫生服务中心对原因不明的晕厥老年人，或反复发生晕厥的老年人应及时转诊到上级医院进行检查治疗。

d. 经上级医院诊治出院的晕厥老年人，可转回社区卫生服务中心进行继续治疗和管理。

（4）医院管理方案

① 入院标准包括需要明确诊断或住院治疗的患者；病因已经明确，有预后意义的患者。

② 无须住院的情况：a.孤立性或偶尔发作的晕厥患者，如果无器质性心脏病、常规心电图正常，可能为神经介导性晕厥，危险性小；b.若上述患者发作频繁需要治疗的，可以在门诊进行检查治疗。

③ 评估

a.临床评估，评估的目的是排除死亡风险，判断晕厥原因。

b.康复评估，由临床医师进行评估，每两周评估一次。

c.临床药物评估，由临床药师进行评估，对晕厥的治疗效果进行评估，每周进行一次。

d.综合管理计划，专业干预措施：建立在晕厥评估和住院诊治结果基础上的专业干预；多学科团队整合干预措施。

e.评价，晕厥后评价：晕厥风险评价，多学科整合治疗效果评价，晕厥系统管理评价（晕厥医院管理流程、医院与社区衔接、指导作用）；在机构内晕厥的汇报机制与追踪。

十、案例分析

（一）照护难点

（1）缺乏心理支持 患者居住在医院老年病科，儿女虽每天来探望，但陪伴时间较少，朋友较少，退休后与同事的联系也变少，缺乏一定的社会支持。

（2）认知缺乏 患者小学文化程度，对疾病的认识缺乏，性格急躁，无法识别晕厥先兆，对晕厥的预防及护理知识缺乏。

（二）照护措施

（1）生活护理

① 环境护理 提供安静、通风良好、光线充足、空气流通、地面平整及无障碍的环境；避免人群聚集，或者环境密闭，减少不良刺激。

② 活动的护理 保证充足的睡眠，适当活动，直立耐受性锻炼；伸低头、起坐及站立等变换体位时动作应缓慢，避免登高、游泳等旋转幅度大的活动。

③ 饮食护理 合理饮食，多饮水，食蔬果；避免食用油炸、生冷等刺激性食物。

（2）疾病的护理 合理用药，急性期停用血管扩张药物。注意观察患者血糖及血压的变化。指导老年糖尿病患者外出时携带糖果类食品，以防低血糖。严重头晕时，外出活动应有人陪同。

（3）识别先兆症状　如头晕、大汗、心慌、眼花、恶心、乏力、情绪激动等。生活中应避免久站、猛起身、疼痛、脱水等。

（4）应急护理　平卧，首先置患者去枕平卧位，抬高下肢，取头低脚高位，以增加脑供血量；解开患者衣领及腰带，并给予氧气吸入。

① 侧头　若恶心、呕吐，应将患者头偏向一侧，以免呕吐物误吸入气管或肺内引起吸入性肺炎或窒息，并保持呼吸道通畅。

② 建立静脉通路　遵医嘱进行抽血检查血糖、血常规，同时进行心电图检查等；备好急救药物，必要时专科医生会诊。

（5）心理护理　鼓励患者多与人交往，参加社会活动，同时指导患者循序渐进地完成力所能及的日常生活活动，提高患者的自信心、减轻焦虑和抑郁。避免紧张、焦虑、烦躁、恐惧等负面情绪。

（6）健康宣教　向患者讲解疾病相关知识及注意事项，能正确识别晕厥先兆，掌握疾病的预防措施。

第七节　老年期痴呆

痴呆（dementia）是指在意识清楚的情况下发生的获得性的、持续的、全面的认知障碍综合征，表现为记忆、语言、视空间功能障碍、人格异常及认知能力下降，并常伴有行为问题和感觉异常。程度从轻度认知功能障碍（mild cognitive impairment，MCI）到痴呆不等。MCI开始出现认知功能下降，但个体的日常生活活动未受影响，往往未能引起重视。

随着人口老龄化、高龄化的迅速发展，老年期痴呆患者的数量也在持续上升，老年期痴呆不仅影响老年人的健康和生活质量，而且致残率高，老年人晚期丧失独立生活的能力，给家庭和社会带来沉重的经济负担。阿尔茨海默病为最常见痴呆类型，约占老年期痴呆的50%～70%；欧美国家60岁以上老年人中，老年期痴呆的发病率为6%～12%，85岁老年人中的发病率高达20%～40%；我国是世界上老龄化进程发展最快的国家之一，65岁及以上人口中痴呆的患病率高达5.6%。2021年发布的《世界阿尔茨海默病报告》显示，目前中国痴呆患者已超过1000万，预计到2050年将突破4000万，是世界上老年期痴呆老年人人口最多、增长速度最快的地区。同时，《2023年世界阿尔茨海默病报告》进一步指出，预计到2030年痴呆症相关的诊治费用也将增加一倍以上，从2019年的每年1.3万亿美元增加到2.8万亿美元[1]。

---

[1] 仇成轩,杜怡峰.重视阿尔茨海默病和老年痴呆症的人群干预研究[J].山东大学学报(医学版),2017, 55(10):1-6，20.

痴呆老年人口的增加，随之而来是日益增长的照护需求。由于中青年的生活节奏加快、生活方式改变、独生子女政策、传统家庭结构小型化以及痴呆老年人照护难度较大等因素，导致传统的家庭养老受到挑战，而机构养老发挥了越来越重要的作用。

一、案例导入

（一）基本信息

老年女性，76岁，丧偶，育1儿1女，目前居住于养老机构。

（二）病史回顾

老年人5年前行髋关节置换术后，行动不便，依靠助步器行走；3年前发生脑血栓入院，康复后出院回家与子女居住，生活半自理；2年前，家人发现老年人记忆力明显减退，无法回忆近日发生的事情，并偶尔重复做已经做过的事情，但并无精神行为异常。1年前老年人记忆减退加重，并出现漏服、重复服用药物、性格改变、脾气暴躁、易激惹、与人交流减少、昼夜颠倒等现象，服药时总认为是毒药，有人要加害于他，于是住院治疗，临床诊断为：阿尔茨海默病。

（三）检查结果

神经系统查体结果显示，MMSE评分为11分（中度认知障碍）；头颅MRI提示广泛皮质萎缩，双侧海马萎缩较明显，多发缺血/陈旧性脑腔梗死；MRA提示颅内动脉硬化性改变；心电图正常，腹部B超提示脂肪肝。

（四）目前状态

老年人目前居住于养老机构，近期记忆减退加重，并出现尿失禁、随地乱吐、不修边幅、昼夜颠倒、爱藏东西、夜间幻觉等现象。

二、病因及危险因素

（1）人口学因素　人口学因素包括年龄、性别、家族史等因素。年龄是痴呆的重要因素，随着年龄的增长，机体各器官功能逐渐衰退，老年人年龄每增长5岁，患有阿尔茨海默病的概率就增加1倍，85岁以上老年人患病率高达48%。除此之外，性别与痴呆也存在一定关系，女性患病率明显高于男性，约为2∶1。众多研究表明阳性家族史是重要致病因素之一，25%～40%的阿尔茨海默病与遗传因素有关。

（2）遗传学因素　除了年龄之外，痴呆最为明确的危险因素是遗传因素，这包括痴呆的致病基因和风险基因。目前已知的致病基因有三个，分别是位于

21号染色体的淀粉样蛋白前体基因（amyloid precursor protein，*APP*），位于14号染色体的早老素-1基因（presenilin 1，*PSEN1*）和位于1号染色体的早老素-2基因（presenilin 2，*PSEN2*）。携带有*APP*或者*PSEN1*基因突变的人群100%会发展为痴呆，而携带有*PSEN2*基因突变的人群，其发展为痴呆的概率为95%。携带有痴呆致病基因突变的痴呆患者占痴呆总患者数的5%左右，这部分患者通常在65岁之前就会起病。

（3）生活方式　吸烟、饮酒、饮食、运动等生活方式对痴呆的发生也会产生一定的影响。饮食与痴呆发病风险之间的关系一直受到人们的关注，研究证实，饱和脂肪酸的过多摄入会增加痴呆的发病风险，而地中海饮食，即主要摄入鱼类、水果蔬菜、富含多不饱和脂肪酸的橄榄油，适度饮用红酒而较少食用猪肉等红肉，则被多个研究证实能够降低痴呆的发病风险。大量饮酒本身就会导致酒精性痴呆，而中年期的大量饮酒会将痴呆的发病风险增加3倍。中年期的规律体力活动可以降低痴呆的发病风险，体力活动对痴呆的保护作用可能来自其神经营养作用，以及对心脑血管疾病危险因素的保护作用。

（4）个人史　受教育程度、外伤史等个人史也会对痴呆的发生产生影响。随着受教育年限的增加，痴呆特别是阿尔茨海默病的发病危险性降低，受教育程度低者（受教育年限小于6～8年），痴呆患病率远高于受教育程度高者。由于交通事故、暴力打击、工程事故等直接或间接暴力损伤导致脑组织受伤所引起的痴呆，一般脑组织受损程度越重，发生痴呆的概率越大。

（5）疾病因素　临床上发现很多疾病与阿尔茨海默病密切相关，如心血管系统疾病、糖尿病、慢性阻塞性肺疾病、甲状腺疾病等不同类型的脑血管病，包括脑出血、脑梗死、脑小血管病等，均会增加痴呆的患病风险；心血管病也与痴呆发病风险的增高相关。一方面，心血管疾病常常伴随许多血管性危险因素，如高血压、血脂增高等，这些都是痴呆发病的危险因素。另外，流行病学研究显示2型糖尿病会导致痴呆的发病风险增加将近一倍。

（6）其他因素　其他因素比如乙醇滥用、病毒感染、真菌感染、梅毒感染对认知功能也有一定影响。研究发现，乙醇滥用与多种痴呆有关，主要机制可能是导致淀粉样蛋白沉积和损伤大脑海马区域的记忆功能；某些真菌感染，如真菌性脑膜炎会表现记忆力下降，梅毒感染导致的痴呆表现为行为紊乱。

三、分类及症状

（一）分类

痴呆按照病因学可分为阿尔茨海默病（Alzheimer's disease，AD）、血管性痴呆（vascular dementia，VaD）、额颞叶痴呆（frontotemporal dementia，FTD）、路易体痴呆（dementia with lewy body，DLB）和帕金森病痴呆

（Parkinson's disease dementia，PDD）等，其中阿尔茨海默病是最常见的痴呆类型。

（1）阿尔茨海默病 是发生在老年期和老年前期，以进行性认知功能障碍和行为损害为特征的中枢神经系统退行性病变；临床上表现为记忆障碍、失语、失用、失认、视空间能力损害、抽象思维和计算力损害、人格和行为改变等，是老年期最常见的痴呆类型。AD占所有类型痴呆的50%～70%。

（2）血管性痴呆 是具有脑血管疾病依据和以认知功能损害为核心表现的痴呆症状。认知损害多在脑卒中时达到高峰，脑卒中后3个月内的认知功能有明显改善。诊断要点：①有1个以上血管危险因素；②存在1个以上认知域的损害；③血管性事件和认知损害相关；④认知功能障碍多呈急剧恶化或波动性、阶梯式病程。血管性痴呆是最常见的非变性病痴呆，占痴呆患者的15%～20%。

（3）路易体痴呆 是最常见的神经性病变之一，其主要的临床特点为波动性认知功能障碍、视幻觉和类似于帕金森病的运动症状，患者的认知障碍常在运动症状出现之前。路易体痴呆发病仅次于阿尔茨海默病，占痴呆的5%～10%。

（4）帕金森病痴呆 通常情况下，帕金森痴呆患者通常表现为空间能力缺陷、注意力障碍、执行能力障碍和轻度记忆受损。患者的识别功能一般是完整的，但患者的程序性学习可能受损，语言技巧如语言的流利性和言语的机械性常受到损害，也可出现多种精神行为症状，包括幻觉、错觉、妄想、抑郁等。帕金森病痴呆约占痴呆的3.6%。路易体痴呆与帕金森病痴呆的鉴别较为困难，多基于认知功能障碍出现的时间，一般认为帕金森病患者在运动症状出现一年后出现认知损害属于帕金森病痴呆，而更早出现认知障碍则提示路易体痴呆。

（5）额颞叶痴呆 是一组以进行性精神行为异常、执行功能障碍和语言损害为主要特征的痴呆综合征，其病理特征为选择性的额叶和（或）颞叶进行性萎缩。额颞叶痴呆分为2种临床类型：行为变异型和原发性进行性失语，后者又可分为语义性痴呆和进行性非流利性失语症。

（二）轻度认知功能障碍（MCI）

特指有轻度记忆或认知损害但没有达到痴呆的过渡状态，此阶段进行认知功能干预有益于延缓痴呆的发展；MCI的诊断需同时符合以下条件：①主观感觉有认知功能的下降；②客观检查有认知功能受损；③日常生活活动基本正常；④不符合痴呆的诊断标准。

（三）临床症状

（1）轻度痴呆（病程1～3年） 日常生活活动部分受损，完成日常任务困难，对新事物表现出茫然难解；性格改变，情感淡漠，多疑；记忆减退，近事遗忘突出（放错东西，忘记新朋友名字、地点），定向障碍；丧失工具性日常生活活动，如不能单独购物、不能管理钱财、不能自己正确吃药、不能做饭、不能自己做家务及洗衣服等；放弃较复杂的业余爱好和活动，与外界的交流沟通减少等。

（2）中度痴呆（病程第2～10年）　基本日常生活活动需要帮助（如穿衣、进食、洗澡、个人卫生及保持个人仪表方面）；情感由淡漠变为急躁不安，常走动不停，可见尿失禁；远、近记忆受损，不能计算，失认、失语、运动性失用等。

（3）重度痴呆（病程第8～12年）　基本完全丧失生活自理能力（如进食困难、不能自己穿脱衣、不能自己梳头刷牙、不能自己洗澡），大小便失禁，完全依赖照护者；易激惹、神志恍惚，部分老年人可出现妄想、生活习性恶化、疑心、幻觉、攻击、激越、欣快感、易激动或冷漠无情，甚至产生抑郁等精神和行为症状；运动系统障碍、记忆力严重丧失（仅存片段记忆）、失认、失语等。

四、风险评估

（一）评估对象

（1）60岁以上的老年人，尤其是女性，首先进行痴呆风险筛查。

（2）有与痴呆有关的疾病老年人，如心脑血管疾病、糖尿病、慢性阻塞性肺疾病、甲状腺疾病、自身免疫性疾病、病毒感染、真菌感染等。

（3）有其他因素的老年人，如高龄、阿尔茨海默病家族史、受教育程度较低、社会交往较少、乙醇滥用等。

（二）评估内容

1. 一般医学评估

一般医学评估即常规的疾病诊断过程，包括采集病史、体格检查、各种实验室检查等。评估老年人一般生命体征、意识、营养状况、全身皮肤及黏膜以及对身体各个系统及主要脏器（脑、心、肾、肝、感官等）进行检查；详细询问老年人及家属、陪护人员现病史及既往的疾病信息，如起病形式、主要症状、有无明显诱发因素、既往疾病及治疗过程有无头颅外伤史及家族史等；进行一系列实验室检查，包括血常规、血脂、血糖、电解质、甲状腺功能以及传染病等，神经影像学检查，包括头颅CT、磁共振等。

2. 躯体功能评估

老年人躯体功能评估主要包括日常生活活动评估、跌倒风险评估、平衡与步态评估、吞咽功能评估等几个方面。痴呆老年人都会存在不同程度的日常生活活动的下降，对老年人的日常生活活动进行评估，有利于确定老年人日常生活能否独立及独立程度。因此，本部分主要介绍老年人躯体功能评估中最常用的日常生活活动评估。日常生活活动又可以分为基本日常生活活动、工具性日常生活活动、高级日常生活活动，老年人日常生活活动评估常借助多种评估工具或量表完成，其中基本日常生活活动的评估不仅是评估老年人功能状态的指标，也是评估老年人是否需要补偿服务的指标。

3. 精神心理评估

对需长期照护的老年人，进行心理、精神评估主要用于判断其是否患有精神或心理障碍及其严重程度，包括认知、情绪、精神行为等方面的问题，主要可以采用观察法、交谈法、个案法、医学检验法以及心理测量学技术。心理测量学技术是量化了的心理评估方法，是心理评估中最常用的且较科学的检查办法。

4. 专科评估

老年期痴呆主要以不同程度的记忆、语言、视空间功能、人格异常及认知能力降低、行为异常等表现为主。因此，痴呆老年人专科评估主要包括认知功能的评估、精神行为症状的评估和认知障碍严重程度的评估，具体评估见评估工具部分。

5. 环境评估

痴呆老年人所生存的环境与疾病的发生和发展有着密切的关系。环境评估的目的就是去除妨碍生活行为的因素，创造发挥补偿机体缺损功能的有利因素，帮助痴呆老年人构建安全、舒适的生活环境。

（1）物理环境评估　物理环境是指老年人周围的设施、建筑物等，物理环境评估包括对生活环境、居住条件和社区中特殊资源的评估，其中重点是居住环境安全性的评估。随着认知功能的全面退化，老年期痴呆老年人对环境的适应能力逐渐下降，为老年期痴呆老年人提供安全、稳定、熟悉的居住和生活环境有助于其维持生活能力，减少不良事件的发生。评估居住环境中是否有妨碍与不安全因素，如地面是否平坦、有无台阶等障碍物、有无管线或杂物放置、浴室是否有防滑设施、电源是否妥当等，具体见表6-24。除此之外，由于痴呆老年人各方面的感知功能都会有不同程度的下降，照顾者应对其生活环境进行评估，包括居室温度、噪声、居室色彩等。

表6-24　居家环境专业评估表

处所	评估内容	评估要素
一般居室	光线	光线是否充足
	温度	是否适宜
	地面	是否平稳、干燥、无障碍物
	地毯	是否平整、不滑动
	家具	放置是否稳定、固定有序、有无妨碍通道
	床	高度是否在老年人膝盖以下、与其小腿长度基本相同

续表

处所	评估内容	评估要素
一般居室	电线	安置如何、是否远离火源、电源
	取暖设备	设施是否妥当
	电话	紧急电话号码是否放在易见、易取的地方
厨房	地板	有无防滑措施
	燃气	"开""关"的按钮是否醒目
浴室	浴室门	门锁是否内外都可开
	地板	有无防滑措施
	便器	高低是否合适、有无扶手
	浴盆	高度是否合适、盆底有无防滑胶垫
楼梯	光线	光线是否充足
	台阶	是否平整无破损、高度是否合适 台阶之间色彩差异是否明显
	扶手	有无扶手、扶手是否牢固

（2）社会环境评估　社会评估是指通过分析老年人的医疗、社会心理、自理能力丧失等问题，来反映老年人的照护需求，从而帮助人们更好地理解老年人的社会功能。社会评估主要包括评估老年人的社会支持系统、角色和角色适应、物质文明和精神文明建设、经济状况、医疗保险等多方面的综合状况。良好的社会评估能够帮助照护者准确、高效地识别痴呆老年人的个人以及家庭问题，更加有针对性地制订照护计划。其中，社会支持系统对痴呆老年人尤为重要。痴呆老年人如果有较密切的社会关系，则可以在一定程度上减缓痴呆的发展速度。

社会支持系统从性质上划分包括客观支持、主观支持和个体对支持的利用度：①客观支持是可见的、实际的支持，包括物质上的直接援助、社会网络及团体关系的存在和参与，后者是指定的关系（如家庭、婚姻、朋友、同事等）；② 主观支持是指主观的、体验到的情感上的支持，即个体在社会中受到尊重/被支持/被理解的情感体验和满意程度，与个体的主观感受密切相关；③个体对社会支持的利用度存在差异。社会支持的评估主要通过问卷的方法。目前，在我国应用较多的是肖水源等人编制的社会支持评定量表，具体见表6-25。

表6-25　社会支持评定量表（SSRS）

指导语：下面的问题用于反映您在社会中所获得的支持，请按各个问题的具体要求，根据您的实际情况填写。谢谢您的合作。 1.您有多少关系密切，可以得到支持和帮助的朋友？（只选一项） （1）一个也没有　（2）1～2个　（3）3～5个　（4）6个或6个以上 2.近一年来您：（只选一项） （1）远离他人，且独居一室　（2）住处经常变动，多数时间和陌生人住在一起

续表

（3）和同学、同事或朋友住在一起 （4）和家人住在一起

3. 您与邻居：（只选一项）

（1）相互之间从不关心，只是点头之交 （2）遇到困难可能稍微关心

（3）有些邻居很关心您 （4）大多数邻居都很关心您

4. 您与同事：（只选一项）

（1）相互之间从不关心，只是点头之交 （2）遇到困难可能稍微关心

（3）有些同事很关心您 （4）大多数同事都很关心您

5. 从家庭成员得到的支持和照顾（在合适的框内打"√"）

成员	无	极少	一般	全力支持
A. 夫妻（恋人）				
B. 父母				
C. 儿女				
D. 兄弟姐妹				
E. 其他成员（如嫂子）				

6. 过去，在您遇到急难情况时，曾经得到的经济支持和解决实际问题的帮助的来源有：

（1）无任何来源

（2）下列来源：（可选多项）

A. 配偶；B. 其他家人；C. 亲戚；D. 朋友；E. 同事；F. 工作单位；G. 党团工会等官方或半官方组织；

H. 宗教、社会团体等非官方组织；Ⅰ. 其他（请列出）

7. 过去，在您遇到急难情况时，曾经得到的安慰和关心的来源有：

（1）无任何来源

（2）下列来源：（可选多项）

A. 配偶；B. 其他家人；C. 亲戚；D. 朋友；E. 同事；F. 工作单位；G. 党团工会等官方或半官方组织；

H. 宗教、社会团体等非官方组织；I. 其他（请列出）

8. 您遇到烦恼时的倾诉方式：（只选一项）

（1）从不向任何人诉述 （2）只向关系极为密切的1～2个人诉述

（3）如果朋友主动询问您会说出来 （4）主动诉说自己的烦恼，以获得支持和理解

9. 您遇到烦恼时的求助方式：（只选一项）

（1）只靠自己，不接受别人帮助 （2）很少请求别人帮助

（3）有时请求别人帮助 （4）有困难时经常向家人、亲友、组织求援

10. 对于团体（如党团组织、宗教组织、工会、学生会等）组织活动：（只选一项）

（1）从不参加 （2）偶尔参加 （3）经常参加 （4）主动参加并积极活动

注：计分方法：第1～4、第8～10条，选择1、2、3、4项分别计1、2、3、4分；第5条分A、B、C、D四项计总分，每项从无到全力支持分别计1～4分；第6、7条分别如回答"无任何来源"则计0分，回答"下列来源"者，有几个来源计几分：

总分：即10个条目计分之和。

客观支持分：2、6、7评分之和。

主观支持分：1、3、4、5评分之和。

对支持的利用度：8、9、10评分之和。

（三）评估工具

1. 认知功能评估

（1）简易智力状态检查量表（MMSE） MMSE包括定向力（10分）、记

忆力（6分）、语言理解和表达力（8分）、注意力和计算力（5分）、视空间觉（1分），总分30分，具体见表6-26。

表6-26　简易智力状态检查量表

项目		得分/分					
定向力 （10分）	1. 今年是哪一年？					1	0
	现在是什么季节？					1	0
	现在是几月份？					1	0
	今天是几号？					1	0
	今天是周几？					1	0
	2. 你住在哪个省？					1	0
	你住在哪个县（区）？					1	0
	你住在哪个乡（街道）？					1	0
	咱们现在哪个医院？					1	0
	咱们现在第几层楼？					1	0
记忆力（3分）	3. 告诉你3种东西，我说完后，请你重复一遍并记住，过一会儿我还会问你（各1分，共3分）			3	2	1	0
注意力和计算力（5分）	4. 100-7=？连续减5次（93-7=？、86-7=？……各1分，共计5分。若错了，但下一个答案正确，只记一次错误）	5	4	3	2	1	0
回忆能力（3分）	5. 现在请你说出我刚才告诉你让你记住的三样东西？			3	2	1	0
语言能力 （9分）	6. 命名能力：出示手表，问这是什么东西？					1	0
	出示钢笔，问这是什么东西？					1	0
	7. 复述能力：我现在说一句话，请跟我清楚地重复一遍					1	0
	8. 阅读能力：请读出卡片上的句子					1	0
	9. 三步命令：我给您一张纸请按我说的去做，现在开始："用右手拿着这张纸，用两只手将它对折起来，放在您的左腿上。"（每个动作1分，共计3分）			3	2	1	0
	10. 书写能力：要求受试者自己写一个句子（要求句子必须有主语、动词、有意义）					1	0
	结构能力：（出示图案）请按照上面图案画出来					1	0

注：结果判定依据教育程度界定：文盲组（未受教育）≤17分，小学组（受教育年限≤6年）≤20分，中学及以上学历组（受教育年限＞6年）≤24，视为可疑认知功能障碍。

（2）简易认知评估工具（Mini-Cog）　Mini-Cog由CDT和3个回忆条目组合而成，用于弥补画钟试验（CDT）在筛查认知障碍时敏感性和预测稳定性的不足，用于区分痴呆和非痴呆人群。Mini-Cog只需要一个专业医务人员来完成，用时3min，在对普通老年人的测验中，Mini-Cog的敏感度是76%～99%，特异度89%～96%，且不容易受教育和语言的影响，与MMSE相比，Mini-Cog对非英语和高中以下的人群也具有很高的敏感度和特异度，比较适用于基层的筛查，具体见表6-27。

表6-27　简易认知评估工具

序号	测试内容与结果	评分	得分
引导语	A. "我说三样东西：苹果、手表、国旗，请重复一遍并记住，一会儿问您"		
	B. 画钟测验："请在这儿画一个圆形时钟，在时钟上标出11点10分"		
	C. 回忆词语："现在请您告诉我，刚才我让您记住的三样东西是什么？"		
评估建议	能记住3个词，非痴呆	3分	
	能记住3个词中的1～2个，CDT正确，认知功能正常	2分	
	能记住3个词中的1～2个，CDT不正确，认知功能缺损，需进一步检查	1分	
	3个词一个也记不住，可能痴呆，提示需进一步检查	0分	

（3）画钟试验（clock drawing test，CDT）　是一种早期筛查老年期痴呆的神经心理学工具。徒手画钟表是一项复杂的活动，除了空间构造技巧外，涉及记忆、注意、抽象思维、设计、布局安排、数字、计算、时间和空间定向概念等多种认知功能。因此，该工具既能全面地反映认知功能，又简单易行、准确性高且不受文化程度高低的影响。试验方法：要求老年人画一个表盘，并把表示时间的数字写在正确的位置，待老年人画完圆并填完数字后，再让老年人画上时针和分针，把时间指到11:10分。CDT的计分方法有很多种：四分法、六分法、七分法、十分法、二十分法等，其中最常用、最简便的是四分法：画出封闭的圆1分；将数字安放在正确的位置1分；表盘上包括全部12个正确的数字1分；将指针安放在正确位置1分。

（4）临床痴呆评定量表（clinical dementia rating，CDR）　该量表是医生通过从与老年人和其家属交谈中获得信息，加以提炼，完成对老年人认知受损程度的评估，继而快速评定老年人病情的严重程度。评定的领域包括记忆力、定向力、判断和解决问题的能力、社会事务、家庭生活业余爱好、独立生活自理能力。以上六项功能的每一个方面分别作出从无损害到重度损害五级评估，但每项功能的得分不叠加，而是根据总的评分标准将六项能力的评定综合成一个总分，其结果以0、0.5、1、2、3分表示，分别判定为正常、可疑、轻、中、重度等五级，具体见表6-28。

表6-28 临床痴呆评定量表

评定领域	健康 CDR=0	可疑痴呆 CDR=0.5	轻度痴呆 CDR=1	中度痴呆 CDR=2	重度痴呆 CDR=3
记忆力	无记忆力缺损或只有轻微不恒定的健忘	轻微、持续的健忘;对事情能部分回忆;"良性"健忘	中度记忆缺损;对近事遗忘突出;缺损对日常生活活动有妨碍	严重记忆缺损;仅能记住过去非常熟悉的事情;对新发生的事情则很快遗忘	严重记忆力丧失;仅存片段的记忆
定向力	完全正常	除在时间关系定向上有轻微困难外,定向力完全正常	在时间关系定向上有中度困难;对检查场所能作出定向;对其他的地理位置可能有定向	在时间关系上严重困难;通常对时间不能作出定向;常有地点失定向	仅有人物定向
判断和解决问题的能力	能很好地解决日常、商业和经济问题,能对过去的行为和业绩作出良好的判断	仅在解决问题、辨别事物的相似点和差异点方面有轻微的损害	在处理问题和判断上有中度困难;对社会和社会交往的判断力通常保存	在处理问题、辨别事物的相似点和差异方面有严重损害;对社会和社会交往的判断力通常有损害	不能作出判断,或不能解决问题
社会事务	在工作、购物、一般事务、经济事务、帮助他人和与社会团体社交方面,具有通常水平的独立活动能力	在这些活动方面有损害的或仅是可疑的损害	虽然仍可以从事部分活动,但不能独立进行这些活动,在不经意的检查中看起来表现正常	很明显地不能独立进行室外活动;但看起来能够参加家庭以外的活动	不能独立进行室外活动,看起来病得很重,也不可能参加家庭以外的活动
家庭生活业余爱好	家庭生活、业余爱好、智力均保持良好	家庭生活、业余爱好、智力活动仅有轻微的损害	家庭生活有轻度的损害,较困难的家务事被放弃;较复杂的业余爱好和活动被放弃	仅能做简单的家务事;兴趣减少且非常有限,做得也不好	在自己卧室多,不能进行有意义的家庭活动
独立生活自理能力	完全自理	—	需要监督	在穿衣、个人卫生以及保持个人仪表方面需要帮助	个人照料需要更多帮助;通常不能控制大小便

注:只有当损害是由认知功能缺损引起者才记分,由其他因素(如肢体残疾)引起的不记分。

2. 精神行为问题评估

（1）神经精神问卷（neuropsychiatric inventory，NPI） NPI于1994年由Cummings等人编制，是国际通用的全面评价痴呆患者精神行为异常的量表。NPI评价12个常见痴呆的精神行为症状，包括妄想、幻觉、激惹/攻击行为、抑郁/心境不悦、焦虑、过度兴奋/情绪高昂、淡漠/态度冷淡、行为失控、易怒/情绪不稳、异常举动、夜间行为、食欲/饮食变化。NPI要根据对照料者的一系列提问来评分，既要评定症状的发生频率，也要评定严重程度。病情严重程度按3级评分，即轻、中、重度分别评为1、2、3级；发生频率按4级评分。对患者的评分和照顾者的评分应分开计算。患者评估分级的评分范围为0～144分，老年人每项症状的得分为每项指标的频率乘以严重程度。护理者苦恼分级的评分为0～60分，0分均代表最好，具体见表6-29。

表6-29　神经精神问卷

项目	有无	严重度 （1～3分）	发生频率 （1～4分）	苦恼程度 （0～5分）
1. 妄想：老年人是否一直都有不真实的想法？比如，一直坚持认为有人要害他，或偷他的东西				
2. 幻觉：老年人是否有幻觉，比如虚幻的声音或影像？他是否听到或看到并不存在的事情				
3. 激惹/攻击行为：老年人是否有一段时间不愿意和家人配合或不愿意别人帮助他？他是否很难自己处理				
4. 抑郁/心境不悦：老年人是否显得悲伤或抑郁？他是否说过他的心情悲伤或忧郁				
5. 焦虑：老年人是否害怕和你分开？老年人是否会有其他神经质的症状，比如：喘不过气、叹气、难以放松或过分紧张				
6. 过度兴奋/情绪高昂：老年人是否感觉过分好或者超乎寻常的高兴				
7. 淡漠/态度冷淡：老年人是否对他常做的事和别人的计划、事情不感兴趣				
8. 行为失控：老年人是否显得做事欠考虑？如对陌生人夸夸其谈，或出口伤人				
9. 易怒/情绪不稳：老年人是否不耐烦或胡思乱想？是否无法忍受延误或等待已经计划好的活动				
10. 异常举动：老年人是否有不断重复行为，如在房子里走来走去，不停地扣扣子、把绳子绕来绕去或重复做其他事情				
11. 夜间行为：老年人是否半夜会吵醒你？是否起来太早？或者在白天睡得太多				
12. 食欲/饮食变化：老年人的体重有没有增加或减轻？他喜欢的食物种类有没有变化				

（2）问题行为指数　是由Zimmer等针对长期照护机构的老年人设计的行为评估工具。评估内容包括危害他人行为、危害自我行为、困扰他人行为、不危害也不困扰他人但须受关照行为的四大类，17项行为，主要是评估老年人问题行为出现的频率，出现频率越频繁表示问题行为越严重，具体见表6-30。

表6-30　问题行为指数　　　　　　　　　　　　　　单位：分

项目		行为问题出现频率					
危害他人行为	1. 身体攻击：如咬人、蓄意殴打	0	1	2	3	4	5
	2.间接危害：如丢烟蒂、开瓦斯引起中毒或火灾事件	0	1	2	3	4	5
危害自我行为	1. 身体自我伤害：如抓扯自己、撞头，用香烟或热水伤害自己	0	1	2	3	4	5
	2.危险性动作：如挣脱束缚、至高楼阳台或窗台等危险地	0	1	2	3	4	5
	3.拒绝生理上的照护：如拒绝服药、进食	0	1	2	3	4	5
	4.其他可能的危害自我行为：如说出想自杀	0	1	2	3	4	5
困扰他人行为	1. 言语困扰：如话很多、重复叫名字、重复问相同问题、吵闹、用不入耳的言语骂人	0	1	2	3	4	5
	2. 不适宜的走动：如随意地进入他人的住处、躺在地上、到处乱走或走失	0	1	2	3	4	5
	3. 破坏行为：如随意乱丢东西、破坏食物或物品	0	1	2	3	4	5
	4. 取走他人财物	0	1	2	3	4	5
	5. 不适宜的便溺行为	0	1	2	3	4	5
	6. 性困扰：如性暴露、触摸他人	0	1	2	3	4	5
	7. 异常情绪反应：如无法安静或哭笑无常	0	1	2	3	4	5
	8.其他困扰他人的行为：如躁动不安、无法安静	0	1	2	3	4	5
不危害也不困扰他人但须受关照行为	1.藏匿行为：如躲起来不愿离开房间	0	1	2	3	4	5
	2.贮藏行为：如贮藏食物、衣物、钱财等	0	1	2	3	4	5
	3.不合宜的行为：如不合宜的穿着	0	1	2	3	4	5

注：0分表示无此行为；1分表示过去半年内发生过，但上周未发生；2分表示上周发生1～2次；3分表示上周发生3～6次；4分表示每日发生；5分表示每小时发生。

3.日常生活活动评估

基本日常生活活动（basic activity of daily living，BADL）　BADL是维持老年人基本生活所需的自我照顾能力和最基本的自理能力，可用Kate、Barthel指数量表进行测定，其中Barthel指数是世界上应用最广泛、信效度较佳的残疾评定量表。Barthel指数具体参见表6-4。

4. 社会支持评估

社会支持评定量表（SSRS）参见表6-25。

五、观察要点

（1）认知功能障碍表现 通常会出现记忆力下降、走失、借故逃避或厌弃别人的发问、失神发愣、唠叨、说话重复、理解力减退、念错事物的名字等。

（2）精神行为症状 随着病情的发展，痴呆老年人可出现情感淡漠、妄想、疑心、幻觉、攻击、激越、欣快感、易激惹或冷漠无情，甚至产生抑郁等精神和行为症状。

（3）社会和日常生活活动减退 痴呆老年人在社会以及日常生活活动上会有不同程度的缺损。可能表现为不能自己进食、穿衣、修饰；不知道个人卫生等，也可能出现大小便失禁、重复进食、不修边幅等，需要照护人员提供帮助。痴呆老年人在社会方面可能表现为不能独立完成家务事，放弃较复杂的业余爱好和活动，与外界的交流沟通减少等。

六、应对措施

（一）预防措施

痴呆多发生于老年人，目前尚没有能够治愈的方法，而采取相应的预防和保健措施有利于维持老年人的身体功能，延缓认知功能退化的速度。

（1）积极参与社会活动，保持良好的心态 鼓励并帮助老年人保持积极乐观的情绪，促进身心健康；提倡老年人参与社会活动，充实业余生活；鼓励老年人做力所能及的事情，使其感到自我价值的实现；鼓励养老机构家属尽可能看望老年人，多与其进行交流沟通。

（2）增强认知和身体功能锻炼 养老机构应结合老年人的兴趣、爱好，开展各种活动，鼓励老年人勤动手、多动脑，如读书、看报、做手工、弹琴、书法、绘画等，以维持大脑的思维活动状态；根据老年人的活动能力，选择适宜的身体锻炼项目，如散步、太极等，有利于老年人的身心健康。

（3）均衡饮食，戒烟戒酒 日常生活中老年人要均衡饮食，戒烟限酒。《2018中国痴呆与认知障碍诊治指南》中指出，维生素E和维生素C等抗氧化剂的摄入，叶酸和维生素B_{12}的摄入对认知功能具有保护作用。因此，建议老年人饮食科学多样，吃高蛋白质、富含维生素、叶酸等的食物，如各种绿叶蔬菜、柑橘、番茄、花椰菜、牛奶、豆制品等。指南中也指出，吸烟、大量饮酒会增加痴呆疾病以及心脑血管疾病的发病率，因此，鼓励老年人戒烟限酒，适量饮绿茶、咖啡和红葡萄酒。

（4）控制心脑血管等相关因素　脑梗死、高血压、糖尿病、高脂血症等血管性危险因素与老年期痴呆的发生密切相关，老年人应定期体检，积极预防高血压、糖尿病、高脂血症及心脑血管疾病的发生。

（二）干预措施

（1）日常生活护理　随着老年期痴呆的发展，老年人的日常生活活动逐渐退化，日常生活中吃饭、穿衣、清洗等活动可能都存在困难，需要护理人员帮助完成。在进行照护的过程中，值得特别注意的是应尽量鼓励老年人做力所能及的事情，避免"过度照顾"，过度的帮助会导致原本残存的功能越来越低下，应根据老年人的状况给予适当照护。

① 进食　每天定时进餐，形成规律的进餐习惯；在老年人自理能力允许的范围内，鼓励老年人自行用餐，以维持其进餐的基本能力；依据失能程度调整餐具，使用容易持握、便于使用的餐具（图6-4、图6-5）；用餐环境要保持安静，避免与其进行交谈，避免干扰，防止进餐过程中发生呛咳；对于不断重复要求进食的老年人，把刚刚使用过的餐具放在洗涤盆里，提醒其已经吃过饭，或者安排其他活动，转移注意力，或者将食物分次食用，要控制进食总量；给老年人充足的进食时间，不要催促其进食；为老年人准备质地柔软的食物如蒸蛋、豆腐、菜泥、米粥等，尽量避免吃容易呛咳或噎住的食物如坚果、馒头、糕饼等；对于部分老年人需要适时地口头提醒其进餐步骤。

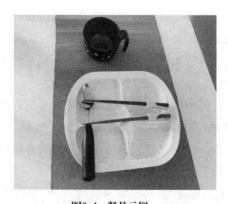 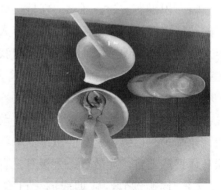

图6-4　餐具示例一　　　　　　　　　图6-5　餐具示例二

② 穿衣　首先要尽量鼓励老年人独立完成穿衣任务，维持其原有的生活能力，尽量不要替代；提前为老年人准备好舒适、穿脱方便的衣服和鞋子，如开衫比套头衫更容易穿脱，裤子最好是松紧带的，鞋子要大小合适、舒适、防滑；如果老年人拒绝穿衣，可以稍后再做尝试，不要强迫老年人马上穿衣。

③ 排泄　在厕所门上贴上马桶的标志，平时把卫生间的门开着，使老年人能够看到马桶，便于老年人找到卫生间；卫生间门口安装夜灯，方便老年人晚上找到卫生间，或者晚上在老年人床边放置一个尿壶，以备夜间急需；对于不会便后自我清洁和不会使用便器的老年人，尽可能陪同老年人上厕所，耐心地口头指导便后如何完成自我清洁并向其示范如何冲马桶；采取有效的方法帮助老年人预防和缓解便秘，如保证充足的水分摄入、提供富含纤维素的食物、身体状况允许的情况下进行一些舒缓的身体锻炼等；设定一个如厕时间表，定时引导大小便失禁老年人如厕。

④ 清洁　由于老年人感知觉能力下降，在为老年人准备温水时，要确认水温合适，避免烫伤；洗澡尽量固定时间段与频率；鼓励老年人独立完成简单的梳洗工作，根据老年人的能力提供所需的帮助，如示范或者指导刷牙步骤；洗澡时保证安全，尽量不要让老年人独自留在浴室，浴室内安装扶手，放置防滑垫和浴椅；在为老年人洗澡时要注意保护老年人的隐私；洗澡时播放舒缓的音乐，对于拒绝洗澡的老年人，给他选择的机会，不要强迫。

⑤ 睡眠　为老年人提供安静的睡眠环境，光线暗，尽量减少睡眠时间的治疗和护理；白天多安排一些活动，缩短午休时间；每天在阳光下活动30min到1h，有助于改善晚上的睡眠质量；控制老年人摄入茶、咖啡和含酒精的饮料；固定睡觉时间，睡前不要过多活动/不看情节激烈的电视节目，避免谈论令其兴奋的话题；老年人夜间可能起来活动，为保证安全，夜间将门锁上；对于夜间躁动的老年人，尽量用平静的方式接近老年人，提醒他现在是睡觉时间，不要突然把灯打开，也不要斥责老年人；询问老年人起床原因，是不是因为小便、饥饿或身体不适而睡不着。

（2）症状护理　痴呆老年人会出现一系列的精神行为等方面的问题，包括重复行为、徘徊、妄想、幻觉、攻击行为等。当老年人出现以上行为时，养老机构护理人员应采取相应措施积极应对。

① 重复行为　表现为重复问同样的问题，重复做无目的的动作等。应对痴呆老年人的重复行为时，应保持冷静和耐心，体谅、理解老年人，耐心地解答他的疑问；引导老年人做一些别的事情，转移注意力；用便条、钟表、日历或照片等物品提醒老年人；不要责怪老年人，接受老年人的重复行为。

② 徘徊　表现为无目的地走来走去，或试图走出家门。应询问老年人的需求，鼓励并陪伴老年人适当活动，如外出散步、晒太阳或参与家务等；如果老年人经常在室内行走，要把挡路或容易绊倒的小物品挪走，提供安全、无障碍的活动空间；给老年人穿舒适的鞋子，注意观察脚部有没有水疱或嵌甲；采取有效的措施预防走失，如携带联系卡、佩戴定位装置、门口用帘子遮挡等。

③ 妄想　痴呆老年人最常见的妄想是坚信有人偷自己的东西、坚信自己住的地方不是自己的家、认为老伴有外遇或者认为老伴或照顾者是冒充的等。遇到以上情况，护理人员应鼓励老年人表达自己的想法，理解他的感受，不要和他争辩，也不要试图劝服他；主动帮助老年人寻找丢失的东西；引导老年人做其他的事情，转移注意力，如帮忙做家务、出去走走等。

④ 幻觉　包括幻听、幻视、幻触、幻嗅等。应检查可能引起幻觉的噪声，如电视、冰箱或空调发出的声音；找到在地板、墙壁或家具表面形成倒影或扭曲影像的光源；用布把镜子盖住或者把镜子挪走，以免老年人看到镜子里的自己误以为是陌生人；不要一味地纠正他所看到或听到的不是真实的，这只能让他更加糊涂或恐惧。

⑤ 攻击行为　表现为打人、骂人、摔东西等。首先要寻找原因，观察是什么行为触发了他的攻击行为，如睡眠不足、身体某些部位的不舒服或者是环境因素刺激（噪声或嘈杂、陌生的环境）等；当老年人出现攻击行为时，实际是在表达自己内心的恐惧和不安；护理人员和照顾者要理解他的情绪，并用温和的语气安抚老年人；利用轻松愉快的活动转移老年人的注意力，如听舒缓的音乐、按摩或运动等；当老年人发生攻击行为时，离他稍微远一点，避免不必要的伤害；除非情况非常严重，避免使用强制措施控制或约束老年人。

（3）认知功能的维持与训练　认知功能训练有助于延缓认知恶化的趋势、维持或部分恢复受损的认知功能、尽可能利用残存的认知功能达到更高的日常生活活动和社会交往能力，从而提高老年人的生活质量。老年人认知功能障碍主要是认知领域中的记忆、注意、语言、执行、推理、计算和定向力等功能的减退，护理人员或照护者可以通过以下方法对其认知功能进行训练。

① 记忆力训练　要点是复述、反复重复，以使事物重新形成或加深记忆痕迹。例如陪老年人一起看老照片或查阅地图、回忆往事、鼓励讲述自己的故事或历史重大人物事件等，帮助其维持远期记忆；引导老年人将图片、词组或者实物进行归类和回忆，提高其语义理解能力；采取记数字、询问日期、重述电话号码、回忆之前出示的钢笔、眼镜、钥匙等物品名称等方法，以提高其瞬间记忆能力；通过出示数种日常用品如钢笔、眼镜、钥匙等，5min后让老年人回忆之前所出示的物品名称，训练其延迟记忆能力。

② 定向力训练　在居室为老年人提供定向线索如时钟、日历和各种易于识别的标志，能够提高老年人对时间和空间的定向力；与老年人的交谈当中，涉及位置的内容时，应使用明确的方位词汇，比如上、下、左、右、前、后等，还可使用东、南、西、北等词汇，杜绝"这里、那里"等不明确的方位

词汇。

③ 语言交流能力训练 提倡以老年人能够接受的方式进行交谈和互动，帮助维持其口语和交流能力，在此过程中注重鼓励与表扬，遵循从易到难原则，可利用图片命名和看图说话等方式锻炼表达能力；通过抄写听写、看图写字、写日记等锻炼书写能力；也可以通过朗读和歌唱激活其大脑相应功能；建议老年人经常与其他人进行言语交流，维持和强化其语言能力，并有助于其社交能力的改善。

④ 计算能力训练 根据老年人的文化程度及病情选择难易程度，循序渐进，以简单算术运算为佳，可结合具体的生活实例开展计算训练。

（4）适当安排文娱活动 痴呆老年人对远事尚有一定记忆能力时，建议通过一起翻看和谈论老照片、听唱老歌曲、谈论往事等方式，激发其对过去事件或经验的回忆；建议根据痴呆老年人的喜好和现存的能力，安排老年人愿意主动参加的感官和认知刺激活动，如唱歌、听音乐、跟随音乐打拍子、朗读、园艺触摸花瓣、闻花香或香水的气味、给予按摩或情感性触摸、宠物陪伴；开展折纸、剪纸、插花、编织、穿珠子、拼图、搭积木、书写、画画、涂色等手工活动；与老年人一起做简单的计算、识记物品并归类、棋牌等活动，避免强迫老年人做难度大的计算。

（5）有效沟通 痴呆老年人由于认知功能全面衰退，语言理解能力以及表达能力减弱，会存在不同程度的沟通障碍，如听不懂别人说话、难以清楚地表达自己的想法、说话速度缓慢等。护理人员或照顾者与痴呆老年人有效的沟通是提供优质照护的基础，照顾者和护理人员需了解和掌握有效的沟通技巧和方法。例如，说话语气温和、语速放慢、音量适宜，以便于老年人能够听明白，听清楚；使用老年人喜欢的称呼和个性化的称呼，有利于建立信任关系，促进有效沟通；保持微笑，并善于运用友好的肢体语言，如抚摸、握手、拥抱等；多鼓励老年人，恰当地称赞；避免与老年人进行争论；提供有益于沟通的环境，如果环境太嘈杂，会分散老年人的注意力。

（6）心理护理 告知老年人及家属疾病相关知识以及由于疾病所产生的行为改变，不要因老年人某些不当行为而责备老年人；为老年人提供情感支持，鼓励老年人表达自己的心理感受，以及当疾病发生进展时所产生的挫败感。

七、案例分析

（一）护理难点

（1）脾气性格改变，沟通难度较大 在疾病发展的过程中，老年人的近期记忆、中期记忆、远期记忆会逐渐丧失，认知能力逐渐减退，慢慢退回到小孩子的状态，一些行为的表现也会像孩童一样，比较"幼稚""任性"。老年人入院时，性格发生了改变，易激惹，脾气暴躁，增加了沟通难度。如何与老年人进行有效的沟通是护理工作中的一个难点。

（2）依从性差，加速疾病进展　老年人的视觉空间能力也逐渐减退，他看到的事物不一定和我们看到的一样，可能会出现变形，导致他无法判断眼前的事物是否安全，依从性非常差。当护理人员进行护理时，经常被拒绝、不配合，影响了正常的护理工作，如果老年人得不到有效的护理，会加速疾病进展。因此，如何提高老年人的依从性，是护理工作的又一难点。

（3）记忆力减退，重复行为增多　老年人记忆力呈现进行性减退，尤其是近期记忆力，对刚刚发生的事情很快就不记得了，因此会出现重复行为，重复服药、重复进食等，因此要寻找应对重复行为的护理对策。

（4）活动不便，跌倒风险大　老年人有记忆力和定向力障碍，同时由于进行髋关节置换术，依靠助步器行走，有一定的行走能力，跌倒风险大。因此，如何避免该老年人跌倒的发生十分重要。

（5）尿失禁，容易产生自卑感　老年人可能会因尿道口松弛、行动不便以及找不到厕所等原因弄湿裤子和床单，不愿意也不肯承认是自己的原因尿湿了裤子，自尊心很强，容易产生自卑感而带来负面情绪。可见，如何保护老年人的自尊，避免产生自卑感也十分重要。

（6）昼夜颠倒，生活作息混乱　老年人表现为日间昏昏欲睡，睡眠时间长，夜间精神充足，难以入睡，针对该现象护理人员应及时纠正老年人日夜颠倒，建立正常的作息习惯。

（二）护理措施

（1）正确对待疾病造成的不当行为，积极寻找护理对策　当老年人出现异常行为时，护理人员应与老年人及家属进行沟通，不指责、不纠正老年人，了解老年人异常行为背后的原因；当老年人暴躁易怒时，耐心安抚，对于一些可能不太符合常规但不违反原则的要求可以适当满足，当老年人意愿被满足后，老年人一整天都会处在愉快的情绪中，更加容易配合护理人员。

（2）加强安全管理，预防跌倒、走失　由于老年人经常出现不自觉站立行走的行为，存在极高的跌倒和走失风险，因此，照护人员可采取在没有陪护人员进行看护时，将助步器移到老年人接触不到的地方，安置好老人，拉好床栏，同时告知老人勿自行坐起或站立；针对走失的风险，制作防走失卡片，外观与护理人员胸牌相似，注明"休养证、姓名、房间号、联系电话"等信息，放于老年人上衣口袋里。

（3）注意保护老年人隐私，维护老年人尊严　护理人员在厕所门上贴上醒目的标志，并让陪护人员从旁引导老年人找到厕所，尽量如厕小便；充分理解老年人不肯承认的心理，协助老年人去厕所或者在被子里更换衣裤，注意保护老年人的隐私。

（4）合理安排日间活动，建立正常作息习惯　作为护理人员应根据老年人的喜好为老年人安排丰富多样的日间活动，也可进行认知功能的锻炼。例如，组织老年人一起下象棋、打扑克；或者陪老年人一起看老照片、回忆往事、鼓励老年人讲述自己的故事；陪老年人一起玩拼图、魔方、辨识图卡等，避免老年人在日间睡觉，同时在夜间为老年人营造安静的睡眠环境。

第八节　睡眠障碍

睡眠是一种身体生理恢复机制，良好的睡眠是老年人身心健康的重要标志之一。睡眠障碍是由多种原因导致的疾病综合征。睡眠障碍（sleep disorder）是指睡眠的数量或质量异常，是一类影响入睡或保持睡眠的疾病，包括睡眠太多、睡眠相关呼吸疾病以及与睡眠相关的行为异常。睡眠障碍是老年综合征之一，将睡眠障碍分为七类，分别为：①失眠症，包括原发失眠和继发失眠；②睡眠相关呼吸障碍；③中枢嗜睡性疾病；④睡眠-清醒昼夜节律障碍；⑤异态睡眠；⑥睡眠相关运动障碍；⑦其他类型的睡眠障碍，如阻塞性睡眠呼吸暂停低通气综合征（OSAHS）。

长期的睡眠障碍可导致抑郁、焦虑、精神疲乏、认知障碍，加重或诱发某些躯体疾病，甚至导致自杀行为；是威胁老年人身心健康的重要因素。

多个研究证明失眠、睡眠效率和夜间觉醒等睡眠问题是躯体功能、心脑血管疾病和精神疾病等疾病的危险因素，尤其是睡眠效率低于80％、夜间觉醒时间长于90min、睡眠时缺氧均与躯体功能测试呈负相关；睡眠障碍严重影响老年人的生活质量。国内外研究现状显示，睡眠质量是衡量个体及群体生活质量高低的重要指标，随着年龄增长，老年人各项生理功能发生改变，其中睡眠结构的变化是主要变化，如夜间睡眠浅而易醒、周期紊乱睡眠倒错、慢波睡眠减少导致有效睡眠时间减少、早睡、早醒等改变，均会降低其睡眠质量；另外，由于各种不利因素的影响，老年人群更容易出现睡眠障碍。相关研究显示，对于养老院的老年人而言，由于受原发性睡眠障碍、噪声、环境、尿失禁等因素的影响，其存在非常严重的睡眠障碍，而睡眠障碍的出现会在很大程度上对老年人生活质量产生影响，同时可显著提高老年人其他疾病的患病率[1]。

[1]熊风，赖玉清，涂嘉欣，等.中国老年人群睡眠障碍流行特征的Meta分析[J].中国循证医学杂志，2019，19(04):398-403.

采取针对性的措施来改善老年人睡眠障碍，这对于降低老年人患病风险，延缓老年人认知功能减退，促进老年人身体健康和心理健康，提高老年人自理能力，减轻老年人自身及家庭负担和社会公共卫生资源的压力都有积极的意义。

一、案例导入

（一）基本信息

患者，65岁，女性，已婚，现已退休，有一儿子，外地打工无法照顾父母。近三年来睡眠质量越来越差，经常整晚失眠，导致白天精神恍惚。

（二）病史回顾

家庭经济拮据，生活条件艰苦，自年轻时就外地打工租住在出租屋，居住周围多为租住户，流动性比较大，平时邻里基本无交往；因不会讲当地语言，交朋友也比较困难。退休后，与以前的同事联系也越来越少。因为过度劳累导致腰椎间盘突出并手术治疗，致使身体比较虚弱，营养不良和行动不便，生活无法自理，又因无法像以前一样照顾家庭，感觉自己对不起老伴，使其非常焦虑，引起了头痛、失眠、食欲下降等一系列问题，经常出现轻生的念头。近一年来，出现高血压，最高时收缩压达230mmHg，舒张压达150mmHg。

（三）检查结果

（1）一般检查　T 36.5℃，P 65次/min，R 18次/min，BP 200/130mmHg。伴有入睡困难，易惊醒。

（2）专科检查

① 思维活动　不善言语，有轻生观念。

② 注意力　注意力不集中。

③ 情感活动　情绪低落，有焦虑、抑郁表现。

④ 匹兹堡睡眠质量指数量表（pittsburgh sleep quality index，PSQI）　睡眠多个方面存在困难。

（四）目前状态

该老年人近期仍入睡困难，睡后极易惊醒，醒后无法继续入睡，每晚睡眠只有2～3h。有焦虑、抑郁情绪，有轻生念头。目前居住于养老院。

二、原因及危险因素

（1）年龄因素　随着年龄的增加，老年人睡眠时长缩短，睡眠结构发生改变，睡眠-觉醒节律发生改变，睡眠效率也相应降低，易早睡早醒，再加上生理变化和身体各个系统功能改变，忍受外界睡眠影响因素能力下降，易出现睡眠障碍。

（2）不良的睡眠习惯　白天睡眠时间过长，睡眠或觉醒作息时间多变，晚饭饮食过多，临睡前使用扰乱睡眠的物质（如咖啡、尼古丁、酒精等），睡前进食，在床上或者卧室进行过多的活动及在床上进行与睡眠无关的活动等不良睡眠习惯均会导致睡眠障碍。

（3）不良的睡眠环境　卧室光线或颜色过于强烈易产生刺激，温湿度过高或者过低，床过宽或过窄，床垫过软或者过硬，枕头过高或者过低，周围环境噪声过大等都会影响老年人的睡眠。

（4）躯体疾病的影响　老年人是神经系统、循环系统及严重呼吸系统综合征的高危人群，躯体疾病是影响老年人睡眠质量的重要原因，其中高血压、糖尿病、冠心病、关节炎或风湿病、脑血管疾病、老年人慢性支气管炎等疾病对睡眠质量有显著性的影响。

（5）精神疾病的影响　精神疾病和睡眠障碍密切相关，尤其是焦虑和抑郁。据报道，80%的抑郁症患者存在睡眠问题；有研究发现抑郁是引起睡眠问题的重要危险因素，焦虑、抑郁、孤独感及一些不愉快事件均能引起老年人全面的睡眠质量下降；另外，有研究表明痴呆可导致日夜睡眠形式的倒置，白天睡眠夜间清醒，严重影响老年人的睡眠质量[1]。

（6）药物和饮食的影响　由于老年人所患的慢性病常常较为复杂，所以需要服用多种药物进行治疗和控制，这些药物往往会引起老年人的睡眠问题。部分治疗药物会直接引起老年人睡眠障碍，如支气管扩张剂、抗高血压药物、糖皮质激素、β-受体阻滞剂、钙离子拮抗剂、利尿剂、抗抑郁药、甲状腺激素、治疗阿尔茨海默病等的药物应用均会引起失眠。调查显示，有10%～27%老年人长期服用安眠药，因为药物的依赖性，一旦停药老年人往往容易出现不安、兴奋等症状从而引发睡眠障碍。

三、表现及预后

（1）睡眠量的不正常

① 睡眠量过度增多，如因各种脑病、内分泌障碍、代谢异常引起的嗜睡状态或昏睡，以及因脑病变所引起的发作性睡病，这种睡病表现为经常出现短时间（一般不到15min）不可抗拒性的睡眠发作，往往伴有摔倒、睡眠瘫痪和入睡前幻觉等症状。

---

[1] Hsu Hc. Relationships between quality of sleep and its related factors among elderly Chinese immigrants in the Seattle area[J]. J Nurs Res, 2001, 9(5): 179-190.

② 睡眠量不足，整夜睡眠时间少于5h，表现为入睡困难、浅睡、易醒或早醒等。失眠可由外界环境因素（室内光线过强、周围过多噪声、值夜班、坐车船、刚到陌生的地方）、躯体因素（疼痛、瘙痒、剧烈咳嗽、睡前饮浓茶或咖啡、夜尿频繁或腹泻等）或心理因素（焦虑、恐惧、过度思念或兴奋）引起。一些疾病也常伴有失眠，如神经衰弱、焦虑、抑郁症等。

（2）睡眠中的发作性异常　指在睡眠中出现一些异常行为，如梦游症、梦呓（说梦话）、夜惊（在睡眠中突然骚动、惊叫、心跳加快、呼吸急促、全身出汗、定向错乱或出现幻觉）、梦魇（做噩梦）、磨牙、不自主笑、肌肉或肢体不自主跳动等。这些发作性异常行为不是出现在整夜睡眠中，而多是发生在一定的睡眠时期。例如，梦游和夜惊，多发生在正相睡眠的后期；而梦呓则多见于正相睡眠的中期，甚至是前期；磨牙、不自主笑、肌肉或肢体跳动等多见于正相睡眠的前期；梦魇多在异相睡眠期出现。

四、综合评估

（一）评估对象

（1）60岁以上的老年人，睡眠问题在老年人中很常见，超过一半的老年人会出现睡眠问题。

（2）睡眠时间周期异常的老年人，入睡时间增加和总睡眠时间减少等。

（3）明确睡眠障碍类型的老年人，如失眠、睡眠呼吸紊乱、睡眠-觉醒转换障碍等睡眠障碍。

（4）基础疾病的老年人，如高血压、慢性疼痛障碍、胃食管反流、尿频或充血性心力衰竭、慢性阻塞性肺疾病或哮喘引起的呼吸困难等易引起继发性睡眠障碍。

（5）研究发现，有睡眠障碍风险的老年人，需要生活照料、高龄、女性、无业、脑力劳动、单身或丧偶的婚姻状态、伴有躯体疾病、存在焦虑和抑郁等心理状况、社会支持一般、居住环境差、自我健康管理一般、缺乏运动的生活方式等是老年人睡眠障碍的危险因素。因此养老机构护理人员对于该类老年人应加强睡眠障碍方面的关注并及时进行风险评估[1]。

（二）评估意义

（1）早期识别老年人睡眠障碍的危险因素，对老年睡眠障碍的高危人群及时进行风险评估。

（2）为机构内卫生人员对老年人开展睡眠障碍相关健康教育提供指导。

---

[1] 胡蕊，王华丽，于鲁璐，等.河北省城市社区老年人睡眠障碍的现况调查[J].中国心理卫生杂志，2013，27(05):369-373.

（3）能够及早识别老年人睡眠障碍者潜在的健康问题，早期给予针对性的干预，减轻睡眠障碍对老年人生活质量的影响。

（三）评估内容

（1）一般医学评估

① 病史　有无睡眠障碍史；是否存在其他形式的睡眠障碍，如阻塞性睡眠呼吸暂停低通气综合征（OSAHS）、不宁腿综合征和夜间周期性肢体运动等；是否存在躯体疾患，如慢性疼痛、胃食管反流、慢性肺部疾病、夜间心绞痛、充血性心力衰竭、痴呆、脑卒中等以及用药情况及有无药物依赖。

② 对于有睡眠障碍史者更应重视主诉，包括睡眠时间和睡眠质量，应了解老年人入睡时间（min）、睡眠时间（min）、入睡后醒了多长时间（min）、入睡后醒了多少次等，还应了解其失眠的类型，以上可以采用问卷的形式进行。

③ 睡眠观察　睡眠观察是由养老机构护理人员观察受试者的睡眠状态；也可以用视频记录的方式来对老年人进行观察，这样可以使老年人不会因他人的观察影响原本的睡眠行为。

④ 辅助检查

a. 体动记录仪（actigraphy）　体动记录仪被证实是诊断失眠、生物节律紊乱和过度嗜睡比较实用的评估工具。体动记录仪通常戴在手腕、踝部或躯干以记录身体运动的情况，记录的数据通过计算机软件进行处理。

b. 多导睡眠图（polysomnography，PSG）检查　这是目前最详细准确的测试方式，包括心电图、脑电图、眼电图、肌电图、腿动、体位、鼾声指数、口鼻气流、胸腹运动、血氧饱和度、心率和血压等项目。

c. 其他检查　躯体疾病可引起失眠，反过来失眠者尤其是老年人容易出现高血压、心脑血管疾病、失眠导致的醒后疲劳、日间过度嗜睡、肌痉挛和慢性疲劳综合征，二者相互影响。还需结合病史及临床表现做一些针对性的特殊检查以对躯体疾病进行评估：如空腹血糖、心电图、脑脊液、基础代谢率和内分泌代谢测定等。还需根据失眠病因的不同对老年人进行针对性的检查。

（2）躯体功能评估

① 视力评估　根据WHO 1977年制订及第二届全国眼科学术会议（1979年）通过的盲和低视力标准，视力残疾标准如下。a.正常或接近正常视力：视力较好眼的最佳矫正视力≥0.3。b.低视力：视力较好眼的最佳矫正视力＜0.3且≥0.05。c.盲：视力较好的眼最佳矫正视力＜0.05，或视野半径＜10°。其中

低视力与盲合称视残视力。

② 听力评估　中文版老年听力障碍筛查量表（chinese version hearing handicap inventory for the elderly-screening，CHHIE-S）共有10个题目，包括情景问题5题、情绪问题5题。回答"不"得0分，回答"有时候"得2分，回答"是"得4分，总分共计40分，得分越高表示听力障碍的程度越重。根据美国言语语言听力协会（American Speech Language Hearing Association）听力筛查指南（guidelines for audiologic screening），量表得分相应的功能性听力障碍分级标准为无障碍（0～8分）、轻中度障碍（10～24分）和重度障碍（26分以上）。

③ 移动能力　常用评估量表有生活空间评估量表（life space assessment，LSA）、功能性健康量表（Rosow-Breslau functional health scale，FHS）、驾驶习惯问卷（driving habits questionnaire）和Tinetti平衡与步态量表（performance oriented mobility assessment，POMA）。研究显示LSA具有较好的信效度，是根据一个人在4周前移动的生活空间，通过分析个体移动距离、频率和独立运动情况来评估移动能力状况，问卷总分为120分，分数越高说明个体移动能力越强[1]。FHS量表用来评估社区老年人能否顺利完成日常生活活动的能力，主要考察老年人的运动功能，仅包括3个条目（从事重体力家务、上下楼梯、走800 m路）。驾驶是社区老年人融入社会和参与工作的重要能力。驾驶习惯问卷由6个维度、共34个条目组成，包括目前驾驶状况、驾驶暴露、驾驶困难、驾驶员依赖、自述驾驶事故及驾驶路程，具有良好的信效度，是反映社区老年人移动能力的有效、可靠指标。目前应用较多的POMA包括16个条目：a.POMA-B包括坐位平衡、起身、试图起身、瞬间的站立平衡（第一个5s）、坐下时平衡、轻推（评估对象双脚尽可能靠拢站立，用手轻推三次）、闭眼轻推（同上一步姿势）、转身360°和坐下，共9个条目；b.POMA-G包括起步、步伐的长度或高度、步态对称性、步伐连续性、走路路径（行走大约3m）、躯干稳定和步宽，共7个条目，也有的将"步伐的长度或高度"拆分为两个条目进行评估，即"步伐的长度"和"步伐的高度"，虽然条目数发生变化，但评估内容及评分标准完全一致，无实质性差别。每个条目采取2或3分计分法，POMA-B及POMA-G的最高分分别为16分和12分，总分为两份量表得分相加之和，分数越高，代表移动及平衡能力越好。总分＞24分提示无跌倒风险，19～24分提示有跌倒的风险，＜19分提示有高跌倒风险。

---

[1]贾文文，张娜，王丽君，等.发达国家老年人移动能力评估及干预的研究进展[J].中华护理杂志，2016，51(12):1486-1490.

（3）精神心理评估　对于睡眠障碍老年人还要了解有无精神症状及病程长短，包括焦虑、抑郁、心理障碍，以上疾病可引起失眠或以失眠为首发症状。长期的慢性失眠也会导致焦虑、抑郁等心理障碍。通过心理测试、人格测定、智能测试、高级自主神经功能检查等进行评估，老年人入住时进行焦虑量表、抑郁量表、睡眠量表等测试。焦虑自评量表（SAS）能够比较准确地反映有焦虑倾向老年人的主观感受，可以反映受试者的焦虑程度。抑郁自评量表（SDS）能够有效地反映抑郁状态的有关症状及其严重程度与变化，可作为养老机构初步筛选的工具以便形成初步的定性分析，并能以此为基础，了解老年人是否有睡眠损害及睡眠损害的程度。心态紧张和烦恼是睡眠的主要障碍。

（4）睡眠习惯与行为评估　睡眠障碍常常与某些不良生活习惯和行为有关，如在床上看电视、看手机、打游戏、看书，睡前聊天、过多运动等。

（5）社会评估　睡眠障碍会使得老年人生活和工作质量下降，对老年人的身心健康造成一定的影响，甚至还会对社会造成负面影响。常用睡眠障碍的社会评估表进行评估。

（6）环境评估　睡眠质量还会受到睡眠环境的直接影响，良好的周围环境可以提高舒适感，进而提高睡眠的质量；但不良的睡眠环境就会影响睡眠质量。睡眠的自然环境应整洁、舒适，包括光线幽暗、空气清新、通风良好和适宜的温度、湿度、舒适的寝具等。所以老年人要注意其睡眠环境，以保证睡眠质量。

（四）评估工具

1. 主观评估工具

（1）阿森斯失眠量表　见表6-31。

表6-31　阿森斯失眠量表

指导语：用于您对遇到过的睡眠障碍的自我评估，对于以下问题，如果在您身上1个月内每周至少发生3次，就请您在相应的自我评估结果项目上画√

序号	项目	选项	评分	得分/分
1	入睡时间（关灯后到睡着的时间）	a. 没问题	0	
		b. 轻微延迟	1	
		c. 显著延迟	2	
		d. 延迟严重或没有睡觉	3	
2	夜间苏醒	a. 没问题	0	
		b. 轻微影响	1	
		c. 显著影响	2	
		d. 严重影响或没有睡觉	3	

续表

序号	项目	选项	评分	得分/分
3	比期望的时间早醒	a. 没问题	0	
		b. 轻微提早	1	
		c. 显著提早	2	
		d. 严重提早或没有睡觉	3	
4	总睡眠时间	a. 足够	0	
		b. 轻微不足	1	
		c. 显著不足	2	
		d. 严重不足或没有睡觉	3	
5	总睡眠质量（无论睡多长）	a. 满意	0	
		b. 轻微不满	1	
		c. 显著不满	2	
		d. 严重不满或没有睡觉	3	
6	白天情绪	a. 正常	0	
		b. 轻微低落	1	
		c. 显著低落	2	
		d. 严重低落	3	
7	白天身体功能（体力或精神：如记忆力、认知力和注意力等）	a. 足够	0	
		b. 轻微影响	1	
		c. 显著影响	2	
		d. 严重影响	3	
8	白天嗜睡	a. 无嗜睡	0	
		b. 轻微嗜睡	1	
		c. 显著嗜睡	2	
		d. 严重嗜睡	3	

注：总分范围0～24分，得分越高，表示睡眠质量越差。总分＜4分：无睡眠障碍；4～6分：可疑失眠；6分以上：失眠。

（2）匹兹堡睡眠质量指数量表（PSQI） 适用于睡眠障碍者、精神障碍者的睡眠质量评价、疗效观察、一般人群睡眠质量的调查研究，也可作为睡眠质量与身心健康相关性研究的评定工具，有助于鉴别暂时性和持续性的睡眠障碍（表6-32）。

表6-32 匹兹堡睡眠质量指数量表（PSQI）

指导语：下面一些问题是关于您最近1个月的睡眠情况，请选择填写最符合您最近1个月实际情况的答案。请回答下列问题：

1.近1个月，晚上上床睡觉通常____点钟

2.近1个月，从上床到入睡通常需要____min

3.近1个月，通常早上____点起床

4.近1个月，每夜通常实际睡眠____h（不等于卧床时间）

对下列问题请选择1个最适合您的答案

5.近1个月，因下列情况影响睡眠而烦恼

a. 入睡困难（30min内不能入睡）（1）无 （2）<1次/周 （3）1～2次/周 （4）=3次/周

b. 夜间易醒或早醒 （1）无 （2）<1次/周 （3）1～2次/周 （4）=3次/周

c. 夜间去厕所 （1）无 （2）<1次/周 （3）1～2次/周 （4）=3次/周

d. 呼吸不畅 （1）无 （2）<1次/周 （3）1～2次/周 （4）=3次/周

e. 咳嗽或鼾声高 （1）无 （2）<1次/周 （3）1～2次/周 （4）=3次/周

f. 感觉冷 （1）无 （2）<1次/周 （3）1～2次/周 （4）=3次/周

g. 感觉热 （1）无 （2）<1次/周 （3）1～2次/周 （4）=3次/周

h. 做噩梦 （1）无 （2）<1次/周 （3）1～2次/周 （4）=3次/周

i. 疼痛不适 （1）无 （2）<1次/周 （3）1～2次/周 （4）=3次/周

j. 其他影响睡眠的事情 （1）无 （2）<1次/周 （3）1～2次/周 （4）=3次/周

如有下列问题，请说明：

6.近1个月，总的来说，您认为自己的睡眠质量（1）很好（2）较好（3）较差（4）很差

7.近1个月，您用药物催眠的情况（1）无（2）<1次/周（3）1～2次/周（4）=3次/周

8.近1个月，您常感到困倦吗（1）无（2）<1次/周（3）1～2次/周（4）=3次/周

9.近1个月，您做事情的精力不足吗（1）没有（2）偶尔有（3）有时有（4）经常有如有下列问题，请说明：

10.近1个月有无下列情况（请询问同寝室的人）

a. 高声打鼾 （1）无 （2）<1次/周 （3）1～2次/周 （4）=3次/周

b. 睡眠中较长时间的睡眠暂停 （1）无 （2）<1次/周 （3）1～2次/周 （4）=3次/周

c. 睡眠中腿部抽动或痉挛 （1）无 （2）<1次/周 （3）1～2次/周 （4）=3次/周

d. 睡眠中出现不能辨认方向或意识模糊的情况 （1）无 （2）<1次/周 （3）1～2次/周 （4）=3次/周

e. 睡眠中出现其他影响睡眠的情况 （1）无 （2）<1次/周 （3）1～2次/周 （4）=3次/周

注：PSQI用于评定被试者最近1个月的睡眠质量。累计各成分得分为PSQI总分，得分越高，表示睡眠质量越差，被试者完成此量表需要5～10min。

（3）睡眠状况自评量表（self-rating scale of sleep，SRSS） 该量表适用于筛选不同人群中有睡眠问题者，也可用于睡眠问题者治疗前后评定效果对比研究。项目和评定标准：SRSS共有10个项目，每个项目分5级评分（1～5），评分愈高，说明睡眠问题愈严重。此量表最低分为10分（基本无睡眠问题），最高分为50分（最严重）。见表6-33。

表6-33 睡眠状况自评量表（SRSS）

姓名： 性别： 年龄： 职业：

问题	①	②	③	④	⑤
1. 您觉得平时睡眠足够吗？	① 睡眠过多	② 睡眠正好	③ 睡眠欠一些	④ 睡眠不够	⑤ 睡眠时间远远不够
2. 您在睡眠后是否已觉得充分休息过了？	① 觉得充分休息过了	② 觉得休息过了	③ 觉得休息了一点	④ 不觉得休息过了	⑤ 觉得一点也没有休息
3. 您晚上已睡过觉，白天是否打瞌睡？	① 0~5天	② 很少（6~12天）	③ 有时（13~18天）	④ 经常（19~24天）	⑤ 总是（25~31天）
4. 您平均每个晚上大约睡几个小时？	① ≥9h	② 7~8h	③ 5~6h	④ 3~4h	⑤ 1~2h
5. 您是否有入睡困难？	① 0~5天	② 很少（6~12天）	③ 有时（13~18天）	④ 经常（19~24天）	⑤ 总是（25~31天）
6. 您入睡后中间是否易醒？	① 0~5天	② 很少（6~12天）	③ 有时（13~18天）	④ 经常（19~24天）	⑤ 总是（25~31天）
7. 您在醒后是否难以再入睡？	① 0~5天	② 很少（6~12天）	③ 有时（13~18天）	④ 经常（19~24天）	⑤ 总是（25~31天）
8. 您是否多梦或常被噩梦惊醒？	① 0~5天	② 很少（6~12天）	③ 有时（13~18天）	④ 经常（19~24天）	⑤ 总是（25~31天）
9. 为了睡眠，您是否吃安眠药？	① 0~5天	② 很少（6~12天）	③ 有时（13~18天）	④ 经常（19~24天）	⑤ 总是（25~31天）
10. 您失眠后是否心情（心境）不佳？	① 0~5天	② 很少（6~12天）	③ 有时（13~18天）	④ 经常（19~24天）	⑤ 总是（25~31天）

注：上面10个问题是了解您睡眠情况的，请您在最符合自己的每个问题上选择一个答案（√），时间限定在近1个月内。

注意事项：

① 评定的时间范围，为过去的1个月内；1次评定在20min内完成。

② 评定结束时，工作人员应仔细检查一下自评结果，应提醒自评者不要漏评某个项目，也不要在同一个项目内打2个钩（重复评定）。

③ 如用于评定疗效，应在开始治疗或研究前让自评者评定1次，然后应在治疗后或研究结束时再让他评定1次，以便通过SRSS总分变化分析自评者的睡眠状态变化情况。统计指标和结果分析：SRSS的主要统计指标是总分和每个项目（因子）分。待自评结束后，把10个项目中的各项分数相加，即得到总分。总分范围为10～50分；总分数愈低，说明睡眠问题愈少；总分数愈高，说明睡眠问题愈重、愈多。

（4）睡眠卫生知识量表（表6-34）　是一项有关白天行为对睡眠影响情况的调查表，主要是了解老年人对白天行为对睡眠质量影响的意见。睡眠卫生习惯量表（表6-35）用于评估老年人的睡眠卫生习惯。

表6-34　睡眠卫生知识量表　　　　　　　　　　单位：分

行为	对睡眠有帮助			对睡眠无影响	干扰睡眠		
	非常	中等	轻微		轻微	中等	非常
白天睡午觉或打盹	1	2	3	4	5	6	7
上床睡觉时感到饥饿	1	2	3	4	5	6	7
上床睡觉时感到口渴	1	2	3	4	5	6	7
每天吸烟超过一包	1	2	3	4	5	6	7
定期服用催眠药	1	2	3	4	5	6	7
睡前2h内剧烈运动或活动	1	2	3	4	5	6	7
每晚要睡同样长的时间	1	2	3	4	5	6	7
睡前设法使自己放松	1	2	3	4	5	6	7
晚上吃含咖啡因的食物饮料或药物	1	2	3	4	5	6	7
下午或傍晚锻炼身体	1	2	3	4	5	6	7
每天在同一时间醒来	1	2	3	4	5	6	7
每天在同一时间上床睡觉	1	2	3	4	5	6	7
晚上饮酒（3杯啤酒或其他酒）	1	2	3	4	5	6	7

表6-35　睡眠卫生习惯量表

对下列每个行为，根据自己的情况，在每项后面的括号内填上您每周参与活动或经历的平均时间（0～7天）

午睡或打盹（　　）
上床睡觉时感到口渴（　　）
上床睡觉时感到饥饿（　　）
每天吸烟超过一包（　　）
定期服用催眠药物（　　）

续表

睡前4h内喝含咖啡因的饮料（咖啡或茶）（　　）
睡前2h内喝3杯啤酒或其他酒（　　）
睡前4h内口服含咖啡因的药物（　　）
准备上床睡觉前担心睡觉的情况（　　）
白天担心晚上睡觉的情况（　　）
饮酒帮助睡眠（　　）
睡前2h内剧烈运动或活动（　　）
睡觉受光线干扰（　　）
睡觉受噪声干扰（　　）
睡觉受同床人干扰（如一人睡则填无）（　　）
每晚要睡同样长的时间（　　）
睡前设法使自己放松（　　）
下午或傍晚锻炼身体（　　）
晚上睡觉时卧室或床的温暖舒适（　　）

（5）睡商　常用睡商调查问卷（表6-36）进行评估。要求受试者根据自己的情况，在每项后面的括号内填上对或错。10道判断题中，每答对一题得1分。6分以上算及格，6分以下，就表示被测者对睡眠需要更多一些了解。正确答案为1、2、3、5、6、7、8、10都为错，4、9都为对。

表6-36　睡商调查问卷

1. 年龄愈大，需要的睡眠愈少（　　）
2. 如果开车想睡觉，可以提高收音机的音量来保持清醒（　　）
3. 没睡够觉可以补回来（　　）
4. 闭目养神不能满足睡觉要求（　　）
5. 智商越高所需睡眠越少（　　）
6. 大多数睡眠障碍可不治自愈（　　）
7. 数羊可以帮助睡眠（　　）
8. 睡得越多越好（　　）
9. 身体无法适应长时间夜间工作（　　）
10. 即使睡够了，无聊也会让人想睡（　　）

（6）艾普沃斯嗜睡量表（Epworth sleepiness scale）　于1990年用于临床，由澳大利亚墨尔本艾普沃斯医院睡眠疾病中心设计，主要评估在日常生活中不同情况下白天的嗜睡程度（表6-37）。就每个个体来说，该量表的评估在数月内有很好的重复性。应注意由任何原因引起的总睡眠时间不足，会影响这一评分结果。

表6-37　艾普沃斯嗜睡量表　　　　　　单位：分

行为	打瞌睡的可能性			
	不会（0）	可能性小（1）	可能性中等（2）	很可能（3）
1. 坐着阅读期刊时				
2. 看电视时				

续表

行为	打瞌睡的可能性			
	不会（0）	可能性小（1）	可能性中等（2）	很可能（3）
3. 在公共场所坐着不动时（例如在剧场或开会时）				
4. 乘车旅行1h不休息				
5. 坐着与人谈话时				
6. 条件允许情况下，下午躺下休息时				
7. 午餐不饮酒，餐后安静地坐着				
8. 遇到堵车时，在停车的数分钟内				

注：分数越高表示嗜睡倾向越明显。国外报道正常值范围为（4.5±3.3）分。如果得分高于11分表示存在过度嗜睡。

（7）睡眠日记 为了确定主诉失眠老年人是否真的存在睡眠不足，可以通过其自己连续2周记录睡眠日记，然后分析失眠原因，以便于采取适当的、有针对性的措施。有时老年人通过检查或分析自己的睡眠日记，会发现自己为之所焦虑的所谓睡眠不良其实并不存在，从而"失眠"及其导致的焦虑现象能够自发解决。睡眠日记（表6-38）的内容如下。

表6-38 睡眠日记-1

日期	昨晚上床时间	今早起床时间	昨晚多长时间内睡着	昨晚睡眠过程中起床次数	今早起床后的感觉			昨晚总共睡眠时间	昨晚睡眠受到以下因素干扰
					精神恢复	精神部分恢复	疲劳		

注：1. 此表于早晨填写。
2. 按顺序逐日填写。

列出所有影响您睡眠的精神、情绪、身体或环境因素，如紧张、打鼾、身体不适、室内温度等（表6-39）。

表6-39 睡眠日记-2

日期	饮含咖啡因的饮料				活动20min的时间				上床2h进食情况			白天何时服用	入睡前1h的活动
	早晨	下午	睡前2h	无	早晨	下午	睡前2h	无	含乙醇饮料	饱食	无		

注：按顺序逐日填写。

（8）其他主观睡眠障碍评估工具

① 里兹睡眠评估问卷（Leeds sleep evaluation questionnaire，LSEQ） 由Parrott和Hindmarch于1978年编制，用于评估老年人治疗后当晚的睡眠情况和

清晨的行为状况，该问卷由入睡情况、睡眠质量、宿睡状态和警觉行为4项因子10个条目构成，可靠性及有效性良好，内部一致性为0.78～0.92，可独立作为评价睡眠质量的工具之一。

② 失眠严重指数量表（insomnia severity index，ISI） 主要评估过去一周老年人主观失眠的严重程度，由Morin和Barlow于1993年编制，包括7个条目，每个条目0～4分，分值越高表明失眠程度越严重。2011年Chung等对中文版ISI进行了验证，结果显示ISI的Cronbach α系数为0.83，重测信度为0.79，选取ROC曲线下面积为0.85时，最优截点值为9分，灵敏度及特异度分别为87％和75％。量表已被翻译成多种语言并且广泛适用于一般人群、失眠症及癌症老年人。能够准确区分睡眠良好者与失眠老年人，被证明是一种有效的用于失眠筛查及作为检验失眠干预研究效果的临床评估工具。

③ 一般睡眠障碍量表（general sleep disturbance scale，GSDS） 由美国加利福尼亚大学的Lee于1992年设计制订，包括21个条目，采用0～7分评分法，当量表平均分≥3分或GSDS总得分≥43分表明存在睡眠障碍。GSDS在轮班工作者、孕妇、癌症老年人及艾滋病患者中都被证明有良好的信度和效度。Lee于2007年对CSDS中文版进行验证，内部一致性在0.8以上。相比于PSQI，GSDS的优势在于采用8级评分法，对睡眠各因子变化的感知更敏感，主要用于评估过去一周老年人的睡眠情况，能够短期动态监测睡眠情况的变化与进展，并减少了回忆期过长所带来的偏倚。此量表可在5 min内完成，评分规则简单。目前，关于量表信度和效度测试我国鲜见报道。

④ 其他 此外还包括失眠影响量表（SI）、简明失眠问卷（BIQ）、St.Mary's住院睡眠问卷、睡眠障碍评定量表（SDRS）、中国睡眠障碍量表（CPSDS）等，其中SDRS和CPSDS均为国内开发的睡眠障碍量表、内部一致性较高，适合国内人群应用，但缺乏大样本信效度测试，尚需进一步验证；而其他睡眠障碍评估工具具有良好的信效度，但目前尚未被国内引进。

2. 客观评估工具

（1）多导睡眠图（PSG） 是睡眠障碍诊断公认的"金标准"，主要用于睡眠和梦境研究及睡眠呼吸暂停综合征的诊断，能够分析出睡眠结构、睡眠效率等睡眠各项参数。与其他睡眠评估工具相比，PSG可检测受试者睡眠过程的多项生理指标，能够更科学、量化地评估真实的睡眠情况与睡眠障碍的严重程度，为临床治疗提供参考，避免催眠药的滥用。然而，PSG的实用性具有一定限制，设备及检查费用昂贵，并受检测场地及配备专业技术人员的限制，令其在老年护理院的应用受到极大的影响。

（2）体动记录仪 是标准化的睡眠客观评估工具、可通过记录手腕随时间的活动频次测量受试者昼夜节律活动相关参数。2005年睡眠障碍国际分类标准（第2版）已将体动记录仪正式列入睡眠疾病的诊断方法中。与PSG及睡眠日志相比，其因体积小、质量轻、价格低、佩戴方便、提供的数据精确可靠等优势得到广泛应用。适用于失眠、睡眠呼吸暂停综合征、昼夜节律睡眠障碍等不同形式睡眠障碍的诊断、治疗效果的评价及PSG难以记录的特殊人群（如痴呆、精神错乱老年人等）睡眠形式的评估。体动记录仪的不足之处在于需要受试者至少连续佩戴3天，在睡眠障碍的确诊及干预效果评价中有一定限制。

（3）睡眠障碍相关生化指标 睡眠是一个复杂的生理过程，许多神经内分泌激素与递质水平的变化都可影响睡眠水平。尤其是HPA轴（下丘脑-垂体-肾上腺轴）调节异常，可导致激素水平发生改变以及细胞因子失衡，进而导致睡眠障碍。这也预示着睡眠障碍的发生与机体血液生化指标存在相关性，这些生化指标可能作为睡眠障碍发生的标志物。因此，研究与睡眠障碍有关的生化指标变化，将为睡眠障碍的预防与治疗提供潜在的可能性。

① 褪黑素 是由松果体产生的一种内分泌激素，以维持白天清醒和夜间睡眠的"睡眠-觉醒周期"，起到调节人体生物节律的作用，其分泌呈昼夜节律性（昼低夜高）。内源性诱导或外界环境刺激造成的生物节律的破坏，可能会扰乱体内生物钟的功能，改变褪黑素分泌周期的模式，而这往往与一些病理性紊乱如睡眠障碍等生理参数的改变相关。对于睡眠障碍的老年人，其夜间褪黑素分泌水平更低。Sniecinska-Cooper等在内分泌睡眠标志物的研究中发现，睡前褪黑素分泌量的减少可能对睡眠障碍的发生起重要作用[1]。褪黑素是有效促进睡眠和生理时相的调节器，也是机体内部睡眠时相最可靠的标志。Ferracioli等在褪黑素治疗原发性失眠的Meta分析中发现，褪黑素能够缩短入睡潜伏期，增加总睡眠时间及提高睡眠质量，表明褪黑素有助于改善失眠症[2]。

② 皮质醇 为反映体内HPA轴应激反应强度相对敏感的指标。研究推测，睡眠效率及夜间的觉醒等睡眠结构参数的改变可使皮质醇水平上升。研究证实，晨间血清皮质醇分泌水平与失眠的严重程度呈正相关，这可能与慢性失眠所致的HPA轴过度激活使得皮质醇释放增多有关[3]。另外，使用血清皮质醇值可以预测原发性失眠，若皮质醇值超过170.9pg/L可考虑诊断为原发性失眠的可能。

[1] Sniecinska-Cooper A M, Iles R K, Butler S A, et al.Abnormal secretion of melatonin and cortisol in relation to sleep disturbances in children with Williams syndrome[J].Sleep Medicine，2015,16(1): 94-100.

[2] Ferracioli-Oda，Qawasmi E A,Bloch M H. Meta-analysis:melatonin for the treatment of primary sleep disorders[J].PLoS One,2013.8(5):e63773.

[3] 李雪民. 重复经颅磁刺激联合曲唑酮治疗糖尿病失眠者的相关研究[D]. 郑州：郑州大学，2021.

③ 5-羟色胺（5-HT）　属中枢神经系统的单胺类神经递质，是褪黑素合成过程中的中间产物，参与睡眠的发生与维持。研究表明5-HT与睡眠障碍存在相关性，其含量变化对睡眠障碍有一定的预测作用。

④ 细胞因子　研究已证实，白细胞介素（IL）-1、IL-6及肿瘤坏死因子（TNF）-α等具有促进睡眠的作用。

五、观察要点

（一）失眠症

（1）入睡困难、无睡眠感。

（2）夜间睡眠浅，入睡后易醒、觉醒次数增加。

（3）早醒，醒后再入睡困难。

（4）多梦、噩梦。

（5）白天疲乏、困倦。

（6）记忆功能下降，注意功能等下降。

（二）睡眠呼吸暂停综合征

（1）习惯性打鼾，鼾声响亮且不规则。睡眠中出现呼吸暂停，轻度每晚几十次，重度500～600次；每次呼吸暂停后仍会出现明显的打鼾。

（2）夜间睡眠多次短暂觉醒，白天嗜睡。

（3）出现抑郁、焦虑、易激惹、注意力不集中、幻觉及初醒时意识模糊。

（4）夜间缺氧时儿茶酚胺水平增高，睡眠中胸腔内压异常变化，睡眠节律紊乱，导致血压升高。

（5）血氧饱和度明显降低。

（6）多导睡眠图（PSG）　是诊断睡眠呼吸暂停综合征最重要的方法，它不仅可判断疾病严重程度，还可全面评估患者的睡眠结构，睡眠中呼吸暂停、低氧情况，以及心电、血压的变化。某些情况下借助食管压检测，还可与中枢性睡眠呼吸暂停综合征相鉴别。PSG检查应在睡眠呼吸实验室中进行至少7h的数据监测。PSG检测的项目包括脑电图、眼电图、颏肌电图、胫前肌电图、心电图、胸腹壁呼吸运动、口鼻气流以及血氧饱和度等。

（三）睡眠运动障碍（不宁腿综合征）

（1）常双侧对称，小腿肌肉深部出现难以忍受、难以形容的不适感，可表现为蚁爬感、虫蚀感、麻木及瘙痒等。

（2）呈昼夜节律性变化，一般多在入睡前，发生于醒觉且全身肌肉松弛时，活动或按摩肢体后可缓解。

（3）为缓解不适感，老年人常不得不下床行走或活动腿部。

（4）导致入睡困难，睡眠中觉醒次数增多，总睡眠时间减少，白天疲乏无力，伴有明显的焦虑和抑郁，心血管疾病风险增加。

（5）多伴类风湿关节炎、周围神经病、肾功能衰竭、叶酸或B族维生素缺乏或咖啡因摄取过量。

（四）快速眼动期睡眠障碍（RBD）

（1）常与帕金森病、痴呆、多系统萎缩、缺血性脑血管病、多发性硬化及脑干肿瘤等神经系统疾病有关。

（2）在快速眼动睡眠期表现为各种复杂的异常行为，如喊叫、咒骂、大笑、哭泣、伸手、拍打、踢腿、起床行走及奔跑等，通常与焦虑性、暴力性梦境有关，并可伤害自己或同伴。

（3）发作结束时患者可被唤醒，可将梦境完整叙述，其梦中的动作与观察到的睡眠行为一致，醒后有的患者可以记忆起与发作有关的梦中情景。患者从不因梦中暴力行为而苏醒，睡眠也从不被打扰。

（4）在清醒后（无论是在发作中醒来还是在次日清晨），个体对发作不能回忆。

（5）尽管在最初从发作中醒来的几分钟之内，会有一段时间的茫然及定向力障碍，但并无精神活动及行为的任何损害。

（6）行为可持续几秒钟到数分钟，发生的时间多在入睡90min后和睡眠将近结束时。

六、应对措施

（一）预防措施

（1）起居生活规律化　这是避免睡眠障碍的基本要求。有睡眠障碍的老年人应该按规定的时间上床和起床，形成自己的睡眠生物节律。因有事晚睡，早上也要按时起床。午睡时间最好不超过30min，过长的午睡可能会使早已严重的睡眠恶化。切记睡眠不能储蓄，睡多了无益；前夜没睡好，不能靠晚间早上床或早晨晚起床来弥补。这两种做法都可能会加重失眠。

（2）改变不利于睡眠的生活习惯　有睡眠障碍的老年人要纠正自己的不良生活习惯。如吸烟、饮酒、饮咖啡或浓茶、吃零食（特别是睡前进食），吃饭过饱，晚睡，在床上看电视、看书或思考问题等。要注意劳逸结合避免过度兴奋。睡前做些有利于放松自己的活动，也可做按摩、气功、静坐等。坚持温水沐浴和热水泡脚。在这些方面能够持之以恒，也有利于改善睡眠。

（3）改善、保持睡眠环境　养老机构护理人员应为有睡眠障碍的老年人创造适宜的睡眠环境，如保持环境昏暗、温度适宜、空气清新；床铺和被褥清洁、舒适，为加速进入睡眠创造一个最佳环境。可根据老年人的个人情况，在卧室安装低沉单调声音的放声器，以排除外界噪声对睡眠的影响。

（4）利用饮食改善睡眠 养老机构护理人员可从饮食上对有睡眠障碍的老年人给予特殊关注。谷类食物中含有一种氨基酸叫L-色氨酸，其中小米中含量最高。可适当让老年人多食小米等谷类食物。另外要注意叮嘱其吃饱饭后，不宜马上睡觉，睡前不要进食。可食用糖类和蛋白质，但不要食用巧克力或大量糖，不要在睡前饮用大量的饮料。

（5）社会支持 老年人的家属应定期看望老年人，关心其饮食起居，给予精神支持和物质支持，帮助老年人保持心情愉快，这将有助于睡眠障碍的改善。

（二）干预措施

（1）行为疗法 行为疗法或与药物疗法联合使用，是慢性心理-生理性失眠老年人最合适的治疗方案。这一方法的使用，旨在改善那些使失眠长期存在的因素。其中既包括睡眠训练和睡眠卫生建议，也包括放松技术和睡眠限制疗法。

除了其基础性病因外，在护理慢性睡眠障碍老年人时，有必要向他们强调睡眠卫生的重要性，使得老年人能够理解维持良好的睡眠习惯的重要性，纠正那些可能会损伤睡眠质量或数量的行为。如老年人的失眠是由焦虑所致，对此类老年人睡眠障碍的行为干预可采用放松训练和应激处理等手段。近年来，已将这些治疗方法与认知疗法（旨在改变老年人对睡眠的一些不现实和不合理的看法和担忧）联合应用到失眠的处理中。这种非药物疗法的重要性，无论如何强调都不为过，尤其是在那些使用药物后会出现潜在问题的老年人中。即使当药物的使用不可避免时，用行为疗法也可减少所用药物的剂量。此外，日渐增加的体力活动可增加夜间睡眠，培养正常的昼夜节律。

（2）基础的内科病因治疗及物理疗法

① 治疗老年人睡眠障碍的一般原则 优化所有慢性内科病症的处理，尽量减少药物的使用。务必查明在最终导致失眠的共同途径中各种病症和综合征的交会点。如已有抑郁症，应积极探查病因治疗，其常与慢性疾病如功能下降共同存在。药物在老年人中使用最多，因此对所有用药都应进行仔细筛查。同时，不要忘记将含咖啡因的食品也列入筛查的范围。

② 药物疗法 治疗失眠症时，经常会发生药物滥用，主要是因为未正确地考虑失眠症的潜在原因。目前认为药物对治疗急性失眠症有效，或作为慢性失眠症的临时治疗方法，但效果不如认知行为疗法。需要注意的是，在使用药物时要考虑药物的不良反应和药物的联合作用，避免老年人其他基础疾病和睡

眠障碍的加重。

（3）光照疗法　已知光线是昼夜节律的重要调节因素，适当地定时暴露于光线中，持续2～3天，可改变昼夜节律周期。改变的方向取决于暴露的时段，早晨光照可使周期提前，傍晚光照可使周期延迟。光照疗法对相当多的昼夜节律障碍老年人有效。如轮班时差或睡眠周期提前或滞后综合征。

（4）有氧锻炼　一般认为，有氧锻炼有助于改善睡眠。有证据表明，有氧运动和无氧运动（如举重）对于改善睡眠都是有效的。要达到有氧锻炼效果，一般为每周4次，每次30～40min，达到心率储备的60%～75%（中等强度）。研究一致发现，就寝前定时进行锻炼可显著减少入睡所需时间，理想的锻炼时间是就寝前4～8h。

（5）中医治疗　包括中药及针灸、理疗等，对短期及长期失眠症均有一定疗效。

总之，老年人睡眠障碍是由多种因素引起的综合征，其确诊有赖于以下几个方面：彻底排查可治疗的基础性疾病，了解导致睡眠障碍的环境和社会因素。条件适宜时，根据非药物长期干预的结果，采用综合性的治疗方法。

七、案例分析

（一）照护难点

（1）严重睡眠障碍　该老年人睡眠质量越来越差，整晚失眠，想要提高睡眠质量需要从综合护理多方面入手。

（2）家庭经济困难　亲人不在身边，朋友较少，退休后与同事的联系也渐少，缺乏一定的社会支持。

（3）社会交往缺乏　儿子在外地打工，身边人员流动性大，平时邻里之间的交往也较少；唯一的亲人——儿子也不在身边，再加上不会当地语言，使得结交朋友更为困难；退休后，与原来的同事的联系也渐少，遇事缺乏倾诉的途径。老年人心理状况不佳可能会导致对护理的依从性较差。

（4）老年人出现轻生的想法　因过度劳累导致腰椎间盘突出症并手术治疗加剧了家庭的经济困难；再加上身体虚弱，生活不能自理，无法像以前一样照顾家庭，使其感觉自己对不起老伴，变得更加焦虑，并引起了头痛、失眠、食欲下降等一系列继发问题，经常出现轻生的念头。对此养老机构需增加护理人力资源实时关注老年人的行为举止，注重心理护理，注意倾听，鼓励其倾诉，加强心理疏导，主动鼓励其与他人结交朋友，增加生活乐趣，避免自杀事件的发生。

（5）出现除睡眠障碍和心理状况外的其他基础疾病　近一年来出现高血压，若不能很好地控制血压，再加上心理问题等其他事件的刺激极易导致心血管事件的发生，导致老年人出现生命危险。

（二）照护措施

（1）帮助老年人使起居生活规律化，创造温湿度适宜、干净整洁的睡眠环境，注重饮食护理和辅助治疗。应帮助老年人养成按时上床睡觉、按时起床的习惯，保持睡眠环境的安静、整洁和舒适，晚上可适当增加一些有助于睡眠的食物，如睡前半小时饮一杯热牛奶，多食有助睡眠的食物和睡前中药足浴按摩、足底穴位按摩等来改善睡眠状况。

（2）积极帮助其寻求社会慈善机构的支持，并定期组织丰富多彩的日间团体活动以增加社会支持。寻求社会慈善机构的帮助和支持可以部分缓解其经济压力；可引导该老年人踊跃参加各类文娱活动和体育锻炼，通过各类活动增进老年人之间的合作和信任，形成良好的人际关系，以转移老年人自己的儿子不在身边、朋友较少、不能照顾家庭的压力和注意力，缓解老年人人际关系敏感的心理状况；同时，一定要加强同家属的沟通交流，组织家属定期进行探望，帮助家属与其多沟通交流，增强家庭支持和社会支持。

（3）加强安全管理

① 定时巡视，经常与老年人沟通交流，了解其心理动机，保护其隐私，注意倾听其内心想法，避免自杀等不良事件的发生；

② 老年人睡眠紊乱，尤其服用镇静催眠药等，易致疲乏、无力，要防范跌倒的发生。

（4）针对高血压等特殊身体状况，可制订个性化的护理方案：

① 高血压的控制和管理，专业人员定时为该类老年人测量血压，增强服药依从性；

② 注意药物的不良反应和协同作用；

③ 加强心理护理，避免情绪激动导致不良事件的发生。

第九节　营养失调

营养失调是指人体从膳食摄入的一种或多种营养素不足或过多导致的营养不平衡。机体对营养素的消耗减少或增加时也可造成营养失调，包括营养不足、营养缺乏和营养过剩三种表现。

我国老年人群存在营养缺乏与营养过剩的双重问题。《老年人营养不良防控干预中国专家共识（2022）》显示：老年人群总体营养不良及营养风险的患病率均相对较高，全国范围内近半数老年人营养状况欠佳，社区老年人营养不良患病率相对较低，但也在10%以上；而在住院患者中，14.67%的老年患者存在营养不良，35.04%存在营养不良风险。

解决老年人营养问题需要极强的专业支撑和较长的管理周期，在医疗资源有限的现实情况下，要在住院期间完全改善老年人的营养问题极不现实，病情平稳的老年人可以居家或者在社区接受延续性营养和护理服务。老年人群是社区医疗卫生服务机构的主要目标人群，其营养状况应该受到更多关注和有效管理，但是在社区，老年人营养失调的情况普遍被忽视。国外系统研究显示，社区老年人群营养风险发生率为20%～83%。我国的研究资料表明：养老机构营养风险发生率最高为60%，社区为37%。因此，亟须完善社区及养老机构临床营养知识体系，加强社区营养风险筛查评估及相关的营养干预措施。

一、案例导入

（一）基本信息

患者，男性，81岁，患有帕金森病5年，丧偶，育有一女，长居海外，目前居住于某养老机构。

（二）病史回顾

患者有慢性肾病3年，服用肾衰宁，并自行控制饮食，由于未得到专业指导，效果欠佳，老年人同时患有帕金森病5年，近3个月震颤加重，双上肢震颤明显，手不灵活，精细运动困难。进餐费时，吞咽困难，多有大量流涎、遗尿，痴呆，长期口服治疗帕金森病的药物，症状有所缓解，但仍生活无法自理，病来精神欠佳，食量减少，睡眠尚好。

（三）检查结果

身高177cm，近3个月体重下降明显，3个月前体重约为59kg，目前体重为55kg。2天前于医院营养科行营养筛查，检查结果为：小腿围30.3cm，血红蛋白113g/L（↓），白蛋白33 g/L（↓），前白蛋白0.16g/L（↓）。

（四）目前状态

经养老机构照护人员了解，患者牙齿脱落较多，仅剩上下门齿，尚未装假牙，平素进食半流食为主，进餐时常有食物洒落；由于存在乳糖不耐受，平时不喝牛奶；老年人患有慢性肾病，自行控制饮食，效果不佳。膳食调查发现老年人能量、蛋白质摄入总量及优质蛋白质比例均不足，目前每日能量摄入为1500～1600kcal（1kcal＝4.186kJ），蛋白质摄入量为35～40g/d，优质蛋白质比例约为40%（＜50%）。

二、危险因素

（1）生理性因素 年龄、消化系统功能下降、吞咽功能下降。

（2）衰弱、便秘。

（3）过度使用药物、多重用药、食欲缺乏。

（4）疾病因素　帕金森病、痴呆、脑卒中、高脂血症、动脉粥样硬化、冠心病、糖尿病、痛风等。

（5）心理因素　进食依赖、自我健康评价为差、对生活丧失兴趣。

三、表现和预后

（1）体重指数（body mass index，简称BMI）的变化　体重变化是比较直观地反映老年人营养状态的指标之一。BMI是国际上常用的衡量人体肥胖程度和是否健康的重要标准，BMI=体重/身高的平方（国际单位kg/m^2），老年人正常BMI范围为20.0 ～ 26.9kg/m^2。

根据营养风险筛查表2002（nutritional risk screening 2002，NRS 2002）中对营养状态受损的评估，3个月内体重丢失＞5%，食物摄入为正常需要量的50%～ 75%，则认为是轻度营养受损；如若2个月内体重丢失＞5%，食物摄入为正常需要量的25%～ 50%，BMI＜20.5kg/m^2，则认为是中度营养受损；如若1个月内体重丢失＞5%，前一周食物摄入为正常需要量的25%以下，BMI＜18.5kg/m^2，则认为是重度营养受损（具体的评估方法会在营养筛查部分讲述）。

（2）皮肤变化　老年人出现营养不良的情况，随着日益消瘦，皮肤变薄、干枯，皮脂腺分泌减少，患老年性糠疹、皮肤角化、皮肤瘙痒症等老年性皮肤病的发病率也明显升高。同时，营养不良的老年人皮肤颜色会逐渐发黄，深色皮肤的人，皮肤看上去暗淡无光，皱纹甚至可能加深、增多。此外，在指甲下方的皮肤可能会变白，有伤口的老年人会出现伤口不易愈合的情况。营养不良严重的老年人，由于体内蛋白降低，会出现双下肢水肿乃至全身水肿的情况。

（3）肌肉衰减　肌肉减少症（简称肌少症），是与年龄相关的进行性骨骼肌量减少，伴有肌肉力量和（或）功能减退的综合征。文献表明，60 ～ 70岁的老年人，肌少症的发病率在20%左右，75岁以上的老年人，肌少症的发病率在11%～ 50%。肌少症会引起老年患者虚弱、心肺功能下降、活动受限制、摔倒、骨折和残疾的风险增加，营养不良会大大增加老年人肌少症的发生率。肌肉衰减主要体现在骨骼肌的质量下降、握力减小、步速降低以及变换体位、攀爬楼梯难度增加几个方面。

（4）骨质疏松　老年人膳食不均衡，极易单一饮食，导致钙质摄入不足，加之骨质退化、活动受限、用药等影响因素，造成营养不良，导致骨量下降、骨微结构损坏、骨脆性增加，极易发生骨质疏松，导致骨折。

（5）生化指标异常 老年人营养不良在血红蛋白、血浆白蛋白（正常范围为35～45g/L，＜35 g/L为低于正常范围）、转铁蛋白（2～4 g/L）、前白蛋白（250～400 mg/L，＜180mg/L为低于正常范围）和视黄醇结合蛋白（26～76mg/L）的检测指标上会有所体现，半衰期较长的白蛋白和转铁蛋白可反映人体内蛋白质的亏损。

（6）免疫力下降 免疫力下降、感染的发生率增加、机体原有疾病加重、再入院风险增加也是营养不良的表现之一。

（7）预后不良 老年人营养失调通常是因能量、蛋白质及其他营养素缺乏所致的需求与摄入不平衡，造成机体厌食、食物摄入下降、体重减轻和肌肉分解代谢增加，严重时可引起身体成分变化（肌肉量下降）、机体细胞群改变、生活质量下降、失能增加、健康寿命缩短、住院时间延长、住院费用增加，严重者身心功能衰竭、机体多器官损伤、疾病加重，最终可导致死亡。

四、综合评估

（一）评估对象

所有年龄≥65岁、预计生存期＞3个月的老年人都应接受营养筛查。通过营养筛查，判断个体是否已经有营养不良或有营养不良的风险，如果筛查正常，定期随访即可，如果筛查异常，则需要进一步进行营养评定。

（二）评估内容

（1）营养筛查 在社区可以使用下列快速简易筛查问题：①非自主性体重下降，与平时体重相比，6个月内体重下降≥10％或3个月内体重下降≥5％；② 与日常进食相比，经口摄入减少。只要符合以上任意一条，就需要使用微型营养评定简表（mini nutritional assessment short-form，MNA-SF）或NRS 2002筛查。

（2）营养评定 营养筛查异常，需要对老年人进一步进行营养评定。营养评定是使用以下组合诊断营养问题的全面方法，内容包括：病史、营养史、用药史以及体检、人体测量学方法、实验室数据。按营养状态将评定对象分为营养良好与营养不良两种，并评估其营养不良的程度，从而进行相应的营养治疗。

（3）营养支持指征 凡存在以下一项以上的老年人可采取进一步营养支持。

① 预计3～5天不能经口进食或无法达到推荐目标量60％以上。

② 6个月内体重下降≥10％或3个月内体重下降≥5％。

③ BMI＜20kg/m²。

（三）常用的营养筛查工具

1. NRS 2002

NRS 2002适用于住院患者，最近认为同样适用于社区老年人。筛查分两步完成：初筛和正式筛查。

（1）初筛 （表6-40） 表中的4个问题只要有1个问题回答"是"就进入正式筛查。如果所有问题都回答"否"，则应该每周重复筛查1次。初筛的表格中考虑到中国人BMI值对于营养不良的界定值为18.5kg/m^2，因此以18.5kg/m^{2}作为标准。

表6-40　NRS 2002初筛表

项目	是	否
1. BMI＜20kg/m^2（国内用18.5kg/m^2）		
2. 患者在过去3个月内有体重下降吗？		
3. 患者在过去的一周内有摄食减少吗？		
4. 患者有严重疾病吗（如ICU治疗）？		

（2）正式筛查 是NRS 2002的核心内容，由三部分组成：营养状态受损评分、疾病严重程度评分、年龄评分（表6-41）。关于如何评分建议如下：

① 营养状态受损评分 分为无（0分）、轻度（1分）、中度（2分）、重度（3分）。在每个分数栏目中有并列1条或2条及以上。例如中度（2分）有：a. 2个月内体重丢失＞5%；b. 食物摄入为正常需要的25%～50%；c. BMI＜20.5kg/m^2。这三条只要符合其中一条就可以评2分，而不是3条都需要符合才评2分。评分时可以先确定患者的BMI，然后询问开始变化的情况，最后询问体重变化情况，3项中哪一项所在的分值高，那么营养状态受损的评分就是所在项的最高分值。

② 疾病严重程度评分 NRS 2002对于疾病严重程度的定义如下。1分，慢性疾病患者因出现并发症而住院治疗；2分，患者需要卧床，如腹部大手术术后，蛋白质需要量增加，但大多数人仍可以通过人工营养得到恢复；3分，患者在加强病房中靠机械通气支持，蛋白质需要量增加而且不能被人工营养支持所弥补，但是通过人工营养可以使蛋白质分解和氮丢失明显减少。由于此书用于社区及养老机构，关于入院进行手术所对应的分值不再赘述。

③ 年龄评分 0分，年龄＜70岁；1分，年龄≥70岁。NRS 2002的总分是营养状态受损评分+疾病严重程度评分+年龄评分。总分＜3分表明目前没有营养风险，无须进行营养干预，但1周后对评估对象再进行筛查，总分≥3分表明有营养风险，需要结合老年人具体情况制订营养支持计划。若评分条目中包括：严重营养状态受损（≥3分）；严重疾病（≥3分）；中度营养状态受

损+轻度疾病（2+1分）；轻度营养状态受损+中度疾病（1+2分）。患者则存在重度的营养风险，必须给予营养支持干预。

表6-41　NRS 2002营养风险筛查表

营养状态受损评分	
无（0分）	正常营养状态
轻度（1分）	a. 3个月内体重丢失＞5％；b. 食物摄入为正常需要的50％～75％
中度（2分）	a. 2个月内体重丢失＞5％；b. 食物摄入为正常需要的25％～50％；c. BMI＜20.5kg/m²
重度（3分）	a. 1个月内体重丢失＞5％；b. 前一周食物摄入为正常需要的25％以下；c.BMI＜18kg/m²
疾病严重程度评分	
无（0分）	正常营养需要量
轻度（1分）	a. 髋骨骨折；b. 慢性疾病有并发症；c. 慢性阻塞性肺疾病（COPD）；d. 血液透析；e. 肝硬化；f. 糖尿病；g. 一般恶性肿瘤
中度（2分）	a. 腹部大手术；b. 脑卒中；c. 重度肺炎；d. 血液恶性肿瘤
重度（3分）	a. 颅脑损伤；b. 骨髓移植；c.急性生理学和慢性健康状况评价（APACHE）＞10分的ICU患者
年龄评分	
0分	年龄＜70岁
1分	年龄≥70岁
总分	

2. 微型营养评估短表（MNA-SF）

MNA-SF是基于原始的营养评估表基础，开发出来的简单问卷，在保留对营养筛查评估最敏感的体重和进食基础上，筛选了对老年人营养状况影响比较大的4个指标（活动、心理应激、神经心理问题），同时添加了小腿围作为不能测量BMI的代替指标（表6-42）。

表6-42　MNA-SF

A. 过去3个月进食减少程度	0分=严重减少；1分=中等减少；2分=没有减少
B. 过去3个月体重丢失情况	0分=减轻＞3kg；1分=不知道；2分=减轻1～3kg；3分=没有减轻
C. 活动情况	0分=卧床或只坐在椅子上；1分=能够下床（或椅子），但不能走动；2分=能够走动
D. 心理应激或急性疾病	0分=是；1分=否
E. 神经心理问题	0分=严重的痴呆或抑郁；1分=轻度痴呆；2分=无神经心理问题
F1. 体重指数/（kg/m²）	0分≤19；1分=19～21；2分=21.1～23
F2. 小腿围/cm	0分＜31；1分≥31
总评	营养不良：0～7分（　　）
	有营养不良的风险：8～11分（　　）
	正常营养状况：12～14分（　　）

MNA-SF最早用于老年急诊患者，现在认为其可用于社区≥65岁老年人营养不良的筛查。只需要填写6个条目，快捷、方便、有效。具体问卷操作为：

（1）问题A "在过去3个月，您吃得比平常少吗？"如果"不是"，计2分；如果"是"，继续询问："是因为食欲缺乏、消化不良、无法咀嚼或吞咽困难吗？"如果"是"，继续询问："你比以前吃得只少一点还是远远少于以前？"如果"只少一点"，计1分；如果"远远少于"，计0分。

（2）问题B 你可以这样问"你有没有在过去3个月努力减肥？""你的裤腰变得松了吗？""你认为你体重已经减轻了多少？""多于或少于3kg？"虽然超重的老年人减肥可能是适当的，但体重降低也可能是由于营养不良。

（3）问题C "是否需要别人的协助才能从床或椅子离开，或者坐在轮椅上？"如果"需要"，计0分。"是否能够离开床或椅子，但不能离家外出？"如果"是"，计1分。"是否能离家外出？"如果"能"，计2分。实际操作中，可以根据观察到的进行记录，不一定一一询问。

（4）问题D "你最近觉得压力大吗？"或"你最近得了严重的疾病吗？"我国并不重视患者或老年人的心理应激，问这个问题的时候可以询问些具体的事情，"近期家里有什么变故吗？""最近心情如何？"

（5）问题E 通常可以通过家属或医疗病程记录了解，一般不直接询问患者。

（6）问题F 首先，尽量用BMI的数据，当无法获得BMI时才用小腿围。小腿围的测定方法是被测量者取坐位，双足着地，膝盖弯曲成90°，暴露小腿鱼际肌。用卷尺绕小腿最粗的部位1周，读取卷尺上刻度，测量2次取平均值，数值精确到小数点后1位。如果被测量者是卧床，可以嘱其足底踏着床（或请人协助），膝盖弯曲测量。小腿围≥31cm时为正常，<31cm则表示存在肌肉缺乏。

3. DETEMINE量表

DETEMINE量表是由美国家庭医师协会、美国营养师协会推荐，并由美国医院检测倡议机构所制订的营养检测表，基于社区老年人营养风险开发，是老年人自我评估的主要筛查工具。筛查表由10个与老年人健康相关的问题组成，可以自己或者在护理者的帮助下完成表格。得分超过6分的老年人被认为存在营养不良高风险，并且很可能存在营养素摄入低下，也提示健康状况不良的风险增加。见表6-43。

表6-43 DETEMINE量表

问题	是
1. 我因为生病或身体状况而改变摄入食物的种类与进食量	2
2. 我每天饮食少于两餐（早、中、晚餐）	3
3. 我不经常吃蔬菜与奶制品（3个种类均≤3次/周）	2
4. 我几乎每天都饮用3杯以上的啤酒（355mL/杯）、白酒（1两/杯，1两＝50mg）、黄酒（2两/杯）或葡萄酒（4两/杯）、药酒（1两/杯）	2
5. 我有牙齿或口腔问题以致进食困难	2
6. 我的经济状况不允许我购买我想吃的食物（是指因为钱不够而减少购买三餐食物）	4
7. 我经常一个人吃饭	1
8. 我一天服用3种以上的处方药或非处方药	1
9. 我过去6个月曾无意地减重或增重4.5kg以上	2
10. 我无法自行购买食物、烹饪食物及（或）进食	2
总分	

注：阅读上面的语句，依次回答每题，若"是"则在相应分数上做标记，标记数字累计就是总分。
0～2分：营养状况良好，6个月后根据表格内容复查一次。
3～5分：存在中度营养风险，应改善日常饮食习惯和生活方式，3个月后根据表格内容复查一次。
≥6分：存在高营养风险，携带自测表咨询医生、营养师或其他相关专业人员以改善营养状况。

（四）常用的营养评定方法

老年人营养筛查结果异常，则需要进一步进行营养评定。营养评定通常需要在上级医院的营养科进行，社区可以将筛查异常的患者转诊后进行营养评定。

1. 营养评定内容

（1）膳食调查 了解每日主、副食摄入量，还包括日常摄入习惯、饮酒及营养补充剂、食物过敏史及购买或制作食物的能力。

（2）疾病和用药史及营养相关临床症状 与营养相关的既往病史（如2型糖尿病、脑卒中、胃大部切除史、近期手术等）、药物史（如华法林、质子泵抑制剂、维生素制剂等）和营养相关的临床症状（包括消化道症状、咀嚼功能、吞咽功能、义齿适应度等）。

（3）体格检查 除临床常规体格检查外，还应注意营养缺乏病的相关体征，如蛋白质与能量营养不良导致的干瘦病（消瘦型）和恶性营养不良（水肿型）、维生素B_1缺乏症（脚气病）、核黄素缺乏症（维生素B_2缺乏症）及尼克酸缺乏病（癞皮病）等的相应表现。

人体测量：人体测量和人体成分分析既可以评价营养状态，又能对干预效果进行监测。人体测量包括身高、体重、BMI、近期体重变化、体重/标准体重比例、臀围、小腿围、皮褶厚度。人体测量属于非创伤性，容易获得，但准确性受到水肿、肥胖和皮肤弹性的影响。人体成分分析包括瘦组织、脂肪组织、身体水分及其分布等，可以采用生物电阻抗法。

（4）实验室指标　临床上常用评价营养状况的指标包括血浆白蛋白（35～45g/L，半衰期16～20天，＜35g/L为低于正常范围）、转铁蛋白（2～4g/L，半衰期8～10天）、前白蛋白（250～400mg/L，半衰期2～3天，＜180mg/L为低于正常范围）和视黄醇结合蛋白（26～76mg/L，半衰期10～12h）。当处于感染和炎症期时，建议同时检测C反应蛋白（CRP）。在住院应激状态下，患者分解代谢亢进，短时间内即可出现血浆蛋白浓度降低，而半衰期较长的白蛋白和转铁蛋白可反映人体蛋白质的亏损。半衰期短、代谢量少的前白蛋白和视黄醇结合蛋白则更敏锐地反映机体蛋白质的营养状况，因而可以反映短期营养支持的效果。

（5）其他指标　包括肌力、生活质量及营养相关因素等。握力反映上肢肌肉的力量和功能，与骨骼肌增长和减少有密切关系，可用于监测患者手术前后肌力的变化或长期随访。生活质量可以反映营养功能的变化。

2. 营养评定结果判断

根据营养评定以明确营养干预的适应证，凡存在以下一项以上的患者可采用营养支持。

① 预计3～5天不能经口进食或无法达到推荐量60％以上。

② 6个月内体重丢失＞10％或3个月内体重下降≥5％。

③ BMI＜20kg/m² 者。

④ 已确定存在营养不良的指征或表现。

3. 定期再评估

住院患者经营养筛查和评估后确认无营养支持指征者，需要定期（1周）再评估。再评估内容与营养评估一致，随后可根据患者病情决定再评估时间。

五、观察要点

（一）代谢与生理功能观察

老年人的生理变化主要是机体老化、功能障碍。基础代谢率降低、肌纤维萎缩导致肌力衰退易疲劳、骨密度降低导致关节灵活性降低等均会影响营养膳食的摄入。

1. 口腔

（1）观察老年人有无牙齿脱落、严重的味觉嗅觉减退以及咀嚼能力下降。

（2）观察老年人有无吞咽困难的情况。

（3）观察口腔卫生情况以及有无口腔溃疡、牙周炎。

2. 消化系统

（1）观察老年人餐后是否出现腹胀、腹痛等消化不良的情况。

（2）观察是否出现便秘。

3. 呼吸与心血管系统

（1）观察老年人呼吸与咳痰情况，警惕呼吸系统疾病以及食物误吸。

（2）观察老年人是否服用心血管药物，严格遵医嘱服药，尤其是华法林的使用，与很多药物和食物有交互作用。

4. 泌尿系统

（1）观察老年人饮水与排尿情况，观察有无泌尿系统感染、水肿情况。

（2）如若老年人合并肾疾病，则需要控制蛋白质摄入，及时调整饮食结构，在服用经肾排泄的药物时，定期复查，监测血药浓度，以保护肾脏功能。

（3）观察有无尿失禁及卫生情况。

5. 神经与骨骼肌肉系统

（1）观察老年人整体反应是否迟钝，以及对外界环境变化的调节与适应能力。

（2）观察老年人肌力、活动耐力情况。

6. 免疫系统

观察老年人免疫力有无下降，是否易感染。

7. 内分泌系统

主要观察老年人精神心理、饮食、药物对血糖的影响，糖尿病患者定期监测血糖。

（二）营养不良风险观察

（1）观察近3个月、6个月老年人的体重变化情况，关注老年人身体BMI。

（2）观察老年人近3个月、6个月食物摄入量变化情况。

（3）观察老年人是否合并多种慢性病及其用药情况。

（4）观察活动、锻炼情况。

（5）观察老年人精神状态，有无痴呆、抑郁或心理应激问题。

（6）观察老年人皮肤色泽、皮褶厚度、肌力状况是否正常。

（7）观察老年人饮食是否均衡。

六、应对措施

（一）预防措施

1. 预防生理功能减退引发的系列问题

（1）预防因口腔问题导致的营养摄入减少。如协助老年患者佩戴义齿，在烹调食物的过程中，在保证均衡营养的基础之上注意食物色、香、味的搭配。在给吞咽困难的老年人准备食物时注意食物大小、稠厚程度，适当帮助其进食，鼓励其细嚼慢咽，减少呛咳甚至窒息。预防口腔异味，协助老年人保持良好的口腔卫生，餐后清洁口腔、彻底清洗义齿等。

在食物选择上以细软为主，高龄老年人、身体虚弱以及体重明显下降的老年人要少量多餐，加餐可以选择老年人喜欢且优质蛋白质含量高的酸奶、坚果等。适当调整蔬菜水果的摄入，预防老年人便秘，进餐次数可采用三餐两点制或三点制，每次正餐占全天总能量的20%～25%，加餐的能量占5%～10%。

（2）鼓励老年人摄入充足的食物，老年人每天应至少摄入12种食物，采用多种方法增加食欲和进食量，吃好三餐。早餐宜有1～2种主食、1个鸡蛋、1杯奶，另有蔬菜和水果。中餐和晚餐宜有2种以上主食，1～2个荤菜，1～2种蔬菜、1个豆制品。食量小的老年人，餐前与就餐时少喝汤水，少吃汤泡饭。

（3）老年人常合并多种慢性疾病，严格遵医嘱用药，注意药物之间以及药物与食物之间的交互作用。

（4）有咀嚼吞咽障碍的老年人可以选择软食、半流质食物、糊状食物等，进食中要细嚼慢咽，液体食物适当增稠，预防呛咳和误吸。

（5）对于膳食摄入不足、体重过低、消瘦虚弱、存在营养风险的老年人，需要合理补充营养，增加食物摄入量，增加营养丰富和容易消化吸收的奶类、瘦肉、禽类、鱼虾和大豆制品。根据老年人饮食喜好，帮其选择富含能量和优质蛋白质的食物，如蛋糕、牛奶、酸奶、坚果等。在医生和临床营养师指导之下合理使用营养素补充剂，增加维生素、无机盐摄入。

（6）在身体条件允许的情况下鼓励老年人主动足量饮水，每日饮水量不低于1200mL，首选温热的白开水，预防便秘与泌尿系统感染。

（7）均衡营养，吃动结合，鼓励老年人适当摄入富含优质蛋白质、钙、维生素D的食物，预防肌少症，进行适当的锻炼，提高生活质量，提高身体功能及免疫力。鼓励老年人积极主动与人交流，多参与群体活动，可适当参与食材准备与烹饪。对于孤寡、独居老年人，鼓励其多结交朋友，去社区老年食堂、托老所用餐，增进交流，增加食物摄入。对生活自理有困难的老年人，应采用辅助用餐等方法，保障其食物摄入和营养状况。

（8）维持适宜的体重，BMI低的老年人死亡率和营养不良风险增加，生活质量下降。原则上建议老年人BMI最好不低于20.0kg/m^2，最高不超过26.9 kg/m^2，6个月内体重丢失＞10%或3个月内体重下降≥5%，则应引起高度重视，应到医院进行必要的体格检查。

2. 预防营养不良的发生

使用营养风险筛查量表，定期对老年人进行营养风险筛查，有严重营养问题的老年人及时入院进行营养干预治疗。

（二）干预措施

当老年人由于各种原因无法进食或出现严重营养不良时，需要在专业医疗人员指导下进行肠内营养支持，这里主要介绍家庭肠内营养支持（home enteral nutrition，HEN）。HEN是指为节省医疗资源及费用、提高患者生活质量，将某些需要依赖肠内营养治疗的患者安排在家中进行肠内营养支持。随着社区和家庭医疗网络的不断健全，接受HEN的患者越来越多。

1. HEN适应证（表6-44）

表6-44 中国老年人家庭肠内营养适应证

分类	疾病
饮食摄入量减少	口腔、食管肿瘤
吞咽困难	神经系统疾病，如脑卒中、多发硬化症、运动神经元病变、脑瘫； 咽喉部吞咽困难，如脑卒中、神经退行性病变、头颈部肿瘤
营养素吸收能力受损	胃切除/旁路手术； 消化道恶性肿瘤，如胰腺癌、结直肠癌； 炎性肠病，如克罗恩病、溃疡性结肠炎； 短肠综合征、胃肠道瘘； 放射性结肠炎
营养需求增加/ 有特殊的营养需求	慢性肺部疾病，如肺纤维化囊肿、COPD； 慢性肾病； 神经性厌食； 艾滋病患者/艾滋病毒携带者； 代谢性疾病和血液系统疾病； 外伤及术后患者

2. HEN实施与管理

（1）自我营养管理

① 食物摄入量记录 记录患者每日摄入食物（包括水）的种类和数量。

② 营养支持记录 记录患者每天管饲或口服营养补充的途径和摄入量。

③ 体重记录 晨起排空大小便后，每周测一次。

（2）管饲患者注意事项

① 体位 在疾病允许的情况下，管饲时至少摇高床头30°～45°，使患者采取半卧位，至少保持到管饲接受后半小时，预防误吸。

② 管饲管路固定方法 妥善固定喂养管，防止脱管。每周2次更换固定胃管的胶带，注意先清洁皮肤，每次变化胶带粘贴部位。管饲后将胃管开口处夹闭，鼻胃管固定在衣领处，胃造瘘管固定在腹壁，避免管道滑脱。每次鼻饲前注意观察鼻饲管深度。

③ 管道管理 管饲前后均以30mL温开水脉冲式冲洗管道，以管道上无食

物残留为宜。采用持续滴注喂养方式时，应每4h用30mL的温水冲洗一次。管饲过程中严禁注入任何药物，避免堵管。一旦堵管，及时使用20mL注射器以温开水脉冲式反复冲洗，不成功者及时就医。

④ 营养液的配制　所有用具使用前必须洗净消毒，操作前须洗手。粉剂应按照说明书或医嘱配制，现用现配。营养液配制后暂时不用，放冰箱冷藏保存，但超过24h应弃去，管饲前及时复温，温度不宜过低。

⑤ 保证患者口腔清洁，鼓励患者自己刷牙。

⑥ 保证营养液的温度、浓度以及喂养速度适宜。

（3）相应并发症的处理

① 便秘　适当增加患者饮水量和膳食纤维的摄入量，必要时使用甘油进行人工辅助通便。

② 腹泻　轻度稀便积极寻找原因，如喂养不当等，及时纠正，严重腹泻者及时就医。

③ 管饲中出现呛咳。立即停止喂养，抽空胃内所有食物，胃管尾端放入水内，正常无气泡逸出，结合胃管深度判断胃管是否在胃内。如果在胃内，患者完全恢复正常状态下继续喂养，加强观察，可疑管道移位送医院就诊。

④ 以下情况需及时就医：非计划拔管、管路堵塞／断裂、管道移位、消化道出血（回抽出鲜红色或咖啡色胃液，或患者出现黑便）、水样便、腹胀、腹痛、呕吐、1天内发生2次以上胃潴留、体重1周增加2kg及合并严重感染等其他病情变化。

⑤ 胃潴留　管饲前先回抽胃液确认鼻饲管在胃内，判断胃内残留的食物总量，残余量＞200mL时，暂停喂养1餐。存在喂养不当，如速度、温度、药物及不洁饮食时，及时予以纠正。暂停喂养2次以上者及时就医。

3. 监测随访

（1）随访频率　每2～4周随访1次，如患者突发病情变化，及时就诊。

（2）监测重点　营养液、自制匀浆膳食及水分摄入情况、营养液耐受情况、相关实验室检查、体重变化、皮肤情况。

七、案例分析

（一）照护难点

（1）案例分析　根据案例中的数据，患者近3个月体重下降6.8%（＞5%），BMI仅为17.6kg/m²（低于老年群体正常范围20.0～26.9kg/m²），小腿围＜31cm，膳食摄入不足。NRS 2002营养风险筛查评分为5分，存在营养风险；MNA-SF评分为6分，存在营养不良。患者血红蛋白113g/L（↓）、白蛋白33 g/L（↓）、前白蛋白0.16g/L（↓），存在低蛋白血症，并且目前患有帕金森病、慢性肾病。

（2）照护难点　根据案例分析老年人出现营养问题的原因，总结照护难点：首先是营养摄入不足，患者牙齿脱落较多，尚未安装假牙，同时患有帕金森病，导致食物摄入困难，造成营养物质的摄入不足；其次是营养不均衡，由于患者乳糖不耐受，不喝牛奶，饮食中未注重优质蛋白质的补充，造成膳食结构不合理，摄入营养不均衡；第三，陪护人员缺乏营养相关基本常识，不能对患者进行正确的营养评估，帮助其调整饮食结构，亟须科学合理的饮食指导。

患者理想体重为177（cm）−105=72kg，即给予能量2160～2520kcal/d，结合现有肾功能，给予蛋白质0.8g/（kg·d），即为44g/d，其中优质蛋白质占比＞50％。

（二）照护措施

（1）营养干预　结合患者实际情况，建议采用口服营养补充，纠正营养不良。在不影响本身进食量的基础上，添加肠内营养制剂（含优质蛋白质）50～60g，250mL/次，一日2次，餐间口服补充。

（2）膳食结构调整　为保证能量摄入，建议患者增加藕粉、麦芽糊精等低蛋白质的淀粉类食物。考虑到患者进食稀薄液体时常有洒落等情况，建议冲服时以浓稠为宜或适当添加食物增稠剂。患者食量减少，可以协助指导患者少食多餐，根据老年人喜好，在三餐之间加餐2～3次，可以为老年人提供鸡蛋、新鲜蔬菜、水果等。建议社区卫生服务人员介入调整患者膳食结构，并对其陪护人员进行营养相关知识的宣教指导。

（3）适当活动　每日协助患者进行适当的活动，指导患者进行康复锻炼。

第十节　尿失禁

1988年国际尿控协会（International Continence Society，ICS）对尿失禁做出规范、详细的定义："尿失禁是一种能客观证实的病症，表现为尿液不自主地流出的一种症状"。但此定义不适用于流行病学调查。2002年ICS又在下尿路功能术语的标准化报告中将尿失禁（urinary incontinence，UI）重新定义为"尿液不自主地经尿道流出"。ICS同时要求在描述尿失禁时应明确其相关因素，如尿失禁类型、严重程度、加重原因、社会影响、为控制漏尿采取的措施以及有无寻求治疗的愿望。

尿失禁是一个世界性的卫生问题，自20世纪90年代中期开始，它开始被认为是威胁女性身心健康的五种主要健康问题之一。尿失禁虽然不会直接威胁老年人的生命，但是会给其生活带来许多尴尬和不便，比如容易引起多种并发症，如会阴部、骶尾部皮炎及压力性溃疡等，进而影响了老年人的身心健康和生活质量。患有尿失禁的老年人通常会经历日常生活和体育活动受限、社会生活孤独化、情绪沮丧及智力减退等。与正常人相比，尿失禁老年人的生活质量受到了严重的影响，主要表现在生理、心理、日常生活、性生活四个方面，尿失禁症状越严重，生活质量越差。除此之外，尿失禁在一定程度上使社会负担加重。

讨论尿失禁的流行病学特征和影响时，区分患病率和发病率非常重要。当判定社会影响和分配医疗资源时，患病率更加重要。当讨论某种疾病或治疗可能导致尿失禁时，发病率则更为重要。大多数有关尿失禁流行病学的调查来自于横断面或队列研究。随着性别差异，尿失禁的流行病学特征和自然病史、病因及危险因素也有所不同。

尿失禁可引起许多并发症，严重影响老年人的生活质量，同时导致的社会经济负担也非常明显，因此需要规范管理。

一、案例导入

（一）基本信息

患者，女，62岁，已婚。目前已退休，居住在当地某医养结合机构。

（二）病史回顾

既往足月顺产两胎，末次生产26年前产后出现咳嗽、负重后尿液流出，量少，但不能控制，当时未予治疗。平素经常出现尿道口刺痛感，外阴瘙痒，自行用"洁尔阴洗液"清洗外阴，缓解症状。8年前自觉症状加重，咳嗽、负重及走路加快时均可出现溢尿，量较以前明显增多，伴尿道口不适及尿不尽感，自觉内裤潮湿，每日更换2～3次，影响日常生活。

月经及婚育史：绝经8年以上，适龄婚育，育有一儿一女，家人均体健。

（三）检查结果

妇科检查：外阴发育正常，已婚经产式，阴道前壁及膀胱膨出3cm×3cm，尿道口肥大，无红肿，屏气时可见少许尿液流出；会阴裂伤轻肿，宫颈肥大，轻度糜烂；子宫后位，质中，无压痛；双侧附件区未见明显异常。

专科检查：膀胱颈抬举试验（+），压力诱发试验（+），1h尿垫试验（+）。

尿液分析：白细胞+，红细胞3+，上皮细胞2+，球菌2+。

（四）目前状态

患者在咳嗽、大笑、打喷嚏或负重时出现溢尿，有时伴尿频、尿急、尿痛，夜尿次数增多。无畏寒、发热，无恶心、呕吐，无腹痛、腹泻，无腰酸、水肿，无阴道异常流血、流液，精神好、饮食及睡眠一般，大便自解正常。

二、病因

女性尿失禁比男性更加常见，因此性别本身就是尿失禁危险因素之一，且老年女性以压力性尿失禁（SUI）为主。老年女性由于雌激素缺乏引起尿道黏膜和黏膜下血管萎缩，使尿道闭合能力减弱，也可因曾多产或不良分娩造成括约肌和盆底组织损伤，故更易发生尿失禁。

三、表现及预后

（一）尿失禁的分型

尿失禁根据原因可分为神经源性尿失禁、梗阻性尿失禁、创伤性尿失禁、精神性尿失禁、先天性尿失禁。根据临床倾向可分为暂时性尿失禁和已经形成的尿失禁两大类。以下是国际尿控协会推荐的尿失禁分型，老年人最常见的类型是压力性、急迫性、混合性、充溢性尿失禁。

（1）压力性尿失禁（stress urinary incontinence，SUI） 又名真性尿失禁、张力性尿失禁，是指在没有膀胱逼尿肌收缩的情况下，当腹压增加时（如咳嗽、打喷嚏、大笑、运动等）尿液不自主从尿道流出，此时膀胱逼尿肌功能正常，而尿道括约肌或盆底及尿道周围的肌肉松弛，尿道压力降低，可在任何体位及任何时候发生。

（2）急迫性尿失禁（urge urinary incontinence，UUI） 指因膀胱病变引起膀胱收缩并产生强烈尿意的情况下，不能控制小便而使尿液流出，表现为伴有强烈尿意的不自主性漏尿。

（3）混合性尿失禁（mixed urinary incontinence，MUI） 指既可以由尿急又可以由用力、打喷嚏或咳嗽等引起的不自主漏尿。

（4）其他 还有一些症状不能单纯归结为压力性尿失禁或急迫性尿失禁，但可以由类似的情况引起，包括：①无意识性尿失禁，是指不伴有压力性或急迫性成分的尿液不自主漏出。②持续性尿失禁，是指持续性不自主漏尿。③夜间遗尿，是指睡眠当中尿液也不自主流出。④排尿后滴沥，是指紧随排尿后出现尿液不自主流出。⑤充溢性尿失禁，并非指一个症状或状态，更多地被用来描述与尿潴留有关的不自主漏尿。⑥尿道外尿失禁，是指尿液从尿道以外的通道漏出（例如尿瘘或异位输尿管）。

（二）症状和特点

（1）压力性尿失禁 症状为用力、打喷嚏或咳嗽时出现不自主漏尿。体征是在用力、打喷嚏或咳嗽时观察到尿液从尿道不自主地同步流出。一般根据症状的轻重分为以下四度。

Ⅰ度：咳嗽等腹内压增高时偶有尿失禁，可以正常参加社会活动。

Ⅱ度：任何屏气及使劲时都有尿失禁，内裤常被尿浸湿，需更换。

Ⅲ度：直立位时即有尿失禁，常浸湿外裤，有时尿液可能沿大腿流下，需用尿片。

Ⅳ度：直立位或平卧位时均有尿失禁，完全失去控制，需持续使用尿片。

（2）急迫性尿失禁　症状表现为伴随尿意或紧随其后出现不自主漏尿。体征是观察到伴随尿意或紧随其后从尿道出现不自主漏尿。

（3）混合性尿失禁　压力性尿失禁与急迫性尿失禁症状与体征的综合表现。

（三）预后

老年人尿失禁是一种多因素相关的老年综合征，其患病率高，但就诊及治疗率都非常低。医疗卫生机构应根据流行病学研究结果给她们提供恰当的指导和治疗。国内外研究表明，行为治疗、物理治疗、药物治疗均可改善尿失禁的症状。盆底肌肉训练的短期有效率可达50%～75%，电刺激的治疗效果与其相当，电刺激+生物反馈治疗联合盆底肌肉训练及单纯盆底肌肉训练均能改善膀胱尿道周围支持结构。电刺激+生物反馈治疗联合盆底肌肉训练，效果持续6个月，优于单纯盆底肌肉训练。药物治疗可减少患者的漏尿次数，提高生活质量。中国的妇科盆底学组专家认为，手术对于大多数SUI患者具有长期、确定的疗效，推荐术后6周内至少随访1次，建议长期随访。经闭孔路径和经耻骨后路径，7～11年随诊的治愈率为80%～90%，阴道单切口微小吊带手术短期随访的治愈率为50%～90%。术后SUI复发并不少见，复发SUI一般建议先进行保守治疗，包括药物治疗、行为治疗（盆底肌训练）、生物反馈治疗、盆底肌电刺激治疗以及电针灸等方式辅助治疗。如果经过长期辅助治疗仍无效，可考虑再次手术治疗[1]。

四、综合评估

（一）评估对象

尿失禁是老年人常见疾病之一，随着我国经济的快速发展和人口老龄化，越来越多的老年人选择进入养老院生活养老。年龄与UI的相关性可能与随年龄增长出现的盆底肌肉韧带松弛、尿道括约肌退行性变、逼尿肌收缩力下降等有关，但不是所有的老年人都会出现尿失禁，在日常对尿失禁的评估过程中，

[1] 关晓琳.妊娠中晚期压力性尿失禁的超声特点及压力性尿失禁盆底康复治疗的疗效评估[D].广州：广州医科大学，2017.

应重点关注具有如下风险因素的老年人：

（1）老年肥胖 年龄、产次、分娩方式及肥胖是尿失禁发生的危险因素。一项对美国83355名女性的调查结果显示，$BMI > 30 \ kg/m^2$ 的女性患严重SUI的风险是BMI为 $22 \sim 24 \ kg/m^2$ 组的3倍。

（2）基础疾病较多的老年人 一些老年人常见或特有的疾病也可引发UI，如患有糖尿病、高血压、脑卒中等基础疾病，抑郁、便秘、行动障碍、老年男性前列腺疾病、老年女性盆腔脏器脱垂、全子宫切除手术史等均与UI发病明显相关。

（3）有不良生活习惯的老年人 吸烟、体育锻炼、饮食等生活方式均与UI发生相关。吸烟者UI发生率高，可能与吸烟引起的慢性咳嗽和胶原纤维合成减少有关。经常参加体育锻炼可降低老年女性UI患病风险，但某些体育锻炼方式如跳伞，可引起盆底支持组织薄弱，易发生SUI。饮食习惯也会影响UI的发病率。全脂肪（特别是饱和脂肪酸）、胆固醇、维生素B_{12}与锌、咖啡因等摄入过多均会增加SUI风险。

（4）服用相关药物的老年人 药物影响逼尿肌、括约肌以及神经系统的功能储尿和排尿障碍，包括镇静催眠药、麻醉镇痛药、精神抑制药、抗胆碱能制剂、抗抑郁药、抗帕金森病药、α受体拮抗药、α受体激动药、钙通道阻滞药、强效利尿药、血管紧张素转换酶抑制剂等。

（5）活动能力受限的老年人 研究发现活动能力受限是尿失禁的危险因素，不能自己行动或行动不便的老年人，如厕速度被直接影响，导致UUI；此外，行动能力差通常是由各种神经肌肉病变引起，这也可能是造成尿失禁的间接原因之一。

（二）评估内容

（1）一般医学评估

① 病史 病史对评价尿失禁的特点、严重程度和对生活质量的影响非常重要。主要包括尿失禁临床特点、发病持续时间、发病因素、液体摄入量、发病频率、日常活动量的干预，病情严重程度及日常活动对症状的影响。注意询问与评估膀胱贮尿有关的症状（尿频、夜尿增多、尿急和尿失禁）和排尿相关的症状（排尿踌躇、尿无力、排尿费力、尿不净、排尿困难）。应该特别注意询问已知的能影响膀胱和括约肌功能的神经系统异常，如多发性硬化、脊髓损伤、糖尿病、脊髓发育不良、脑卒中及帕金森病。应重点询问有无复视、肌力减退、麻痹或者协调性差、震颤、麻木和针刺感。前列腺、阴道或尿失禁修复手术史则暗示括约肌损伤的可能性。直肠的腹会阴联合切除术或根治性子宫切除术也许与膀胱和括约肌的神经损伤有关。

② 用药史　需要获得那些已知能够引起尿路功能变化的药物史。

③ 体格检查　主要目的是排除尿失禁致病的混杂因素和影响因素。建议由专业的人员进行全面的盆底支持结构的评估（前盆腔、后盆腔和中盆腔）。进行双合诊检查，包括盆底肌力量和肌肉自主舒缩方面的检查。直肠检查有助于进一步评估肛直肠疾病及粪便嵌塞，后者可能与老年女性的排空困难和尿失禁有关。神经系统筛查应当包括老年人的精神状态，以及腹壁和双下肢的感觉和运动功能检查。

④ 其他检查　有必要或有条件的情况下，可到专业的医疗机构进行尿液分析、残余尿量、尿流动力学、膀胱测压、肌电图、膀胱造影、影像学检查等。

（2）躯体功能评估　根据老年人自身的实际情况，进行日常活动能力的评估。

（3）专科评估　排尿日记记录的是在正常的日常活动中，老年人在自然状态下的排尿情况。排尿日记是最客观评估的资料之一，可以帮助我们了解功能膀胱容量及排尿、漏尿的基本信息，对治疗护理也可起到指导作用。

（4）社会环境评估　评估老年人的家庭情况、心理状况及养老机构的实际情况。研究发现厕所环境不安全（易跌倒）、居住环境设置不利于老年人起居也可导致UI。

（三）评估工具

（1）国际尿失禁咨询委员会尿失禁问卷表简表　此表是2004年国际尿控协会强烈推荐的经过验证的问卷调查表，能够准确可靠真实地反映尿失禁症状的严重程度，可帮助护理人员进行诊断，为选择合适的干预措施提供依据。为更全面评估尿失禁的症状及其对生活质量的影响，建议使用此问卷调查，国际尿失禁咨询委员会尿失禁问卷表简表（ICI-Q-SF）见表6-45。

表6-45　国际尿失禁咨询委员会尿失禁问卷表简表（ICI-Q-SF）

序号	评估项目	评估内容	评分/分
1	您的出生日期	年　月　日	
2	性别	男□　女□	
3	您漏尿的次数	从来不漏尿	0
		一周大约漏尿1次或经常不到1次	1
		一周漏尿2次或3次	2
		每天大约漏尿1次	3
		一天漏尿数次	4
		一直漏尿	5

续表

序号	评估项目	评估内容		评分/分
4	通常情况下，您的漏尿量是多少（不管您是否使用了防护用品）	不漏尿		0
		少量漏尿		2
		中等量漏尿		4
		大量漏尿		6
5	总体上看，漏尿对您日常生活影响程度如何？	请用0（表示没有影响）～10（表示有很大影响）的某个数字做出评分		0～10
6	什么时候发生漏尿？（请在与您情况相符合的方框内打"√"）	从不漏尿		□
		未能到达厕所就会有尿液漏出		□
		在咳嗽或打喷嚏时漏尿		□
		在睡着时漏尿		□
		在活动或体育运动时漏尿		□
		在小便完并穿好衣服时漏尿		□
		在没有明显理由的情况下漏尿		□
		在所有时间内漏尿		□

注：1. 把第3～5个问题的分数相加为总分。总分范围为0～21分，0分表示正常无症状，不需要任何处理，分值越高代表尿失禁症状越重。根据问卷总分将尿失禁严重程度分为三个层次：轻度（总分≤7分）、中度（7分<总分<14分）、重度（14≤总分≤21分）。

2. 第6题中的8个问题可多选，但不计入问卷总分，目的是帮助评估人员进一步确定尿失禁类型。结合主诉及表现症状进行推断，如仅在咳嗽或打喷嚏时出现尿道口溢尿提示为压力性尿失禁，在所有时间均溢尿提示为真性尿失禁。

3. 要求被评估者仔细回想近4周来的症状，对问卷进行填写。

（2）排尿日记　简单实用，能提供诸如液体摄入量、排尿模式和漏尿事件的信息，有助于尿失禁的诊断和治疗。一般适用于混合性或压力性尿失禁患者。排尿日记比老年人自身的回忆更精确并且具有较好的重复性，也有助于记录症状。排尿日记缺乏正式标准化的结构、内容和时间。持续时间可以从24h到14天不等。2019年欧洲泌尿外科学会（European Association of Urology，EAU）更新的指南中推荐每日24h持续记录液体摄入的时间和量、排尿量、漏尿时间和漏尿时从事的活动，连续记录最近3～7天的症状可有效提供足够的临床数据。排尿日记模板见表6-46。

表6-46　24h排尿日记

起床时间：＿＿＿＿＿＿＿＿　　入睡时间：＿＿＿＿＿＿＿＿　　日期：＿＿＿＿＿＿＿＿

排尿		尿急？是/否	漏尿？是/否	备注	饮水时间、类型和数量
时间	尿量/mL				
6:00					

续表

排尿		尿急？是/否	漏尿？是/否	备注	饮水时间、类型和数量
时间	尿量/mL				
12:00					
18:00					
24:00					

注：1. 记录期间每一次排尿信息都需要记录。

2. 建议连续记录3～7天，可以避免出现误差，更加准确反映实际的排尿状态。

3. 请填写完整起床时间、入睡时间和记录日期。

4. 请用量杯记录下每次排尿体积（mL），同时记录排尿时间。

5. 饮水类型包括：白水、碳酸饮料、果汁、咖啡、茶等。

（3）尿垫试验　中华医学会《女性压力性尿失禁诊断和治疗指南（2017）》指出，1h尿垫试验为随访女性SUI患者盆底肌锻炼治疗后高度推荐的疗效评价指标。ICS推荐的1h尿垫试验方法是，试验前15min喝水500mL，然后完成一系列的运动。1h尿垫试验把尿垫质量增加1.4g作为诊断阈值，具有很好的特异性，但敏感性较低。较长时间的尿垫试验在养老机构进行，使尿失禁的诊断和漏尿量的测定尽可能接近现实生活。由于未设定运动方式，对压力性和急迫性尿失禁都可以进行量化。

一小时漏尿量≥2g为阳性。轻度：2g≤漏尿量＜5g；中度：5g≤漏尿量＜10g；重度：10g≤漏尿量＜50g；极重度：漏尿量≥50g。

（4）生活质量问卷　用尿失禁生活质量问卷（I-QOL）进行测量，英文版量表由美国华盛顿大学的Wagner博士与他的课题研究组共同研制而成，主要包括逃避和限制性行为、心理社会影响、社交活动受限三个维度，共22个条目。中文版尿失禁生活质量问卷是由管晓萌等人于2012年修订的，总问卷及限制性行为、心理社会影响、社交活动受限三个维度的Cronbach's α系数依次为0.948、0.875、0.906、0.848（表6-47）。

表6-47　尿失禁生活质量问卷

题号	条目	极度	相当程度	中等程度	有点	一点也不
1	我会担心来不及上厕所					
2	我会因为漏尿问题而担心咳嗽或打喷嚏					
3	我会因为漏尿问题从坐位到站立时必须小心					
4	在一个陌生的地方，我会担心厕所在哪里					
5	我会因为漏尿问题而感到沮丧					

续表

题号	条目	极度	相当程度	中等程度	有点	一点也不
6	我会因为去处理漏尿问题，离开大家太长时间而觉得不自在					
7	我会因为漏尿问题阻止我无法做想做的事而感到挫折					
8	我会担心别人在我身上闻到尿骚味					
9	漏尿问题老是困扰着我					
10	经常跑厕所对我来说很重要					
11	我会因为漏尿问题而必须事先计划所有的细节					
12	我担心自己年纪愈来愈大，漏尿问题也愈严重					
13	我会因为漏尿问题而无法睡好					
14	我会因为漏尿问题而感到尴尬或是羞愧					
15	我的漏尿问题让我觉得我不是一个健康人					
16	漏尿问题让我觉得无助					
17	因为漏尿问题，让我有些无法享受生活的乐趣					
18	因为漏尿问题，我担心会弄湿自己的衣裤					
19	我觉得我无法控制自己的膀胱					
20	因为漏尿问题，我必须注意自己喝了什么，或是喝了多少					
21	漏尿问题限制了我对衣服的选择					
22	因为有漏尿问题，我会担心夫妻性生活					

注：量表采用 Likert-5 级评分，量表总分为22个条目的得分相加总和，得分越高者说明其生活质量好。

五、观察要点

护理老年人的过程中，对尿失禁的观察重点从以下方面入手：

① 昼夜排尿次数，两次排尿的间隔多长？

② 为什么有尿意时必须排尿（尿急、为了方便或试图阻止尿失禁）？

③ 尿失禁严重程度如何（例如几滴、渗透外衣）？

④ 是否使用保护性尿垫？

⑤ 尿垫是否浸透？

⑥ 为什么更换尿垫，多少次？

⑦ 是否老年人自己意识到尿失禁发生，或只是发现弄湿了衣物？

⑧ 尿失禁发生前是否有尿急感？如果有，排尿能被推迟多久？

⑨ 咳嗽、打喷嚏及从坐位变为站立位是否发生尿失禁，或只是在重体力活动时发生？

⑩ 如果尿失禁与压力有关，是否只是在压力下暂时漏尿，或是无法控制的漏尿？

⑪ 尿失禁是否具有体位性？在平躺或坐位时是否发生过？

⑫ 是否存在排尿起始困难，是否需要加压或用力才能开始？

⑬ 尿流是否无力或中断？

⑭ 是否有排尿后滴沥？

⑮ 是否发生过尿潴留？

六、预防与干预措施

（一）加强健康教育

首先护理人员要有尿失禁的预防理念。加强普及教育，提高公众意识，增加对尿失禁的了解和认识。早期发现，早期处理，将其对老年人生活质量的影响降到最低。其次，由于老年人认知能力较低，对尿失禁的知识匮乏，许多老年人认为尿失禁是人体正常老化的结果，尤其是一些女性羞于就医，故采用通俗易懂的语言进行健康教育尤为重要。可通过护理人员主动宣教，举办专题讲座的形式或用讲课、一对一指导、板报等形式提高对尿失禁的认识。另外要注意做好家属的健康教育，家庭支持对尿失禁的老年人起着直接或间接的作用。要经常与家属联系，加强沟通，鼓励家属多陪伴老年人，增进老年人渴望关怀与被爱的积极情绪。

（二）注重心理护理

护理人员应主动关心，鼓励老年人表达自己的感受，并维护他们的自尊，为其提供舒适、安静、整洁的居住环境，尽量满足他们的合理需求，同时对他们进行行为、心理的健康指导，保护个人隐私，减轻老年人的焦虑情绪，使之获得安全感，如指导他们用合适的衣服遮掩身体的改变。

（三）行为治疗干预

1. 改变生活方式

（1）减轻体重 肥胖是尿失禁发病的独立危险因素，肥胖较之平均体重指数发病风险增加4.2倍。来自几个临床试验的证据表明，适度减轻体重能改善过胖妇女和肥胖妇女的尿失禁症状。一项随机试验对比了一个教育机构针对过胖和肥胖妇女的6个月减重计划，结果提示每周尿失禁事件（主要是压力性尿失禁）分别能降低47％和28％。实验组下降的平均体重仅为7.8kg（基础值的8％），提示即使是轻度的减重也能改善尿失禁症状。另一项关于肥胖女性和2

型糖尿病女性的研究发现体重每减轻1kg就可减少3%的尿失禁发病风险。

（2）饮食指导 制订合理的饮食计划，尤其是饮水计划。夜间或凌晨尿失禁的老年人应限制睡前液体摄入。限制过量液体摄入（即每天摄入量不多于2000mL）和多排尿也会有帮助。避免吃对膀胱有刺激性食物，如饮浓茶、可乐等。确保适量纤维摄入，以防发生便秘。另外，该群体可记录饮食日记，根据日记矫正生活方式，改变或设定一些个人行动计划。

2. 膀胱训练

（1）进行膀胱训练前，须至少完成3天的排尿日记，将2次排尿之间最短的时间间隔作为初始的排尿频率。

（2）当老年人出现排尿急迫感时，安静坐下或站立，缓慢地深呼吸，有力地收缩骨盆肌肉，集中注意力使急迫感减轻或消失，一旦急迫感得到控制，再缓慢走到卫生间进行排尿。

（3）连续2天没有漏尿后，排尿间隔可增加30～60 min，直到能3～4 h排尿1次而无漏尿发生。膀胱训练需几周的时间才开始见效。

3. 盆底肌肉训练

盆底肌肉训练（pelvic floor muscle training，PFMT）又称"Kegel运动"，通过加强尿道旁和阴道旁自主肌的力量达到治疗效果，是尿失禁一线治疗的有效方法，可分别在不同体位时随时随地进行训练。

（1）站立 进行前先放松腹部、胸部、大腿和臀部；双脚分开与肩同宽，尽量收缩骨盆底肌肉，方法就像试图中断排尿一样，并保持10s，然后放松10s，重复收缩与放松15次。

（2）坐位 进行前先放松腹部、胸部、大腿和臀部；双脚平放于地面，双膝微微分开，与肩同宽，双手放于大腿上，身体微微前倾，尽量收缩骨盆底肌肉，方法就像试图中断排尿一样，并保持10s，然后放松10s，重复收缩与放松15次。

（3）仰卧位 进行前先放松腹部、胸部、大腿和臀部；双膝微屈约45°，尽量收缩骨盆底肌肉，方法就像试图中断排尿一样，保持10s，然后放松10s，重复收缩与放松15次。

（4）运动适量 需要说明的是，Kegel运动同其他运动一样不宜过量。过度进行Kegel运动会造成骨盆肌肉疲劳，从而加剧骨盆功能障碍的各种症状。恰当进行，每周训练3～4次，坚持训练15～20周可见效。如果最初不确定是否正确进行Kegel运动的话，女性可以试探性地将手指伸入阴道中，再进行Kegel运动。如果Kegel运动完成恰当，阴道中的手指会感受到压缩。男性可以将手指插入直肠中。如果Kegel运动完成恰当，直肠中的手指会感受到收缩。

（四）选择护理用具

（1）失禁护垫、纸尿裤　最为普遍且安全的方法，可有效处理尿失禁的问题。在使用时注意做好皮肤护理，每次更换纸尿裤时用温水清洗会阴和臀部，防止尿湿疹及压力性损伤的发生（图6-6）。

（2）高级透气接尿器　适用于老弱病残、骨折、瘫痪及卧床不起、不能自理的老年人。使用方法：先用水和空气将尿袋冲开，防止尿袋粘连。再将腰带系在腰上，将阴茎放入尿斗中（男性）或接尿斗紧贴会阴（女性），并把下面的2条纱带从两腿根部中间左右分开向上，与三角布上的两个短纱带连接在一起即可使用。使用前根据性别选择BT-1型（男）或BT-2型（女），见图6-7。

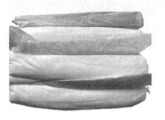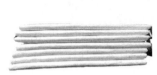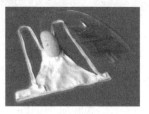

图6-6　失禁护垫、纸尿裤　　　　　　　　图6-7　接尿器

（3）一次性保鲜膜袋　适用于男性尿失禁的老年人。使用方法：将保鲜膜袋口打开，将阴茎全部放入其中，取袋口对折系一活口，系时注意不要过紧。其优点是透气性好，价格低廉，引起的泌尿系感染及皮肤改变小，且透明的袋子易于观察。

（4）避孕套式接尿袋　主要适用于男性老年人，选择合适阴茎大小的避孕套式尿袋，勿过紧。在腰间扎以松紧绳，再用较细松紧绳在避孕套口两侧固定，另一头固定在腰间松紧绳上，尿道固定高度适宜，防止尿液反流。其优点是不影响老年人翻身及外出，见图6-8。

（5）一次性导尿管和密闭引流袋　适用于躁动不安及尿潴留的老年人。优点在于翻身按摩、更换床单时不易脱落；缺点是护理不当易造成泌尿系感染，见图6-9。

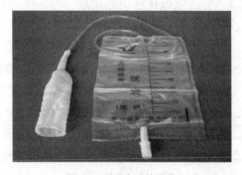

图6-8　避孕套式接尿袋

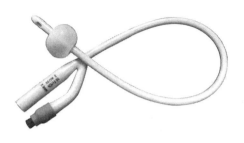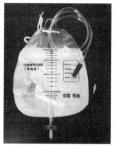

图6-9　一次性导尿管和密闭引流袋

（五）如厕设施的建设

老年人由于厕所距离这个客观因素的限制，常常难以自己步行到厕所，容易尿湿裤子或者害怕麻烦他人经常憋尿，造成尿失禁症状更严重。将厕所建在合适的位置，方便老年人使用，减少使用的障碍，对降低养老院等类似老年护理机构里尿失禁老年人漏尿的发生率有着显著的意义。工作人员应建设好养老机构的基础设施，为尿失禁老年人提供更多的方便。在既有条件下，或将失禁老年人的卧室尽量安排在靠近厕所的位置，夜间应有适宜的照明灯，厕所应设有与痴呆、认知障碍相关的标识。

（六）药物治疗

SUI使用药物治疗效果欠佳，一般并不推荐。UUI单用行为治疗效果不佳时，可联合药物治疗，包括抗胆碱能药物、β-受体激动剂（米拉贝隆）、肉毒杆菌毒素和雌激素。抗胆碱能药物作为治疗UUI的主要药物，其有效率达59%～73%，包括托特罗定、奥昔布宁、曲司氯铵、索利那新、达非那新，但该类药物主要有便秘、口干、视觉改变、认知功能减退等不良作用。米拉贝隆作为β_3-激动剂能松弛逼尿肌，增加膀胱容量，可有效地改善UUI，但需注意心动过速、头痛、腹泻等不良反应。FDA建议肉毒杆菌毒素（亦即Botox）用于治疗膀胱过度活动症，一般采取肌内注射。雌激素治疗SUI或MUI的有效性尚存在争议。度洛西汀是一种去甲肾上腺素和5-羟色胺再摄取抑制剂，能增加括约肌收缩，治疗SUI或MUI，口干、便秘、乏力是其常见的不良反应。

（七）物理治疗

（1）电刺激疗法　方法是使用盆底电刺激治疗仪，将电极放置于阴道或直肠，或使用皮肤表面电极，给予适当的电刺激，促进盆底肌肉被动收缩，提高尿道内压，抑制逼尿肌收缩，从而控制UI的发生。

（2）磁刺激疗法　它是利用外部磁场，刺激会阴神经，使盆底肌肉、括约肌收缩，增强盆底肌肉力量及耐力，提高尿道闭合压力，减少UI发生。

（八）外科治疗

如经上述保守治疗后，症状仍未缓解或出现相应的并发症，为寻求进一步诊治，建议到专业的医疗卫生机构就诊，行外科手术治疗。方法的选择受并存问题、术者喜好、患者情况的影响。有许多外科手术方法，可分为以下7类：经腹耻骨后膀胱尿道悬吊术（如Burch、MMK）、腹腔镜下耻骨后膀胱尿道悬吊术、阴道前壁修补（前壁缝合术，如Kelly）、下尿道吊带、针刺悬吊术（如Pereyra、Stamey）、尿道周围注射、人工尿道括约肌植入（artificial urinary sphincter，AUS）。长期以来，AUS一直被认为是治疗男性尿失禁的金标准。

七、案例分析

（一）照护难点

（1）皮肤问题 由于老年人长期尿道口出现溢尿，会阴部潮湿，加之随着年龄增长，皮肤屏障功能减弱，故易导致皮肤完整性受损，发生压力性损伤、失禁性皮炎等，甚至细菌滋生引发局部感染。

（2）社交障碍 与尿频、异味引起的不适、困窘和担心有关，老年人会出现焦虑、紧张的情绪，自我感觉羞耻，不愿与人有太多交往，严重者甚至导致抑郁情绪。

（二）照护措施

（1）皮肤护理 及时帮助老年人更换尿失禁护理用具；注意会阴部清洁；变换体位、减轻局部受压、加强营养。

（2）饮食饮水 保持每日摄入的液体量在2000～2500mL，适当调整饮水时间和量，睡前限制饮水，避免摄入咖啡、浓茶、可乐等饮料。均衡饮食，保证足量蛋白质和热量供给；摄取足够的纤维素，保持大便通畅。

（3）康复活动 鼓励并指导老年人坚持做盆底肌肉训练、膀胱训练、健身操等活动，减缓肌肉松弛，促进尿失禁康复。

（4）心理调适 建立互信关系，保护其隐私，增强老年人应对尿失禁的信心，减轻老年人的焦虑情绪，注重其感受，鼓励表达。

第十一节　慢性便秘

慢性便秘（chronic constipation）是老年人常见的综合征之一。便秘的初次界定源自1994年的罗马Ⅰ标准，到2016年最新版的罗马Ⅳ标准对其进行了更加全面的定义，目前临床上多采用每周大便次数≤3次作为便秘的诊断，医疗机构中通过常规监测患者大便次数，对连续三天（72h）无大便的给予针对性干预。

随着饮食结构的改变及精神心理和社会因素的影响，便秘的发病率逐年上升，对人类的生活质量构成严重威胁。我国幅员辽阔、民族众多，各地文化和人口学特征有明显不同，慢性便秘的患病率也存在一定差异，成年人慢性便秘的患病率为4%～10%。随年龄增长，慢性便秘患病率升高，女性患病率高于男性。70岁以上的人群，慢性便秘的患病率达23%，80岁以上可达38%。

慢性便秘，对老年人的生活质量和生命造成严重威胁，所以老年慢性便秘必须引起养老机构的重视。

一、案例导入

（一）基本信息

患者，女性，75岁，丧偶，育有一儿一女，5年前开始长期居住于某养老机构，儿女每月前来探视一次。

（二）病史回顾

50年前妊娠后一直便秘，产后略有缓解，平均2天大便一次。30年前便秘加重伴肛门下坠，自觉肛门异物感，反复发作，无黏液脓血便、呕吐、发热等不适。10年前，被诊断为抑郁症，曾服用氯氮平，后改用盐酸帕罗西汀（20mg/d，每天一次），情绪控制良好。1个月前下台阶时扭伤脚踝，医院给予石膏固定。

（三）检查结果

近2周，患者便秘加重，7天前使用开塞露后，大便一次，之后再无大便。护理人员检查发现：自发病以来，神志清楚，精神差，每日进食量很少，未见胃肠型和蠕动波，无腹部包块，肠鸣音正常；肛诊未触及直肠肿物，指套有染血。核查1个月之前，医院血常规检查结果：血红蛋白100 g/L。

（四）目前状态

患者卧床休养，照护人员几次提出推轮椅带她参与集体活动，都被拒绝。

二、原因及危险因素

（一）病因

（1）原发性结直肠功能障碍　因罹患结直肠和肛门功能性疾病、器质性疾病等，会导致老年人便秘，例如肠道良性恶性的肿瘤、各种感染性肠道疾病，以及直肠膨出、脱垂、痔、肛周手术等所致的狭窄。

（2）内分泌代谢性疾病　包括糖尿病、甲状腺功能减退症、高钙血症、慢性肾功能不全等，由于机体的低代谢状态或血清离子浓度异常导致肠蠕动降低。

（3）神经性疾病　包括脊髓损伤、多发性硬化、自主神经病变、帕金森病等导致神经传导功能障碍，导致肠蠕动异常。

（4）肌肉性疾病　包括肌强直性营养不良等疾病所致的肠道平滑肌松弛或强力收缩。

（二）危险因素

（1）性别与年龄　女性多于男性，在解剖和生理结构上，女性受雌激素和盆底解剖结构的影响，结直肠、盆底的肌肉较为松弛，排便能力较男性弱，且分娩也是盆底肌松弛的诱因之一。随着年龄的增长，肠道蠕动降低、消化液分泌减少，老年群体便秘发生率高于年轻人。

（2）躯体功能障碍　这导致老年人活动减少，严重者甚至出现焦虑、抑郁等不良情绪，进而导致便秘。

（3）多重用药　老年人常因罹患多种疾病，需要接受多种药物治疗，多重用药问题普遍存在。很多药物不良反应或药物之间的相互作用，也会引起便秘。

（4）饮食不当　部分老年人由于认识误区或受教育程度低，导致饮食摄取不当，有些低收入群体，经济条件限制了食物多元化摄取，纤维素摄取不足，都会引起或加重便秘的发生。

三、表现及预后

（一）老年慢性便秘的分型

不同的学术团体和专科领域分型标准不同，了解老年慢性便秘的分型，护理人员可以从便秘的病因和发病机制准确判断，并给老年人提供恰当的照护措施。

（1）病因分型　分为原发性和继发性，原发性便秘是指结直肠和肛门功能性疾病引起的便秘，继发性便秘是指器质性疾病或药物引起的便秘。

① 慢性功能性便秘　是老年慢性便秘最常见的类型，与老年人的饮食、生活习惯、运动、排便习惯和精神心理因素密切相关。

② 器质性疾病相关性便秘　肠道疾病、神经系统疾病、肌肉疾病、电解质紊乱、内分泌和代谢疾病，以及心脏疾病都可能引起便秘。

③ 药物相关性便秘　多病共存、多重用药、长期用药等现象在老年人中普遍存在，抗胆碱能、抗组胺、抗帕金森、抗精神病、解痉、神经阻滞等药物

都会引起或加重便秘症状。

（2）功能性分型　一些诊疗、手术指导类的指南和工具中，还根据患者肠道动力和直肠肛门功能改变特点将慢性功能性便秘进行亚型分型。

① 慢传输型便秘（slow transit constipation，STC）　由大肠功能紊乱、传导失常而导致的排便周期延长和排便困难，属于慢性、原发性、功能性、结肠慢传输性便秘。

② 出口梗阻型便秘（outlet obstructive constipation，OOC）　指排便出口附近组织、器官的改变，导致排便困难或羁留性便秘的一种综合征，又称直肠型便秘或盆底肌功能不良。

③ 混合型便秘　同时存在以上两种便秘的临床特点的便秘类型，多属于顽固性便秘，好发于中青年女性和老年群体。

④ 便秘型肠易激综合征（irritable bowel syndrome，IBS）　是一组持续或间歇发作，以腹痛、腹胀、排便习惯和（或）大便性状改变为临床表现，而无胃肠道结构和生化异常的肠道功能紊乱性疾病，多发生于年轻群体，女性较男性多见，有家族聚集倾向。

（二）布里斯托大便性状分型

大便的形状与在大肠内的时间有关，形态比排便频率更能预测肠道通过时间。1997年，英国布里斯托大学（University of Bristol）的两位学者希顿（Heaton）和路易斯（Lewis）在 *Scandinavian Journal of Gastroenterology* 上发表了名为《大便形态作为肠道运输时间的有用指南》的文章，首次提出将大便形态分为七类。

七分类法在医学上得到广泛应用，通常将1～2归类为便秘，3～4归类为正常，5～7归类为腹泻，详见表6-48。

表6-48　布里斯托大便性状分型（Bristol stool form scale）

类型	性状
类型1	如同坚果般的硬便
类型2	短香肠般的块便
类型3	表面有裂纹的香肠状便
类型4	表面平滑柔软的香肠状便，或如蛇般盘卷状
类型5	有明晰边缘的柔软半固态便
类型6	边缘模糊柔软的粥样便
类型7	无块的水样便

（三）慢性便秘的症状

按照罗马Ⅳ标准：①≥25％的排便存在费力；② ≥25％的排便存在粪便

坚硬；③≥25％的排便存在大便不尽感；④≥25％的排便有直肠粪便嵌顿；⑤≥25％的排便需要人工取便；⑥每周排便次数＜3次。不同类型的便秘，症状表现可不同，符合②、⑥，而无③、④、⑤可诊断为STC；符合①、③、④、⑤，而无②、⑥可诊断为OOC；也有部分老年人为混合型便秘，同时具备STC和OOC便秘的特点，症状全部或交替出现；在老年人中较少出现腹痛伴排便习惯改变为特征的IBS。

（四）慢性便秘的分期

为提高可操作性，指导临床决策，2017年中国医师协会发表《便秘的分度与临床策略专家共识》，根据病程长短、对保守治疗的疗效反应、伴随的精神心理症状，将便秘严重程度分为轻中重三度。

（1）轻度便秘　病程＜6个月；或病程虽＞6个月，但排便困难症状较轻，对生活工作影响不大；药物、生物反馈治疗及中医非药物治疗等保守治疗有效。患者一般无精神心理障碍，评估为轻度Ⅰ型；精神与心理专业评估有不同程度的异常者为轻度Ⅱ型。

（2）中度便秘　病程＞6个月；或病程虽＜6个月，但排便障碍的症状较重，患者自觉特别痛苦；经保守治疗无效或效果很差，痛苦大，严重影响患者生活质量；精神心理专业评估无精神异常。

（3）重度便秘　符合中度便秘标准，伴有精神心理障碍者。根据精神症状严重程度又分为A期和B期。A期：存在焦虑症、抑郁症等精神症状，但症状较轻；自知力完好；社会功能完整，或社会功能轻度受损；生活自理，人际交往正常；能基本胜任工作或家庭职责；未查及明显精神病性症状，尚处于焦虑症、抑郁症等精神疾病前期。B期：存在焦虑、抑郁等精神症状，且症状较重；自知力不全；社会功能严重受损；生活不能自理、不能胜任工作或家庭职责；查及明显精神病性症状；已符合焦虑症、抑郁症、精神分裂症等疾病的诊断。

应根据老年人的症状，确定便秘类型和严重程度，给予适合的照护方式。对于可疑中度便秘者，要建议老年人尽早接受专业的医疗专科检查或手术治疗；对于重度便秘者则慎重手术，需要配备专业的精神心理学评估和干预小组，完善老年人的照护方案；对于出现黏液血便的老年人要警惕大肠癌的可能。

（五）老年慢性便秘的并发症及危害

（1）老年人是心血管疾病的高发人群，便秘排便费时费力，会导致腹压增高、血压增高、心肌耗氧量增加，容易诱发心脑血管疾病，甚至心肌梗死而危及生命。当粪便长时间停留在乙状结肠或直肠壶腹部时，粪便中的水分被大量吸收，形成坚硬的"粪石"，严重者堵塞肠腔导致肠梗阻、肠穿孔，进而导致粪性腹膜炎，危及生命。老年人慢性便秘，长期腹压增高，容易诱发或加重腹壁疝，或嵌顿疝。

（2）慢性便秘可使老年人坐立不安，精神萎靡，注意力不集中，甚至失眠、焦虑、抑郁，从而影响工作、活动和生活。

四、综合评估

（一）评估对象

老年人发生便秘的概率很高，且因入住养老机构，居住环境发生改变、远离家庭和社会支持、活动范围减少等，本身就易导致老年人便秘。所以，在养老机构中，推荐将慢性便秘的评估，作为常规照护措施之一，所有老年人都要每日施行。

（二）评估方式

（1）2017年发布的《老年综合评估技术应用中国专家共识》推荐，老年综合评估建议由具备老年综合评估技术开展资质的专职人员，或老年科特有的多学科团队成员根据专科职责分别进行。对于综合医院或老年病专科医院门诊或社区卫生服务中心可采用老年综合评估速评软件，通过全版评估量表的简版、经过信效度检验的简单问卷筛查，快速初筛是否合并老年综合征；而对于中长期照护机构的老年人，建议采用一些自评量表或简单的他评问卷。

（2）大多数养老机构中，与老年人密切接触的以照护人员和护理人员为主，综合以上实际情况，在养老机构中开展老年慢性便秘的综合评估时，建议如下：

① 护理人员开展首次入住评估；

② 照护人员进行每日监测；

③ 可疑便秘或高危老年人，护理人员实施进一步的专科评估和动态监测；

④ 对于医疗专科性很强的检查，必须由专科医师开展，如果养老机构不具备医疗资质，可以根据之前的评估，及时推荐老年人到具备相应资质的医疗机构中接受检查。

（3）建议将慢性便秘的评估内容，纳入老年人首次入住养老机构的综合评估中。对于有意识障碍、认知障碍或罹患精神疾病的老年人，需要询问密切照护者。首次入住评估，不仅了解老年人排便的基线数据，还能全面了解老年人的健康状况。严重的精神心理失常老年人，建议到精神心理专科医院或养老机构。

（三）评估内容

1. 首次入住评估内容

（1）一般生活信息　日常生活、活动情况，老年人家庭情况包括配偶、子女，是否住在一起等；了解生活习惯、饮食结构，尤其是水分和纤维素的摄入量。

（2）慢性便秘相关的问题　①排便少（每周＜3次）或没有排便意图；②想排便但排不出；③排便时间延长；④每日或每次便量减少；⑤是否粪便干或硬；⑥是否需要手法辅助排出粪便；⑦是否有排便不尽感；⑧伴不伴有腹痛、胀满、肛周疼痛、梗阻感及下坠等感觉。以上感觉符合≥2种，同时近3个月一直有发生，至少从6个月前开始发生。经询问若回答阳性，则需将老年人纳入慢性便秘的人群进行管理。

（3）泻药使用　是否长期、间断服用泻药，用药频率（药名、用法、用量、每周频次）。

（4）病史　合并慢性病情况；使用哪些药物（长期、间断、用量、药名、频次），筛查是否存在会导致或加剧便秘的药物；手术史，筛查是否会导致继发性便秘。

（5）心理、精神状态评估

（6）便秘警报症状　血便、贫血（头晕、黑蒙、心悸、乏力等）、消瘦、腹痛、排便频率或粪便性状明显改变等。

2. 每日监测内容

（1）排便记录　老年人大便次数、特性和排便习惯。

（2）液体摄入情况　正常人每日液体摄入量约为体重×30mL，以60kg的老年人为例，每日的液体摄入量应该为1800mL以上，包括水、粥、水果、蔬菜等。照护人员要使用合适的方式，准确记录老年人的液体摄入量，也可以根据尿量、皮肤弹性、口唇黏膜干燥程度，判断老年人液体摄入是否充足。

（3）饮食情况　照护人员要关注老年人纤维素真正摄入的量。牙齿松动、脱落，造成咀嚼功能障碍，可能也会限制老年人摄取纤维素，照护人员要及时反馈，通过调整食物种类、形态，促进老年人摄取纤维素。

（4）活动量　重点关注坐轮椅、卧病在床、躯体移动障碍的老年人。

（5）环境　重视排便环境的私密性，配备辅助排便的设施和用具，尤其是多人入住同一房间或共用卫生间时，要关注是否因环境不便造成老年人便秘。

以上内容需纳入养老机构日常照顾记录中，由照护人员填写，护理人员每日核查。对于新出现腹泻、便血、腹痛等症状的老年人，持续性便秘排便习惯和症状未改善的老年人，要实施进一步的评估和动态监测。

3. 专科评估内容

（1）查体　检查腹部有无包块及压痛，直肠指检等由医生或经过培训的护理人员实施。老年人采用左侧卧位，下肢屈曲（有肛裂、肛门直肠周围脓肿时暂不做直肠指检）；直肠指检可发现直肠肿瘤、粪嵌塞、痔等病变；检查肛管紧张度，有无反向收缩和直肠膨出，可以大致判断便秘的类型。身体虚弱的老年人也可采用仰卧式接受检查。

（2）便秘自我评估　便秘是个体对排便过程的主观感受，不管是诊断标准，还是便秘严重程度的评估，更多取决于个体对排便相关症状的自我评估。在对可疑便秘或高危老年人实施进一步的专科评估时，护理人员可以选择适宜的便秘症状自评工具，引导老年人自评，作为专科评估的补充证据，指导完善照护措施。

（3）心理评估　慢性便秘老年人常伴有睡眠障碍、焦虑、抑郁等情绪，建议了解老年人的心理状态，判断便秘与睡眠障碍或不良情绪的因果关系，以对症施策。具体详见本章第五节抑郁症与焦虑的应对措施和第八节睡眠障碍的应对措施。

（4）认知功能评估　老年便秘患者认知障碍的发生率较高，便秘也会随着认知障碍的加重而加重，因此，有必要了解慢性便秘老年人的认知功能状况，从而制订个性化的便秘干预措施。具体详见本章第七节老年期痴呆的应对措施相应内容。

（5）营养状态评估　营养不良的老年人便秘的发生率较高，慢性便秘也会影响老年人的进食和营养吸收，进而引起营养不良。对于慢性便秘的老年人，可以用微型营养评定量表、营养风险筛查表2002筛查营养状态。具体详见本章第九节营养失调的应对措施相应内容。

4. 医疗专科检查

针对老年慢性便秘的医疗专科检查包括各类实验室检查和特殊检查（内镜、结肠传输试验、测压法、球囊逼出试验、排粪造影、肛门测压结合墙内超声、盆底肌电图等）。此类检查必须在专业的医疗机构由具备相应资质的人员实施，护理人员仅需简单了解，以便为有需要的老年人提供专业指导，无须掌握具体的检查方法。

（四）评估工具

便秘的概念对评估工具的编制非常重要，但目前对便秘的界定尚不清晰，多数情况下仍采用排便频次作为便秘与否的界限，而排便频次较大程度上受到个体差异的影响。对于便秘症状的自评，受限于学者开发研究工具时采用的当时通用的罗马标准，导致部分研究工具不能完全反映时下通用的罗马Ⅳ标准全部内容。尽管如此，为了给养老机构提供一些实用的指引，本节还是挑选常用的便秘症状自评相关工具做简要介绍，希望能够为实践和进一步的研究提供启发。

1. 便秘患者症状评估量表

便秘患者症状自评量表（patient assessment of constipation symptom，PAC-SYM）是Frank等基于罗马Ⅱ标准，结合便秘患者对便秘的主观感受归纳总结而来，主要用于评估便秘症状发生的频次、严重程度以及评价便秘治疗的效果。该量表包括12个条目，3个维度，涉及罗马Ⅳ诊断标准的5项，评价内容较为全面。2011年宋玉磊等进行汉化，并检验信效度。但目前PAC-SYM主要应用于因阿片类药物导致便秘的患者人群中，其他人口学类型的人群研究较少。详见表6-49。

表6-49　便秘患者症状自评量表（PAC-SYM）　　　　　　单位：分

症状		严重程度				
		无	轻微	中等程度	严重	非常严重
		0	1	2	3	4
粪便性状	粪质坚硬					
	粪量少					
直肠症状	排便次数减少					
	排便费力					
	排便疼痛					
	排便不尽感					
	有便意而难以排出					
	直肠出血或撕裂					
	胃肠烧灼感					
腹部症状	胃痛					
	胃部痉挛疼痛					
	腹部胀满					

注：1. 各维度得分为该维度所有条目的平均分，总分为所有条目的平均分，得分越高表示便秘症状越重。
2. 调查时，为患者近2周的症状自评。

2. 便秘患者生活质量量表

便秘患者生活质量量表（patient assessment of constipation，quality of life，PAC-QOL）是由法国Mapi Research Trust机构开发，量表包括了4个维度28个条目，即躯体不适、社会心理不适、担心和焦虑、满意度。该量表在评价便秘患者生活质量、检验便秘症状自评工具效标关联效度中被广泛应用。详见表6-50。

表6-50　便秘患者生活质量量表（PAC-QOL）　　　　　　　　单位：分

便秘症状	一点也不	有一点	一般	比较严重	非常严重
	0	1	2	3	4
1. 感到腹胀					
2. 感到身体沉重					
便秘与日常生活	没有时间	偶尔	有时	多数时间	总是
	0	1	2	3	4
3. 感到身体不舒服					
4. 有便意但排便困难					
5. 与他人在一起感到不自在					
6. 因为便秘吃得越来越少					
便秘与日常生活	一点也不	有一点	一般	比较严重	非常严重
	0	1	2	3	4
7. 必须关心吃什么					
8. 食欲下降					
9. 担心不能随意选择食物（如在朋友家）					
10. 出门在外，因在卫生间时间太长而感到不自在					
11. 出门在外，因频繁去卫生间感到不自在					
12. 总是担心改变生活习惯（如旅行、外出等）					
便秘的感觉	没有时间	偶尔	有时	多数时间	总是
	0	1	2	3	4
13. 感到烦躁易怒					
14. 感到不安					
15. 总是困扰					
16. 感到紧张					
17. 感到缺乏自信					
18. 感到生活被便秘控制					
便秘的感觉	一点也不	有一点	一般	比较严重	非常严重
	0	1	2	3	4
19. 为不知何时排便而担心					
20. 担心不能排便					
21. 因不排便而影响生活					

续表

便秘与日常生活	没有时间	偶尔	有时	多数时间	总是
	0	1	2	3	4
22. 担心情况越来越糟					
23. 感到身体不能工作					
24. 大便次数比想象的要少					
便秘与满意度	很满意	比较满意	一般	有点不满意	很不满意
	0	1	2	3	4
25. 大便次数					
26. 大便规律					
27. 食物经过肠道时间					
28. 以往治疗					

注：1. 1～24 用于评估不满指数，0～96 分，分值越低代表生活质量越好。

2. 25～28 用于评估满意度，0～16 分，其中差（0～4 分）、相当好（5～8 分）、好（9～12 分）、优秀（13～16 分）。

3. 调查时，为患者近 2 周内，便秘对日常生活的影响。

实施老年慢性便秘的综合评估时，针对首次入住评估、每日监测内容，可根据管理需要，设计个性化表格，将老年慢性便秘纳入老年人日常的健康管理中；针对专科评估内容中涉及的心理、认知、营养状态评估，也可参照本书相关章节的内容，选用合适的评估工具。

五、观察要点

（1）排便习惯　每个人的排便次数和排便量差别很大，且容易受饮食内容、摄取量的影响，所以了解老年人的排便习惯，以及老年人本人对排便的认识很重要。在日常照护中，要使用跟踪表格记录，并与所掌握的日常排便习惯做对比，尤其是新入住的老年人，要了解其入住前的生活习惯和排便习惯，以便判断是否存在便秘恶化的情况。

（2）大便的形状　注意观察老年人大便的性状、量、颜色，参考布里斯托大便性状分型进行分类，并记录大便次数、排便间隔、臭味如何。正常人一天便量为 100～200g，由于饮食内容不同，颜色有差异，但一般为褐色。对于老年人出现黑粪、血便，要警惕，并给予进一步的排查。

（3）饮食与水分　低残渣食品、水分摄取不足是很多老年慢性便秘的常见原因，应注意监测老年人的食物和水分摄取。对于通过管饲营养、经皮内镜胃造瘘（percutaneous endoscopic gastrostomy，PEG）摄取营养的老年人，要关注营养剂的成分中，有无容易产生便秘的成分。

（4）药物使用　老年人多重用药普遍存在，很多药物都会使肠蠕动减弱，导致便秘，照护人员要注意观察老年人用药情况。对于长期使用缓泻剂的老年人，也要重点关注。

（5）便秘的伴随症状　对于突然发生的便秘，排除饮食和生活习惯的突然改变，要警惕肠梗阻、大肠癌的可能，并注意深入观察。老年便秘患者，因肠梗阻会出现恶心、呕吐、腹痛、食欲缺乏、腹部胀满感等症状，甚至出现头痛、焦虑等。另外，照护人员还要注意观察老年人有无肛门周围的皮肤问题及脱肛，对于因使用尿布导致的肛门周围皮肤损伤，要及时予以处理；如有痔，排便时老年人会疼痛、出血，严重时痔恶化，甚至脱肛。

（6）简单地检查、诊断

① 腹部触诊和听取肠鸣音，辅助判断老年便秘情况。通过触诊检查腹肌紧张程度、检查有无腹水，通过直肠指诊，把握肛门及周围皮肤黏膜的状态。简单的肠鸣音判断：完全听不到肠蠕动音，考虑麻痹性肠梗阻；肠蠕动亢进，有肠梗阻症状，考虑闭塞性肠梗阻、大肠癌或肠粘连；听到振水音，考虑肠梗阻，肠管内水与气同时积存。

② 大便隐血检查、腹部 X 线、血常规、血生化，以及辅助判断胃肠肿瘤或炎症的 CT、MRI 检查等，如果具备医疗资质的医养结合机构，可以根据老年人的情况，必要时提供相应的检查。如果不具备资质，护理人员要及时将老年人的可疑情况，与家属和老年人沟通，必要时推荐到专业医疗机构接受诊疗。

六、应对措施

（一）预防措施

（1）合理膳食　对于集中供餐的养老机构，可以考虑在膳食中加入富含膳食纤维的海藻类、魔芋、根菜类、乳制品等，并在醒目的位置张贴膳食搭配的说明宣传材料。每日饮水量为1000 ～ 1500mL，特殊疾病管理需要限制水分除外。另外，要强调养成良好规律的进餐习惯，尤其是要吃早餐。

（2）适度运动　丰富娱乐活动，养成运动、做操的习惯，不仅可以促进胃肠蠕动，还能够增进食欲。

（3）建立良好的排便习惯　帮助老年人建立早餐后定时去厕所的习惯，尤其是有便意时，不要忍耐，要马上去厕所。

（4）完善排泄环境　给老年人提供放松排便的环境，并根据老年人上下肢活动情况，调整扶手、马桶的高低。因环境限制要使用简易设备时，要考虑老年人的隐私和羞耻心。

（二）干预措施

（1）腹部按摩　　长期卧床或活动不便的老年人，可以给予腹部按摩或热敷，可以沿着大肠的走向，在腹部顺时针绕大圈，进行腹部按摩，通过刺激肠道促进排便。

（2）药物干预

① 容积性的泻剂　　如麦麸、长叶车前等口服药，通过在肠内吸收，增加粪便含水量和体积，服用一到数天后起效，适用于轻度便秘者，可长期使用，服用时要多饮水，不可大剂量服用。

② 渗透性泻剂　　如聚乙二醇、甘露醇等口服药，在肠内形成高渗状态，增加粪便体积，刺激肠道蠕动，适用于轻中度便秘者，可长期使用，但不适用于迅速通便治疗。

③ 刺激性泻剂　　如比沙可啶、蒽醌类药物，作用强而迅速，通过刺激肠神经系统，促进肠道蠕动和分泌引起排便，可以短暂、间断使用，但不能长期使用。

④ 润滑性泻剂　　如甘油灌肠剂、开塞露等，通过肛门给药，软化粪便、润滑肠壁，适用于粪便干、硬、嵌塞的老年人临时使用。

⑤ 其他药物　　如促动力药琥珀酸普芦卡必利、地衣芽孢杆菌活菌胶囊、双歧杆菌等微生态制剂，通过促进平滑肌蠕动和调整肠道菌群，缓解便秘，在老年人中广泛应用。

（3）直肠取便　　对于不能控制肛门括约肌、直肠内存有大便、不能自行排便的老年人，必要时用手将积存的大便掏出，促进老年人排便。

（4）中医疗法　　虽然目前针对老年人功能性便秘的辨证分型尚无统一定论，但实践和研究均证实了中医的疗效。对于养老机构的老年人，可以在中医的指导下，通过内服药物、外用敷贴、中药灌肠、针灸治疗和饮食调理，治疗或缓解便秘。

七、案例分析

（一）照护难点

（1）活动减少　　老年人骨折后石膏固定，限制了活动能力和活动范围，导致胃肠蠕动减少；运动量和活动范围减少，也会导致没有食欲，进而加重便秘，形成恶性循环。

（2）营养不良风险　　因便秘和活动减少，老年人主观进食的欲望降低，每日食物总量和种类摄取不足。另外，因骨折石膏固定后长期卧床，为避免频繁小便带来的照护负担，老年人还有可能限制饮水。老年人长期便秘，罹患痔多年，有慢性失血，且血常规检查提示轻度贫血。以上这些都会有发生营养不良的风险。

（3）抑郁加重的风险　老年人罹患抑郁症10年，需要药物控制。骨折、卧床、便秘等生活事件，有加重老年人抑郁程度的风险。另外，儿女每月来探视一次，老年人与养老机构的其他老年人也缺乏充分的交流，老年人缺乏有效的社会支持。

（二）照护措施

（1）在医生的指导下合理活动　骨折后石膏固定，老年人不需要完全卧床，医护团队和照护人员一起，给予老年人专业的宣教、指导和支持，协助老年人下床活动，参与集体活动，增加与其他老年人的交流机会，避免废用综合征。

（2）给予腹部按摩　轮椅出行的活动方式和活动量毕竟有限，照护人员可以给予老年人腹部按摩或热敷，可以沿着大肠的走向，在腹部顺时针绕大圈，进行腹部按摩，通过刺激肠道促进排便。

（3）改善膳食提供充足的营养　可以通过改善食物种类、形态、口味，刺激老年人的进食欲望，合理增加蔬菜水果以及高纤维的食物，增加牛肉、羊肉、猪肉等富含血红蛋白、铁的食物。强调早餐的重要性，并做好沟通，让老年人从观念上转变。

（4）关注老年人的自我报告症状　因老年人罹患抑郁症，与人沟通较少，可能不会主动报告症状。应需要合理疏导老年人情绪，使用辅助的评估表，引导老年人报告自己的症状和对生活的影响，以全面了解老年人的状态。另外，应与老年人的儿女沟通，邀请儿女增加探视频次，给予充分的社会支持。

第十二节　衰弱

衰弱是一种与年龄相关的对环境因素易损性增加和维持自体稳态能力降低的临床综合征。衰弱可导致患者出现生活质量下降与功能残疾，使得患者的再就诊率和死亡率增加。易损性增加与年龄相关，也与身体失能和疾病状态相关，却又存在本质上的不同。衰弱老年人经历外界较小刺激即可导致一系列临床负性事件的发生。与青壮年的亚健康状态不同，老年衰弱往往可能会导致一系列慢性疾病、一次急性事件或严重疾病。

多数学者认同，衰弱是机体增加不良事件的危险状态。高龄、跌倒、疼痛、营养不良、肌少症、多病共存、多药共用、活动功能下降、睡眠障碍及焦虑、抑郁等均与衰弱相关。衰弱是老年人失能的前兆，是介于生活自理与死亡前的中间阶段。衰弱与共病、失能三者重叠，有因果关系，但又是不同的概念。衰弱和共病均可预测失能，失能又加速了衰弱和共病的进展，而共病的作用互相叠加，共同促进衰弱的发展。衰弱严重影响老年人的功能和生命质量，对健康预期寿命构成重大威胁。衰弱是老年综合征的核心，是尿失禁、跌倒、谵妄和抑郁等其他老年综合征共同的危险因素，彼此相互促进，最终促使失能、住院、死亡的发生；因此有效应对老年人衰弱非常重要。

一、案例导入

（一）基本信息

患者，男，85岁，丧偶，育有一儿，长居海外，目前居住于某医院老年科。

（二）病史回顾

老年人患有"冠心病、支气管扩张、高血压2级、糖尿病、慢性心功能不全、前列腺增生"，10年前行左肾癌根治术、肾癌膀胱转移电切术。目前神志清楚，精神差，消瘦，近一年体重下降约15kg，常感疲乏，每日可在平地行走200步左右。视听力下降，牙齿脱落咀嚼功能下降，近一年因进食呛咳造成吸入性肺炎入院治疗两次。平日服用多种药物，两年前记忆力开始明显减退，出现漏服及重复服药的现象。一年前因老伴去世，自己生活不能完全自理，目前请专人照护，入住某医院老年科。

（三）检查结果

身高177cm，近一年体重下降明显，约15kg，一年前体重约为70kg，目前体重为55kg。BMI 17.6，血白蛋白30g/L，血红蛋白100g/L，转铁蛋白100mg/dL。

老年综合评估结果：ADL 40分（重度功能障碍）；FRAIL量表4分（衰弱综合征）；MNA-SF评分7分（营养不良）。

（四）目前状态

老年人目前居住于某医院老年科，神志清楚，常感疲乏，睡眠多，消瘦。可以使用助步器帮助行走约200步，但老年人自觉疲乏拒绝行走，每日在照护人员的帮助下轮椅活动1～2h，并开始出现尿失禁的情况。

二、危险因素

遗传因素、增龄、经济条件差、教育程度低、不良的生活方式、老年综合征（跌倒、疼痛、营养不良、肌少症、多病共存、活动能力下降、多重用药、睡眠障碍、焦虑和抑郁）、未婚及独居等均是衰弱的危险因素，可促进衰弱发展。

（1）遗传因素 基因多态性可能影响衰弱的临床表型。非裔美国人衰弱比例是其他美国人的4倍；墨西哥裔美国人衰弱患病率比欧裔美国人高4.3％。载脂蛋白E（ApoE）基因、胰岛素受体样蛋白基因-2（DAF-2）、胰岛素受体样蛋白基因-16（DAF-16）、C反应蛋白编码区（CRP1846G＞A）、肌肉细胞线粒体DNA（mt204C）、白细胞介素（IL）-6、维生素B_{12}基因及血管紧张素转换酶（ACE）基因多态性等均可能与衰弱相关。

（2）人口学特征和生活方式 健康相关行为、社会经济学状态和生活方式与衰弱相关。职业、社会地位及婚姻状况均可影响衰弱发生：未婚和独居者衰弱发生率增加。女性、健康自评差、受教育少和经济状况较差的人群中，衰弱患病率较高。

（3）增龄 单因素分析和多变量分析结果均显示，衰弱与增龄密切相关。年轻者较易恢复至相对健康状态，这种能力随年龄增加而降低。流行病学调查结果显示，衰弱平均患病率随年龄增长而递增。

（4）躯体疾病 躯体疾病是衰弱的重要危险因素之一。慢性疾病和某些亚临床问题与衰弱的患病率及发病率呈显著相关。心脑血管疾病（冠心病、脑卒中）、其他血管疾病、髋部骨折、慢性阻塞性肺疾病、糖尿病、关节炎、恶性肿瘤、肾功能衰竭、人类免疫缺陷病毒（HIV）感染及手术均可促进衰弱发生。

（5）营养不良和摄入营养素不足 营养不良是衰弱发生、发展的重要生物学机制。老年人25-羟维生素D＜50nmol/L可增加衰弱的发生率。日常能量摄入不足、营养评分较低和缺乏营养素摄入的老年人，衰弱发生率增加。

（6）精神心理因素 老年人的精神心理状态与衰弱密切相关，焦虑、抑郁可促进衰弱的发生。

（7）药物 在老年人群中，多重用药普遍存在，可增加老年人衰弱的发生。某些特定药物（比如抗胆碱能药物、抗精神病药物）已经被证实与衰弱及衰弱相关因素有关。此外，不恰当的药物也可引起衰弱。如老年人过度使用质子泵抑制剂可能引起B族维生素缺乏、减少钙吸收，而增加骨折和死亡风险，并且和死亡率增高有一定相关性。

总之，衰弱的患病率随着年龄的增加而增加，女性高于男性。认知障碍、抑郁等慢性疾病也影响衰弱的发生。

三、表现及预后

（一）分级

按照功能状况分为以下9级（表6-51）。

表6-51 功能状况分级

序号	衰弱等级	图示	具体测量
1	非常健康		身体强壮、积极活跃、精力充沛、充满活力，定期进行体育锻炼，处在所在年龄段最健康的状态
2	健康		无明显的疾病症状，但不如等级1健康，经常进行体育锻炼，偶尔非常活跃，如季节性
3	维持健康		存在可控制的健康缺陷，除常规行走外，无定期体育锻炼
4	脆弱易损伤		日常生活不需他人帮助，但身体的某些症状会限制日常活动。常见的主诉为白天"行动缓慢"和感觉疲乏
5	轻度衰弱		明显的动作缓慢，工具性日常生活活动需要帮助（如去银行、乘公交车、干重的家务、用药）。轻度衰弱会进一步削弱患者独自在外购物、行走、备餐及干家务的能力
6	中度衰弱		所有的室外活动均需要帮助，在室内上下楼梯，洗澡需要帮助，可能穿衣服也会需要（一定限度的）辅助
7	严重衰弱		个人生活完全不能自理，但身体状态较稳定，一般时间内（<6个月）不会有死亡的危险
8	非常严重的衰弱		生活完全不能自理，接近生命终点，已不能从任何疾病中恢复
9	终末期		接近生命终点，生存期<6个月的垂危患者

（二）临床表现

（1）非特异性表现 疲劳、无法解释的体重下降和反复感染。

（2）跌倒 平衡功能及步态受损是衰弱的主要特征，也是跌倒的重要危险因素。衰弱状态下，即使轻微疾病也会导致肢体平衡功能受损，不足以维持步态完整性而跌倒。

（3）谵妄 衰弱老年人多伴有脑功能下降，应激时可导致脑功能障碍加剧，而出现谵妄。

（4）波动性失能 患者可出现功能状态变化较大，常表现为功能独立和需要人照顾交替出现。

Fried在2001年的一项针对5000例≥65岁衰弱老年人的研究中，提出衰弱的5项主要表现：其中，疲劳感是失能和死亡强有力的独立预测因子；步速慢是反映预后不良的最佳预测指标，步速每提高0.1m/s，衰弱的风险下降，死亡率降低，功能提高；无力是疲劳、失能、患病率和死亡率的有力预测因子，握力差的老年人发生衰弱的风险比握力正常的老年人高6倍；不明原因的体重下降是指1年内体重下降＞5%；低体能则意味着体力活动少[1]。衰弱是缓慢、逐渐发展的，其早期表现为疲劳和步速慢，一旦发生就意味着有更多的相关表现。衰弱作为临床事件的前期状态，可独立预测3年内跌倒发生率、日常生活活动（ADL）受损程度、住院率和死亡率。衰弱是一种即将发生失能等临床事件的危险状态，需要及时识别与干预。

四、综合评估

（一）评估对象

对所有70岁及以上人群或最近1年内非刻意节食情况下出现体重下降（≥5%）的人群进行衰弱的筛查和评估。

（二）评估工具

1. Fried评估法

由Fried于2001年提出，由基于衰弱症状的5条标准组成：不明原因的体重下降；疲劳感；无力；行走速度下降；躯体活动降低。如果满足以上5条中的3条及以上即可诊断为衰弱，该评估方法所定义的衰弱已被证明与许多长期的不良预后有关，满足其中的1条或2条定义为衰弱前期。但是，该评估方法并不是诊断衰弱的"金标准"，也因为它不能完全反映出衰弱的多维度定义而

---

[1] Fried L P, Tangen C M, Walston J, et al. Frailty in older adults: evidence for a phenotype[J]. J Gerontol A Biol Sci Med Sci,2001, 56:146-156.

受到批判。例如，该评估方法没有把认知和心理状况纳入，但是这两个方面是公认的衰弱的重要维度。此外，衡量该评估方法是否适用于一定的人群也是未知的，因为在大规模应用前需要先了解和界定当地居民的基线水平，见表6-52。

表6-52　Fried评估表

检测项目	判定标准
体重下降	过去1年体重下降＞4.5kg，行走速度下降
疲劳感	握力低于平均水平的20%
无力	抑郁症流行病学研究中心自我报告的乏力
行走速度下降	4.6m的行走时间低于平均水平的20%
躯体活动降低	每周的体力活动消耗低于平均水平的20%

2. SOF指数

2008年，根据骨质疏松性骨折研究（study of osteoporotic fractures）数据，提出了较为简单的评估老年衰弱的SOF指数，包括三个问题：①发现体重下降≥5.0%；②在不用手臂的情况下，不能从椅子上起来5次；③精力下降。受试对象满足2个或2个以上条目为衰弱，满足1个条目为衰弱前期，无以上任何一个条目为无衰弱。

3. 衰弱指数

衰弱指数（frailty index，FI）评估是基于健康缺陷理论上发展而来的，也称缺陷累积的评估方法。FI指个体在某一个时间点潜在的不健康测量指标占所有测量指标的比例。这是一种基于不健康指标积累占所有测量指标比例的衰弱评定量表。一个人不健康指标累计的数量越多，其健康缺陷越大，衰弱的可能性就越大。其选取的变量包括躯体功能、心理及社会等多维健康变量，选取变量时需遵守一定的原则：后天获得，与年龄相关，具有生物学的合理性，给健康带来不良后果，不会过早饱和。目前变量的数量没有统一标准，实际应用中，通常为30～70个。如老年综合评估包括约60项潜在的健康缺陷，在此情况下，假设患者有24项健康缺陷，其衰弱指数评分则为24/60=0.4。通常认为，FI≥0.25提示该老年人存在衰弱；FI＜0.12为无衰弱老年人；FI 0.12～0.25为衰弱前期。FI把个体健康缺陷的累计数量作为重点，将多种复杂的健康信息整合成单一指标，可以更好地测评老年人整体健康状况，能很好地预测老年人衰弱程度及其健康状况和临床预后，具有很好的测效度和敏感度。FI在反映健康功能状态及变化、健康服务需求、公共卫生管理和干预等方面具有重要应用价值。但是该评估方法评估项目多，需要专业人员进行评估，耗时，临床上尚未普遍使用。

4. FRAIL量表

2012年国际老年营养学会提出定义衰弱的五项标准即FRAIL量表，包括：①疲劳；②耐力减退，上一层楼即感到有困难；③自由活动下降，不能行走一个街区；④多病共存，≥5个；⑤体重下降，1年内体重下降＞5.0%。满足以上5条标准中的3项或以上即为衰弱。这种评估方法较为简单，更适合进行快速临床评估，见表6-53。

表6-53　FRAIL量表

条目	询问方式
疲乏	过去4周内大部分时间或者所有时间感到疲乏
阻力增加/耐力减退	在不用任何辅助工具以及不用他人帮助的情况下，中途不休息爬1层楼梯有困难
自由活动下降	在不用任何辅助工具以及不用他人帮助的情况下，不间断走完100m较困难
疾病情况	医生曾经告诉你存在5种以上如下疾病：高血压、糖尿病、急性心脏病发作、脑卒中、恶性肿瘤（微小皮肤癌除外）、充血性心力衰竭、哮喘、关节炎、慢性肺病、肾脏疾病、心绞痛等
体重下降	1年或更短时间内出现体重下降≥5%

五、观察要点

目前，没有规范的诊断标准来识别仍处于易损性增加的状态、潜在的衰弱及已有临床表现的衰弱，也尚未发现最佳的生物学标志物能识别衰弱。最近的研究表明，单个激素如睾酮、胰岛素样生长因子-1（IGF-1）的血清水平不能很好地预测代谢综合征、衰弱和死亡率。也有越来越多的证据支持稳态失衡和衰弱相关的假设，特别是炎症和营养状况的标志物。通过临床观察发现，衰弱的表现常是非特异性的，可以体现在各个系统。而老年人又常合并多种老年综合征，如跌倒、痴呆、尿失禁、谵妄、抑郁、疼痛等，机体往往由较小的损害（如跌倒）会导致显著的和不成比例的健康状况的改变。因此在日常照护中，如何从各个系统的表现以及各种老年综合征来识别衰弱是重中之重。如果出现以下方面的问题，就应高度怀疑老年人是否合并衰弱。

（1）在日常照护工作中，如果老年人新近发生跌倒、尿失禁、体位性低血压、不明原因体重下降、抑郁、睡眠差、日常活动能力下降等，应高度怀疑老年人合并有衰弱。

（2）高龄、独居、丧偶。

（3）是否有高血压、代偿性充血性心力衰竭等慢性病史；是否有骨折史、跌倒史等。

（4）活动状况，平日绝大部分时间在家里活动，因为疲劳和害怕跌倒而不再参加户外活动，可观察其肌力、肌肉失用性萎缩、活动耐力、体重、异位骨化、骨折、肌肉挛缩情况。

（5）是否有以下表现：心率加快、晕厥等心血管系统表现；肺活量减少、咳痰无力，吸入性肺炎等呼吸系统表现；食欲缺乏、便秘、胃食管反流等消化系统表现；尿失禁、尿潴留等泌尿系统表现；肾上腺功能低下、电解质紊乱等内分泌代谢系统表现。

六、应对措施

衰弱对卫生资源的利用及老年人的心理负担有很大的影响，积极预防和治疗衰弱会对老年人、家庭社会产生很大益处，一项针对躯体衰弱的研究表明，中度衰弱的老年人对干预反应良好，而重度衰弱老年人对干预效果不佳，提示对衰弱及早干预有着十分重要的意义。衰弱的管理是复杂的，而已公布的防止其发生或减小其程度的干预措施较少。目前衰弱的预防和治疗处于初步探索阶段，特异性干预衰弱的临床试验较少，但是通用的干预措施如运动、健康的生活方式和良好的营养是很重要的。

（一）预防措施

（1）运动锻炼　是提高老年人生活质量和功能最有效的方法。抗阻运动及有氧耐力运动是预防及治疗衰弱状态的有效措施。运动锻炼可以增加活动灵活性和日常生活活动、改善步态、减少跌倒、增加骨密度及改善一般健康状况。研究显示，耐力运动可以增加肌力、增加下肢肌容量和行走速度，这些变化与老年人灵活性及自发活动增加也有关。系统评价也显示，多衰弱老年人进行以家庭和团体为基础的锻炼，可以提高灵活性及功能状态。有针对性地进行柔韧性、平衡、力量和移动速度的锻炼可以减少躯体衰弱。在老年衰弱人群中，即使最衰弱的老年人也可以从任何耐受水平的体力活动中获益。运动应在做好安全风险评估和保护措施的前提下进行，应根据老年人的个人兴趣、训练条件和目的选择运动强度、频率、方式和运动时间。重度衰弱患者可以在康复师或护工的帮助下选择被动运动的康复方式。

（2）合理营养　加强营养可以改善营养不良衰弱老年人的体重下降，但在非营养不良的衰弱人群中尚缺乏足够的证据。补充蛋白质特别是富含亮氨酸的必需氨基酸混合物可以增加肌容量进而改善衰弱状态。由于缺乏高质量研究，系统评价也不能对营养补充的作用做出明确的结论，且营养补充似乎只在与运动联合干预时才有效。对老年人蛋白质摄入的推荐仍未统一，有学者认为，老年人日常所需的蛋白质及氨基酸要略高于年轻人。维生素 D 缺乏在衰弱患者中较为普遍。维生素 D 可以提高神经、肌肉的功能，并能预防跌倒、骨折和改善平衡能力。老年人可能由于活动困难等因素造成日晒时间偏少；同时，增龄导致皮肤中的维生素 D 合成能力下降。为了优化维生素 D 的摄入，建议老年人外出时暴露双手和手臂数分钟，并且选择在冬季的中午和夏季上午或下午紫外线指数低时外出，以减少紫外线伤害。研究显示，对于维生素D缺乏的老年人，补充维生素D可减少死亡、跌倒、骨折等风险。但对于衰弱的老年人，补充维生素D是否有益尚未达成共识。

（3）共病及多药共用管理　老年人常患有多种疾病，如抑郁、心功能衰竭、肾功能衰竭、认知功能障碍、冠心病、视力及听力障碍等，这些共病是衰弱的危险因素，促进衰弱的发生与发展。衰弱的预防和治疗应包括积极管理老年人现患共病，尤其重视可逆转的疾病。此外，多药共用所导致的药品不良反应对老年人所带来的伤害也是衰弱的危险因素之一。因此养老机构照护人员需要密切观察老年人的病情变化，有异常及时转院进行下一步的检查及治疗。评估衰弱老年人的用药、合理性并及时纠正其不恰当的药物使用不仅可以减少医疗费用，还可以避免药物不良反应对老年人的伤害。多项研究报道多重用药与衰弱有关。指南强烈推荐进行多重用药的管理，定期回顾衰弱老年人的用药。停用不必要的药品，根据肾功能调整用药剂量。在医疗人员指导下停用不恰当用药，以改善患者的临床结局。养老机构应该在药剂师的指导下规范老年人的用药情况，做好监督。

（二）干预措施

（1）基础疾病的治疗　在照护老年人的过程中要密切观察基础疾病的变化，关注那些潜在的、未控制的、终末期疾病继发的衰弱，积极治疗基础疾病，如：心力衰竭、糖尿病、慢性感染、恶性肿瘤、抑郁和痴呆等。有异常及时转院进行进一步的检查及治疗。

（2）去除诱因　即使无基础疾病，也要去除可纠正的因素，如：药物、住院、手术、其他应激。

（3）支持性干预　预防肌少症、体力活动少和营养不良，在药剂师的指导下做好老年人的用药监督，特别是规范高分解代谢药物（如茶碱、左甲状腺素钠片）的使用。

（4）康复护理　制订衰弱患者的专业康复护理计划是预防不良事件非常有效的方法。抗阻训练，可增加肌量、增强肌力和提高步速，太极拳可提高柔韧性和移动平衡能力。衰弱前期和早期患者是防失能的最大获益人群。

（5）药物　衰弱的药物治疗是研究的重点。正在研究中的药物有：激素类似物、性激素受体调节剂、血管紧张素转换酶抑制剂（ACEI）、中药、抗氧化物、维生素E、维生素D、类胡萝卜素、硒、多不饱和脂肪酸、脱氢表雄酮（DEHA）等。

（6）基于老年综合评估（comprehensive geriatric assessmen，CGA）的综

合干预　CGA对衰弱老年人非常重要并且可使其最大获益。对衰弱老年人进行综合评估和干预的团队，应包括老年专科医师、护理人员、临床药师、康复医师、心理医师、营养师和护工。医疗护理模式必须个体化，强调尊重老年人意愿、保持老年人自己的价值观。对社区老年人可以进行基于老年综合评估的综合干预，通过了解护理需求及减少跌倒，进而降低入住医疗机构的风险及避免其他负性临床事件的发生。老年长期照护和老年住院患者的急性照护均应以提高功能为目标，使衰弱老年人从中受益。不同群体衰弱老年人的干预模式侧重点不相同。社区老年人：可进行基于CGA的综合干预，通过减少护理需求及跌倒，降低入住医疗机构风险及减少其他负性临床事件发生。住护理机构和住院老年人：采用针对性的康复训练可改善患者的步行能力，减少活动受限。衰弱的住院患者应入住老年专科病房，由老年专科医生对其进行CGA及综合干预。这样比入住普通病房患者，其功能更易恢复，认知及其他功能继续下降的可能性减小，且具有较低的院内病死率。CGA管理单元和老年人急性期快速恢复病房：包含CGA和针对性综合干预措施，如个体化护理、营养支持、康复及出院计划等，可降低衰弱老年人再次入住医疗机构的概率，减少住院费用、降低出院及1年后功能下降程度。

（7）其他　对于衰弱老年人，很多侵入性检查和治疗会带来更多的并发症，有时会增加患者的负担并大大降低其生活质量。因此，避免过度医疗对衰弱老年人来说显得尤为重要。关于药物治疗，目前尚无可靠的依据。性激素受体调节剂、血管紧张素转换酶抑制剂、胰岛素样生长因子等是目前的研究热点。目前使用这些药物，需根据患者的个体情况权衡利弊。

七、案例分析

（一）照护难点

老年人85岁高龄，患有多种慢性疾病，按照传统医学模式，应该以疾病为中心，更多地关注患者疾病治愈情况方面的问题。而老年患者往往一体多病，病情隐匿复杂，老年综合征也常常被大家所忽视。对于老年患者，老年综合征往往导致老年人生活质量进行性下降，甚至致残和致死。所以对于老年患者，我们需要全面综合评估，发现潜在的问题，制订合理的个体化干预方案并积极追踪随访，以最大程度地提高老年人的生活质量为目的。通过老年综合评估我们发现，本案例中的老年人存在衰弱、营养不良、误吸高风险、多重用药等问题。针对这样有着复杂问题老年综合征典型的患者。首先应该入院进行一次全面的检查，医院会进行跨学科的团队整合会诊，包括老年专科医生、营养师、药师、康复治疗师、责任护士、患者家属、养老机构人员等参与团队讨论，共同制订合理、可行的综合干预方案，积极地介入实施并及时追踪再评估。在方案的实施过程中一定要注意避免目标过高，不好实施。此外老年人一贯的生活习惯很难改变，在措施实施的过程中要及时调整。

这是一个连续的管理，需要追踪和指导，本案例中这些延续的问题目前主要还是由养老机构的陪护人员管理。包括合理营养、运动锻炼、共病及多重用药的管理，及时发现老年人基础疾病的病情变化，做好血压、心率、血糖等的监测，能够及时发现异常变化进行转院处理，避免疾病的进一步发展，从而影响老年人的生活质量。此外还要做好防跌倒、防误吸、防压力性损伤等护理措施，减少不良事件发生，维持和提高老年患者的生活质量。

（二）照护措施

（1）营养干预 结合患者实际情况，近一年体重减轻约15kg。根据营养师建议的饮食处方，配制适宜的食物，软食、切碎的食物、顺滑的浓流质等，进食一口量以5～20mL为宜。考虑患者进食稀薄液体时常有呛咳等情况，饮水使用增稠剂。进食时采取坐位或半坐位，半小时内避免平卧。建议采用口服营养补充，纠正营养不良。可以添加肠内营养制剂（含优质蛋白质）50～60g，250mL/次，餐间补充，一日2次。老年人如果食量减少，可以少食多餐，根据老年人喜好，在三餐之间加餐2～3次，可补充鸡蛋、新鲜蔬菜、水果等。同时可以适当补充维生素D，建议每天补充剂量为800～1000U。观察老年人每日营养的摄入并做好记录。观察患者的食量及食欲，定期（如一周后）评价能量供给目标量是否达标，有无消化道不适症状及胃肠道不耐受，并根据情况及时与营养师联系进行调整。

（2）运动锻炼 根据康复医生给的具体方案督促患者落实执行。阻抗运动及有氧耐力运动是预防及治疗衰弱状态的有效措施。根据本案例老年人的实际情况，可以每日在护理员的帮助下先逐步增加站立及行走的时间，评估老年人平衡和步态情况，在康复医生的指导下进行平衡步态的功能锻炼，结合简单的抗阻运动及有氧运动。可以采取多名老年人一起锻炼的方式，提高老年人的积极性、灵活性并改善功能状态。

（3）共病及多重用药的管理 密切观察老年人的病情变化，有异常及时转院治疗。停用不必要的药品，根据肾功能调整用药剂量。在医疗人员指导下停用不恰当用药，以改善患者的临床结局。密切观察患者对药物的反应。

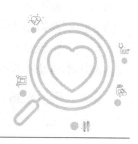

第七章

老年人常见的伦理风险应对

第一节　老年虐待

虐待（abuse）是某人对其他人在生理或身体造成伤害的行为活动，包括不人道、残忍、侮辱性地对待他人；对人格尊严的侮辱以及肉体和精神上的强制等。老年人受虐待是指老年人所经历的殴打、监禁、剥夺权力、言语虐待、忽视医疗需求，或其他个人伤害等。随着社会进入老龄化，我国的家庭结构、社会结构、价值观念也在经历转型和变迁，围绕着老年人这一弱势群体的社会问题也在不断发生，其中突出的就是老年人受虐待问题。老年人受虐待问题已经成为全世界普遍关注的问题。

虐待老年人是家庭代际关系严重失衡的突出表现。各种类型虐待发生率从高到低依次为精神虐待、疏于照顾、生理虐待和物质虐待。精神虐待和疏于照料是老年人最易遭受的两种家庭内虐待类型，也是造成城乡、区域差异的主要来源。老年人虐待除了与其个人健康状况密切相关外，还与其社会经济地位以及家庭代际关系紧密相关。教育程度低、缺乏收入保障、健康状况差的老年人更容易受到家人虐待。社会经济条件越好的地区，虐待发生率越低。老年人虐待发生率农村显著高于城市。虐待老年人反映了社会保护的不足。因此在社会转型过程中，应努力形成多支柱的养老保障和服务体系，积极构建和谐的家庭关系。

一、案例导入

（一）基本信息

患者，女性，75岁，丧偶，与儿子儿媳同住。

（二）病史回顾

患者身体多处受伤、昏厥被送入院，身体上有瘀伤、烫伤、烧伤以及绳索捆绑的痕迹。苏醒后，不敢与儿子有眼神接触，始终保持一定距离，神情紧张，询问情况总是说话犹豫，闪烁其词。患者儿子不断替患者回答问题。

（三）检查结果

入院诊断：左侧额头外部伤，头发脱落，右臂外侧有烟头烫伤痕迹，大腿有淤青痕迹。

（四）目前状态

工作人员怀疑患者被他人虐待。医院决定让患者留院住院观察，患者儿子勉强同意。早上医生查房时，询问患者，患者说晚上睡眠很好，但希望不要出院。

二、表现

（一）老年人虐待的分类

老年人受虐根据受虐的性质分为生理虐待、精神虐待或心理虐待、经济剥削物质虐待和疏于照料。

（1）生理虐待（physical abuse） 包括暴力行为、直接殴打、医疗健康照顾不当、食物不足、性虐待、不适当的限制或禁闭和剥夺睡眠等。

（2）精神虐待或心理虐待（psychological/emotional abuse） 包括言语威胁、恐吓、孤立、贬低、伤害、削弱老年人的个性、尊严和自我价值的言辞和交往。

（3）经济剥削或物质虐待（financial/material abuse） 包括非法使用或不适当地使用或侵吞老年人的财产或资金；强迫老年人更改遗嘱或其他法律文件；剥夺老年人使用其个人资金的权利；经济骗局以及诈骗性计划。

（4）疏于照料（neglect） 如不提供适当的食物、干净的衣服、安全舒适的住所、良好的保健和个人卫生条件；不准与外人交往；不提供必要的辅助用具；未能防止老年人受到身体上的伤害；未能进行必要的监护等。

（二）老年人虐待的表现

（1）生理虐待 身体上有不能解释的瘀伤、鞭痕、变色；身体上有不能解释的烧伤、绳索捆绑的痕迹；撕裂伤、切割伤、针刺伤；视力方面的问题，如视网膜脱落；有被幽禁的痕迹，如被绑在家具上，门从外被反锁。

（2）精神虐待 说话犹豫；难以让人相信的叙述；有睡眠中断现象；饮食习惯的改变；有焦虑、抑郁、愤怒、自杀倾向；对日常活动失去兴趣；思维混乱或定向紊乱。

（3）物质虐待　银行账户和资金的动向不明；在老年人不能书写的情况下出现签名的支票；拒绝为老年人的医疗和护理付费；未付的账单和过期的债务；缺乏便利设施；个人贵重物品的丢失，如艺术品、珠宝首饰等。

（4）疏于照料　皮肤清洁卫生不良，出现压力性损伤、皮疹、长虱子，患有传染性疾病；着装不当，衣服单薄或过厚；营养不良或脱水；肮脏的衣服或床上用具；缺乏必要的用具，如床栏、拐杖或步行器等；居住环境存在安全隐患；存在未处理的医疗问题，给药不足或不恰当。

三、风险评估

（一）临床评估

病史采集对可能受虐老年人的临床评估，一方面需要结合老年人既往病史，观察评估其躯体表现，从那些与既往病史不相符的躯体表现中发现受虐待证据；另一方面有赖于相关工作者细心的综合性观察，并能从老年人受虐待情况的细微线索中敏锐地产生专业直觉。由于受虐老年人对问题的敏感性，因此，病史采集应私下进行，方便患者以及照护人可以如实反映情况。询问问题时应注意措辞，例如："您有没有什么不好的事情想告诉我？"如果答案是肯定的，可以接着询问"有人打您或试图伤害您吗？""有人强迫您做您不愿意的事情吗？"

体格检查受虐评估（表7-1），除了询问病史外，还要进行详细的体格检查。当发现患者出现基础疾病和病史不能解释的躯体体征时（伤痕、瘀斑、头发脱落、面部或眼部擦伤），必要时要进行妇科检查和直肠检查排除性虐待可能。当患者就医出现以上症状时，临床医护人员要十分警惕。尤其急诊过程中，对可能是受虐老年人的目标个体，不能简单地进行治疗就让家属将其接回，而应该在有条件的情况下，立即会同院内社会工作者、心理工作者一道进行受虐筛查与评估。对未配备社工和心理评估人员的医院，也可以多位医护人员进行相应筛查评估工作。

表7-1　体格检查受虐评估

一级指标	二级指标
总体情况	衣着不合适、破烂、肮脏
	卫生情况
	营养情况
	皮肤的完整性
受虐	焦虑、紧张，尤其对看护人员
	处于不同愈合阶段的瘀伤

续表

一级指标	二级指标
受虐	骨折，尤其是处于不同愈合阶段
	皮肤擦伤
	反复去急诊室
	反复跌倒
	性虐待的迹象
	患者声称受到虐待忽视
忽视	肌肉痉挛
	脱水
	抑郁
	腹泻
	未对一些非常明显疾病采取措施
	粪便嵌塞
	营养不良
	不恰当用药
	卫生状况差
	压力性损伤
	重复跌倒
	反复住院
	尿渍导致的皮肤发红
	患者声称被忽视
财产剥夺	不正当使用患者资产的证据
	患者不能支付钱或财产，或者不能支付基本的医疗花费
	要求以钱或物换取看护或服务
	无法解释的丧失社会安全保障金或退休金支票丢失
	患者声称受到财产剥削
遗弃	患者被不安全地单独留在家里
	看护人员突然停止了对患者的照顾
	患者声称被抛弃

（二）心理评估

攻击性的语言阻止等精神虐待，对老年人的伤害更加深刻。尤其对那些生活需要照顾的老年人，心理虐待与生理虐待同样危险，损害极大。这类心理受虐（表7-2）可转化为患者的行为及生理反应。

表7-2　心理受虐评估

一级指标	二级指标
总体情况	不明原因的显著消瘦或肥胖
	不明原因的高血压
	睡眠问题
	抑郁或情绪失落
情绪失常	矛盾、高度的焦虑、恐惧或愤怒、长期感到悲伤
	与家人相处极易情绪失控
	任何社交接触都极易引发情绪波动
抑郁与自卫	长期抑郁
	意料之外的抑郁
	非性格上的社会行为退缩
	性格孤僻
	交流中习惯性地采取敌意的语调
	自卫性反击性行为，如吐口水
	口头挑衅

（三）经济状况评估

经济状况涉及个人隐私，因此有关经济受虐评估相对较难，但医务工作者依然需要特别警惕如下情况：

（1）由陌生人或不知名的亲人陪同老年人去提取现金。

（2）老年人突然改变银行提款方式、更改遗嘱或其他财务及财产的文件。

（3）患者的生活条件或外表与其资产明显不符。

（4）突然不能支付医药费或其他基本需求。

（5）看护人员对老年患者的资产表现出超乎寻常的关切。

四、应对措施

（一）指导干预

医务工作者在临床遇到可疑受虐老年人，可通过以下问题来指导干预：

（1）如果我把患者送到目前的环境中，他（她）的安全情况如何？是否需要把患者转移到相对安全的环境？

（2）当地有哪些服务机构或者资源可以为照顾这位老年人提供帮助？

（3）有没有看护人员提及的老年人需要治疗的健康问题？

（4）这种情况是否需要其他方面的专家（社会工作者、药剂方面、护理方面）提供意见？

（二）工作人员与法律的对接

（1）工作人员在保护老年人权益、评估和上报老年人受虐案件问题中可发挥关键的作用。

（2）当超出工作人员和社会工作者能力解决范围，或已构成犯罪，需要对虐老者或机构追究刑事或民事责任时，养老机构工作人员应及时向公安部门或民政部门报告，由政府及公安、法庭介入解决。

（3）工作人员应特别注意保存好照片、病例、体检报告等资料，作为公安部门的立案依据。

（三）工作人员与社会工作者的对接

（1）受虐老年人在得到了临床义务工作者的治疗以后，也需要社会工作机构或者社会工作者的介入，对受虐者及虐老者实施行为干预及追踪治疗。当养老机构工作人员怀疑患者有被虐经历时，应邀请社会工作者介入，一同参与诊治。

（2）当患者身体康复时，工作人员应配合社会工作者制订受虐待老年人的个案工作介入计划，通过辅导、支援和帮助老年人，督促受虐老年人的看护者改变行为，改变老年人的居住环境，增强老年人的自我照顾能力，帮助受虐老年人摆脱虐待境遇。

（四）面向公众的法治教育

（1）建议发现周围的老年朋友或者亲人中有滥用药物、酗酒、抑郁等问题时，立即寻求专业社会工作者协助，必要时要促使家庭成员或老年人自身寻求医疗机构帮助，对可能受虐老年人进行全面评估检查。

（2）建议老年人积极参加社区活动，避免老年人社交孤立，定期定点赴医疗机构进行体检，并与养老机构工作人员保持联系，确保老年人在受虐时能及时与医疗部门取得联系，获得治疗和帮助。

（3）鼓励老年人留意自己或其他老年人受虐待的情况，当发现时，采取必要的措施对受虐者及时进行帮助。配合司法部门进行相应法律宣传，将受虐的行为、危害与巨大影响等知识深入浅出地传播给公众，增强公众的法律和道德意识。

（4）鼓励老年人在社区发展自我支持小组或老年人互助社区团体。鼓励团队老年人互相照顾；当团体人员受虐时，明确自己的权利，主动预防老年人受虐问题。以团体的形式教育老年人本人、家庭以及其他社区群众，使其懂得有关照护老年人的基本常识。

（5）帮助老年人学会在生理、心理、情绪和社交方面的自我照护，增强老年人的生活自信心和处理问题的能力。

五、预防措施

（1）建设老年人权益保障体系。利用基础卫生资源和基层社区服务资源，通过增强医生、护士以及村委会、居委会工作人员对老年人虐待意识和识别能力，可以较好地构建起老年人虐待的识别与发现机制。

（2）加大对养老制度建设的投入，保障老年人的生活。对养老机构、照顾者和贫困老年人进行经济补助，是从源头上防止老年人遭受虐待的有效策略。

（3）加强宣传教育，倡导尊老养老的社会风气。要使每个社会成员懂法、知法和守法，用法律的约束使施暴者有所顾忌。通过社会宣传强化老年人的自我保护意识。

（4）发现潜在的老年虐待，进行早期劝导和干预。经培训的志愿者对需要照顾的老年人开展正式服务，在虐待事件萌芽之时予以抑制，同时对已发生的老年虐待案件处理进行监督。

（5）工作人员都应接受有关老年人虐待的专业知识培训，知晓如何识别和管理可疑的受虐待者和受虐危险人群，识别可能发生老年人虐待的家庭和机构，早期发现虐待的苗头和信息，采取有效的干预措施。

（6）重视预防与控制老年人虐待的调查研究工作，例如虐待行为的内容、发生的时间与环境、发生虐待时的情景、对老年人健康的影响，以及老年人虐待行为的预测模式等。

六、案例分析

（1）老年人虐待现象通常是隐蔽的，且被虐待老年人常因为不同原因而否认被虐事实。因此需要医疗护理人员具有敏锐的观察力和丰富的专业知识，来识别老年人被虐征象。

（2）评估受虐老年人具有一定的复杂性，需要从临床、心理及经济多个层面综合评估。临床评估包括总体情况、受虐、忽视、财产剥夺和遗弃等。心理评估可从总体情况、情绪失常、抑郁与自卫等来筛查。经济状况评估通过5个警惕去发现。

（3）利用广泛接触老年人的机会，发现潜在的老年虐待，并予以劝导和干预。

（4）开启受虐求助电话和网络，负责接受被虐待老年人投诉，解决和处理老年人受虐待问题。

（5）通过社区街道、村委定期开展照顾者和老年人心理倾诉及交流活动，可以协助减轻照顾者护理的压力。

第二节　老年人自杀

自杀是指个体故意伤害自己生命的行为，并且知道这种行为可能导致死亡。广义上来讲，自杀行为包括自杀意念、自杀计划或企图、自杀未遂，以及自杀死亡等。世界范围内，自杀已成为十分严峻的公共卫生问题，并且给个体、家庭、社区乃至社会造成沉重的精神、医疗和社会经济负担。老年人较高的自杀率已经引起了人们的广泛关注，自杀严重影响着老年人尤其是农村老年人。随着世界范围内人口老龄化程度日益加深和社会快速转型，老年自杀已成为重大的卫生健康问题和社会问题。

一、案例导入

患者因"食管下段癌（晚期）合并食管穿孔"入院，后坠楼自杀。家属起诉机构疏于心理护理、心理干预，未全面履行医疗服务义务。法院认为，对晚期癌症患者进行"心理干预"，只是从职业道德层面上对医方工作提出的要求，并不能证明该"心理干预"是医方法定或者约定的义务。

（一）基本信息

患者，男，67岁，已婚，育有一子一女，经济状况差，患病五年已负债累累、患病后睡眠差，性格内向，遇到事情不沟通及交流，无法接受自己患病的事实，目前和配偶一起居住。

（二）病史回顾

患者五年前出现无明显诱因进食哽咽，进食干硬食物后加重，未出现呕血及黑便，确诊为食管癌。十天前因"食管癌术后五年余，进食呛咳十天"入院，诊断为食管癌并食管穿孔。

（三）检查结果

患者CT显示：破裂区食管周围可见不规则软组织块影，内见气体聚集，局部食管管壁不规则增厚；提示"食管癌并穿孔"。

（四）目前状态

患者目前已坠楼自杀，抢救无效后过世。

二、风险评估

（1）自杀的危险因素　包括高龄、非在婚状况、独居、文化程度低、家庭经济状况差、患病等。

（2）老年人群自杀的危险因素　主要包括性格特点、躯体疾病、心理疾病和社会因素四大类。性别、文化程度、生活压力、负性事件、慢性疾病、自身健康状况、日常生活活动、心理困扰、孤独感和生活满意度都对老年人的自杀意念产生影响。

（3）高危老年人自杀的特点

① 摆脱疾病痛苦而形成的利己型自杀与因生存困境等而致的绝望型自杀越来越成为农村老年人自杀的主要类型。

② 农村老年自杀者中男性多于女性，男女自杀者普遍健康状况较差、受教育程度偏低、负性生活事件多发。

③ 农村老年人自杀多发生在白天、自己家中，自杀原因以严重躯体疾病、精神心理障碍为主。

④ 农村老年人自杀方式多为服用农药和自缢，自杀意图均比较高，且男性使用自缢方式自杀的比例高于女性。

⑤ 不同地区农村老年自杀者在自杀原因、自杀意图等特征上区别明显，自杀方式选择也有所不同。

⑥ 农村老年自杀死亡者基本情况、健康状况、心理状态等均明显较差。

⑦ 抑郁水平、精神障碍、婚姻状况等可能是影响农村老年人自杀死亡的主要因素，且不同因素间存在交互作用。

三、观察要点

（1）加强巡视，了解患者心理状况。发现有自杀倾向的患者及时通知主管医生，向护士长或科主任汇报，进行重点交接。

（2）及时与患者家属沟通，与其共同做好患者心理护理，密切观察情绪变化。尽量减少不良刺激，告知其需24h陪护，不得离开患者，并要求患者在告知书上签字。

（3）检查患者室内环境、用物，清除不安全的器具和药品，必要时对患者进行保护性约束。

四、应对措施

（1）一旦发现患者自杀，立即判断情况，就地抢救，报告护士长、科主任，通知患者家属。

（2）保护现场，清理无关人员，减少不良影响；保存自杀用具，寻访目击证人，协助公安机关调查取证。

（3）做好相关护理记录，对死亡患者做好尸体料理。患者家属不在场时须两名养老机构工作人员共同清理患者遗物并签字，遗物暂由护士长保存。

（4）做好患者家属的安抚工作，维持工作秩序，保证正常工作的进行。

（5）上报医疗护理安全不良事件。

处理流程：患者自杀→就地抢救→逐级上报—做好各项抢救记录→协助取证→清理患者遗物→安抚患者家属→保证正常工作的进行→呈报医疗护理安全不良事件。

五、预防策略

医护人员在治疗患者躯体疾病的同时，还应高度重视其精神心理健康状况，掌握基本的精神心理评估方法和心理危机干预措施，以便早期发现问题并早期干预，扩大高危人群的社会支持网络，有效地预防自杀。

（1）自杀的干预措施　包括：初级保健、药物治疗、减少自杀手段的可获得性、热线电话和急诊服务等。养老机构工作人员、社会工作者、心理专业人士等多专业人员结合的干预联盟，干预方案的个性化制订、干预对象与干预人员较高质量的治疗关系、老年人的积极参与、治疗的定时监测和不断跟进等。

（2）建立政府主导与社工服务相结合的干预模式　对于生活不能自理的老年人，采取无偿、低偿和有偿相结合的服务形式，开展日常生活照料与家政服务。切实增强诊疗机构针对老年人的医疗服务功能，为行动不便的老年人所患一般性疾病开展上门诊治等便民服务。建立老年人呼叫和监护系统，当老年人面临紧急情况时，负责与相关单位和人员联系，提供及时帮助。

（3）大力加强专门针对农村老年人的农村合作医疗体系建设　加大力度建设和完善新型农村养老保障体系；加强农村老年社会工作建设，营造良好的社会支持环境；加强居家养老服务建设，切实关注老年人身心健康；加强农村老年人自杀的问责机制建设，将老年人自杀率作为衡量社会建设的重要指标。

（4）关注老年人生活状况，尽早识别农村老年人自杀　增强老年人对生活事件的应对能力和适应能力；全面做好农村老年人的精神健康工作和心理疏导，推动建立老年人心理健康教育网络，对农村老年人进行心理问题的早期筛查，及早治疗，通过心理疏导，排除心理疾病；完善社会养老保障体系，提高医疗服务水平，缓解老年人的生活压力，使其老有所依。

六、案例分析及思考

（一）照护难点

（1）病痛　患者病史长，性格内向，遇到事情不愿与人沟通，晚期癌症会导致身体疼痛，患者会质疑活着的意义，认为自己没有生活质量，在情感上独自承受病痛。

（2）缺乏支持　患者退休后与同事社交减少，缺乏社会支持。患者性格内向，与家人沟通减少，缺乏家庭支持。

（3）睡眠障碍　长期失眠会使人脾气暴躁，攻击性强，记忆力减退，注意力不集中，精神疲劳，容易导致器质性疾病，还会使人免疫力下降。

（二）照护措施

（1）心理支持　临终患者的心理状况有如下六个阶段：震惊、否认、愤怒、忧郁、协议和接受。

① 震惊及否认期　否认是抵御严重精神创伤的一种自我保护，其中护士应与患者坦诚沟通，既不要揭穿患者防卫，也不要对患者撒谎，要了解患者对病情的认知度，理解患者的心情，耐心倾听与陪伴，缓解其心灵的痛并循循善诱地引导，使其逐步面对接受现实。

② 愤怒期　护士应把愤怒看作是一个健康的适应性反应，对患者是有益的，而千万不能把患者的攻击当作是针对某个人的并予以还击，应注意外化，将疾病和人分开；同时应做好家属的工作，共同关爱、包容和理解患者发泄愤怒及情绪。

③ 忧郁期　忧郁和悲伤对临终患者而言是正常的，护士应允许临终患者用自己的方式表达悲伤，鼓励、陪伴、倾听患者的想法。

④ 协议期　此阶段的患者尽量用合作和友好的态度来试图推迟和扭转死亡的命运，因此护士应理解这个时期的心理反应，应抓住时机主动关心患者，尽量满足患者的需求，并引导患者积极配合治疗护理，减轻痛苦。

⑤ 接受期　此时期应让患者宁静安详地告别人世，不应过度打扰，不勉强与之交谈，但要保持适度的陪伴和支持。尊重患者的信仰，保持患者的生活质量。此时期护士可通过语言和非语言行为传递关怀。

（2）生活支持　帮助患者提高生活质量，满足生活需要，保持好的居住环境，房间光线柔和，气氛和谐温暖，保持环境安静整洁，最重要的是经常陪伴在患者身边。

（3）病痛支持　超过90%的晚期癌症患者会伴有疼痛，这对睡眠和生活产生很大影响，因此需遵医嘱服用镇痛药来缓解疼痛，尽量让患者达到最大程度的轻松舒适。根据患者的病情需求，给予症状支持，如呼吸支持、循环支持、营养支持等，保证患者舒适。

第三节　临终关怀

临终关怀指为临终患者及其家属提供医疗、护理、心理、社会等全方位的关怀照顾，使临终患者的尊严受到尊重、症状得到控制、生命质量得以提高，帮助患者舒适而有尊严地走完人生旅程。临终关怀为临终者提供特殊照护的医疗卫生服务，服务团队由多学科、多层次、多方面人员组成，为当前医疗条件下无法医治的临终患者及其家属提供全面照护，缓解病痛，维护临终患者的尊严，使其在安宁舒适中度过人生最后历程，并能让临终患者家属得到精神上的抚慰和情感上过渡的一种医疗服务。

一、案例导入

患者因肺癌晚期入院，因周身疼痛而拒绝翻身，甚至拒绝使用防压力性损伤垫，护士只能进行常规换药处置。患者死亡后，家属认为院方未能就拒绝配合治疗的风险向患者本人或家属进行书面告知，存在过错，要求赔偿。

（一）基本信息

患者，70岁，丧偶，育有一女，女儿已成家，患者目前居住在临终关怀医院。

（二）病史回顾

患者半年前出现无明显诱因咳嗽，刺激性干咳为主，咳少量白黏痰，无痰中带血，伴左侧胸痛，呈隐痛，吸气时明显，未就诊，于半个月前因"咳嗽、咯血伴左侧胸痛，呼吸困难"收治入院，经CT引导下穿刺确诊为肺腺癌。

（三）检查结果

胸部CT示：左肺上叶占位，考虑肺癌伴纵隔淋巴、两肺门淋巴结转移；CT下肺穿刺取病理示：肺腺癌。

（四）目前状态

患者目前肺癌晚期，咳嗽，呼吸频率快，生活不自理，不配合治疗。在医院周身疼痛而拒绝翻身，甚至拒绝使用防压力性损伤垫，护士只能进行常规换药处置。

二、风险评估

（1）伦理风险评估 老年人临终关怀遇到一系列的伦理冲突和难题：医疗保护中隐瞒病情与知情同意中告知原则的伦理冲突；中国传统孝道观念与尊重患者自主抉择权利的伦理冲突；临终关怀中的死亡商讨与传统死亡观的伦理冲突；选择临床积极治疗与临终关怀服务的伦理决策冲突；临终关怀的服务理念与传统医德观的伦理冲突。

面对出现的伦理冲突，就得将国外相对成熟的临终关怀理论和实践经验与中国的传统文化和伦理道德紧密结合起来，合理解决临终关怀护理中引起护士伦理冲突的问题，提高她们进行临终关怀护理的积极性，使临终患者的生命质量得到有效保障，让他们在心灵的安宁中走完人生的最后旅程。

确立"以临终患者为中心"的照护原则，提出规范临终关怀服务流程和质量标准、医护人员的告知义务、参与者的职业保障等建议，使该项事业能够在法治化、制度化的进程中安全、规范、和谐地发展。

（2）法律风险评估　规范临终关怀服务流程和质量标准。从事临终关怀的机构首先应建立服务流程，按照"准备期、开始期、危险症状期、晚期、临死期、死后期"确定每一阶段的实际操作内容，并在流程基础上针对患者个体情况制订临终关怀计划，加强医患沟通。规范临终关怀医护人员的告知义务。签订《临终关怀知情同意书》，明确基本内容，告知患者及其家属临终关怀与对症治疗方案。鉴于临终患者心理的脆弱性，告知患者本人病情的，必须是在确保患者知情后，不会做出自我伤害行为的前提下，并征得家属同意。临终关怀不是放弃治疗，其过程虽然以症状控制为主，但医护人员本着提高"临终生命质量"的原则，仍然可以开展诸如辅助性检查、姑息性手术、姑息性化疗、姑息放疗以及支持治疗等，只是应及时与患者家属沟通，告知治疗的必要性、副作用、医疗费用等事项，并征得患者及其家属的同意。我们应根据患者的心理状态和实际需要适当告知病情；关注患者意愿，尊重患者的自主权；推广有关生死关怀等相关的教育课程；开展死亡观教育和伦理引导，构建和普及科学的死亡观；养老机构工作人员要转变医疗观念，重视对临终老年人的身心照护。

三、观察要点

（一）症状控制

症状控制，如缓解疼痛、改善呼吸、循环支持等。

（1）疼痛　是最让肿瘤患者或其他终末期患者惧怕的症状，而晚期肿瘤患者疼痛发生率大于75％。对疼痛的管理应及时并准确地评估疼痛的程度，并合理用药，还有一点需特别注意的是，需进行疼痛教育，因部分患者对疼痛相关知识的欠缺，可能会导致对疼痛管理的依从性差或评估时的谎报等。同样需评估患者在受疼痛困扰时的情绪问题，对患者的动态评估同步持续实行，更需持续实时了解患者疼痛施以控制后的反馈情况并加以记录。坚持WHO癌痛三阶梯镇痛治疗指南给药的基本原则：口服给药、按阶梯用药、按时用药、个体化给药、注意具体细节。在急性重度癌痛及需长期治疗的中、重度癌痛治疗中，阿片类药物为首选。

（2）发热　手术伤口吸收热、伤口感染、误咽等会引起患者发热，护理人员应及时排查诱因，判断症状出现的程度、时间以及可能伴随的症状并及时给予检查确认，同样需实时掌控患者检查结果并进行评估。迅速查出原发疾病进行控制，降温方式以物理降温治疗方式为主，必要时使用安全剂量的解热药辅助降温，定时检测体温。及时擦干降温过程中的汗液，使患者的皮肤和床单长期保持清洁、干燥，并根据具体情况帮助患者更换衣物；确保患者体内有足够的水分和热量，维持他们的电解质平衡，防止患者出现虚脱现象。如患者高热时，需考虑及时使用冰帽、冰毯辅助降温。

（3）伤口　定期评估皮肤伤口状况及皮肤护理工作，维持良好卫生状态，视患者情况选择合适类型的敷料，观察患者伤口愈合、渗出的情况，每天给伤口换药，如有需要增加换药频率，操作中慎防拉扯。观察伤口有无感染情况及皮肤情况，如有症状，及时进行处理。在放疗后产生皮肤反应的患者，气管切口伤口不易愈合，要格外给予重视，护理人员和家属注意手部卫生，增加伤口换药频次。

（4）呼吸困难　末期肿瘤患者50％～60％普遍存在呼吸困难，而肺癌患者更是高达74％。呼吸困难是一种衰弱症状，并可能导致患者对窒息产生巨大的焦虑；口服或者静脉注射阿片类药物用于治疗呼吸困难在肿瘤患者的相关研究中已得到证实，且运用合理，不会发生严重不良反应。心理、放松训练和呼吸训练可缓解呼吸困难，此外，患者反馈开窗通风、降低室温、湿化空气均可缓解呼吸困难。

（二）生理舒适情况

关注患者身体最直接的感觉，包括对水的需求，以及环境中的温度、湿度、光线、音响等所带来的舒适感。患者咳嗽、伤口疼痛引起失眠或睡眠障碍状况时，护理人员应对患者所用药物、环境因素、睡眠卫生习惯及生活方式不良与否，有无谵妄、抑郁或焦虑状态等精神障碍进行详细的观察与评估。一方面对疼痛、呼吸困难、抑郁、谵妄、药物副作用或戒断症状、阻塞性睡眠窒息等症状给予准确、及时的治疗；另一方面使患者睡眠环境得到优化，尽量减少夜间强光和噪声刺激，同时辅以卫生睡眠教育；对于存在睡眠呼吸障碍的患者，关乎睡眠的多项生理检查必不可少。护理人员可增加认知治疗法的使用次数或者活用该法，阶段性地让患者进行肌肉放松训练，最大限度地避免使用或者不使用非处方类催眠药物。在使用处方类镇静催眠药物时应告知患者及家属预防跌倒，且此类药物伴有低血压等副作用。

（三）心理支持和人文关怀

患者的心理感受，包括平和的心态、愉悦的心境、满足感、安全感、尊重感等心理状态。观察患者的社会舒适度，包括家庭、人际关系、就业、学校等多个层面给人带来的舒适，作为护理人员应帮助患者获得更广泛的社会支持。

还需关注部分患者的个人信念或宗教信仰等，并给予相应的支持。

四、应对措施

临终关怀团队在常见的晚期恶性肿瘤病诊疗技术基础上，应用临终关怀服务疗护方案对患者进行干预，即给予缓和医疗、安宁护理（包括生理、心理、社会症状的处理等）。

（1）临终关怀医生对临终患者进行支持性对症治疗，如：三阶梯镇痛、镇静、缓解呼吸困难、脱水疗法等，以缓解症状、控制疼痛，提高生活质量。

（2）临终关怀护士在基础护理、口腔护理、饮食护理、症状护理的基础上，更加注重终末期精神心理症状护理、濒死状态护理和尸体护理，以及对家属进行哀伤辅导等。

（3）心理治疗师根据患者不同的心理状况进行适当的非药物性治疗，如：音乐疗法、芳香疗法、触摸疗法、心理疗法等，以减轻患者的心理负担。

（4）其他如家属、志愿者、社会工作者等共同参与，常与患者沟通与交流，分享他们的各种情绪，使临终者顺利转化心境，更理性、平静地接受死亡，安详、宁静、有尊严地离开人世。

（5）为患者提供独立、私密空间，病房温馨、舒适、家庭化，强调对患者的照顾，淡化治疗。

（6）对接受临终关怀服务的患者定期进行生存质量的客观评估，认真听取患者和家属介绍病情变化、阅读诊治资料，以便于随时发现问题。针对每个病案不同的需求制订个性化的疗护方案并实施，定期对实施情况进行分析、总结及评估，以临终关怀适宜诊疗技术为核心，不断优化临终关怀服务方案。

五、注意事项

（1）临终关怀治疗需要进行更多的评估工作，包括入院病情评估、失能等级评估、护理需求评估、心理社会评估等，特殊患者还应进行自杀倾向评估。

（2）有一定失能程度的患者有跌倒、坠床、压力性损伤的高风险，医护人员应当采取报告、处理预案等措施；护理需求评估中，自理到完全依赖的等级不同，护士与护工配比、护理内容、陪护时的要求都是有差别的。

（3）有自杀倾向的患者，医护人员应和家属沟通协商，做好早期心理干预，采取防范措施，避免意外发生。

六、案例分析

（一）照护难点

（1）患者生活不能自理，生活照护全部需要家人或者护理人员的帮助完成。

（2）患者被病痛折磨，情绪焦虑，不配合治疗及护理。

（3）医患双方认识不足：很多人对照护疾病终末期患者的认识还只停留在解决身体问题的层面上，不论是家人还是医护人员往往不能为患者提供安宁疗护。受传统观念的影响，很多子女在老年人生命最后阶段，仍然选择激进的医疗手段进行干预。在我国，死亡教育相对比较匮乏，公众缺乏对死亡的思考，没有与死亡相关的准备和安排。

（二）照护措施

（1）生理支持　给予无创生理支持，如吸氧、输液、吸痰等改善患者的循环及呼吸功能。

（2）生活护理　保持舒适的居住环境，注意保暖，提高室温。了解患者的饮食习惯，以增进食欲；给予流质或者半流质饮食，以利于吞咽；必要时进行肠外营养。保持患者身体清洁干燥，做好口腔护理及会阴护理，帮助患者保持头发清洁、舒适。注意清洁眼部，保持病房环境安静、温暖，护理中应注意语言亲切、柔和，避免在患者床旁讨论病情，以减少不良刺激。若视力减退，或者听力障碍，可选择非语言交流。对于意识障碍的患者，应保障安全，必要时使用保护器具。

（3）症状的护理　观察患者疼痛的部位、性质、程度、持续时间等，做好疼痛评估，协助患者选择、最有效的方法减轻疼痛。

（4）心理护理　可选择放松的、舒适的音乐，如古典乐、轻音乐等，间断反复播放，每日播放 3～4 次，每次播放 15～60min。音乐疗法可降低患者的焦虑、抑郁情绪，使患者身心完全放松，同时增加对疼痛的耐受性。临终患者会有震惊否认、愤怒、忧郁、协议、接受的心理过程，而表现出易怒、恐惧、焦虑、易悲伤等症状，对于不同阶段的患者给予不同的心理护理措施。

（5）告知　按规范签署《临终关怀知情同意书》，明确基本内容，告知患者及其家属临终关怀与对症治疗方案。生前预嘱既维护患者尊严，也减轻家属的精神、经济负担及医生的压力，同时有助于医护人员从更人性化和专业化的角度去考虑。

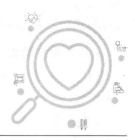

第八章
老年人常见疾病的风险应对

第一节　骨质疏松

骨质疏松症（osteoporosis，OP）是最常见的全身骨代谢疾病，以骨量减少、骨微结构破坏、骨强度减弱导致骨脆性增加为特征，也是易于骨折的代谢性骨病综合征。

可分为原发性和继发性两类，原发性中又可分为绝经后骨质疏松症、老年性骨质疏松症和特发性骨质疏松症（包括青少年型）。绝经后骨质疏松症一般发生在妇女绝经后5～10年内；老年性骨质疏松症一般是指70岁以后发生的骨质疏松，它的发生发展是多方面因素共同作用的结果，而年龄增长是主要因素之一，这个疾病是一种与增龄相关的骨骼疾病。特发性骨质疏松主要发生在青少年，目前原因不明，在此我们讨论的主要是老年性骨质疏松症。

随着社会人口老年化，我国60岁以上人口达2.64亿，骨质疏松的患病率明显增高。我国50岁以上人群骨质疏松症患病率为19.2%，其中女性患病率达32.1%，男性6.0%；65岁以上人群骨质疏松症患病率达到32.0%，其中女性为51.6%，男性为10.7%。从数据来看，女性患骨质疏松症的概率更高。骨质疏松症成为了危害老年人健康的重大慢性病，也是全球性的公共健康问题。

一、案例导入

（一）基本信息

患者，女性，69岁，丧偶，育有一女，3年前因老伴去世无人照料入住某养老机构，女儿工作繁忙，不定期探视。

（二）病史回顾

患者五年前无明显诱因间断出现腰背部疼痛，为酸痛，活动时间长或爬楼或提重物时症状加重。这一年来反复出现身体疼痛不适，有明显全身乏力不适感，喜欢卧床，极度不愿活动，也经常不参与集体活动。前段时间晚间在上厕所时感到腰背部疼痛难忍，双腿乏力，随即坐到地面，医院检查提示严重骨质疏松症，开始给予抗骨质疏松药物治疗。

（三）检查结果

患者在近一年内检测身高较前下降了2cm，查体：轻度驼背，腰椎活动度正常，腰部有明显压痛，无间歇性跛行和下肢麻木感。疼痛与体位无关。

（四）目前状态

患者现在仍喜欢一人在房间内坐着看电视或躺着睡觉，对于抗骨质疏松症药物服药也是记得就服用，忘记了就漏服。在饮食上喜欢吃从自家送过来的咸菜。

二、表现

骨质疏松症早期可能没有明显的临床症状，往往是在进行骨密度检测时才发现骨质疏松，所以被称为"寂静的疾病"或者"静悄悄的流行病"。但是随着骨量的不断丢失，骨微结构的改变，有些老年人会出现典型的症状，如骨痛、脊椎变形、身高变矮、活动受限，甚至出现了骨折等严重后果。老年人的骨质疏松症如果比较严重，会表现为腰背部疼痛或全身骨痛，通常在劳累或活动后加重，不能负重或负重能力下降，在改变体位时比较明显，甚至出现活动受限的情况。

骨质疏松症的另外一个重要症状是脊椎变形，部分老年人会出现驼背或者身高下降等情况，如果出现胸椎、腰椎等压缩性骨折可导致胸廓、腰椎活动受限，可能会出现胸闷、气短、呼吸困难或便秘、腹胀、腹痛等表现。

骨质疏松症最严重的并发症之一就是脆性骨折，又称为低能量性骨折或非暴力骨折，常因弯腰、负重等活动诱发或者自发。多发部位为胸腰椎、髋部和前臂，骨折发生后出现局部剧痛，从而需要卧床休息，导致骨丢失继续加重，老年人卧床后容易出现肺部感染或原有疾病加重，即使康复后生活自理能力也会明显下降。患骨质疏松症的老年人，特别是发生过骨折的老年人，再次发生骨质疏松的概率增加，心理上容易出现恐惧、焦虑等心理负担。

护理人员需要根据老年人的实际情况，确定老年人的骨质疏松严重程度，给予适合的照护方式，在运动方式、饮食和日常生活方面给予更多的关注，对于突然出现局部疼痛者，高度警惕是否发生了骨质疏松性骨折。

三、风险评估

（一）评估对象

骨质疏松症是一种与增龄相关的骨质疾病，随着年龄增长，人体的骨密度相对降低，不管是老年男性还是老年女性，发生老年骨质疏松症的风险会越来越高，因此，推荐对入住养老机构的特别是具高危因素的老年人进行骨质疏松症的评估。

（二）评估内容

（1）年龄　老年性骨质疏松是一种与年龄相关的疾病，随着年龄的增长，老年人多系统功能减弱，包括胃肠道消化吸收功能的退化、咀嚼功能的下降，使影响骨质质量的相关物质吸收不良，还有免疫功能下降等造成骨重建失衡进而导致进行性骨丢失，同时受到体内激素水平的影响，人体骨密度相对降低，使老年人不管是老年男性还是老年女性出现骨质疏松症的风险越来越高。特别是绝经期后的妇女，体内雌激素水平大幅下降，同时体内维生素D的缺失影响钙离子代谢，更容易出现骨质疏松症。

（2）不良的生活方式　包括体力活动减少或长期卧床活动受限、过量饮酒和吸烟、饮食不均衡（蛋白质摄入量不足或偏食等）、高盐饮食、过度摄入含咖啡因的饮品、维生素D摄入不足、维生素A摄入过量、拒绝日光照射等。

（3）影响骨代谢的相关疾病　包括内分泌系统疾病、血液系统疾病、风湿免疫性疾病等多种慢性疾病等，由于老年人的生理及免疫功能下降，如果合并有这些影响骨代谢的相关疾病如肾功能不全、甲状腺功能亢进症等，都增加了老年人患骨质疏松的风险。

（4）影响骨代谢的药物　老年人通常合并多种慢性疾病，服用的药物品类繁多，有些药物还可能破坏骨质结构，如类固醇类药物、激素、抗凝药物、免疫抑制剂、抗惊厥药等，容易导致骨质流失，应避免长期使用这类药物或遵医嘱要求。

（5）其他　骨质疏松家族遗传史、种族因素等。

（三）评估工具

骨质疏松症是一种受多重危险因素影响的复杂疾病，危险因素包括了遗传因素、环境因素等多方面，在养老机构要注意识别骨质疏松症及其严重并发症的危险因素，筛查高危人群，及早干预，减少骨质疏松性骨折的发生。临床上评估骨质疏松风险的方法很多，以下推荐几种在养老机构适用的疾病风险初筛工具。

（1）国际骨质疏松基金会（International Osteoporosis Foundation，IOF）骨

质疏松风险1min测试题 试题是根据患者简单病史，从中选择与骨质疏松相关的问题，由患者判断是与否，从而初步筛选出可能具有骨质疏松风险的患者。该测试题简单快速，易于操作，但仅能初步筛查疾病风险，不能用于骨质疏松症的诊断，具体测试题见表8-1。

表8-1 国际骨质疏松基金会（IOF）骨质疏松症风险1min测试题

项目	编号	问题	回答
不可控因素	1	父母曾被诊断有骨质疏松或曾在轻摔后骨折	是□否□
	2	父母中一人有驼背	是□否□
	3	实际年龄超过40岁	是□否□
	4	是否成年后因为轻摔发生骨折	是□否□
	5	是否经常摔倒（去年超过一次），或因为身体较虚弱而担心摔倒	是□否□
	6	40岁后的身高减少是否超过3cm	是□否□
	7	是否体重过轻（BMI值少于19kg/m²）	是□否□
	8	是否曾连续服用类固醇激素（例如可的松、泼尼松）超过3个月?（可的松通常用于治疗哮喘、类风湿关节炎和某些炎性疾病）	是□否□
	9	是否患有类风湿关节炎	是□否□
	10	是否被诊断出有甲状腺功能亢进或是甲状旁腺功能亢进、1型糖尿病、克罗恩病或乳糜泻等胃肠疾病或营养不良	是□否□
	11	甲状腺功能亢进或是甲状旁腺功能亢进	是□否□
	12	女士回答：是否在45岁或以前就停经	是□否□
	13	女士回答：除了妊娠、绝经或子宫切除外，是否曾停经超过12个月?	是□否□
	14	女士回答：是否在50岁前切除卵巢又没有服用雌/孕激素补充剂?	是□否□
生活方式（可控因素）	15	男士回答：是否出现过阳痿、性欲减退或其他雄激素过低的相关症状	是□否□
	16	是否经常大量饮酒，每天饮用啤酒超过1斤（1斤＝0.5kg）、葡萄酒超过3两（1两＝0.05kg）或烈性酒超过1两	是□否□
	17	目前习惯吸烟，或曾经吸烟?	是□否□
	18	每天运动量（包括做家务、走路和跑步等）少于30min	是□否□
	19	是否不能食用乳制品、没有服用钙片	是□否□
结果判断		上述问题，只要其中有一题回答结果为"是"，即为阳性，提示存在骨质疏松的风险，并建议进行骨密度检查或者FRAX风险评估	

（2）骨质疏松性骨折的风险预测工具 WHO推荐的骨折风险预测工具（fracture risk assessment tool，FRAX），其依据应用人群的临床危险因素和股骨颈骨密度建立模型，用来评估对象未来10年髋部骨折及主要骨质疏松性脆性

骨折的概率。但该工具不适用于已诊断为骨质疏松症以及已经接受骨质疏松相关药物治疗的人群。

量表评估受多种因素的影响，且老年群体情况复杂，故仅仅是一种比较粗略的筛查手段，不能用于骨质疏松症的诊断，因此经过量表评估存在骨质疏松高危风险的老年人仍需进行相关血液学及骨密度检查以明确诊断。

（3）骨密度测定的指征表　我国已经将骨密度监测项目纳入40岁以上人群常规体检内容。骨密度是反映个体有无骨质疏松症比较直接的重要指标，它是指单位体积（体积密度）或者是单位面积（面积密度）所含的骨量，见表8-2。

表8-2　骨密度测量的临床指征

符合以下任何一条，建议行骨密度测定
女性65岁以上和男性70岁以上者
女性65岁以下和男性70岁以下，有一个或多个骨质疏松危险因素者
有脆性骨折史的成年人
各种原因引起的性激素水平低下的成年人
X线检查已有骨质疏松改变者
患有骨代谢疾病或者具有使用影响骨代谢药物史者
IOF骨质疏松症风险1min测试题回答阳性者
OSTA结果≤-1者

注：亚洲人骨质疏松自我筛查工具（OSTA）主要是根据年龄和体重筛查患骨质疏松症的风险，所选用的指标过少，其特异性不高，需结合其他危险因素进行判断，且仅适用于绝经后妇女。

四、观察要点

（1）骨质疏松症早期无明显临床症状，如果老年人出现骨痛或全身疼痛、身高缩短、脊柱变形、呼吸受限等表现，要高度怀疑骨质疏松症的发生。但老年人因机体感觉功能减弱，疼痛表现不明显（以腰背痛或周身骨骼痛为主），直至出现脆性骨折后才被诊断为骨质疏松症，或表现为明显身高减少和（或）驼背时才发现。当老年人每年身高降低超过2cm的时候，应该进行腰椎影像学检查，以确定是否有新发的椎体骨折。

（2）观察老年人是否有呼吸困难、气促等呼吸障碍表现。严重的骨质疏松症使老年人容易出现脆性骨折，从而引起疼痛，如果是胸、腰椎压缩性骨折，常导致胸廓运动能力下降，呼吸功能进一步下降。

（3）有条件情况下可以对老年人进行肌骨代谢生化标志如骨代谢调节技术和骨转换标志物的检测，可以观察老年人用药的疗效和依从性监测，同时预测骨量丢失及骨折的风险。还可以进行肌肉功能、平衡能力及骨密度测试。

（4）老年人的心理状态，存在骨质疏松症的老年人特别是合并有骨质疏松性骨折的老年人很容易出现恐惧、焦虑、抑郁和自信心丧失等问题。因为自主活动和生活能力下降，加上在养老机构缺少与外界接触和交流的机会，老年人容易出现巨大的心理负担，因此养老机构的工作人员要密切关注该类人群的心理状态，及时给予干预。

五、应对措施

（一）预防措施

（1）高危人群筛查　定期体检，为每位老年人建立健康档案，询问有无家族史，有无脆性骨折史，通过体检筛查及时发现骨质疏松症患者及骨量低下者，及早进行干预。对高危患者进行骨质疏松危险因素评估，可以很好地了解哪些是目前可以改变的因素，对于遗传以外的因素进行干预，可以降低患骨质疏松症的概率。

（2）改善居住环境　为老年人提供宽敞明亮的居住环境，注意保持房间及楼道的光线充足，保持地面干燥，潮湿地面使用防滑垫及警示牌，卫生间安装扶手及坐便椅，物品摆放有序易于拿取，使用小夜灯方便老年人夜间活动等，以减少跌倒风险。必要时为平衡功能较差的老年人或者肌张力差的老年人提供助行器、拐杖等。

（3）饮食上注意保持平衡　提倡充分摄入富含蛋白质、钾、钙、镁和维生素类的食物和 ω-3 类脂肪酸，如牛奶、酸奶、豆制品、黄绿色蔬菜、鱼类和贝壳类、海藻类海产品等，通过补充营养和补钙、维生素 D 等方式抑制骨密度降低，提高骨密度，减少跌倒，降低骨折风险。同时减少钠盐和咖啡因的摄入，否则容易增加尿液中钙质的流失，从而增加骨质疏松性骨折的风险。

（4）规律运动　增加户外运动和各种娱乐性的体育活动，增加日光照射，运动以循序渐进、持之以恒为中心。主要以有氧运动、传统养生运动为主，低强度负重及抗阻运动，必要时进行关节活动训练及平衡协调功能训练，改善平衡能力，减少跌倒发生。若合并其他慢性疾病，如高血压、心脏病等，在询问专业医生后制订个体化有规律的运动方案。对于有慢性腰背部疼痛的老年人建议开展不增加腰椎体负重的伸展运动，锻炼腰背部肌肉，通过锻炼提高肌肉力量，增强肌肉紧张度和力量的维持能力，加强肌肉对骨骼的直接机械作用。

（5）康复锻炼　骨质疏松性骨折早期应在保证骨折断端稳定性的条件下，完成关节屈曲等被动活动邻近肌肉神经血管及关节的运动，以预防血栓形成、肺部感染、关节或肌肉萎缩及废用性骨质疏松的发生，后期则以主动运动为主，循序渐进完成核心肌肉与骨骼的运动，渐进性抗阻运动。

（6）做好药物治疗的管理工作　如果是经骨密度检查确诊为骨质疏松症的患者，已经发生过椎体和髋部等部位脆性骨折者，骨量减少但具有高骨折风险的患者，一般需要长期、个体化的治疗，需要关注在用药期间老年人的用药依从性和药物不良反应。

① 钙剂及维生素D可作为骨质疏松症的基础补充剂，但不应超大剂量补充，尽可能从食物中摄入足够的钙，注意用药安全，定期监测酌情调整剂量。

② 提高抗骨质疏松药物治疗的依从性。如果可能，尽量避免或少用影响骨代谢的药物。抗骨质疏松药物疗程应个性化制订，一般均需较长周期治疗。在治疗期全面评估发生骨质疏松性骨折的风险，漏服药物会大大减少骨保护效果，并因骨丢失严重、骨微环境缺陷，加大骨折后手术复位难度，在使用内固定材料时再次发生局部骨质疏松，造成术后内固定失败，加重疼痛程度，预后极差，容易陷入骨折再骨折恶性循环中，从而增加心理负担及经济压力。因此可以在开始抗骨质疏松治疗的1～2年测量一次骨密度，同时每年进行身高测量，增加用药依从性。

③ 做好药物不良反应的观察，如女性的雌激素类药物有增加血栓的风险用，禁于血栓性疾病老年人。促进骨形成药物甲状旁腺激素用药时间一般不超过2年，用药期间要监测血钙水平，防止高钙血症的发生。

（7）心理干预　骨质疏松症可能会给老年人带来疼痛不适，从而产生焦虑抑郁情绪，可以使用汉密尔顿焦虑量表评定老年人抑郁状态，进行针对性心理干预，帮助老年人缓解焦虑情绪。同时尽可能给老年人营造一个轻松的氛围，让其保持积极乐观的心态，保持良好的情绪状态。

（二）紧急应对措施

对于骨质疏松症的老年人来说最严重的后果莫过于骨质疏松性骨折，如果在养老机构一旦出现可疑骨质疏松性骨折，特别是有跌倒史的老年人，须立刻引起重视并积极处理。

（1）立即就地制动，迅速平稳地转移至就近医疗机构做X线检查，评估是否发生脆性骨折。

（2）根据骨折发生部位、类型、程度和自身身体状况决定非手术或手术治疗。需要手术复位固定的骨折术后一段时间需要制动，造成肌肉萎缩、肌力下降、骨质变脆、骨密度越来越低，所以术后急性期过后在康复师指导下尽早进行活动锻炼，避免长时期制动而造成持续性骨丢失。

六、案例分析

（一）照护难点

（1）活动减少　患者因为腰背部疼痛和全身乏力感，导致活动减少，静坐和卧床时间增多，更加容易出现肌肉力量减少和骨骼负荷减少，骨丢失进一步加重。

（2）饮食不平衡　老年人喜欢摄入含钠盐过高食物和咖啡，进一步加重了尿液中钙质的流失。

（3）药物依从性欠佳　患者在养老机构居住，女儿探视时间不定，且与其他老年人交流少，对于药物治疗骨质疏松症的重要性没有被重视，难以做到规律服药。

（4）跌倒骨折的风险　患者因为经常出现腰背部疼痛，双腿乏力，且独自一人居住，活动时容易出现跌倒，有骨折的风险。

（二）照护措施

（1）运动指导　养老机构应当参照专业人员指导针对老年人制订一些适当的运动，特别针对有腰背部疼痛的老年人，开展不增加腰椎体负重的伸展运动，锻炼腰背部肌肉，鼓励老年人一起参与集体活动。

（2）饮食指导　在饮食上根据老年人的口味制订合适的菜谱，尽可能做到高蛋白质、高钙易消化且多品种，从色香味方面刺激老年人的食欲，并向老年人做好饮食的宣教工作，告知其饮用过多的咖啡及摄入过咸食物可能带来的不利影响。同时和其家属进行沟通，告知其在为老年人准备食物时的注意事项。

（3）做好药物知识的宣教　对于老年人服药不规律的情况，需要和老年人进行沟通，告知其服药的必要性，同时可以为老年人准备好专用服药盒，提前把要服用的药物摆放好，提高服药的依从性。

（4）落实预防跌倒措施　针对患者腰背部疼痛和双腿乏力情况，可以为其准备一根拐杖或者一个助行器，便于老年人活动，在卫生间设置扶手，提供坐便器，便于老年人如厕。

第二节　冠心病

冠状动脉粥样硬化性心脏病（coronary atherosclerotic heart disease）指冠状动脉粥样硬化导致血管腔狭窄、堵塞、心肌缺血、缺氧而引起的心脏病，它和冠状动脉的功能性改变也就是冠状动脉痉挛一起，统称为冠状动脉性心脏病（CAD），简称为冠心病，也称为缺血性心脏病（ischemic heart disease，IHD）。

在目前，冠心病是严重威胁人类健康的心血管病，患病率及死亡率仍处于上升阶段，推算现患心血管病人数3.3亿，冠心病1139万，且心血管病死亡率居于首位，占居民疾病死亡构成的40%以上，高于肿瘤和其他疾病[1]。

冠状动脉粥样硬化的发生和发展是多种因素作用的结果，有不可控的因素

---

[1] 中国心血管健康与疾病报告编写组，胡盛寿.《中国心血管健康与疾病报告2021》概要［J］. 中国循环杂志，2022，37(06)：553-578.

如性别、年龄、种族、遗传因素以及基因类型，有疾病因素影响如高血压、糖尿病、血脂异常等，有不良生活方式的影响如体力活动缺乏、吸烟、嗜酒、熬夜等；有环境因素影响如居住环境嘈杂、工作压力大、社会人际关系复杂处理不当等；还有其他如体重超重、肥胖、A型性格（性格急躁、过于追求完美等）、血液中同型半胱氨酸增高等因素。

随增龄逐渐加重，高龄患者常合并有高血压、高脂血症、糖尿病等多种危险因素，容易导致预后不良。此外，高龄冠心病患者的临床表现常不典型，且体弱、脏器功能减退等影响定期检查。2019年欧洲心脏病学会将其分为急性冠状动脉综合征（acute coronary syndrome，ACS）和慢性冠状动脉综合征（chronic coronary syndrome，CCS）。老年冠心病的主要表现形式是CCS，冠心病主要是动脉粥样硬化斑块积聚和冠脉循环功能改变的动态过程，可通过调整生活方式、药物治疗和血运重建来延缓和逆转疾病进展，从而使疾病稳定或消退。因此对这类患者必须十分重视二级预防，提高生活治疗，减少病死率。

一、案例导入

（一）基本信息

患者，男，75岁，育有2子，半年前丧偶后开始长期居住于某养老机构，目前儿子每月轮流来探视1次。

（二）病史回顾

5余年前患者因劳累后出现胸闷、气短等症状，活动时加重，心电图显示心肌缺血，在医院做冠脉造影后显示有冠状动脉狭窄，需要药物治疗，同时诊断有高血压，血压最高时可达190/110mmHg。入住养老机构后患者焦虑、情绪低落，且经常一个人在居住房间看着老伴的照片大哭，每次情绪激动时有胸闷、心悸加重，伴有阵发性心前区疼痛不适，向后背及左肩部、左上肢放射，每次服用速效救心丸后可缓解。

（三）检查结果

近段时间患者情绪激动后胸闷、胸痛的症状越来越明显，且服用药物后缓解的时间延长。护理人员检查发现：心率92次/min，血压165/100mmHg，心电图显示V_3～V_6 ST段下移明显，提示心肌缺血严重。

（四）目前状态

确诊为冠心病和高血压以来，每隔一段时间由儿子带到医院就诊，或者按照前次开具的药物在药店买药。但护理人员仔细询问患者得知，医院给开具的药物或者从药店买回的药物，患者并没有按时按量规律服用，在日常护理人员询问时都是含糊带过，说自己已经服用，抗拒护理人员去接触他的物品，且不愿意参加集体活动，经常一个人待在房间内。

二、表现

（一）分型

1979年WHO将冠心病分为5型，包括①隐匿性或者无症状的心肌缺血；②心绞痛；③心肌梗死；④缺血性心脏病；⑤猝死。近年来，从提高诊治效果和降低死亡率出发，临床上从心肌缺血发生机制和发展速度等不同方面出发，把冠心病的临床分型分为稳定型心绞痛（stable angina pectoris，SAP）和急性冠脉综合征（ACS）两大类。稳定型心绞痛主要发病机制为氧供需失调引发的心肌缺血，为慢性心肌缺血综合征中最常见临床表现。ACS主要是指不稳定型心绞痛和急性心肌梗死。在养老机构收治的合并有冠心病的老年人基本都是以稳定型心绞痛为主，故本节主要描述这一类型的冠心病。

（二）稳定型心绞痛的症状

心绞痛以发作性胸痛为主要表现，疼痛的部位主要是在胸骨体上段或中下段之后，常放射至左肩、左臂内侧达环指和小指，有些还表现为颈部、咽部或下颌部的疼痛。疼痛性质常常表现为压迫或紧缩感，也可有烧灼感，但不尖锐，往往是由于体力劳动或者情绪激动所激发，还可能由寒冷、吸烟、饱餐过度、心动过速等诱发，疼痛时患者会不自觉停止原来的活动，直到症状缓解。一般在原来症状的活动停止后即可缓解，有些需要舌下含服硝酸甘油几分钟内缓解，发作频率每个人情况不一，可数天或数周发作一次，亦可在一日内发作多次，基本每次发作时疼痛的性质和部位无改变，疼痛时限相仿（3～5min），用硝酸甘油含服后起效时间基本相同。

根据心绞痛的严重程度及其对体力活动的影响，加拿大心血管学会将稳定型心绞痛分为4级，见表8-3。

表8-3　稳定型心绞痛的分级

分级	心绞痛的严重程度及其对体力活动的影响
Ⅰ级	一般体力活动如步行或上楼不引起心绞痛，但可发生于费力或长时间用力后
Ⅱ级	体力活动轻度受限。心绞痛发生于快速步行或上楼，或者在寒冷、顶风逆行、情绪激动时。平地行走两个街区（200～400m），或以常速上行相当于3楼以上的高度或坡度时，能诱发心绞痛
Ⅲ级	日常体力活动明显受限。正常情况下以一般速度平地步行100～200m或爬1层楼梯时可发作心绞痛。可发生于平地行走1～2个街区，或以常速上行3楼以下的高度
Ⅳ级	轻微活动或休息时即可出现心绞痛症状

（三）急性冠脉综合征（ACS）

老年人特别是高龄者随着年龄增加，本身的疼痛阈值变化，合并糖尿病等影响内脏感觉神经，因骨关节病合并症服用非甾体抗炎药物，其他消化系统、呼吸系统、神经系统的慢性疾病的干扰，使得发病表现趋于不典型，病情变化快，并发症多，预后差，是老年心血管疾病急救的重要群体。

（四）临床特点

（1）病变多发　三支和多支冠状动脉病变率明显高于普通成人，冠状动脉常呈多支、弥漫性病变。

（2）病变程度重　常在多支和多处冠状动脉病变基础上合并一处或多处病变的完全或次全闭塞，钙化严重，呈慢性完全性闭塞病变，容易发生心肌梗死，且血运重建成功率低，并发症多，导致预后不良。

（3）病变性质复杂　同一个病变常有多个特点，如同在一处病变上出现钙化、血管迂曲、扩张、变形等；老年人斑块破裂、出血、血栓形成等多于普通成年人。

（4）合并症多　常伴有多种基础疾病，如高血压、糖尿病、慢性阻塞性肺疾病、心肌病、心功能不全等。

（5）病变程度与临床表现不相符　临床研究指出，仅半数以下的高龄ACS患者有典型心绞痛症状，有20％～30％心肌梗死患者的症状不典型，有些表现为牙痛、腹背胀痛不适、咽喉部不适等，有些还表现为全身虚脱、冷汗、恶心呕吐、晕厥等，容易和低血糖反应相混淆，特别容易有漏诊或误诊情况。

护理人员需要根据老年人心绞痛的特点和分级，了解冠心病的严重程度，给予适合的照护措施。

三、风险评估

（一）评估对象

一般认为冠状动脉粥样硬化是机体衰老的呈现形式之一，随着年龄的增长，特别是在50岁以后动脉粥样硬化的进程呈现加速趋势，女性在绝经期后发病率较绝经前有所增加。所以对于入住养老机构的合并有冠心病的老年人，一定要进行评估，以便于进行冠心病风险管理。

（二）评估内容

（1）生活方式和危险因素　通过查看老年人相关病历资料和询问老年人本身和家属，了解其病程和现在采取的治疗方案。目前是否有心血管的可控危险因素，比如缺少体力活动或运动，体重超重或肥胖，特别是腹部脂肪过多为特征的腹型肥胖，饮食结构不合理，摄入过多的高胆固醇、高热量、高糖分、钠盐过多的食物，血脂异常，有酗酒行为，吸烟，经常处于精神高度紧张的状态或亢奋状态等，这些危险因素都可能会加重冠心病的进程甚至诱发急性心血管事件，对于冠心病的死亡率和致残率有协同作用。

（2）合并有其他心血管疾病　如高血压、脑卒中等，如果有这类疾病，评估是否采取了相应的治疗措施、治疗依从性如何、治疗效果是否达到等。因为老年人多种疾病并存，互为因果，容易导致心脑血管疾病及相关事件增加。

（3）合并有糖尿病　评估患者是否有糖尿病，目前采取的治疗方案是口服降糖药或是胰岛素治疗，是否有糖尿病的合并症如糖尿病足、糖尿病视网膜病变、糖尿病肾病等。所有冠状动脉疾病患者应系统评估血糖状态，在糖尿病早期，强化血糖控制是对心血管更有力的保护，如果是糖尿病合并冠状动脉疾病患者则需要更加强化二级预防。

（4）发生心绞痛时的情况　老年人发生心绞痛的诱因、部位、性质、持续时间、伴随症状、缓解方式等，必须关注和评估患有冠心病的老年人每次发作胸闷、胸痛时的情况。

（5）老年人生命体征情况　老年人的心率和血压是否达到医嘱要求达到的水平，是否合并有其他不适症状。是否能自我定期监测脉率、血压情况，对于发作心绞痛是否能采取适当的措施处理，是否有一定的急救知识。

（6）情绪状态　评估老年人是否存在焦虑、抑郁、孤独等不良的心理状态，是否有情绪变化波动，是否常伴有躯体不适。了解老年人是否能正确认识自己的情绪，是否能够在情绪紧张、激动时采取自我放松的方式或在情绪低落消极时能主动寻求帮助。

（7）老年人目前的用药依从性　是否长期规范服用治疗冠心病和其他慢性疾病的药物，使用哪些药物，用药的频率（药名、用法、用量、每天频次），用药的不良反应等。还包括老年人对药物的了解程度。

（8）老年人现在居住环境　是否通风、是否存在嘈杂噪声，室内温湿度是否适宜，是否存在不利于冠心病老年人居住的因素。

（9）睡眠情况　冠心病与睡眠障碍关系密切，研究显示，失眠（＜6h）和睡眠过多（＞9h）是年龄＞35岁无心脏病史成年人发生冠心病的危险独立因素，也是冠心病患者发生抑郁标志之一。所以要评估老年人是否有睡眠障碍，在睡眠中是否有鼾症和呼吸睡眠暂停现象。呼吸睡眠暂停会容易导致低氧血症，从而加重心肌缺血。

（10）评估老年人的大便情况　因便秘时粪便干燥、排便困难、用力排便时增加腹压，导致心肌耗氧量增加，可诱发心绞痛发作。因此保持大便通畅相当重要，要询问老年人排大便的时间，每日大便的次数和大便的形状，排便是否通畅等。

四、观察要点

（1）胸闷、胸痛　我们要观察是否是心绞痛的发作，本次发作和既往心绞痛发作有无不同。高龄患者出现典型心绞痛症状的比例低于其他年龄患者，患者本身的疼痛阈值变化，合并糖尿病等影响内脏感觉神经，因骨关节病合并症服用非甾体抗炎药物，其他消化系统、呼吸系统、神经系统的慢性疾病的干扰，使多数高龄患者不能明确是否发生心绞痛，甚至无症状的ACS。主要观察以下要点：

①疼痛部位　心绞痛主要在胸骨体中、上段之后，或心前区，常存在放射性疼痛，如放射至左肩、左臂内侧达环指和小指，或至颈、咽或下颌部。如果有些老年人表现为下颌疼痛、背部疼痛或者胃部疼痛不适，容易被误认为是牙痛、骨关节或者胃部问题。

②疼痛性质　胸痛常为压迫感、憋闷感或紧缩感，有些也表现为烧灼感、针刺或刀割样锐性疼痛。如果心绞痛发作的频率较前明显增加，性质更加剧烈，疼痛时伴有恶心、呕吐、大汗、恐惧或有濒死感等症状，应警惕发生心肌梗死的可能。甚至有些老年人或者糖尿病患者无明显疼痛，一开始即表现为休克或者急性心力衰竭。

③疼痛诱因　稳定型心绞痛所导致的胸痛发作一般存在诱因，如体力劳动过度、情绪激动、吸烟、饱餐、寒冷、心动过速、休克等。如果在休息情况下或无诱因情况下突然发作，要考虑是否是变异性心绞痛，这也是急性冠脉综合征中的一种。在急性心肌梗死的患者中有一半是有诱因和前驱症状的，特别是引起心肌耗氧增加的因素，如创伤、剧烈运动、情绪波动明显、心动过速、发热等。

（2）持续时间和缓解方式　稳定型心绞痛常持续3～5min，一般在原来诱发症状的活动停止后休息可以逐渐缓解，舌下含服硝酸甘油也能在几分钟内逐渐缓解。

（3）呼吸困难　若老年人突然出现持续性的胸闷不适伴有气喘无法平卧，或平卧时咳嗽明显，面色苍白，口唇发绀伴有全身出冷汗等症状时，应高度怀疑急性心肌梗死可能。因为随着年龄的增长，有些老年人发生急性心肌梗死时就是以单一的突然发作的呼吸困难为表现，特别要关注80岁以上的老年人，既往无慢性阻塞性气道疾病、支气管炎的表现时出现突发呼吸困难更加要警惕心肌梗死的可能。

（4）胃肠道症状　若老年人既往无胃肠道疾病，突然出现上腹部的腹痛、腹胀不适，同时伴有恶心呕吐等反应，都要考虑有心肌梗死的可能，因为老年人的各脏器已经步入衰老阶段，脏器的各项功能逐渐减退，特别对疼痛的敏感性也在逐渐降低，所以当老年人出现以上不适症状时，除了消化道的问题外，应考虑急性心肌梗死的可能。

五、应对措施

（一）预防措施

（1）日常应尽量避免各种冠心病的诱发因素　如过度劳累、情绪过于激动、进食过饱、长期摄入大量高糖高钠食物、受凉感冒等，调整日常的活动量，以不感觉疲惫或没有不适感为宜，保持情绪的稳定和良好的睡眠，戒烟限酒。补充优质蛋白质，多摄入新鲜蔬菜和水果。同时鼓励老年人积极参与适度的社交活动，保持健康平衡的心理状态。

（2）控制心血管病的危险因素　通过改善生活方式和必要的药物治疗控制心血管病危险因素，使冠心病老年人的血压、胆固醇和血糖控制在适当水平。如果是高龄伴有虚弱、预期寿命不长的老年人应该个体化治疗。如血压建议＜150/90mmHg；糖化血红蛋白不超过8.0％，低密度脂蛋白胆固醇低至1.8mmol/L以下。

（3）保持老年人良好的服药依从性，不随意停药和换药，做好用药管理　高龄患者多病共患，多重用药现象普遍存在，同时多存在与年龄相关的药动学、药效学改变，以及各器官、系统功能下降和心理问题，用药的不安全因素较多，更易引发药物不良反应和药源性疾病。

按照医嘱要求服用控制血压、心率的药物和调脂的药物等，明确告知神志清楚配合程度高的老年人药品名称、剂量、用法、不良反应等注意事项，对于难以配合的老年人由护理人员全程监管。护理人员要了解药物的副作用，如最常见的抗血小板药物阿司匹林肠溶片，对所有患有急性或慢性心肌缺血性心脏病的老年人，无论是否有症状，只要没有服药禁忌证，则常规每天服用75～100mg，作为照护者要了解阿司匹林最常见的不良反应主要是胃肠道症状和出血，而且与剂量有关，宜空腹服用。或者替格瑞洛片，该药主要的不良反应是呼吸困难和行动过缓，要特别关注服用该药后的老年人呼吸情况和心率变化情况。在使用硝酸酯类药物时要关注老年人是否对该药物敏感，因为高龄老年人机体调节和代偿能力减弱，个别对其高度敏感，小剂量可引起体位性低血压、晕厥和心动过速，应引起照护人员的高度警惕。

（4）教会老年人学会自我病情监测和观察判断病情　如学会自行监测脉搏，合并有高血压、糖尿病的老年人学会如何测量血压和血糖、异常值的判断，同时做好血压和血糖的记录，以备下次复诊时出示给医生。同时照护人员还应该强调出现哪些异常情况时应及时报告专业人员。要学会评价自己每次发作心绞痛的部位、性质、持续时间、缓解方式、有无放射性疼痛、每次发作时是否有其他的伴随症状，以区别心绞痛和心肌梗死。

（5）做好药物的保管，特别是硝酸甘油的正确存放　硝酸甘油片应放在棕色瓶里并置于干燥处，必要时，随身携带。开瓶6个月后需要立即丢弃，更换新的药物，以确保药效。熟悉硝酸甘油的不良反应，如头痛、面色潮红、低血压和头晕等。

（6）加强健康宣教以及健康生活方式的宣传工作　加强生活方式干预，如戒烟、强调健康饮食以及体重和运动管理。谨慎安排老年人参加进度适宜的运动锻炼，有氧运动为佳，如慢走、八段锦、太极拳等，这有助于心脏侧支循环的建立，提高体力活动的耐受量，从而改善冠心病的症状。

（二）紧急应对措施

当心绞痛发作时护理人员应该进行如下紧急处理。

（1）胸闷、胸痛发作时，立即停止正在进行的一切活动，就地休息，条件允许时，给予氧气吸入。

（2）协助其正确服用硝酸甘油，立即舌下含服0.5～1mg，保持一定量的唾液，使药物迅速溶解吸收，一般1～2min开始起作用，半小时后作用消失。如果1～2min没有效果，要考虑药物是否在有效期范围内（硝酸甘油片开瓶后6个月内有效），必要时每隔5min重复服用，一般不超过3次。

（3）服药后，协助其取平卧位，预防硝酸甘油吸收后导致的体位性低血压，脑灌注不足引发头晕不适。

（4）给予心理护理，安慰老年人及其家属，消除紧张，保持其情绪稳定。保持环境安静，避免刺激诱发不适感加重。

（5）伴随呼吸困难者，协助其取高枕位或半卧位休息，保持气道通畅，需持续吸氧，维持血氧饱和度在90%以上。

（6）如果有条件最好进行心电监测，严密监测老年人的血压、心率、血氧饱和度的变化，如有异常及时告知专业人员进行处理。

（7）如果服用硝酸甘油或者速效救心丸等急救药物后，胸痛症状没有缓解迹象，甚至有加重趋势，或者该胸痛与以往的心绞痛性质不一致，应该立即报告专业人员，急诊送医院进行处理。

（8）如果在老年人发病过程中，突然表现为意识突然丧失，呼之不应，面色发绀或灰白，肢体抽搐，有时候有叹气样呼吸，要考虑猝死的可能，应该立即启动应急反应系统，让患者处于坚实的平面上，开始启动心肺复苏流程。

六、案例分析

（一）照护难点

（1）情绪不稳定　患者因为在半年前丧偶，丧偶后就直接入住了养老机构，儿子每月只探视一次，容易导致老年人出现情感上的缺失，加上思念老伴，导致焦虑、孤独感，每次情绪激动后诱发心绞痛。

（2）药物依从性欠佳 患者没有按照医生要求服用治疗的药物，且抗拒护理人员的关心，容易使冠心病和高血压治疗效果不佳，容易出现心血管事件，可能也是丧偶事件对老年人造成的影响。

（3）活动减少 入住养老机构后老年人情绪低落，喜好一人在房间内独处，抗拒集体活动，与养老机构的其他老年人也缺乏充分的交流。

（4）有心脑血管突发事件发生的风险 老年人这半年来情绪不稳定，且没有按时按量服用治疗冠心病和高血压的药物，导致血压控制不稳定，心率偏快，有稳定型心绞痛转为急性冠脉综合征的风险和脑卒中的风险。

（二）照护措施

（1）多给予社会支持 鉴于老年人在半年前丧偶后直接入住了养老机构，情感上缺失严重，护理人员应多与其儿子沟通，让其增加探视时间，增加面对面情感交流的机会。同时让与患者年龄相当的老年人与其多交流，鼓励其参加集体活动，找到情感寄托。同时给老年人多些关心和支持，取得老年人对养老机构的信任。

（2）做好药物管理 针对患者不按时服用药物的情况，加强和患者沟通，进一步去分析依从性差的原因。将用药疗效不好、不良反应明显或每天服药次数多的情况反馈给医务人员，调整其药物品种和用药的频次，告知其服药的必要性，同时可以为老年人准备好专用服药盒，提前把要服用的药物摆放好，提高服药的依从性。

（3）活动指导 养老机构针对有慢性疾病的老年人可以制订一些简单可行的运动康复活动，如有氧运动，吸引老年人参加，在运动过程中关注老年人的状态，必要时及时给予干预。

（4）密切监测其动态变化 目前老年人的血压心率控制不佳，同时反复出现情绪激动，且心绞痛发作频率越来越高，发作后服药缓解的时限延长，要警惕老年人有心脑血管疾病意外的风险，要密切监测老年人的血压和心率变化，必要时行心电图检查和血液检测，发现异常及时送医院就诊。

第三节　急性心力衰竭

心力衰竭（heart failure，HF，简称心力衰竭）是由于心脏结构或功能异常导致心室充盈或射血能力受损的一组临床综合征，其病理生理学特征为肺瘀血和（或）体循环瘀血及组织器官低灌注，主要临床表现为呼吸困难、乏力

（活动耐量受限）以及液体潴留（外周水肿）。心力衰竭是各种心血管疾病的终末阶段且临床以慢性心力衰竭（chronic heart failure，CHF）居多，具有预后差和易复发的特征。根据《中国心血管健康与疾病报告2021》推算，我国现患心血管病人数3.3亿，其中心力衰竭患者有890万人，心力衰竭患病率随年龄增长显著上升，老年人的患病率显著高于中青年，目前老年慢性心力衰竭已经成为我国较严重的疾病之一。

急性心力衰竭是指继发于心脏功能异常进而导致心力衰竭症状和体征迅速发生或者恶化的急性综合征，多突然发作，迅速加重，可危及生命，也是65岁以上老年人住院的主要原因之一，有基础心脏病的老年人尤为多见。

随着人口老年化的进程加快，老年心力衰竭的发病率越来越高，已经成为老年常见病，同时老年心力衰竭患者的并发症和合并症也很多，是造成老年人死亡的常见原因，其猝死发生率是普通人群的5倍，因此在日常照护中，如何正确识别和处理老年人心力衰竭，预防急性心力衰竭发作，是护理人员需要重点关注的方面。

一、案例导入

（一）基本信息

患者，男，72岁，因儿女工作繁忙不愿打扰他们，一年前和老伴一起入住了某养老机构，入住后儿女不定期探视。

（二）病史回顾

患者在两年前因为反复出现活动时呼吸困难，活动耐力下降，有时受凉后表现为夜间不能平卧入睡，需要枕头垫高或者半卧位才能入睡，否则容易出现突然憋醒需要马上坐起来大口喘气的情况。有时候一天活动下来，可以见到双侧足背部有水肿，用手按下去有一个小凹陷的现象。到医院检查诊断为高血压心脏病、心力衰竭，需要长期服药治疗和按时复诊。

（三）检查结果

患者爬2层楼就感呼吸困难，难以继续，体查：身高175cm，体重90kg，腹部肥胖明显，腹围有120cm，心率88次/min，血压168/98mmHg，上次在医院检查显示全心扩大，左心明显，左心室收缩舒张功能减退，射血分数40%。

（四）目前状态

患者一直以来喜欢吃肥肉，运动量少，入住养老机构之后这个习惯也没有改变，加上本身厨艺不错，经常自己在房间内开小灶，做口味重的食物，老伴劝说效果不佳。近段时间以来食欲逐渐下降，感觉全身乏力不适，活动后感觉呼吸费力，更加不愿活动。老年人能够坚持服用医生开具的药物，但是没有按照要求监测自己的血压变化情况，也没有每天监测体重。

二、表现

（一）分型

按照心力衰竭发生的时间、速度、严重程度，可分为急性心力衰竭和慢性心力衰竭两种，在原有慢性心脏疾病基础上逐渐出现心力衰竭症状和体征的为慢性心力衰竭。稳定性心力衰竭是指慢性心力衰竭症状、体征稳定1个月以上，急性心力衰竭是指慢性心力衰竭突然恶化或者失去代偿突然发生。按照发生的部位可分为右心力衰竭、左心力衰竭和全心力衰竭。入住养老机构的老年人一般是处于慢性心力衰竭的阶段。

（二）慢性心力衰竭的症状

各种心脏病有各自的临床表现，其表现出来的心力衰竭除了原发病的表现以外，主要有以下的症状和体征。

1. 左心力衰竭

主要是肺循环瘀血表现。

（1）呼吸困难 是左心力衰竭的主要症状，患者表现为不同程度的呼吸困难，一般是劳力性呼吸困难、夜间阵发性呼吸困难和端坐呼吸。劳力性呼吸困难发生在重体力劳动或不同程度的运动量后；夜间阵发性呼吸困难一般发生在夜间患者平卧入睡后突然憋醒，有窒息感，立即坐起，经过约30min后逐渐缓解；端坐呼吸是被迫采取坐位或半卧位休息，无法平卧，伴有气喘不适。最严重的呼吸困难状态是急性肺水肿，患者出现气喘伴有哮鸣音，这是急性心力衰竭的表现，需要立即送医院急救。

老年人活动量减少，很少从事重体力劳动，劳力性呼吸困难在老年人心力衰竭中往往难以明显出现。另外老年人增龄改变，肺血管代偿变化，阵发性呼吸困难可能不发生或症状轻微。老年人由于心力衰竭出现夜间阵发性呼吸困难时需要与肺部疾病引起的呼吸困难相鉴别。慢性阻塞性肺疾病也会在夜间发生呼吸困难而憋醒，但常伴有咳痰，痰咳出后呼吸困难缓解，而左心力衰竭患者需要取坐位才能减轻呼吸困难。

（2）咳嗽、咳痰和咯血 咳嗽是心力衰竭患者较早出现的症状，常发生在夜间平卧时，坐位或立位时咳嗽缓解，是由于肺瘀血时气道受到刺激，咳出来的痰液一般为白色泡沫状，如果出现痰中带血丝或者粉红色泡沫样痰，说明肺毛细血管压力增高，急性心力衰竭发作风险很高。运动量少，喜欢卧床休息的老年人突然出现咳嗽，伴有明显呼吸困难，除了考虑心力衰竭发作外，还要考虑肺栓塞的可能。老年人如果痰液黏稠，痰液颜色偏黄，可能存在肺部感染的情况。

（3）体力下降、乏力和虚弱　有左心力衰竭的患者左心排血量下降，不能满足全身的组织器官血液供应，引起乏力。有些老年人还可出现神志淡漠、记忆力减退、失眠等精神症状。

（4）夜尿增多或尿量减少　左心力衰竭早期因血流再分布导致夜尿增多，到了严重心力衰竭期，心排血量下降，肾脏血流减少，出现尿量减少或少尿的情况。

（5）左心力衰竭患者的主要体征　是肺部湿啰音，严重呼吸困难患者可出现口唇发绀、黄疸、颧部潮红等情况，血压的脉压减小，收缩压下降。有些患者有四肢末端苍白、发冷、肢端发绀等外周血管收缩表现。

2.右心力衰竭

主要是体循环瘀血表现。

（1）消化系统症状　食欲缺乏、腹胀、腹痛、恶心呕吐等由胃肠道瘀血引起的症状。

（2）泌尿系统症状　白天少尿、夜间尿频尿多等肾脏瘀血引起的肾功能减退症状。

（3）呼吸困难　轻度的气喘表现。

（4）颈外静脉充盈　是右心力衰竭最早的表现，同时还有瘀血性肝大和压痛，右心力衰竭继续发展时，逐渐出现足、踝、胫骨前水肿，向上蔓延及全身，以身体处于最低位的部位最为明显，长期卧床患者表现为腰骶部和下肢水肿，如果合并低蛋白血症，出现了颜面部水肿，提示预后不良。

与非老年人相比，老年患者心力衰竭的症状和体征特异性小，机构照护人员应加强综合判断，加强对有心力衰竭病史的老年人的照护。

三、风险评估

（一）评估对象

凡是能导致成年人心力衰竭的病因，都可以引起老年人心力衰竭。在老年人心力衰竭中，两种或两种以上心脏病并存的检出率高达65%，其中一种心脏病是引起心力衰竭的主要原因，另外一种则是参与和促进心力衰竭的发生和发展。而且对于老年人来说，心脏储备功能差和心脏病相对较重，心力衰竭的诱因在老年人心力衰竭中所起的作用比非老年人更加重要。所以在入住养老机构后一定要注意做好心力衰竭老年人的综合评估工作。

（二）评估内容

（1）老年人的病史　是否有基础心脏疾病，是心力衰竭的基本病因。心力衰竭是由各种原因引起的心肌损害使得心室充盈和射血能力受损，导致心室泵血功能降低。常见于心肌病变，如原发性心肌损害（心肌梗死、缺血性心肌病、心肌炎、扩心病、心室肌致密化不全等）、继发性心肌损害（糖尿病、甲状腺疾病、结缔组织病、心肌淀粉样病变等）、心脏舒张功能受限（高血压心肌肥厚、肥厚型心肌病、缩窄性心包炎、二三尖瓣狭窄等）。还有心脏负荷过重也是基本病因，如压力负荷过重（高血压、主动脉瓣狭窄、肺动脉高压、肺动脉瓣狭窄、肺栓塞等），又称后负荷过重，是心脏收缩时承受的阻力负荷过重。如容量负荷过重（主动脉瓣、二尖瓣关闭不全，先心病、甲状腺功能亢进、严重贫血、动静脉瘘等），又称前负荷过重，是心脏舒张时承受的容量负荷过重。

（2）有呼吸道感染症状　如咳嗽、咳痰、气促等；或者出现了泌尿系统或腹泻等肠道感染症状，这些感染症状的出现会让机体的代谢明显增强，心率增快，心脏的负荷增加，加重肺瘀血，容易诱发急性心力衰竭。对心力衰竭患者来说，感染也是心力衰竭发作或加重的常见诱因。

（3）合并有快速型心律失常　评估老年人是否有心房颤动、阵发性室上性心动过速等快速型心律失常。快速型心律失常的出现会导致心排血量降低，同时心动过速也增加心肌耗氧，加重心脏负担，从而诱发心力衰竭。

（4）饮食状态　评估老年人是否短时间之内摄入大量含钠盐过多的食物、饱餐过度等，老年人心脏储备功能相对较差，摄入负荷过重，容易诱发老年人心力衰竭。

（5）情绪状态　评估老年人是否容易出现情绪的波动，易大喜大悲或容易被激惹状态，这可以使心率增快，血压升高，引发血流动力学改变，加重心脏负担，容易诱发心力衰竭。

（6）体力活动　评估老年人的每日活动量和询问主观感觉，评估老年人目前的心功能受损情况。纽约心脏病协会（NYHA）心功能分级按照诱发心力衰竭症状的活动程度将心功能的受损状况分为4级（表8-4）。

表8-4　纽约心脏病协会（NYHA）心功能分级

分级	症状
Ⅰ级	活动不受限，日常体力活动不引起明显的气促、疲乏或心悸
Ⅱ级	活动轻度受限，休息时无症状，日常活动可引起明显的气促、疲乏或心悸
Ⅲ级	活动明显受限，休息时可无症状，轻于日常活动即引起显著的气促、疲乏、心悸
Ⅳ级	休息时也有症状，任何体力活动均会引起不适。如无须静脉给药，可在室内或床边活动者为Ⅳa级；不能下床并需静脉给药支持者为Ⅳb级

还要评估老年人每日大便情况，判断是否有便秘的出现，因为有便秘时引发的排便困难会增加心肌耗氧，同时增加腹腔压力，影响心脏血液回流，容易

诱发心力衰竭。

（7）基础疾病控制情况　是否存在既往疾病突然加重情况，如慢性阻塞性肺疾病、糖尿病酮症酸中毒，会导致机体处于一个应激状态，容易诱发急性心力衰竭。

（8）老年人目前的用药依从性　是否长期规范服用治疗心力衰竭和其他基础疾病的药物，使用哪些药物，用药的频率（药名、用法、用量、每周频次），用药不良反应等。

（9）老年人的体重和尿量　体重、尿量能客观反映容量负荷的动态变化，短期内体重明显增加，尿量减少，入量大于出量提示水钠潴留，双下肢或身体低垂部位水肿（长期卧床者）也是液体潴留的一个表现，护理人员应做好这方面的评估，及时进行干预处理。

四、观察要点

（1）老年人在白天进食或运动后发生阵发性呼吸困难，需要停止当下活动后才能缓解，要考虑是否由肺瘀血加重引起，有可能是心力衰竭的加重表现。

（2）老年人晚上需要高枕位休息，或者在夜间卧位干咳明显，呼吸困难，改变为坐位后症状减轻，可能是心力衰竭的早期表现，但需要排除慢性支气管炎伴有痰液阻塞气道引起的呼吸困难、咳嗽症状，如果咳出痰液后呼吸困难情况缓解，可能是痰液阻塞造成的呼吸困难。

（3）老年人出现极度疲劳、乏力和虚弱表现，不愿多走几步，这种情况可能是虚弱、抑郁或呼吸困难加重疲劳，最主要原因可能是心排血量减少，导致全身组织灌注不足。

（4）老年人突然出现精神错乱、淡漠、失眠、嗜睡或者烦躁不安等情况，要考虑是否为心力衰竭导致的大脑灌注不足。

（5）老年人出现体循环瘀血表现，也就是出现颈部静脉的明显充盈怒张，身体的下垂部位（坐位或站位时以下肢为主，卧位为多时表现为骶尾部为主）明显水肿，也有可能表现为在短期内体重明显增加。要警惕是水钠潴留的表现，有心力衰竭发作可能。

（6）老年人突然出现呼吸困难，呼吸频率加快，可达到30～50次/min，端坐呼吸，烦躁不安并伴有明显恐惧感，咳嗽并咳出粉红色泡沫样痰，同时心率增快，可明显听到双肺部的湿啰音或者哮鸣音，要考虑是急性肺水肿，如果抢救不及时，病情将进一步恶化。

（7）严重情况下可见到老年人头晕黑蒙、意识障碍等表现，伴有皮肤苍白或者发绀、四肢皮肤湿冷，小便量急剧减少甚至无尿的情况，有可能是由于急性心力衰竭发作导致的心源性休克，需要急诊送医院及时处理，否则会有生命危险。

五、应对措施

（一）预防措施

（1）老年人心力衰竭发作的一个重要诱因就是呼吸道感染，因此老年人应该增强身体抵抗力，减少老年衰弱的进程。尽可能摄入易消化、清淡的食物，对营养不良的老年人要给予高蛋白质、高维生素食物，少量多次，减少钠盐摄入，同时适当摄入高膳食纤维食物，保持大便通畅。

（2）老年人的居住环境应该保持安静舒适、温度适宜，特别注意避免喧闹，避免老年人受凉，以免诱发心力衰竭的发作。

（3）如果老年人既往有冠心病、高血压等慢性病史，或者其他器质性疾病，都要注意保证充足的休息时间和良好的睡眠。这样可以使心脏的负荷大为减轻，心率减慢，心脏的冠脉血管供血增强，对于有器质性疾病的老年人来说有利于心功能的改善。

（4）要注意保持老年人的大便通畅，最好在老年人大便时提供坐便椅，减少用力时腹内压力增加，避免大量血液回到心脏，增加心脏负担，同时减轻心肌耗氧，防止诱发心力衰竭或者加重心力衰竭症状。可根据老年人大便情况调整饮食结构，鼓励适当活动，酌情给予缓泻剂，甚至在必要时给予灌肠。

（5）密切关注有慢性疾病的老年人服药依从性，做好用药管理，包括监测老年人的血压变化，避免体位的突然改变，观察服用利尿药的不良反应，有没有低血钾的征兆，如乏力、腹胀、肠鸣音减少等。对于服用利尿药的老年人一定要适当补充钾含量丰富的食物，比如柚子、橙子、香蕉、菠菜等。同时对于一些特殊药物，注意服药的时间，如抗高血压药物尽可能在早晨起床第一时间服用，减少高血压晨峰现象的出现，利尿药在白天服用为佳，避免夜间排尿过多过频影响老年人的睡眠质量。

（6）教会老年人学会自我病情监测和观察判断病情，如学会自行监测脉搏，监测体重，如果心率突然低于50次/min，或者突然增快明显，体重在三天内增加2kg以上，应该立即告知照护人员。每天查看身体下垂部位是否有水肿的出现，夜间是否有阵发性呼吸困难、气短、咳嗽等，活动后是否有明显气短或者食欲减退明显。目前国内外学者在一定程度上揭示了心力衰竭患者自我管理行为与其影响因素的关系，提示了护理人员在给老年人实施自我管理教育时应多方面对老年人进行评估，以期达到最好的心力衰竭自我管理的效果（表8-5）。

表8-5　老年慢性心力衰竭自我管理条目

方面	条目
药物管理	1. 遵医嘱按时服药
	2. 服药前主动询问或了解药物的作用
	3. 服用药物时，注意观察不良反应
	4. 病情变化时，在医生的指导下调节药物
	5. 用药期间定期门诊随访
饮食管理	6. 减少钠盐摄入
	7. 减少或避免高脂、高胆固醇食物的摄入
	8. 避免饱餐
心理/社会适应管理	9. 每天进行适量的锻炼或活动
	10. 根据自觉症状及时调整
	11. 适应心力衰竭状态下的生活
	12. 当心力衰竭症状加重时自我调整，避免过度紧张和焦虑
	13. 当病情稳定时，恢复或维持一定的社交活动
症状管理	14. 避免摄入过多的水分
	15. 当出现症状时，会识别其是否与心力衰竭有关
	16. 自我监测体重
	17. 自我记录尿量
	18. 自我检查面部或踝部有无水肿
	19. 自我监测过程中发现异常情况，会自我对症处理
	20. 自我监测过程中发现异常情况，会电话咨询医师

（7）给老年人营造一个轻松的氛围，让其保持积极的心态，保持良好的情绪状态。对于慢性疾病老年人给予积极的心理指导，帮助他们正确对待自身的疾病，给其安排一些力所能及的活动如阅读、手工劳动、听音乐、画画等转移其对疾病的注意力。

（二）紧急应对措施

当心力衰竭发作时养老机构护理人员应该进行如下紧急处理。

1. 呼吸困难的急救

（1）停止活动。在活动时出现明显呼吸困难时，立即停止一切活动，就地休息，有条件时取坐位或高枕位休息。

（2）调整体位。如果是安静情况下突然出现呼吸明显困难者，或者夜间在平卧位休息时突然憋醒，随之坐起，需要立即协助取半卧位或者端坐位休息，双腿下垂减少心脏的回心血量。

（3）有吸氧条件时给予鼻导管给氧，从低流量（1～2L/min）开始，如果老年人没有慢性阻塞性肺气肿等疾病导致的二氧化碳潴留，可以采用高流量给氧。

（4）有诱发因素者立即解除其诱发因素，比如防止情绪激动，输液过速导致的减慢输液速度，控制输液量，遵医嘱给予相应药物。

2. 心脏骤停的急救

（1）如果由于心力衰竭使老年人突然出现了黑蒙、意识障碍的表现时，要预防老年人跌倒坠床事件引发的骨折或者外伤，预防诱发心脏骤停。

（2）如果突然出现了心源性休克引发心脏骤停时，表现为意识突然丧失，呼之不应，面色发绀或灰白，肢体抽搐，有时候有叹气样呼吸，应该立即启动应急反应系统，将患者处于坚实的平面上，开始启动心肺复苏流程。

六、案例分析

（一）照护难点

（1）老年人的血压和心率控制不理想　老年人虽然有按时服用医生开具的药物，但没有定期监测血压和心率，无法得知目前该药物对于老年人血压和心率控制情况如何，心率和血压管理是否达标。

（2）体重管理不到位　从老年人身高、体重和腹围来看，属于腹型肥胖类型。有研究显示腹型肥胖能明显增加心力衰竭患者的全因死亡率。

（3）饮食习惯不好　患者嗜好口味重的食物，摄入蔬菜和水果少，也是心力衰竭加重或发作的诱因之一。

（4）便秘，有诱发心力衰竭风险　患者由于有心力衰竭，加上肥胖，活动后明显乏力不适伴有呼吸困难，加上膳食纤维食物摄入过少，更加加重了便秘的发生。老年人在用力排便时会增加心肌耗氧，容易诱发心力衰竭或加重心力衰竭。

（二）照护措施

（1）协助老年人做好血压和心率观察记录　对于血压和心率的监测，最好能够做到每日晨起在静息状态下（卧床还未下床活动时）和睡觉前各执行一次，并做好记录。护理人员可以给老年人提供一张专门记录生命体征的记录单，并放在醒目位置，提醒老年人每日按时监测记录。发现异常，及时告知照护人员。

（2）做好体重管理　有效的体重管理可以减少相应并发症的发生，体重减轻后有利于血压控制和心血管不良事件的发生。要根据患者目前状态，采取饮食治疗与运动治疗相结合的方法，在健康饮食的同时增加体力运动，每天至少保持30min规律的有氧运动。首先是要纠正患者不良的饮食行为，减少含钠盐过多食物的摄入，根据患者目前心功能情况分级，协同专业人员，最好是专门的运动康复师来制订运动康复处方。

（3）关注老年人的自我报告症状 因老年人罹患高血压、心力衰竭等疾病，加上活动减少，每次大便时有排便困难，很容易诱发心力衰竭，老年人对老伴的劝说无动于衷，与照护人员沟通也少，可能在出现心力衰竭前兆症状时老年人也不会主动报告症状。照护人员需要多和老年人沟通，引导老年人及时报告自己的症状和目前对于生活的影响，便于照护人员对心力衰竭的老年人多加关注。

第四节 高血压

高血压是一种遗传因素和环境因素交互作用所导致的心血管综合征。高血压是我国患病人数最多的慢性疾病之一，是城乡居民心脑血管疾病死亡的最重要和首位的危险因素，严重影响人民健康和经济社会发展。《中国心血管病健康和疾病报告2021》显示我国18岁及以上的居民高血压患病率为27.9%，高血压患病率随年龄增加而明显升高，65岁及以上人群的高血压患病率超过50%。而在≥80岁的高龄人群中，高血压的患病率接近90%。

老年高血压控制率现在虽然有逐年好转趋势，但是与"健康老龄化"的要求仍有较大差距，我国人群高血压"三率"仍处于较低的水平，老年高血压患者血压的控制率并未随着服药数量的增加而改善。值得注意的是，高血压是发生心肌梗死、脑卒中乃至造成心血管死亡的首要危险因素。而老年本身就是高血压发生的危险因素，严重影响老年人的健康长寿及生活质量。

高血压的诊断标准如下。①诊室血压：在未服用抗高血压药的情况下，非同日3次测量收缩压≥140mmHg和（或）舒张压≥90mmHg，可诊断为高血压。如目前正在服用抗高血压药，血压虽＜140/90mmHg，仍诊断为高血压。②动态血压监测：24h平均血压≥130/80mmHg，或白天血压≥135/85mmHg，或夜间血压≥120/70mmHg，可诊断为高血压。③家庭自测血压：连续监测5～7天平均血压≥135/85mmHg，可诊断为高血压。

老年高血压是指年龄≥65岁，在未使用抗高血压药的情况下，非同日3次测量诊室血压，收缩压≥140mmHg和（或）舒张压≥90mmHg。

一、案例导入

（一）基本信息

患者，男性，70岁，孤寡老年人，因自理能力下降，家中无人照顾而在半年前被当地民政部门送到某养老机构照护。

（二）病史回顾

10年前患者因为反复头晕、头痛，视物模糊到医院就诊，诊断为高血压3级（高危组）。其母有高血压史，在15年前因病过世。患者入住养老机构前独自一人居住，生活基本自理，特别喜欢饮酒，中午晚餐会饮白酒100～250mL，有时会出现生活作息日夜颠倒情况，对于前来探视的亲朋好友有时候不记得名字甚至不认识，有时会忘记服用或重复服用医院开具的抗高血压药，邻居经常听到其呻吟说有头痛不适，半年前症状加重。

（三）检查结果

在入住养老机构前体查：头部磁共振显示多发腔隙性脑梗死，心脏彩超显示左心室肥厚。眼底检查示有视网膜动脉硬化并狭窄。测心率90次/min，血压176/106mmHg。

（四）目前状态

患者入住养老机构以来，经常有头晕、头痛不适感，自己备用臂式电子血压计一个，有时候感觉不适时就监测血压，发现血压高会自行加服一片抗高血压药，无不适感觉时经常漏服药物或延迟服用药物，未做到规律服用药物。仍旧每天在午餐和晚餐时饮用白酒，工作人员劝说后会有所减少或不饮酒，但过几天恢复如常。最近还出现了外出找不到自己房间，用过的物品不记得放在哪里的情况，头晕不适的情况有所加重，走路有时候会出现步态不稳的情况。

二、表现

（一）分类

目前我国采取正常血压［收缩压（SBP）＜120mmHg和舒张压（DBP）＜80mmHg］、正常高值[SBP 120～139mmHg和（或）DBP 80～89mmHg]和高血压［SBP≥140mmHg和（或）DBP≥90mmHg］进行血压水平分类。老年人高血压水平分类与成年人一样，这种分类适用于成年人。见表8-6。

表8-6　老年人血压水平的定义与分级

分级	收缩压/mmHg		舒张压/mmHg
正常血压	＜120	和	＜80
正常高值	120～139	和（或）	80～89
高血压	≥140	和（或）	≥90
1级高血压（轻度）	140～159	和（或）	90～99

分级	收缩压/mmHg		舒张压/mmHg
2级高血压（中度）	160～179	和（或）	100～109
3级高血压（重度）	≥180	和（或）	≥110
单纯收缩期高血压	≥140	和	<90

高血压是影响心血管事件发生和预后的独立危险因素，但是并非唯一决定因素，大部分高血压患者还有血压升高以外的心血管危险因素。因此，高血压患者的诊断和治疗不能只根据血压水平，还需要对患者进行心血管综合风险的评估并分层。这更加有利于确定启动降压治疗的时机，优化降压治疗方案，确立更合适的血压控制目标和进行患者的综合管理。对于入住养老机构的合并高血压的老年人也非常适用，有利于心血管风险综合管理（表8-7）。

表8-7　老年高血压患者的危险分层

其他危险因素和病史	血压水平		
	1级	2级	3级
1～2个危险因素	中危	中危	很高危
≥3个危险因素或靶器官损害或糖尿病	高危	高危	很高危
并存临床情况	很高危	很高危	很高危

（二）高血压的症状

大多数高血压起病缓慢，缺乏特殊临床表现，且表现各异。有些仅在测量血压时发现高血压，有些是在出现心、脑、肾等并发症时到医院就诊才发现高血压。常见的症状有头晕、头痛、恶心、颈项强直、易疲劳等，也可表现为夜尿增多、发作性软瘫，甚至视物模糊、鼻出血、心悸不适等较重症状。部分高血压患者还会出现受累靶器官损害的症状，如胸闷、气短、心绞痛等。

老年人由于年龄增大，大动脉弹性降低，动脉僵硬度增加，同时压力感受器反应性降低，血压神经-体液调节能力下降，会出现容量负荷增多和血管外周阻力增加。由于血压调节能力下降，老年人的血压水平容易受如体位、进餐、情绪、季节或温度等各种因素影响，表现为体位性低血压、餐后低血压和血压昼夜节律异常等，血压波动范围大，对心脑肾等靶器官的损害大。老年高血压患者常见收缩压升高和脉压增大，如果合并有严重动脉硬化，可出现袖带加压时难以压缩肱动脉，出现所测的血压值高于实际血压的情况，也称为假性高血压，且发生率随着年龄增长而增高。

对于高龄老年高血压患者，养老机构更加应该关注除了高血压以外的其他情况，他们常伴有多种危险因素和相关疾病，如冠心病、糖尿病、高脂血症、肾功能不全和脑血管病等。如果合并有其他器官疾病，就会有相应的疾病表现，如合并冠心病就有可能表现为心绞痛症状，甚至心肌梗死，如果合并脑血管疾病，就会有缺血性脑卒中、短暂性脑缺血发作风险。如果长期血压控制不达标，就有可能并发主动脉夹层、周围动脉疾病、高血压视网膜严重病变（出血、视盘水肿等）。

三、风险评估

（一）评估对象

我国已经步入老龄社会，高血压是导致心脑血管疾病的独立危险因素，也是老年人致死、致残的重要原因。与中青年高血压患者相比，相似程度的血压升高，老年人发生心脑血管事件的危险性明显增加。大量流行病学及临床研究表明，随着年龄增加，高血压导致缺血性心脏病、心功能不全、脑卒中、慢性肾脏病、主动脉及外周动脉疾病等靶器官损害的风险显著增加，降压治疗显著降低心脑血管事件的发生率及全因死亡率。因此，对每一位入住养老机构的高血压老年人进行评估，确保降压治疗措施落实到位，预防心脑血管事件的发生至关重要。

（二）评估内容

（1）年龄　随着年龄的增长，老年人的大动脉弹性下降，动脉硬化程度增加，血管的弹性和顺应性逐渐降低，内皮功能异常，容易导致收缩压升高，舒张压降低，外周血管阻力显著增高。同时随着年龄增长，心脏的结构逐渐发生改变，心脏负荷增加，更加容易发生心功能不全和心律失常。老年高血压患者的压力感受器反射的敏感性下降，血压神经-体液调节能力下降，使得老年人的血压调节功能下降，血压水平容易受到很多因素的影响，如体位、进餐、季节或温度变化、情绪等。

（2）既往史和合并症　评估老年高血压患者靶器官损害和相关临床情况，判断可能影响预后的合并疾病。老年高血压患者常伴有冠状动脉、肾动脉、颈动脉及颅内动脉病变等多种疾病，如心脏疾病、脑血管疾病、肾脏疾病、糖尿病和外周血管疾病等，还有高尿酸血症、睡眠呼吸暂停综合征、甲状腺功能异常和类风湿关节炎等疾病，因为多种疾病并存，互为因果，容易导致心脑血管患病率增加。特别是老年人随着年龄的增长，钙化性瓣膜病的发病率也随之增高，容易出现收缩压升高和脉压增大的情况，所以有钙化性瓣膜病的老年人降压不能过度，以免影响重要器官的供血。

（3）衰弱　是机体稳态在应对外界刺激时表现出的脆弱状态，它会加剧全身多系统功能的累积受损，从而削弱机体的健康稳定性，相对较小的应激事件（如感冒、摔倒等）会引发老年人整体健康状况的恶化。衰弱也是老年人群特有的临床综合征，服用抗高血压药的老年人所具有的衰弱特征越多，严重跌倒风险就越高，提示衰弱可给降压治疗带来一些不良预后。

（4）用药情况 评估老年人目前正在服用的药物，包括高血压药物和既往疾病目前的用药及曾经发生过的药物不良反应，了解老年人用药的依从性，以便于后期管理。

（5）病程和目前血压水平 应全面评估患高血压时间、最高血压水平和目前血压水平，特别是由于老年人具有血压波动大，夜间高血压、清晨高血压和体位性低血压等特点，评估老年人血压水平也是观察降压疗效的根本手段和方法。选择固定的符合标准的电子血压计或水银血压计定时定部位按照规范测量血压。一般推荐使用上臂式电子血压计进行测量并规范记录。

（6）目前的症状 老年人目前是否有头晕头痛、视物模糊、恶心呕吐、四肢乏力等症状，是否有下肢水肿、眼底出血等体征，为提高风险预防制订对策提供参考。

（7）饮食习惯 高盐低钾饮食是我国居民的膳食特点，高盐摄入是高血压发病重要的危险因素之一，老年人摄入高盐饮食，容易导致心脏容量负荷增加。另一方面老年人的口渴中枢不敏感，摄入水量不足，容易出现低血容量。

（8）生活和行为方式 评估其活动方式和量、烟酒咖啡等摄入量、吸烟时间和支数、睡眠情况是否规律。缺乏体力活动、运动量少、过量饮酒、吸烟且支数多、经常熬夜等使心血管病发病与死亡风险增加。了解这些情况可以为其行为管理和日常监护提供参考。

（9）体重超重/肥胖 正常体重指数（BMI）是$18.5 \sim 23.9 \text{kg/m}^2$（计算公式为体重÷身高的平方）。且男性腰围<90cm，女性腰围<85cm。体重严重超重/肥胖，特别是中心性肥胖会增加心脑血管疾病和高血压的患病风险。

（10）环境 环境嘈杂，外界干扰大，容易造成休息不好和精神压力大，同时老年人对寒冷的适应能力和对血压的调控能力差，血压往往随着季节的变化而变化，常出现季节性血压波动现象。

（11）心理社会因素 高血压发病与焦虑、长期精神紧张和高负荷的压力等因素显著相关。反复出现的应激状态可能会导致人体的心率、血压、肌肉水平和机体代谢发生显著改变，从而导致高血压的出现或血压水平难以达标。要评估老年人家庭情况、目前心理状态和有无精神创伤史，目前认知行为和意识是否正常。

（12）注意观察老年人是否有OSAHS 阻塞性睡眠呼吸暂停低通气综合征（obstructive sleep apnea hypopnea syndrome，OSAHS）是指在睡眠过程中反复、频繁出现呼吸暂停和低通气的综合征。合并有OSAHS的老年人会出现睡眠过程中打鼾、白天嗜睡明显、晨起头痛口干现象；会有顽固性高血压或隐匿性高血压，晨起高血压或血压节律呈非杓型或反杓型改变的高血压；夜间反复发作难以纠正的心绞痛；顽固性充血性心力衰竭和不明原因的夜间憋醒等。

（13）综合评估心血管疾病总体风险 心血管疾病总体风险评估是预防和控制心脑血管疾病的必要前提，有助于养老机构照护人员对高血压老年人进行健康教育，提高预防意识和治疗依从性。高血压患者发生心脑血管疾病的重要危险因素见表8-8。

表8-8　高血压患者发生心脑血管疾病的重要危险因素

危险因素	内容
血压水平	血压升高：130～139/85～89mmHg
	1级高血压：140～159/90～99mmHg
	2级高血压：160～179/100～109mmHg
	3级高血压：≥180/110mmHg
主要危险因素	年龄（男性＞55岁，女性＞65岁）
	吸烟（含被动吸烟）
	糖耐量受损（餐后2h血糖7.8～11.0mmol/L）和（或）空腹血糖受损（6.1～6.9mmol/L）
	血脂异常：总胆固醇≥5.7mmol/L或低密度脂蛋白胆固醇＞3.3mmol/L或高密度脂蛋白胆固醇＜1.0mmol/L
	早发心血管疾病家族史（一级亲属发病年龄：男性＞55岁，女性＞65岁）
	中心性肥胖（腰围，男性≥90cm，女性≥85cm）或肥胖（体重指数≥28kg/m^2）
其他危险因素	早发停经（＜50岁）
	静坐生活方式
	心率（静息心率＞80次/min）
	高尿酸血症（男性＞420μmol/L，女性＞360μmol/L）
	24h尿钠＞100mmol/L（相当于食盐摄入量＞6.0g/d）

四、观察要点

（1）突然出现体位性低血压表现，也就是体位从卧位改变为直立位3min内，收缩压下降≥20mmHg或舒张压下降≥10mmHg，同时伴有疲乏、头晕、目眩、晕厥、跌倒等脑循环灌注不足的症状。特别是对于高龄老年人合并有严重动脉硬化的尤为注意有没有体位性低血压的表现。

（2）要观察老年人有没有出现在进餐后2h内收缩压下降≥20mmHg或餐前收缩压≥100mmHg、餐后收缩压＜90mmHg，并于进餐后出现头晕、晕厥、心绞痛等低血压相关症状。这往往是由于饮食刺激肠肽的释放，进一步引起肠道血管的扩张，胃肠道中的血液瘀滞导致循环血量减少。

（3）老年人突然出现如头痛、恶心、视物模糊、胸闷、鼻出血、烦躁不安等血压明显增高引发的一系列症状，要警惕有没有可能是高血压危象，一旦出现，需要紧急处理，否则有生命危险。

（4）患者出现老年高血压急症，表现为血压在某些诱因作用下，突然显著升高（一般＞180/120mmHg），同时出现急性进行性心、脑、肾等重要靶器官功能不全的表现，主要包括高血压脑病、颅内出血（脑出血和蛛网膜下腔出血）、脑梗死、急性心力衰竭、急性冠脉综合征、主动脉夹层、肾脏损害等。

五、应对措施

（一）预防措施

（1）当高血压伴有糖尿病、低血容量，或使用利尿药、扩血管药物及精神类药物时更容易发生体位性低血压。因此，对老年高血压患者需要注意测量卧、立位血压，提醒其改变体位时动作缓慢，起床时做到三个半分钟，醒来后在床上躺半分钟，坐起来再坐半分钟，两条腿下垂在床沿再等半分钟以后下床。起身站立时也要做到动作缓慢，预防跌倒发生。

（2）老年人在选择降压口服药时，从小剂量开始，避免降压过度，最好能选择改善大脑血流的药物如ACEI类，尽可能选择1次/d、24h持续降压作用的长效抗高血压药，有效控制白天和夜间的血压，同时还要考虑老年人耐受性、个人意愿和经济承受能力，选择合适的抗高血压药，能够尽可能维持老年人良好的服药依从性。每日按照医嘱要求按时按量服用药物，不能擅自增加和减少药物，更加不能擅自调换药物。

（3）患者还可以采取一些手段来改善体位不耐受的相关症状，比如双腿交叉站立、缓慢深呼吸、用鼻吸气、噘起嘴唇呼气等。

（4）老年人减少每餐碳水化合物的摄入量，少食多餐，餐前饮用低温水、餐后20～30min后进行低强度的运动等均对预防餐后低血压有一定效果。

（5）老年人常服用多种药物，需注意药物间的相互作用、了解其药物的疗效并监测不良反应。以下是一些抗高血压药常见的注意事项：

① 以氢氯噻嗪、吲达帕胺为主的噻嗪类利尿药——监测钠、钾、尿酸和钙浓度，有痛风病史慎用，除非已接受降尿酸治疗。

② 以布美他尼、呋塞米为主的袢利尿药——合并症状性心力衰竭优选袢利尿药。

③ 以氨氯地平、左氨氯地平、非洛地平、硝苯地平、拉西地平等为主的CCB二氢吡啶类——注意观察剂量相关的踝部水肿、颜面潮红、便秘，女性多于男性。

④ 以地尔硫草为主的CCB（钙通道阻滞药）非二氢吡啶类——避免与β受体阻滞剂常规合用，会增加心动过缓和传导阻滞的风险。

⑤ 以卡托普利、依那普利为主的ACEI类——观察是否有干咳、血管神经性水肿、乏力等症状体征出现，严重双侧肾动脉狭窄患者使用会增加急性肾衰竭的风险。

⑥ 以美托洛尔、比索洛尔为主的β受体阻滞剂——有气道痉挛者禁用，避免突然停药。

⑦ 以哌唑嗪、特拉唑嗪为主的α1受体阻滞剂——警惕其可引起体位性低血压，尤其是老年人更易发生，有前列腺增生患者可作为二线用药。

（6）老年人容易出现服药依从性差，漏服，不按时间、剂量要求或者服药过量等情况，导致血压控制不理想或者出现明显副作用的情况，一定注意监测其服药依从性。

（7）保持长期健康的生活方式，健康的生活方式包括了合理饮食、控制体重、适当运动、心理平衡等。

① 合理饮食 限制食盐摄入、限制总热量和营养均衡。高血压饮食疗法最主要的关键点是减盐。

② 戒烟限酒 戒烟可以显著降低心脑血管疾病的风险，包括远离二手烟。饮酒会减弱抗高血压药的降压效果，使得高血压不容易控制，高血压患者最好不要饮酒，如果不得不饮酒时，必须伴餐，且不得饮用烈性白酒。

③ 适当运动 控制体重，避免超重和肥胖，要关注脂肪在全身的分布状况（体型）和实际体重与理想体重的差异。保证每天摄入低能量平衡膳食、保证每天必需能量摄入基础上，采取适当的有氧运动达到控制体重的目的，最好能做到每天运动30min以上。但如果安静时血压未能很好控制或超过180/110mmHg时暂时禁止运动，以免出现心脑血管意外事件。

④ 心理平衡 老年人由于社会角色发生急剧变化，加上环境改变，容易产生不良心理变化，并且出现情感孤独、抑郁等不良情绪，应多根据老年人特点和目前心理变化，多关心老年人，进行心理疏导，提供情感支持。

⑤ 保证好的睡眠 能预防和缓解心理压力，找到适合自己的方式调节心理压力。如果思虑太多，势必影响睡眠，睡眠一旦不好，会造成次日血压升高，而良好的睡眠有助于降压。如果睡眠质量不好，可以找医生调理，必要时服用促进睡眠的药物，以保证有良好的睡眠质量。

（8）注意保暖。老年人对寒冷的适应能力和对血压的调控能力差，常出现季节性血压波动现象，应保持室内温暖，做好通风换气工作，在寒冷季节减少外出并适当增添衣物，避免血压大幅波动。

（9）改善睡眠。老年人睡眠是容易被忽略的内容，而临床发现睡眠的时间长短，睡眠质量高低与血压的升高和心血管疾病发生风险有关。保证老年人充足的睡眠并改善睡眠质量对于控制血压和减少心脑血管并发症有重要意义。如果睡眠质量不好，可以找医生调理，必要时服用促进睡眠的药物，以保证有良好的睡眠质量。对于怀疑有OSAHS的老年人如果有条件做多导睡眠监测确诊，程度中重度以上，可以采取用无创气道正压通气的治疗方法，它以持续气道正压通气（continuous positive airway pressure，CPAP）最为常见，可以极大地改善OSAHS老年人的缺氧症状，对顽固性心绞痛、高血压、心力衰竭等都有很好疗效。

（二）紧急应对措施

高血压急症是指原发性或继发性高血压患者，在某些诱因作用下，血压突然和显著升高（一般＞180/120mmHg），同时伴有急性进行性心、脑、肾等重要靶器官功能不全的表现。需要紧急进行处理。

（1）立即持续监测患者的血压和生命体征情况。

（2）去除引起血压变化的诱因，如果是突然改变体位引起，立即协助患者取平卧位休息，改善大脑的供血；如果是进餐后引起的血压突然降低，应立即协助其平卧位，报告医生，酌情使用升压药物。

（3）对于血压突然升高引发的头痛症状，要立即报告医生，适当在使用长效抗高血压药的基础上加用中短效口服药物，避免静脉用药。在24～48h将血压缓慢降至160/100mmHg，后期将血压逐渐控制在目标范围内。

（4）如果出现了心、脑、肾等靶器官急性损害的表现，应该遵医嘱尽快使用合适的静脉抗高血压药控制血压，以阻止心、脑、肾等靶器官进一步损害，在30～60min内将血压降至安全水平，后续的2～6h内将血压降至160/100～110mmHg，并酌情使用合适的镇静药以消除患者的恐惧心理，对受损的靶器官给予相应的处理，减少并发症。

六、案例分析

（一）照护难点

（1）血压控制不达标　患者由于忘记服用医院开具的抗高血压药或者重复服用，导致血压出现明显水平波动情况，加上喜欢饮酒、作息紊乱等情况，血压目前为3级高危组。

（2）有心脑血管并发症，有猝死风险　患者体检发现有腔隙性脑梗死和左心室肥厚，加上病程长达十年以上，高龄，用药依从性和生活方式依从性差，自我管理能力差，有心脑血管意外发生的风险。

（3）有跌倒风险　患者反复有头晕、视物模糊，现诉头晕、头痛情况较前加重，且老年人目前认知能力下降，加上经常饮酒、有腔隙性脑梗死、服用抗高血压药等诸多因素都可能影响老年人的平衡能力和步态，容易出现跌倒情况。

（二）照护措施

（1）加强服药的监管　目前老年人出现认知能力下降，加上自我服药行为出现混乱情况，机构照护人员要监管其药物的具体服用行为，每日按时按量给老年人服用降压和其他治疗药物，确保无漏服、多服、拒服等行为发生，延缓高血压并发症的出现。

（2）密切观察血压变化　一般督导高血压病老年人晨起后即服用早上的抗高血压药，避免高血压的晨峰现象，定时给老年人测量血压，并做好老年人的健康宣教，告知其如果有明显头晕、头痛现象加重要及时呼叫照护人员，避免出现脑卒中。

（3）落实跌倒预防措施　在老年人下床活动之前。落实三个半分钟，避免发生体位性低血压从而导致头晕黑蒙。在老年人的卫生间、活动的走廊等地安装防滑地板，配备扶手，必要时配备助行器。保持地面平整，减少障碍物。同时老年人认知能力下降，可加强认知能力康复训练，多参加集体活动。尽可能保证老年人血压控制在目标范围内，不产生较大血压波动。

第五节　糖尿病

糖尿病是由遗传因素和环境因素共同引起的一组以高血糖为特征的临床综合征，其主要病理特点是胰岛素缺乏或胰岛素作用障碍单独或同时引起糖类、蛋白质、水和电解质等的代谢紊乱。糖尿病的发病机制和病因非常复杂，遗传因素是致病的重要因素，大多是多个基因和多种环境因素共同参与并相互作用的多基因多环境因素复杂病，环境因素中肥胖、高热量饮食、体力活动不足和增龄是主要因素，特别是肥胖。

目前我国已有超过1.4亿的糖尿病患者，已成为世界上糖尿病患者最多的国家，预计到2045年，将增加至1.74亿。从1980年首次全国糖尿病普查到2018年，老年糖尿病患病率增长了18倍，患者数随老龄人口增加还在不断增加。研究提示，在≥65岁的老年人群中，约25%老年人为糖尿病患者，老年人口中患糖尿病总人数占糖尿病总人数的46%，是糖尿病的主流人群，而且还有一部分人是糖尿病前期，比例高达50%。老年人糖尿病前期是指年龄在60岁以上的糖耐量减低或者空腹血糖受损患者[1]。

老年糖尿病绝大多数（可达95%）属于2型糖尿病。2型糖尿病的发生具有增龄效应，年龄因素是影响糖尿病发展的重要因素之一。老年糖尿病患病率

[1] 田慧.老年糖尿病管理理念和策略的优化——中国老年2型糖尿病诊疗措施专家共识（2018版）解读[J].中华保健医学杂志，2020，22(01):104-106.

的持续增加使之成为糖尿病防治的重要组成部分。在老年糖尿病的治疗中，加强糖尿病教育和管理是重要的理念工程。在目前，我国老年糖尿病患者的知晓率、诊断率和治疗率均不高，血糖总体控制水平不理想。且在老年糖尿病患者中，约30%在中年已经发病，多年未能控制好血糖水平，导致已经有不同程度的糖尿病并发症与之相伴。

一、案例导入

（一）基本信息

患者，女性，75岁，育有一子，因儿子儿媳工作繁忙，经常出差在外，无法照顾两老，不放心他们独居家中，故把患者和老伴都一起送到了养老机构。

（二）病史回顾

患者10年前逐渐出现多饮多尿情况，解出来的小便可见明显小泡沫，有时候突然出现心慌、手发抖的现象，进食甜食后能缓解。入住医院后诊断为糖尿病，医生给患者开具短效胰岛素针皮下注射，早中晚三次，餐前5min注射，每晚睡前注射一次长效胰岛素。患者出院后没有完全遵照医生医嘱用药和调整生活方式，特别是外出聚餐时就用1粒阿卡波糖片口服代替胰岛素针皮下注射，而且喜欢在外出就餐时偷偷进食含糖分高的饮料，且进食远远超过在家中日常分量。有时候饮食不规律，早上睡得很晚起床后便省去早餐，和老伴随意吃点东西后就吃中餐。日常不太喜欢运动，偶尔天气非常好时下楼到小区内慢走，近两年来经常感觉有双腿麻木感，步行一段距离后感双腿无力，同时感觉小腿及足部有一阵阵刺痛。因腿脚无力，活动越发减少，多以斜躺在沙发上看电视为多。

（三）检查结果

在入住养老机构前做了全身体检显示患者有糖尿病视网膜病、白内障，周围神经病变，糖化血红蛋白结果为7.5%，心电图显示窦性心律，$V_3 \sim V_5$导联T波倒置，ST段有下移，提示心肌缺血改变。血脂检测显示甘油三酯为2.5mmol/L，腹围为94cm。

（四）目前状态

患者入住养老机构后生活逐渐变得规律，可以按照照护人员要求每日三餐规律进食，餐前注射胰岛素。不过患者仍然有忍不住偷偷进食含糖分高的食物或饮料的行为，遇到喜欢的食物进食没有控制。极少活动，喜欢和老伴一起在房间看电视。目前发现自己视物越来越模糊，总有眼前糊了一层膜的感觉。且双下肢有一阵阵针刺样疼痛感觉，肢端皮温低，喜欢睡前用热水袋放在足部保暖。

二、表现

糖尿病是目前临床上最重要的内分泌代谢疾病，它的诊断标准有如下几条：①具有典型糖尿病症状（烦渴多饮、多尿、多食、不明原因的体重下降）且随机静脉血浆葡萄糖≥11.1mmol/L 或② 空腹静脉血浆葡萄糖≥7.0mmol/L 或③口服葡萄糖耐量试验（OGTT）2h 血浆葡萄糖≥11.1mmol/L。有几点要注意的是①空腹状态指至少 8h 没有进食；随机血糖指不考虑上次用餐时间，一天中任意时间的血糖，不能用来诊断空腹血糖异常或糖耐量异常。②无典型糖尿病症状，需改日复查空腹静脉血浆葡萄糖或葡萄糖负荷后 2 h 血浆葡萄糖以确认。③急性感染、创伤或其他应激情况下可出现暂时性血糖增高，若没有明确的高血糖病史，须在应激消除后复查，重新评定糖代谢状态。

（一）分类

1980 年 WHO 糖尿病专家委员会根据餐后血糖水平和糖尿病视网膜病变的关系，第一次提出诊断标准建议，1999 年美国糖尿病学会提出的糖尿病分类和诊断标准新建议以官方文件形式发布，把糖尿病做了病因学分类，总共分成四类。包括 1 型糖尿病、2 型糖尿病、其他特殊类型糖尿病及妊娠糖尿病。因为老年糖尿病绝大多数属于 2 型糖尿病，故本章节主要介绍 2 型糖尿病。

（二）主要表现

2 型糖尿病的"三多一少"症状（多饮、多食、多尿、体重减轻）是否出现与血糖水平及高血糖的时间有关，首发症状多种多样，除多尿、多饮和体重减轻外，视力减退、肢端麻木、尿路感染、皮肤瘙痒、女性外阴瘙痒以及高血糖危象都有可能。有些还表现在心血管系统、消化系统、泌尿生殖系统和精神神经系统方面。有些病情严重者或长期高血糖的还可能逐渐形成糖尿病慢性并发症。糖尿病慢性并发症有微血管并发症、动脉粥样硬化、糖尿病神经病变、糖尿病皮肤病变、感染及糖尿病足等。微血管并发症主要特指糖尿病视网膜病变和糖尿病肾病。

老年糖尿病患者病情复杂，发生并发症的风险高，高龄相关的多器官功能损害常见。糖尿病足是糖尿病最严重和治疗费用最高的慢性并发症之一，重者可能导致截肢和死亡，它是指糖尿病患者因下肢远端神经异常和不同程度的血管病变导致的足部感染、溃疡和（或）深层组织破坏。在全球范围内，糖尿病足患病率超过 6%，在国内 50 岁以上糖尿病患者中，足部溃疡年新发病率为

8.1%，治愈后年再发病率为31.6%。

对于糖尿病患者来说，一般会采取实验室和辅助检查，主要是：①尿糖和尿酮体测定；②血浆葡萄糖测定，这是诊断糖尿病的依据，也是评价疗效的主要指标；③糖化血红蛋白和糖化血清蛋白测定，正常值为4%～6%；④葡萄糖耐量试验（OGTT）和OGTT-胰岛素（或C-肽释放试验）；⑤脂质组分和尿白蛋白排泄率测定；⑥自身免疫力抗体测定。

三、风险评估

（一）评估对象

相较于非糖尿病的老年患者，合并糖尿病的老年人群发生过早死亡、失能、迅速肌肉丢失、多病共存等情况的风险显著升高；同时一般伴随多种合并症、抗应激能力下降、认知功能障碍风险高、易出现低血糖等特点，老年糖尿病患者也更易发生多重用药、认知障碍、抑郁、阿尔茨海默病、尿失禁、跌倒及顽固性疼痛等老年综合征。这些状况会影响老年糖尿病患者的自我管理能力，也增加了血糖监测、按时就餐及胰岛素注射的难度，更加容易出现血糖难以达标的情况。所以，在医疗照护过程中，应结合医疗、心理、功能及社会因素等多个方面来综合考量，同时应对入住养老机构的所有老年糖尿病患者进行老年综合征的评估，尤其是日常生活活动受限，可能影响糖尿病自我管理及生活质量的患者。

（二）评估内容

（1）评估老年人目前的血糖控制水平　包括长期血糖波动情况（糖化血红蛋白指标是反映近三个月血糖的平均水平）、短期内血糖波动情况，血糖变化的特点（是空腹血糖高还是餐后血糖高，还是持续高血糖状态），影响血糖控制的因素，包括现有降糖的治疗方案、老年人运动能力和状态、饮食、饮酒、吸烟、睡眠情况。

（2）了解老年人糖尿病发病年龄和病程　病程较长或发病时间较早者，糖尿病合并症或并发症的发生率较高。要了解老年人是否合并有高血压、冠心病、肾功能不全、高尿酸血症和血脂异常等，有无其他影响寿命的恶性肿瘤、严重疾病等，评估老年人预期寿命。了解糖尿病家族史情况；包括同时评估老年人目前的营养状态，有无肌少症，可以借助微型营养评估表和简易五项评分问卷。

（3）评估体格检查情况和辅助检查结果　糖尿病老年人目前身高、体重、体重指数（BMI）、腰围、臀围、血压、心率、足背动脉搏动、听力、视力等。空腹血糖、餐后2h血糖、甘油三酯（triglyceride，TG）、总胆固醇（total cholesterol，TC）、低密度脂蛋白胆固醇（low-density lipoprotein cholesterol，LDL-C）、高密度脂蛋白胆固醇（high-density lipoprotein cholesterol，HDL-C）、肝肾功能、尿常规、心电图和神经病变相关检查等。

（4）评估糖尿病老年人目前是否有糖尿病慢性病并发症　要通过相应的检查进行糖尿病慢性并发症的早期筛查，了解是否存在糖尿病并发症及损伤程度。主要评估以下几种常见并发症。

① 糖尿病视网膜病变　是最常见的微血管并发症和成年人后天性失明的主要原因，也是高血糖所致血管病变中最特异的表现。如果2型糖尿病病史超过15年，视网膜病变的概率高达78%。所以评估老年人视力情况，是否存在视网膜病变非常重要，眼底的检查对于糖尿病老年人必不可少。

② 糖尿病肾脏病变　查询老年人历史病例了解其肾功能情况，在排除其他慢性肾脏病情况下看尿白蛋白/肌酐比值、尿液微量蛋白值等结果判断是否有糖尿病肾病。微量蛋白尿是慢性肾脏病的早期表现，因此无论是否有危险因素，微量蛋白是评估肾功能必须筛查的重要指标。

③ 糖尿病神经病变　主要表现为多发性神经病变，常见症状为肢端感觉异常，有麻木、针刺感、灼热或感觉减退等表现，呈手套或短袜状分布，有时痛觉过敏，伴随出现肢体隐痛、刺痛或烧灼样疼痛。遇到冷刺激或夜间安静休息时加重。所以对于糖尿病老年人评估其肢端的感觉是否异常可以为后期的照护等级提供依据。

④ 糖尿病足　糖尿病足是由血管并发症及神经病变引起的，从足部皮肤到骨与关节的各层组织均可受累，严重者可发生局部或全足坏疽，治疗困难，为非创伤性截肢的主要原因，也是糖尿病患者残疾、死亡的重要原因。年龄越大，糖尿病病程越长，糖尿病并发症与合并症越来越重，其住院截肢率明显增加，血糖水平越高，足溃疡愈合所需要时间也会越长。主要表现为足背动脉搏动减弱，或消失，局部皮肤营养不良，色泽异常，触之皮温异常。所以入住养老机构的糖尿病老年人都要评估足部情况，包括：a.足外观检查（足是否畸形、胼胝、溃疡、皮肤颜色变化等）；b.周围血管评估（足背动脉搏动情况，是否存在间歇性跛行）；c.周围神经评估（足踝反射、针刺痛觉、震动觉、10g尼龙单丝压力觉、温度觉）。

（5）评估老年人目前的自我管理能力　从老年人目前的智能（文化水平、理解能力和智力测评）和体能（肢体活动的灵活度和耐力），对于老年人要评估是否有老年综合征，这是老年人群中常见的与年龄相关的疾病组合，包括智能、体能的缺失、自伤和他伤防护能力的下降、跌倒和骨折风险的增加、认知障碍和抑郁、尿失禁、疼痛、用药过多等。这些疾病和症状都对老年糖尿病患者的自我管理带来非常不利的影响。具体来说从文化水平、理解能力和智力测评几方面来判断老年人的智能，从肢体运动的灵活度和耐力（可通过握力器和三米折返走评估）来判断老年人的体能和跌倒坠床风险，借助MMSE量表、MoCA量表来判断认知功能，用老年抑郁量表来判断精神状态，从视力和听力损害程度、日常生活活动（ADL表）来判断老年人的个人行动能力。

（6）评估老年人目前用药和治疗依从性情况　糖尿病老年人发生认知功能障碍、痴呆、抑郁等风险显著高于非糖尿病老年人，血糖控制差、病程长的老年人更加容易出现上述风险，而认知功能障碍或痴呆等问题的存在，给糖尿病老年人的按时就餐、胰岛素注射或降糖口服药服用、血糖监测等均增加了难度，从而导致血糖难以达标。另外糖尿病老年人目前糖尿病知识获取程度、自我健康需求和医疗经费是否充足、社会支持程度等也会影响治疗依从性，要一一进行评估判断，以此了解依从性情况。

四、观察要点

（1）老年人是否有低血糖表现　低血糖发作可具有明显的症状性，如心悸、双手颤抖、出汗、焦虑等交感神经兴奋症状或中枢神经症状，如神志改变、认知障碍甚至抽搐和昏迷等，也可表现为无症状性，特别是老年糖尿病患者，即使血糖已低于2.8mmol/L，但患者没有表现出明显的低血糖症状，也没有感知。

（2）老年人是否有糖尿病酮症酸中毒（diabetic ketoacidosis，DKA）的表现　DKA属于高血糖危象之一，也是糖尿病急性并发症之一。由于胰岛素不足或作用明显减弱或升糖激素不适当升高引起的糖、脂肪和蛋白质代谢严重紊乱综合征，以致水、电解质和酸碱平衡失调，出现高血糖、高血酮和代谢性酸中毒。常见的诱因有急性感染、胰岛素不适当减量或中断治疗、饮食不当（过量或不足、食物过甜、酗酒等）、胃肠道疾病（呕吐、腹泻等）或精神刺激等。如果糖尿病老年人突然出现不明原因的恶心呕吐、腹痛、酸中毒、脱水、休克、神志改变、昏迷等情况，尤其是呼吸有酮味（烂苹果味），且血糖升高，一般在13.9～33.3mmol/L，应考虑DKA，尽快进行转诊。

（3）老年人是否有高渗性高血糖状态（hyperosmolar hyperglycemic state，HHS）的表现　HHS是糖尿病的严重急性并发症之一，也是高血糖危象的表现之一。主要见于老年人，其口渴中枢不敏感，加上主动饮水欲望降低和肾功能不全，失水相当严重，钠的丢失少于失水，致血钠明显增高。常见诱因是急性感染（如肺炎、胃肠炎、胰腺炎等）、脑卒中、严重肾脏疾病、水摄入不足或大量摄入含糖饮料等；还有老年人往往合并一些慢性疾病，服用的某些药物（如糖皮质激素、β-受体阻滞剂、利尿药等）也可能成为诱因。如果老年人先出现口渴、多尿和乏力等糖尿病症状，或原有症状、病情逐渐加重，到典型的HHS表现，主要是①明显脱水伴进行性意识障碍；② 在合并感染、急性心肌梗死等应激情况下出现多尿或在大量摄入糖或应用可致血糖升高的药物时出现多尿和意识障碍；③无其他原因可以解释的如反应迟钝、表情淡漠、定向障碍、幻觉、失语、癫痫样抽搐、肢体瘫痪等中枢神经受损症状与体征；④有利尿、脱水或透析治疗已有失水却摄入水明显不足。发现后就要立即怀疑是否有HHS的可能，立即转诊做相关的实验室检查，有条件时立即先等渗补液。

如果糖尿病老年人出现昏迷表现，要首先初步判断可能是何种情况的昏迷，见表8-9。

表8-9　糖尿病并发昏迷的鉴别

项目	酮症酸中毒	低血糖昏迷	高渗性高血糖状态	乳酸性酸中毒
病史	糖尿病及DKA诱因史	糖尿病及治疗进餐少、活动过度史	高渗性高血糖状态	肝肾功能不全、低血容量休克、心力衰竭、饮酒、服苯乙双胍史
起病症状	起病慢，1～4天，有厌食、恶心、口渴、多尿、嗜睡等	急，以小时计算，有饥饿感、多汗、心悸、手抖等交感神经兴奋表现	慢，1～2周，嗜睡、幻觉、抽搐等体征	较急，1～24h，厌食、恶心、昏睡及伴发病症状
体征				
皮肤	失水、干燥	潮湿、多汗	失水	失水、潮红
呼吸	深、快	正常	快	深、快
脉搏	细速	速而饱满	细速	细速
血压	下降或正常	正常或稍高	下降	下降

五、应对措施

（一）预防措施

因老年人一般存在各个组织脏器的老化，功能减退，其照护与普通成人糖尿病的管理有很多不同之处，只有做好细致评估，认真了解老年人目前的状态，制订个体化目标、采用合适且简单易行的降糖方案、减少低血糖事件的发生率，才能更好地管理老年糖尿病患者。

1. 做好糖尿病老年人的血糖监测，预防低血糖的发生

照护人员要掌握其总体血糖控制情况，定期督导糖尿病老年人到医院检测糖化血红蛋白（HbA1c），并根据医生调整的降糖治疗方案执行或督导老年人执行。对于糖尿病老年人，尤其是具有合并症的老年人，不应严格控制血糖，避免低血糖的发生，因为糖尿病老年人一方面因为胰岛素分泌不足，需要胰岛素治疗；另一方面，由于老年人多合并肾功能减退，药物清除速率减慢，更易发生低血糖事件，老年人合并认知功能障碍的比例较高，使血糖监测、胰岛素注射等常规的糖尿病自我管理能力下降，低血糖发生的风险也随之增加，根据情况调整其个体化降糖目标，适当放宽降糖目标，同时采用合适的降糖药物，并视患者的具体情况而选用口服降糖药。如选择使用具有低血糖风险药物时，应从小剂量开始，逐渐加量并注意观察患者的降糖疗效和不良反应。2023年ADA指南中提出，对于很多无明显低血糖的非妊娠成人患者，HbA1c目标为＜7％；当合并多种慢性疾病、认知功能受损或功能缺失等情况时，老年糖尿病患者的HbA1c应适当放宽，但需要注意的是，虽然对于部分老年糖尿病患者可适当放宽降糖目标，但应避免患者出现高血糖导致的相关综合征或急性并发症。

2. 做好用药管理

熟悉糖尿病老年人的所有用药，包括药物的类型、剂量、用药方式、常见不良反应等。根据老年人的认知功能，判断其是否能正确地为自己准备好药物，是否需要照护人员提供辅助给药。特别关注胰岛素注射给药的老年人，如果是自行保管和执行药物操作的，有以下几个要点要注意：①未开封的胰岛素保藏在冷藏冰箱内，如果是正在使用中的胰岛素则常温（25℃）保存，在1个月内使用；②胰岛素注射部位选择，注射部位按吸收快慢依次为腹部（脐周除外）、上臂的后侧、大腿内外侧、臀部，对于短效胰岛素优先考虑注射在腹部，长效胰岛素（睡前注射）优先考虑注射在臀部；③轮流更换注射部位并定期检查胰岛素注射部位皮肤情况，长期在同一部位注射，会使局部组织吸收胰岛素能力下降，出现皮下脂肪营养不良，也会影响胰岛素的吸收，故应注意轮换注射部位，观察是否有出血、瘀斑、硬结、局部感染的发生；④做到胰岛素针头一用一弃，预防针刺伤的发生。

3. 注意糖尿病足的预防

造成糖尿病足溃疡常见的原因包括足部畸形、穿着不合适的鞋袜、不正确地处理水疱、裂隙或出血以及不正确地剪趾甲伤及软组织等。有指南提出建议，消除的危险因素或治疗足部溃疡前症状，这包括：去除大量的胼胝，修剪内生的趾甲，如果有真菌感染给予抗真菌治疗。

在养老机构，要加强对糖尿病老年人的健康教育，目的是丰富足部护理的知识，增加其保护意识和自我保护的行为，包括：①不要穿太紧的、边缘粗糙及内有接缝的鞋；②在穿鞋之前，要检查鞋的内部；③不要穿有接缝的和太紧的袜子，每天要更换袜子；④每天洗脚（水温最好＜37℃），洗完擦干双足；⑤平直地剪趾甲等；⑥要每天检查双足，注意有无肿胀、破损发生，注意皮肤颜色和温度。足底局部有厚胼胝的老年人反复行走后形成压力性溃疡，修剪胼胝和减轻足底压力可以有效防止此类溃疡的发生。如果合并有足部畸形、足部有溃疡，要进一步选择特殊的鞋袜，包括鞋垫或足趾矫形器。如果有可能，建议患者穿定制的鞋以预防足底溃疡复发。大部分的糖尿病足溃疡是可以预防的，其关键在于高度的预防意识。

4. 重视认知康复训练的重要性

加强对糖尿病患者的认知教育和训练，提高老年人对低血糖的重视。糖尿病是一种需要复杂的自我保健能力的疾病，其主要决定因素是认知功能，因此，对老年糖尿病患者进行早期认知功能的筛查是必需且必要的。

5. 注意加强糖尿病老年人的营养管理

根据老年人的吞咽功能、合并症等合理调配饮食结构，多进食富含膳食纤维、升糖指数低的食物，结合肾脏情况因人而异选择蛋白质的摄入，做到少食多餐、先汤菜后主食、细嚼慢咽，对于需要喂食的老年人注意预防呛咳、食物反流致窒息情况的发生。

6. 调整好三点平衡

在日常生活中，饮食量、运动量和降糖药量之间的变化，是引发低血糖最常见的因素，照护人员要教会糖尿病老年人学会调整"三点平衡"。

7. 做好运动和活动的观察

糖尿病老年人参与的运动锻炼以低强度的有氧运动或小力量运动为主，如步行、慢跑、太极拳、八段锦、老年医学保健操等，可根据个人爱好选择交替进行。在活动前，进行安全性评估，如场地宽敞明亮，少障碍物，地面平整，自身衣物合适，选择合适的运动鞋袜，必要时穿防滑鞋袜；在运动中控制最快心率为170-年龄，或者感到不适、劳累时停止活动，尽量保证每次活动半小时，同时随身携带含糖分高的食物如糖果等，以备在出现低血糖症状时服用。如果目前老年人血糖极度不稳定，有心绞痛、心力衰竭、心律失常表现等情况，暂时不参与活动，以静养休息为主。在卧床休息时注意少量多次饮水，坚持下肢做踝泵运动，以防止下肢深静脉血栓形成。

（二）紧急应对措施

1. 糖尿病急性并发症的识别与处理

低血糖的识别：如糖尿病患者出现交感神经兴奋（如心悸、焦虑、出汗等）或中枢神经系统症状（如神志改变、认知障碍、抽搐和昏迷）时应考虑低血糖的可能，及时监测血糖。诊断标准：糖尿病患者只要血糖水平≤3.9 mmol/L就属低血糖范畴。

处理：血糖≤3.9mmol/L即需要补充葡萄糖或含糖食物。意识清醒者给予口服15～20g糖类食品（葡萄糖为佳）；意识障碍者给予50％葡萄糖注射液20～40mL静脉注射。每15min监测血糖1次。如血糖仍≤3.9mmol/L，再给予15～20g葡萄糖口服或50％葡萄糖注射液20～40mL静脉注射；如血糖在

3.9mmol/L 以上，但距离下一次就餐时间在1h以上，给予含淀粉或蛋白质食物；如血糖≤3.0mmol/L，继续给予50％葡萄糖注射液60mL静脉注射。如低血糖仍未纠正，给予静脉注射5％或10％葡萄糖注射液，并在监护下及时转诊。

识别与处理见图8-1。

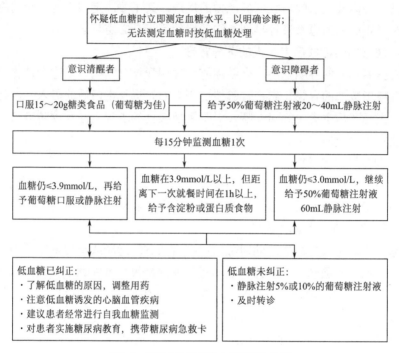

图8-1　糖尿病急性并发症的识别与处理

2. 高血糖危象处理

高血糖危象包括糖尿病酮症酸中毒（DKA）和高渗性高血糖状态（HHS）。临床上糖尿病患者如出现原因不明的恶心、呕吐、腹痛、酸中毒、脱水、休克、神志改变、昏迷，尤其是呼吸有酮味（烂苹果味）、血压低而尿量多者，且血糖≥16.7 mmol/L，应考虑高血糖危象，尽快转诊。转诊前建立静脉通道，给予静脉滴注生理盐水补液治疗。

总之，在养老机构的照护措施方面，根据2023年ADA指南建议，应对长期照护机构的工作人员和照护人员进行糖尿病教育培训，尤其是关于营养支持、日常能力评定、糖尿病监测、低血糖预防等，以更好地管理糖尿病及避免并发症。当患者至终末期时，需要给予老年糖尿病患者姑息治疗，此时不需要严格的血压控制及血脂控制，可考虑尽可能地撤掉药物治疗，包括降脂药物等。对于终末期的老年糖尿病患者，减少不良应激综合征、保护生存质量是首要目标。

六、案例分析

（一）照护难点

（1）老年人的用药依从性不好　患者每天要注射4次胰岛素，对于一个75岁的老年人来说容易出现遗漏的情况，加上患者喜欢外出就餐时用1粒降糖药阿卡波糖片替代胰岛素注射液，没有监测血糖变化情况。

（2）老年人的生活方式依从性不好　对于糖尿病患者来说，饮食管理和运动都是非常重要的措施，属于糖尿病"五驾马车"（包括糖尿病的饮食、运动、药物、糖尿病的教育、血糖监测）其中很重要的两点。患者有偷偷进食甜食和甜饮料的习惯，而且不喜欢活动，活动少，可能也与她下肢无力，有针刺样疼痛有关。

（3）有跌倒的风险　患者现在出现了视物模糊且双下肢有一阵阵针刺样疼痛感觉。同时心电示波显示ST段下移，提示有心肌缺血，意味着患者存在活动无耐力的情况，几种情况都可能导致患者在活动时如果旁边没有人照护，有随时发生跌倒的风险。

（4）有烫伤的风险　患者目前合并有糖尿病的慢性病变——糖尿病神经病变，肢体皮温低，且有把热水袋直接贴近足部保暖的动作，对于糖尿病患者来说，出现周围神经病变，感觉出现迟钝，对于冷热刺激不敏感，加上晚上处于睡眠时间，热水袋长时间贴着皮肤更加容易出现烫伤。

（二）照护措施

（1）协助老年人调整其生活方式，建议医生调整治疗方案　帮助患者建立起良好的生活方式，尽可能做到早睡早起，一日三餐按时进餐，按照要求使用降糖药物，同时协助老年人做好血糖监测和记录。并及时向医生反馈老年人的血糖监测结果和目前的饮食运动等情况，根据情况酌情调整老年人的治疗方案，使之简单容易操作，尽量以口服药替代胰岛素注射。

（2）注意加强对老年人的照护　患者出现视物不清楚，腿部疼痛且无力，每次活动时尽可能要其老伴陪同，必要时配备移动助行器甚至轮椅，活动场地尽可能宽敞明亮，保持地面清洁干燥，减少障碍物，走廊、卫生间等地配有扶手，卫生间配备紧急按钮。同时加强对老年人预防跌倒知识宣教，穿防滑鞋袜，着合适的衣物，裤腿勿过大过长等。

（3）预防烫伤的发生　针对患者经常发生下肢刺痛的情况，首先尽可能将血糖控制在正常范围，避免糖尿病慢性并发症的进一步发展。其次可以养成每日睡觉前温水洗脚的习惯，注意水温不能高于42℃，以防水烫伤足部，另外可以适当进行按揉，促进局部血液循环，改善肢端缺血缺氧情况。如果有条件进行康复运动，或者进行体外反搏康复治疗。研究显示，增强型体外反搏可以改善血管内皮功能、减轻炎症反应、促进微血管和侧支循环形成，从而改善局部血流供应。

第六节　脑卒中

脑卒中（stroke）指各种原因引起的脑血管疾病急性发作，造成脑供血动脉狭窄或闭塞，或非外伤性的脑实质出血，并引起相应的临床症状与体征，多见于老年人。分为缺血性脑卒中和出血性脑卒中，缺血性脑卒中占脑卒中的70%～80%，主要是因动脉粥样硬化、血栓形成，使脑供血动脉狭窄或闭塞，导致大脑血液循环障碍，脑组织可发生缺血性坏死。出血性脑卒中可分为脑出血、蛛网膜下腔出血和其他颅内出血，占脑卒中的20%～30%，主要是因动脉瘤、动静脉畸形、高血压及肿瘤等因素导致的动脉破裂，局部形成血肿压迫周围脑组织，严重者可引起脑疝，危及生命。

脑卒中目前是我国居民第一位致死病因，它与缺血性心脏病、恶性肿瘤构成我国居民三大致死疾病，已成为威胁我国中老年人健康的主要疾病之一，具有高发病率、高致残率、高复发率、高死亡率的特点，根据全球疾病负担研究（Global Burden of Disease Study，GBD）数据显示，2019年我国脑卒中发病率为201/10万，其中缺血性脑卒中发病率呈明显上升趋势，缺血性脑卒中和出血性脑卒中患病率分别为145/10万和45/10万，其中40岁以上人群现患和曾患脑卒中人数约为1704万，2019年，因脑卒中死亡的病例多达218万，死亡人数与2009年相比上升了12.4%，且因疾病导致残疾的人数远高于英国、美国、日本等发达国家同期水平。

中老年人是脑卒中的高危人群，与之相关的危险因素较多，不可干预因素包括年龄增长、性别、性格、种族、遗传因素等；可干预因素包括高血压、高脂血症、糖尿病、心脏病、吸烟、肥胖、不健康的生活方式等。

大量的循证医学证据表明，为了降低脑卒中的发病率，应积极地对脑卒中危险因素进行早期干预，重视脑血管病一级预防，随着年龄的增长，身体内各个器官功能逐渐衰退，血管弹性变弱，老年脑卒中患者更易复发，因此对于此类患者更应重视脑血管疾病二级预防，降低再次发生脑卒中的危险，减轻残疾程度，提高生活质量。

一、案例导入

（一）基本信息

患者，女，67岁，育有1子1女，1个月前入住于某养老机构，目前子女每月轮流来探视2～3次。

（二）病史回顾

患者在半年前因突起左侧肢体无力1周，加重3天转入当地某医院住院。头部核磁共振示右侧放射冠区急性脑梗死，既往有高血压、糖尿病病史，入院体查：体温36.3℃，脉搏86次/min，呼吸18次/min，血压166/98mmHg，四肢无水肿。专科情况：神志清楚，瞳孔等大等圆，直径约3mm，对光反射灵敏，右侧肢体肌力5级，左上肢肌力2级，左下肢肌力3级，四肢肌张力正常，伸舌居中，咽反射存在，偶有饮水呛咳，入院诊断为脑梗死（右侧额顶叶，急性期）、高血压病、2型糖尿病，入院后给予药物、康复等对症治疗后病情好转出院。

（三）检查结果

近段时间护理人员检查发现：餐后2h血糖13.2mmol/L，血压148/90mmHg，右侧肢体肌力正常，肌张力正常，左侧肢体肌力3级，肌张力增高，偶有进食呛咳。

（四）目前状态

患者脑梗死以来，由子女带到医院复诊过一次，医生建议仍需继续进行康复训练。入住养老机构后患者表现为情绪低落且不愿配合进行康复锻炼，大部分时间都是卧床休息，能够遵医嘱服药，嗜咸、辣食物，饮食不忌口，导致血糖控制不佳。

二、表现

（一）分型

在2020版中国脑血管疾病分类中，将脑梗死（急性缺血性脑卒中）分类重新进行修订，把病因分型、临床分型和病变血管分类相结合可分为：大动脉粥样硬化性血栓性脑梗死、脑栓塞、小动脉闭塞型脑梗死、脑分水岭梗死、出血性梗死及其他原因所致脑梗死。其中大动脉粥样硬化性血栓性脑梗死又称脑血栓形成（cerebral thrombosis，CT），与脑栓塞均是脑供血动脉急性闭塞或严重狭窄所致，占全部急性脑梗死的80%～90%。本节将以此类型脑梗死为重点进行阐述。

（二）脑血栓形成的表现与临床特点

（1）多见于50岁以上中老年人，且合并有动脉粥样硬化、高血压、糖尿病、高脂血症等疾病。

（2）常在安静或睡眠状态下发病，部分患者发病前有肢体麻木、无力等前驱症状或短暂性脑缺血发作。

（3）起病缓慢，发病时一般神志清楚，症状多在发病后10余小时或1～2天达高峰。

（4）不同的动脉阻塞表现各异，如大脑中动脉闭塞可出现典型的"三偏"症状：病灶对侧偏瘫、偏身感觉障碍、同向偏盲，大面积脑梗死可继发严重脑水肿和脑疝，导致死亡；颈内动脉闭塞的严重程度差异较大，可出现单眼一过性黑蒙或Horner综合征；若优势半球受累，常表现为失语；基底动脉或双侧椎动脉闭塞会引起脑干梗死，表现出呕吐、眩晕、四肢瘫痪、昏迷等症状，危及生命。

（三）脑栓塞的表现与临床特点

（1）脑栓塞最常见的来源是心源性栓子，部分患者有导致栓塞的原发病和同时出现脑外栓塞的表现，如房颤的第一心音强弱不等、脉搏短绌；肺栓塞的气急、胸痛；下肢动脉栓塞的下肢疼痛、感觉异常等。

（2）任何年龄均可发病，青壮年发病多因风湿性心脏瓣膜病所致，中老年发病多因非瓣膜性房颤和急性心肌梗死所致。

（3）多在活动中急骤发病，无前驱症状，症状常在数秒至数分钟即达到高峰。

（4）临床神经功能缺损表现基本与脑血栓形成相同，可出现多个血管支配区的脑损害，可在发病早期出现意识障碍。

（四）区别

与脑血栓形成相比，脑栓塞容易复发和出血，病情波动较大，初期病情较严重。

三、风险评估

（一）评估对象

动脉粥样硬化随着年龄增长而加重，是脑梗死最常见的病因。高龄、高血压、糖尿病、高脂血症、吸烟、酗酒、肥胖等都是引发脑梗死的危险因素，对入住养老机构的合并有相关危险因素的老年人应积极开展综合评估，针对性进行照护干预，尽早开展脑梗死风险防范管理。

（二）评估内容

（1）生活方式　通过询问的方式了解老年人目前是否有关于脑梗死可干预的危险因素，比如摄入食盐过多，嗜甜食、油腻的食物；缺乏有规律的体力活动或锻炼；体重超重或腹部脂肪增多的肥胖；有吸烟、酗酒等不良嗜好；精神紧张、压力过大等，这些不良因素都可能增加脑卒中的风险。

（2）疾病管理　通过查看相关病历资料，了解老年人的既往史、用药史和目前的康复治疗情况，评估老年人基础疾病如高血压、糖尿病、冠心病等治疗效果是否达标，生命体征和各项生化指标是否在目标值内，评估老年人的康复依从性，是否能够早期识别脑卒中前驱症状。

（3）意识状态　通过给予语言、疼痛刺激等外部刺激，观察老年人所作出的对应反应，来判断意识障碍的程度，一般分为清醒、嗜睡、昏睡、昏迷。

（4）瞳孔　瞳孔的变化是最快速、最直接反映出病情变化的可靠依据，使用瞳孔笔评估老年人瞳孔是否等大等圆，直接、间接的瞳孔对光反射是否正常，比如正常瞳孔为双侧等大等圆2～5mm，对光反射灵敏，双侧瞳孔不等大提示有脑疝。

（5）活动能力　对于能下床的老年人应进行步态和平衡能力的评估，观察是否有坐立不稳、起身困难、步态不稳等情况，了解是否有发生跌倒的风险，卧床老年人可通过肌力评定（Lovett分级法）量表对肌力进行评估，了解老年人在床上活动时是否有坠床风险，还应向老年人询问助行工具使用的相关情况。

（6）吞咽功能　是脑卒中患者较常见的功能障碍之一，可使用洼田饮水试验对老年人进行吞咽障碍筛查，让老年人取端坐位，随意饮一口水，观察是否出现呛咳的情况，如果没有则可让其一次饮下30mL温开水，观察全部饮完的时间、饮水期间有无呛咳、饮水的次数，评定结果可分为五级，若评定结果为Ⅱ～Ⅴ级则判定为存在吞咽障碍，这也是临床上应用最多的早期识别误吸的方法。

（7）心理状态　评估老年人是否存在焦虑、自卑、抑郁、绝望等负性情绪，不良的心理状态也会导致老年人治疗的依从性降低，影响疾病的康复和预后。了解老年人是否有倾诉的需求，能否通过积极的方式进行自我心理调适。

四、观察要点

（1）颅高压症状　颅高压最典型的体征是：头痛、呕吐、视盘水肿，若患者出现头痛剧烈、喷射性呕吐，常提示颅内压增高。由于脑水肿及颅内压增高导致大脑缺氧、结构受损，可出现不同程度的意识障碍，表现为躁动不安、嗜睡，严重时进展为昏迷。另外，由于脑血液循环障碍还会代偿性地出现呼吸变深快，脉搏变快，血压增高，若不及时给予脱水剂缓解症状，可致脑疝危害生命。

（2）肢体活动障碍　大部分患者突发脑梗死后都会伴有不同程度的肢体活动障碍，当发现肢体无力加重或肌力进展性下降时，应警惕是否出现了病情变化。

（3）窒息和误吸　吞咽障碍广泛存在于老年人中，严重后果可发生急性气道阻塞导致死亡，当发现老年人进食后出现刺激性呛咳、吞咽后嗓音变化、气喘等，需警惕已经发生误吸，若出现呼吸困难、面色苍白、突然猝倒，需立即使用海姆立克急救法进行急救，解除呼吸道阻塞。

（4）局部皮肤情况　大多数脑梗死患者卧床时间增多，且存在躯体移动障碍，有的老年患者还存在大小便失禁，局部微环境刺激加上长时间的受压，皮肤极易发生压力性损伤。照护人员应重视老年患者皮肤管理，对高风险人群进行准确评估，实施个体化的预防措施，减少压力性损伤事件的发生。

（5）抑郁　脑卒中后抑郁（PSD）是脑卒中最常见的并发症之一。有研究发现，焦虑、抑郁等负面情绪是心脑血管疾病的诱发因素，也是影响这一类疾病治疗效果的重要因素，照护人员应重视对老年患者的心理障碍管理，缓解负面情绪对其康复的影响。

五、应对措施

（一）预防措施

（1）改变不良生活方式，积极控制可控危险因素　降低钠盐和高胆固醇食物的摄入，每日保证新鲜蔬果和蛋白质的摄入，饮食种类应丰富多样化，对于吞咽困难的老年人应进食半流质食物或进行管饲；通过减少总热量摄入和增加体育锻炼来控制体重；根据不同个体情况开展锻炼，制订科学的运动计划，避免久坐；积极戒烟，未吸烟者应远离二手烟环境，饮酒者需严格控制饮用量；积极参与社交活动，保持心情愉快和充足的睡眠。

（2）高血压的管理　限制食盐摄入量，WHO建议每日摄盐量应＜6g，增加富含钾的食物摄入，进行合理的有氧锻炼，如步行、慢跑、太极拳等，定期监测血压变化，帮助老年人掌握血压自测的方法。老年人高血压药物治疗应遵循小剂量、长效、联合、适度、个体化的原则，严格遵医嘱服用抗高血压药，了解药物的服用方法及不良反应，避免情绪激动，注意保暖，避免气温变化导致的血压大幅波动。

（3）糖尿病的管理　了解老年人血糖控制水平，遵循"早预防、早诊断、早治疗、早达标"的四早原则，制订糖尿病个性化治疗方案；学会自我管理和血糖监测，饮食方面需要粗细搭配，定时定量，每日保证奶制品和果蔬的摄入，选择富含膳食纤维、升糖指数低的食物，如荞麦、黄瓜、柚子等；改变进餐模式，少吃多餐，先吃汤菜后吃主食；餐后可进行适度的室内活动，鼓励疾病恢复期或肢体残障状态的患者进行固定体位的四肢关节运动；患者应熟知降糖药的种类、用法和不良反应，需在专科医生的指导下调整用药，应警惕低血糖的发生，当血糖水平≤3.9mmol/L，且感到心悸、出汗、饥饿等不适时，应该立即补充葡萄糖或含糖的食物。

（4）用药安全　照护人员需从老年人用药史、用药能力、心理-社会状况等方面全面评估老年人用药情况，记忆力减退、家庭系统支持不够、经济问题等原因会导致老年人用药依从性较差，照护人员需加强药物护理，定时协助服药到口，向老年人及家属解释药物的种类、剂量、作用、服药方式以及注意事项，密切观察是否出现药物不良反应，如长期服用阿司匹林需注意观察是否有胃肠道不良反应，需定期监测血常规、凝血功能，注意观察日常是否有牙龈出血、皮下瘀点瘀斑等情况出现，遵医嘱用药，不能自行加量或减量。

（5）进食的管理　为老年人提供一个安静、舒适、明亮的就餐环境，照护人员应针对老年人的吞咽障碍程度，准备合适的食物和餐具，食物质地可从质地均匀、不易松散的食物，如蛋羹、豆腐等，过渡到不需要反复咀嚼的糊状食物，如稠粥、肉糜等，接下来可选择馄饨、蒸糕等需要反复咀嚼的软食，最后过渡到碎状食物或正常饮食。在进食时，应让老年人采取坐位姿势，保持颈部前屈，可自行进食的老年人注意保持餐桌的合适高度，尽量鼓励使用餐具自己进食，给老年人喂食时，不要与其交谈，或看电视干扰进食过程，遇上咳嗽时，应立即停止喂食，清除口腔内剩余食物，整个进食时间不宜过快，需细嚼慢咽，持续30～40min为宜。

（6）自我病情监测　除了应定期监测血压、血糖变化，还需学会判断是否发生短暂性脑缺血发作，俗称小中风，因症状出现的时间短暂，很容易被人们忽视，当突然出现头晕、恶心呕吐、肢体麻木或单侧肢体乏力、单眼一次性黑蒙、突然说话吐词不清、口角歪斜等症状时应立即告知专科医生进行处理，把握好最佳治疗时机。

（二）紧急应对措施

（1）跌倒/坠床　当老年人发生跌倒坠床后，照护人员不能急于将其扶起，应分情况进行紧急处理。

① 询问老年人发生跌倒的情况，评估一般情况，包括意识、血压、脉搏、呼吸等是否正常，查看老年人着地部位，是否有肢体疼痛、关节异常、感觉异常等，询问是否有头痛、是否对跌倒过程有记忆等。

② 如有骨折需先进行固定再采取正确方法搬运老年人，立即通知专科医师进一步处理。

③ 有外伤或者出血时，应立即包扎止血，并立即通知专科医师进一步处理。

④ 如老年人能自行站起，可协助其缓慢移动至床上，卧床休息，密切观察，并配合专科医生进行进一步的检查和治疗。

⑤ 如跌倒后发生呼吸心搏骤停，应立即予以胸外心脏按压等急救措施，

同时联系专业医务人员进一步抢救。

（2）误吸/窒息

① 当发现老年人发生误吸或窒息时，应立即将老年人头偏向一侧，使头前屈，使用拍背法帮助老年人将食物咳出；根据误吸的食物性质进行应急处理。如果出现流质误吸，可通过刺激咳嗽、负压吸引等方法促进排出；若食物是固体且停留在咽喉壁时，可用手掏出，或利用呕吐反射将食物吐出；若固体食物已进入咽喉下，可采取海姆立克急救法，施救者站在患者背后双臂环抱患者，一手握拳，使拇指掌关节突出点顶住患者腹部正中线脐上部位，另一只手的手掌压在拳头上，连续快速向内、向上推压冲击6～10次（注意勿伤及肋骨），利用气流冲击使阻塞气管的食物排出。

② 发生吸入性肺炎时，应及时就医，需密切观察老年人的生命体征、意识状态、咳嗽反射、痰鸣音等情况，配合给予负压吸痰、体位排痰、药物治疗等。

六、案例分析

（一）照护难点

（1）康复依从性差　患者在早期康复的认识上存在一些误区，认为康复训练对老年人的疾病恢复意义不大，自己得病应该以"养病"为主，又缺乏家属的陪伴与鼓励，使其对康复治疗的配合程度不高。

（2）存在吞咽障碍　患者因半年前患脑梗死，目前存在偶有进食呛咳的现象，进食时若不注意，易发生误吸，导致发生肺部感染、营养失调等问题，患者也担心呛咳导致病情加重，因此饮食结构比较单一，进食量小。

（3）抑郁　脑卒中后抑郁是常见的脑卒中并发症之一，严重影响老年人的神经功能恢复，入住养老机构后患者一直情绪低落，有孤独感，也可使抑郁的情况加重，使疾病康复的时间延长。

（二）照护措施

（1）康复护理　照护人员应多向患者耐心讲解疾病相关的知识，解释早期进行康复治疗的目的及重要性，充分调动老年人的积极性，主动鼓励老年人，倾听老年人的主诉，使其能够积极配合治疗和护理；指导老年人学会具体的早期康复锻炼的方法，如肢体被动运动、自我主动运动、舌肌训练、下颌训练等，内容需浅显易懂，在锻炼时动作轻柔，循序渐进，避免造成疼痛；在进行日常生活活动锻炼时，照护人员要及时给予必要的协助，同时也要注意保护老年人避免发生安全不良事件。

（2）摄食管理　针对患者偶尔出现进食呛咳的情况，照护人员应提供一个适合就餐的安静环境，食物可选择质地软、便于咀嚼、易于消化的食物，如面条、馄饨、稠粥等，还应注意科学的营养搭配，保证每日丰富蛋白质、维生素的摄入，根据患者平时的习惯选择合适的餐具，在肢体活动能力允许的情况下鼓励其自己动手进食，少吃多餐；向患者讲解糖尿病相关的疾病知识，了解长期高血糖带来的潜在危害，强调糖尿病饮食在糖尿病治疗中的重要性。

（3）心理护理 照护人员应加强老年人的心理疏导，使其能正确认识自己的疾病，正确对待和处理不利的因素；与患者建立信任关系，关注其情绪的变化，多安排老年人之间相互交流，培养兴趣爱好；鼓励家属多与老年人进行沟通，多陪伴，满足老年人正常心理需求；鼓励老年人参与日常起居活动，提高生活自理的能力；关注老年人的睡眠情况，有无入睡困难、易醒等症状，需要时可遵医嘱使用药物辅助睡眠。

第七节　慢性阻塞性肺疾病

慢性阻塞性肺疾病是一种以持续气流受限为特征的可以预防和治疗的疾病，其气流受限多呈进行性发展，与气道和肺组织对烟草烟雾等有害气体或有害颗粒的慢性炎症反应增强有关。COPD主要累及肺，但也可以引起全身（或称肺外）的不良效应。COPD可存在多种合并症。急性加重和合并症影响患者整体疾病的严重程度。COPD是呼吸系统中的常见病和多发病，其患病率和死亡率高，并给患者、其家庭及社会带来沉重的经济负担。

目前，COPD是世界第三大死因，仅位于缺血性心脏病和脑卒中之后。预计未来40年COPD的患病率将不断增加，到2060年每年可能会有超过540万人死于COPD及其相关疾病。

慢阻肺的危险因素包括个体因素和环境因素，个体因素包括遗传因素，α-抗胰蛋白酶重度缺乏与非吸烟者的肺气肿形成有关；年龄越大，慢阻肺的患病率越高；与肺的生长发育和气道的高反应性有关。吸烟是慢阻肺最重要的环境致病因素，环境暴露还包括生物燃料暴露、空气污染、职业性暴露等。

老年COPD的特征性症状是慢性和进行性加重的呼吸困难、咳嗽和咳痰。大多数患者慢性咳嗽和咳痰常先于气流受限而存在。主要症状为气短或呼吸困难、慢性咳嗽、咳痰、喘息和胸闷及其他症状。患者早期体征可无异常，随着疾病进展出现桶状胸，呼吸浅快，严重者可有缩唇呼吸等；听诊双肺呼吸音减弱，呼气延长。因此对于这类患者必须重视一级和二级预防，控制和减少急性加重。

一、案例导入

（一）基本信息

患者，男，71岁，育有一对儿女，儿子和女儿都有自己的生活，不方便与老年人同住，一年前开始居住在养老机构，目前女儿和儿子偶尔来探视。

（二）病史回顾

患者反复咳嗽、咳痰、气促10年，活动时和受凉后加重，双肺可闻及细湿啰音，双肺叩诊过清音，胸片显示双肺气肿，每到冬季需住院治疗一次；入住养老机构后患者表现焦虑、情绪低落，气促明显，常感孤单。

（三）检查结果

近段时间患者轻度体力活动后气促明显，嘴唇发绀，且每日吸氧时间延长，吸入气雾剂后缓解时间延长。护理人员检查发现：心率98次/min，血压145/80mmHg，血氧饱和度89%，提示缺氧。

（四）目前状态

诊断为COPD以来，定期由女儿带去医院复诊，或按照前次开具的药物在药店买药。但护理人员得知，患者并未按时吸入药物，而且吸入的方式不对导致未达到药效。

二、表现

（一）分期

COPD分为急性加重期和稳定期。急性加重期是指在疾病过程中，短期内咳嗽、咳痰、气短和喘息加重、痰量增多，呈脓性或黏液脓性，可伴发热等症状。稳定期指咳嗽、咳痰、气短等症状稳定或症状轻微。在养老机构居住的慢阻肺人群基本以处于稳定期为主，故本节描述的主要是慢阻肺患者稳定期的症状及表现。

（二）慢阻肺患者稳定期的症状

① 慢阻肺的主要症状　慢性咳嗽、咳痰和呼吸困难。早期的慢阻肺患者可以没有明显症状，随病情进展日益显著；咳嗽、咳痰的症状通常在疾病的早期出现，而后期主要以呼吸困难为主要表现。

② 症状特征及演变

a. 慢性咳嗽　是慢阻肺常见的症状，症状出现缓慢，迁延多年，以晨起和夜间阵咳为主。

b. 咳痰　多为咳嗽伴随症状，痰液常为白色黏液浆液性，常于早晨起床时剧烈阵咳，咳出较多黏液浆液样痰后症状缓解。

c. 气短或呼吸困难　早期仅在劳力时出现，之后逐渐加重，以致日常活动甚至休息时也感到呼吸困难；活动后呼吸困难是慢阻肺的"标志性症状"。

d. 胸闷和喘息　部分患者有明显的胸闷和喘息。

（三）慢阻肺患者稳定期的体征

① 视诊及触诊　胸廓前后径增大、剑突下胸骨下角（腹上角）增宽；呼吸变浅、呼吸频率增快、呼气时相延长、辅助呼吸肌（如斜角肌和胸锁乳突肌）参与呼吸运动。合并低氧血症时可见患者黏膜及皮肤发绀；触诊可有剑突下心脏抬举感等。

② 叩诊　胸部叩诊可呈过清音，心浊音界缩小，肺肝界降低，均系肺过度充气所致。

③ 听诊　双肺呼吸音减低，呼气延长，可闻及干啰音或哮鸣音和湿啰音；心音遥远，剑突下心音较清晰响亮。

三、风险评估

（一）评估对象

入住养老机构的慢阻肺患者。

（二）评估内容

（1）生活方式和危险饮食　通过查看老年人的相关病历资料和询问老年人及其家属，了解其病程和现在采取的治疗方案。目前是否有慢阻肺的可控危险因素，比如冷热空气交替时及时增减衣物，高度体力劳动或者运动、肥胖，饮食结构不合理，摄入过多高胆固醇、高糖分、高钠饮食，血脂异常，吸烟，酗酒，经常处于焦虑、紧张状态等，这些因素都有可能诱发COPD急性加重。

（2）治疗情况　患者是否按时遵医嘱复查，是否遵医嘱予以氧疗支持、呼吸支持，氧疗及呼吸支持的时间和方法是否正确。用药情况：患者是否遵医嘱按时服药，及时吸入支气管扩张药，服药或吸入剂的时间是否准确、足量，是否有不良反应，用药后是否缓解等。

（3）并发症及合并症的预防　积极治疗原发病的情况下，预防并发症的发生；对于合并有心血管疾病，如高血压、冠心病等，如有类似疾病，评估患者是否采取相应的治疗措施，治疗的依从性如何，治疗效果是否达到等。合并糖尿病，评估患者是否有糖尿病，目前是否采取相应的治疗方案，是口服降糖还是胰岛素治疗，治疗疗效如何，是否有糖尿病合并症如糖尿病足、糖尿病肾病等。

（4）症状及生命体征情况　老年人的咳嗽、咳痰症状有没有加重情况；生命体征情况是否良好，特别是血氧饱和度，是否有按时检测。

（5）心理状态　评估患者是否存在焦虑、抑郁、情绪低落、失眠等不良的心理状态，情绪波动大，常伴有躯体症状，了解患者是否能正确认识到自己的不良情绪，是否能采取正确有效的措施舒缓情绪、减轻压力，是否能及时寻求帮助。

四、观察要点

（1）自发性气胸　老年人如出现突然加剧的呼吸困难、可伴有明显的胸痛、发绀，叩诊患侧胸部呈鼓音，听诊呼吸音减弱或者消失，提示自发性气胸，应立即送医。

（2）急性呼吸衰竭　老年人若出现持续性呼吸困难、发绀或精神错乱、躁狂等精神症状时，应考虑急性呼吸衰竭发生。阻塞性肺气肿进展形成慢阻肺后，在肺功能严重损害基础上，可以因呼吸道感染、痰液引流不畅和其他多种诱因使病情急性加重，导致呼吸衰竭。

（3）咳嗽、咳痰　老年人咳嗽加剧，或痰液颜色性状改变、痰量增多，应考虑是否并发肺部感染或急性加重。

（4）生命体征　若老年人出现发热等生命体征异常情况，应考虑慢性阻塞性肺疾病急性加重。

五、应对措施

（一）预防措施

（1）戒烟　戒烟是关键，对慢阻肺的自然病程影响巨大。应督促老年人戒烟。药物治疗和尼古丁替代疗法提高了长期戒烟率。

（2）药物治疗　药物治疗可减轻慢阻肺的症状，降低急性加重的发生频率和严重程度，改善患者健康状况和运动耐力。慢阻肺患者吸入沙丁胺醇，按需2喷，每日最多4次，如果症状继续存在，考虑加用低剂量茶碱。如果经济情况允许则吸入异丙托溴铵，替代沙丁胺醇。

（3）流感疫苗、肺炎球菌疫苗　按时进行流感疫苗注射，可降低下呼吸道感染的发生率。

（4）长期氧疗　呼吸困难伴低氧血症者，遵医嘱给予氧疗。一般采用鼻导管持续低流量吸氧，应避免吸入浓度过高而引起二氧化碳潴留。长期持续低流量吸氧不但能改善缺氧症状，还有助于降低肺循环阻力，降低肺动脉高压和右心负荷。氧疗有效的指标：老年人呼吸困难减轻、呼吸频率减慢、发绀减轻、心率减慢、活动耐力增加。

（5）休息与活动　老年人应采取舒适有利于呼吸的体位，如可协助老年人取坐位或者半卧位。视病情进行适当的活动，以不感疲劳、不加重症状为宜。所有的慢阻肺患者都能从规律的体育锻炼中获益，应鼓励老年人保持一定量的体育运动。

（6）肺康复 运动训练期间吸氧可以使慢阻肺患者耐受较高的活动水平，并减轻劳累性症状，最终提高其生活质量。

（7）室内和室外空气 避免吸入烟雾，初级预防职业暴露，减少室内和室外空气污染。

（二）紧急应对措施

当老年患者出现急性加重时，养老机构护理人员应进行如下紧急处理。

（1）呼吸困难、发绀时应立即停止活动，予以坐位或者半坐卧位休息，予以氧疗或呼吸支持（以老年人现阶段使用的家用仪器为主）。

（2）立即吸入支气管扩张药，如沙丁胺醇气雾剂，每次100～200μg（1～2喷），疗效可持续4～5h，每24h不超过8～12喷；β-受体激动剂沙美特罗等，作用持续时间达到12h以上，每天仅需吸入2次；茚达特罗是一种新型长效β-受体激动剂，起效快，支气管舒张时间可达24h，每日1次吸入150μg或300μg可以明显改善肺功能和呼吸困难症状，提高生命质量。

（3）随时监测患者生命体征变化，氧饱和度维持在90%左右。随时观察患者的病情变化，如患者氧饱和度低于85%，同时出现气促加重、精神症状，应考虑肺性脑病，应送医治疗。

（4）心理护理。安慰及鼓励老年人，消除患者紧张、焦虑情绪，保持气道通畅，低流量低浓度持续氧疗，予以健康宣教。

（5）如患者予以上述处理后未见好转，应立即送医急救。

六、案例分析

（一）照护难点

（1）心理护理 COPD的患者常伴有缺氧，缺氧的患者会出现头晕、气短、焦躁症状；患者丧偶，儿子女儿缺少陪伴，经常感到孤独，未得到情感支持，老年人极易情绪低落等。

（2）药物依从性差 患者未遵医嘱正确使用喷入剂，未按时使用家庭氧疗，导致呼吸困难加重、生活质量下降。

（3）缺乏体育锻炼 患者害怕呼吸困难症状出现，活动量减少，不利于肺部康复。

（4）有急性加重的风险 秋冬寒湿冷季节容易诱发慢阻肺急性加重，老年人居住在养老机构，缺乏亲人的陪伴与照顾，工作人员应特别注意季节变化，帮助老年人增减衣物，防止受凉。

（二）照护措施

（1）心理护理　老年人缺乏家人陪伴，护理人员应引导患者适应慢性疾病并以积极的心态对待疾病，培养生活兴趣，如听音乐、培养养花种草等爱好，以分散注意力，减少孤独感，缓解焦虑、紧张的精神状态。

（2）用药指导　护理人员应加强对患者的健康宣教，做好沟通，告知按时服用药物的必要性和优势，可在吸入剂上标注好每日使用时间，并告知老年人使用注意事项，督促老年人按时吸入。

（3）康复锻炼　使老年人理解康复锻炼的意义，充分发挥患者进行康复的主观能动性学会自我控制病情的技巧，如有效咳嗽、腹式呼吸、缩唇呼吸锻炼等；选择空气新鲜、安静的环境，进行步行、慢跑、爬楼梯、踏车等体育锻炼。

（4）病情观察　观察患者有无咳嗽加剧、痰液变化、呼吸困难加重、发绀等症状，如出现急性加重或其他并发症，请及时就医。

（5）疾病的预防　避免吸入粉尘及刺激性气体；避免接触呼吸道感染患者，在呼吸道传染病流行期间，尽量避免去人多密集的公共场所。指导患者要根据气候变化，及时增减衣物，避免受凉感冒，预防呼吸道感染。

第八节　急性胃肠炎

急性胃肠炎（acute gastroenteritis，AGE）是指胃、小肠或大肠的急性炎症，同时导致腹痛、痉挛、恶心、呕吐和腹泻。急性胃肠炎通常具有一定自限性，多在7～14天自愈，但对于抵抗力下降的老年患者、免疫抑制患者等，可迁延不愈，反复发作，发展为慢性肠胃炎。

大量的研究文献总结急性胃肠炎致病因素主要有两类。①细菌或病毒的感染：以沙门菌属和副溶血性弧菌（嗜盐菌）感染最常见，毒素以金黄色葡萄球菌常见。在世界范围内，细菌性肠道病原体每年造成数十亿人的感染，发病率很高。据估计，仅在美国，每年就有近2亿例的病例。病毒亦可见到，多为轮状病毒或诺如病毒。常有集体发病或家庭多发的情况。如吃了被污染的家禽、家畜的肉或鱼；或吃了副溶血性弧菌生长的蟹、螺等海产品及吃了被金黄色葡萄球菌污染的剩菜、剩饭等而诱发本病。②物理化学因素：进食生冷食物或某些药物如水杨酸盐类、磺胺、某些抗生素等；或误服强酸、强碱及农药等均可引起本病。

感染性胃肠炎一般有季节性，多发生于夏、秋季节，患者往往在摄入不净饮食后迅速发病。急性胃肠炎的主要表现为粪便黏稠度下降，粪便呈松散状或液体状；排便次数增加，24h内排便次数≥3次，伴或不伴发热、呕吐。大量腹泻或呕吐导致的消化液急性丢失可引起等渗性缺水，可出现恶心、呕吐、厌食、少尿等症状，查体可发现口唇干燥、眼窝凹陷及皮肤弹性降低等，老年人更易出现心率加快、脉搏细速、血压不稳及手脚湿冷等血容量不足症状。

对于急性胃肠炎患者，一般可根据患者病史、临床表现以及实验室检验结果做出诊断。老年患者由于年龄的增加，身体抵抗力差、身体的功能下降，大多体质较弱，在多次、大量腹泻或呕吐后，往往因体液丢失呈现虚脱状态；且很多老年患者伴有高血压、心血管疾病、糖尿病等基础疾病，脱水还可导致血压、心率的变化，增加心血管意外的发生风险；糖尿病患者则可能由于机体应激反应、体液丢失导致胰岛素分泌减少、胰岛素反调节激素分泌增加，导致高渗性昏迷，因此急性胃肠炎老年患者发生并发症的风险最高，在治疗时需要考虑患者实际情况谨慎治疗，避免引发患者身体情况恶化。由于急性胃肠炎具有一定的自限性，其治疗措施以对症治疗为主，有效的治疗可加快痊愈、防止疾病迁延不愈或发展为慢性胃肠炎。

一、案例导入

（一）基本信息

患者，男，80岁，育有1子1女，因子女在外地工作，与老伴同住。因"持续腹泻伴腹痛3日，呕吐1日"入院。

（二）病史回顾

患者年岁较大，比较节省，经常偷藏剩饭菜，进食剩饭菜，并且饮食习惯不规律，晚上失眠时也会私自进食。3天前因偷食剩饭后出现腹泻，排便次数为4～5次/d，每次便量约100mL，粪便性状初为黄色稀便，后为水样便，偶有食物残渣，无黏液样便，无血便，不伴发热，伴食欲缺乏，间断痉挛性腹痛，多位于脐周，排便后可缓解。1天前进食后呕吐1次，为胃内容物，无臭味，未见带血。今日由家属送往医院就诊。高血压病史十余年，口服氨氯地平片1片/d，血压控制在140/80mmHg左右；糖尿病史6年余，目前治疗方案为甘精胰岛素皮下注射，晚饭前6 U，血糖控制在7.0mmol/L。吸烟、饮酒已戒除十余年。

（三）检查结果

血常规示白细胞计数为$2.16×10^{10}$个/L，红细胞计数为$1.95×10^{12}$个/L，血红蛋白为105 g/L；粪常规：粪便白细胞7个/HP，粪便红细胞2个/HP，隐血阴性。

（四）目前状态

患者与老伴同住以来，较为节省，一直有偷藏剩饭菜的习惯。几月前也发生过一次急性胃肠炎。医院开具了益生菌等调理肠胃的药物，但患者没有按时服药，并且较为固执，不愿意听取医护人员的意见，仍旧偶尔偷食私藏的剩饭剩菜。

二、表现

（一）典型症状

急性胃肠炎引起的轻型腹泻，一般状况良好，每天大便在10次以下，为黄色或黄绿色，少量黏液或白色皂块，粪质不多，有时大便呈"蛋花汤样"。急性胃肠炎也可以引起较重的腹泻，每天大便数次至数十次。大量水样便，少量黏液，恶心呕吐，食欲低下，有时呕吐出咖啡样物。

（二）其他症状

可出现低血钾，可有腹胀，有全身中毒症状；如不规则低热或高热，烦躁不安进而精神不振，意识蒙眬，甚至昏迷。

（三）分型

① 细菌性肠胃炎主要在夏季发病，因为在夏天大家喜欢吃各种海鲜、烧烤、生鲜食物，如果吃到了携带病菌的食物，就容易诱发急性胃肠炎。

② 病毒性肠胃炎主要在秋冬季发病，主要是由诺如病毒感染所致。诺如病毒可通过水源、粪-口途径、生鲜瓜果进行传播。而大多数病毒都不耐高温，喜低温，所以在气温较低的秋冬季，病毒十分活跃，容易造成流行病的暴发。

三、风险评估

（一）评估对象

老年人胃肠功能减退，较易发生急性胃肠炎，所以一定要对入住机构的老年患者进行评估，以便于进行急性胃肠炎的风险管理。

（二）评估内容

（1）生活方式和危险因素　通过与老年人沟通及询问家属以及平日观察，了解老年人是否存在不良的饮食习惯，是否喜欢食用过烫过冷食物，是否有进食剩饭剩菜的习惯，是否有良好的个人卫生习惯。

（2）合并有其他基础疾病　老年人是否合并有肠道菌群紊乱，是否合并有糖尿病、高血压等基础疾病。

（3）自理能力及沟通能力　老年人的生活自理状态，是否需要照护，是否能进行正常沟通。

（4）情绪状态　评估老年人是否存在焦虑、抑郁、孤独等不良的心理状态，紧张、压力、焦虑等情绪都会打乱胃肠的消化节奏，导致急性胃肠炎的发生。

（5）睡眠状态　作息不规律，夜间失眠，造成的免疫系统抗病能力降低，也会导致肠胃易被病菌感染。

（6）生活环境与居住条件　老年人的居住场所是否清洁卫生，环境是否利于老年人的生活。老年人的居住环境更加要注意卫生，以免病毒入侵。

四、观察要点

（1）脱水及体液不足风险　准确评估患者呕吐物的颜色、量、性状，排便的次数量及性状。应及时评估患者是否存在体液不足的风险，注意及时监测患者生命体征变化，观察患者的皮肤、眼窝下陷的情况及失水量，有无神志的改变。关注老年患者的实验室检查结果，如血清电解质、酸碱平衡状态。

（2）低血糖　对于有糖尿病史并发急性胃肠炎的老年患者，应观察腹泻及呕吐等症状发生的时间频次及性状。需及时监测患者血糖的变化，密切观察患者，是否出现疲乏、出汗、心悸、面色苍白及晕厥症状，是否存在跌倒、坠床风险。

（3）心脑血管意外　存在心脑血管病史的老年患者，发生急性胃肠炎时，更易诱发心脑血管意外，需严密监测患者生命体征的变化。及时对血压进行监测，预防心脑血管意外以及糖尿病高渗性昏迷，及时补液，慎用可能导致血压变化的药物，如利尿药、糖皮质激素。

（4）跌倒或坠床风险　评估老年患者的跌倒坠床风险，是否有跌倒坠床史、步态、进食情况等，老年患者，精神稍差，行动不便，尤其在排便过程中更易发生跌倒或坠床。

（5）窒息的风险　患者可能出现呕吐，需予以相应处置与宣教防止误吸；并及时清理掉口腔分泌物、呕吐物等，确保呼吸道畅通。

（6）抑郁及焦虑的风险　老年患者更易被紧张、焦虑等负面情绪影响，应及时评估患者的心理状态，造成不良心理状态的原因。

五、应对措施

（一）预防措施

（1）日常生活中，避免急性胃肠炎的诱发因素，老年人一定要养成良好的进食习惯。老年人的肠道功能减退，一定要定时定量吃饭，避免进食剩饭剩菜，防止"病从口入"。多食新鲜蔬菜水果、戒烟戒酒、避免饮浓茶。

（2）老年人注意养成良好的个人卫生习惯，老年人机体的免疫力较弱，更需要注意饮食的安全，生活环境的洁净，进食前要勤洗手，以免病毒入侵。

（3）避免老年人乱用药，正确合理按时用药，尽量不要随意使用止泻药。止泻的同时，可能会把致病因子也留在身体内，它们会进入血液循环，可能会导致病情加重或者延长病程。在不明确是细菌感染还是病毒感染的情况下，不要盲目使用抗生素，应根据检查结果正确选择抗生素，抗生素只能杀死细菌，并不能杀死病毒。如果是诺如病毒感染，服用了抗生素，很可能会把肠道内有益的细菌杀死，进一步导致肠道菌群紊乱而加重腹泻症状。平日需服用益生菌等肠道调理药物的患者，须每日按时按要求服药。

（4）加强健康宣教以及健康生活方式的宣传工作。帮助老年人建立良好的进食习惯，与老年人形成良好的沟通模式，避免老年人因固执或节约等观念而进食剩饭剩菜。同时，养成良好的生活习惯，管理好基础疾病，提高用药的依从性。

（二）紧急应对措施

（1）对于出现严重脱水，或疑似出现休克症状的老年患者，患者本身静脉条件较差，在机体缺水的情况更差，应提前建立好静脉通道。

（2）必要时采用心电监护仪实时监测患者心率、血压变化，血压、心率、血糖急剧变化时及时使用药物维持血压、心率与血糖平稳。

（3）患者不慎跌倒损伤时应立即明确摔伤情况，若发生骨折应避免二次损伤，予以及时治疗，若仅为软组织损伤，应及时对局部组织予以对症处理。

六、案例分析

（一）照护难点

（1）老年人观念固执，沟通难度较大。患者年纪较大，平日节约的观念较强，有食用剩饭剩菜的习惯。并且，老年人在发生身体不适后，喜欢强忍或是自行服药，容易造成病情的延误。

（2）老年人合并有基础疾病。患者高血压病史十余年，并口服氨氯地平片1片/d，患者并发急性胃肠炎，在呕吐及腹泻过程中，极易发生心脑血管意外。同时糖尿病史6年余，在呕吐与腹泻过程中，极易发生低血糖。

（3）老年人自理能力较差，患者年岁较大，急性胃肠炎发病期间往往需频繁排便，需防止患者下床排便后出现体位性低血压或眩晕导致跌倒或坠床。

（4）老年人吞咽功能减退，易发生窒息等意外情况。患者年龄较大，本身存在消化系统各功能衰退问题，加之存在急性胃肠炎，营养补充更加困难。

（二）照护措施

（1）提供社会支持系统　全面照护老年人的生活起居。对于老年人不良的生活习惯，应耐心指导，医护人员应勤加巡视，避免老年人进食污染食物，让老年人信任的子女、朋友与其沟通，保持心情的舒畅。

（2）活动及安全照护 老年人在急性胃肠炎发病期间应卧床休息，防止跌倒、坠床，予以指导并协助病床上排便，增加防摔倒用具、保护用具以及警示标识，保证全程有人员陪护。伴有呕吐的患者应予以协助将头偏向一侧，防止误吸，必要时予以止吐药物治疗，并相应增加补液量。

（3）注意老年人用药安全 及时补液治疗，同时需根据患者年龄、心功能等因素注意调节输液速度与输液量。避免老年人私自用药、漏服药。在进行胃肠营养支持治疗时，合理选择输液途径。

（4）动态监测生命体征、监测血压与血糖变化 采取相应措施控制血压，防止体位性低血压，保持血糖稳定，防止低血糖与血糖急剧升高。

（5）指导合理饮食及健康的生活卫生习惯 进行营养补充时，应食用富含优质蛋白质、氨基酸、维生素食物，并提醒患者避免食用油腻、辛辣食物，协助老年人保持居住场所的干净整洁，如定期清理冰箱等。

第九节　急性上呼吸道感染

急性上呼吸道感染（acute upper respiratory tract infection，AURTI，简称上感），是鼻腔、咽或喉部急性炎症的总称，它不是一个疾病诊断，而是一组疾病的总称，包括普通感冒、病毒性咽炎、喉炎、疱疹性咽峡炎、咽结膜热、细菌性咽-扁桃体炎。主要病原体是病毒，少数为细菌。通常病情轻、病程短、多可自愈，预后好。但发病率高，有时可伴有严重并发症，需积极防治。

急性上呼吸道感染诱发因素很多，各种导致全身或呼吸道局部防御功能降低的因素均会引发上呼吸道感染。有外界因素如淋雨、受凉、气候突变，有疾病因素如慢性呼吸道疾病患者、贫血或免疫功能低下，有环境因素如人群拥挤、不通风、大气污染等，有不良生活方式因素如吸烟、熬夜、过度疲劳等，同时还有其他如年龄、应激等各种因素。

本病全年均可发病，但冬春季节好发。主要通过含有病毒的飞沫传播，也可通过被污染的手和用具传染。多数为散发性，在气候突然变化时可引起局部或大范围的流行。

一、案例导入

（一）基本信息

患者，男，72岁，育有1儿1女，一年前老伴去世后开始长期居住于某养老机构，目前儿子女儿每月轮流来探视1次。

（二）病史回顾

患者既往有慢性支气管炎，抽烟二十余年，3天前气温下降，洗澡时，水温不够，但患者未告知工作人员调节，第二日晨出现打喷嚏、流鼻涕现象，自认为无大碍，未予以重视，昨日开始气促明显，畏寒，发热，伴咳嗽、咳痰，痰液黏稠、不易咳出，全身乏力，体温最高达38.5℃，痰液咳不出后容易激动，激动后加重呼吸困难。

（三）检查结果

近两日患者精神食欲明显下降，气促明显，血常规结果：白细胞$11×10^9$个/L，中性粒细胞比例70%，提示细菌感染，血氧饱和度90%。

（四）目前状态

诊断为慢性支气管炎，医生劝阻戒烟，但一直未戒，每日抽1～2根，冬春季节晨起时有咳嗽、咳痰现象，咳痰不多。患者对于慢性支气管炎一直未予以重视，平常天气变化时未能及时增减衣物。

二、表现

根据病因和病变范围的不同，分为以下类型：

（1）普通感冒　又称急性鼻炎或上呼吸道感染，以鼻咽部感染症状为主要临床表现。起病较急，发病同时或数小时后可有喷嚏、鼻塞、流清水样鼻涕等症状。2～3天后鼻涕变稠，常伴咽痛、流泪、味觉减退、呼吸不畅、声嘶等。一般无发热及全身症状，或仅有低热、不适、轻度畏寒、头痛。体检可见鼻腔黏膜充血、水肿、有分泌物，咽部轻度充血。一般5～7天可痊愈。

（2）流行性感冒　流行性感冒是由流感病毒引起的急性传染病。潜伏期1～2天，最短仅数小时，最长3天。起病急骤，以全身症状为主，呼吸道症状轻微。不同个体之间的临床表现和病情严重程度不一。

① 单纯型　最为常见。通常先有畏寒或寒战，发热，继之全身不适，腰背和四肢酸痛，无力，头昏、头痛。部分患者可能出现食欲缺乏、恶心、便秘等消化道症状。体温可高达39～40℃，一般持续2～3天后渐降。部分患者有喷嚏、鼻塞、咽痛和咳嗽等症状。轻症患者类似于普通感冒，病程仅1～2天。

② 肺炎型　常发生于老年人、2岁以下的儿童或原先有慢性基础疾病者。临床表现为高热、烦躁、呼吸困难、咳血痰和明显发绀，肺部呼吸音减低，可闻及湿啰音、哮鸣音。胸部X线片可见两肺广泛小结节性浸润，近肺门部较多。上述症状常进行性加重，抗感染药物治疗无效。病程常在10天至1个月以上。多数患者可逐渐恢复，少数病例因呼吸和（或）循环衰竭死亡。

③ 胃肠型　以恶心、呕吐和腹泻等消化道症状为主。

④ 中毒型　少见。肺部体征不明显，往往高热不退，神志昏迷。成人常有谵妄，儿童可发。

⑤ 发生抽搐。部分患者可出现循环衰竭或喉炎。

（3）以咽炎为主要表现的上呼吸道感染

① 急性病毒性咽炎　临床主要表现为咽部发痒和灼热感，咳嗽少见。流感病毒和腺病毒感染时可有发热和乏力，咽部明显充血、水肿，颌下淋巴结肿痛；腺病毒感染时常常合并眼结膜炎；当有吞咽疼痛时，提示链球菌感染。

② 急性病毒性喉炎　常由鼻病毒、甲型流感病毒、副流感病毒或腺病毒等引起。临床特征为声音嘶哑、说话困难、咳嗽伴咽喉疼痛及发热等。体检时可见喉部水肿、充血、局部淋巴结轻度肿大伴触痛，有时可闻及喘鸣音。

③ 疱疹性咽峡炎　主要由柯萨奇A病毒引起。临床表现为明显咽痛、发热，体检时可见咽部充血，软腭、腭垂、咽和扁桃体表面有灰白色疱疹和浅表溃疡，周围有红晕。病程为一周左右。夏季好发，儿童多见，偶见于成人。

④ 咽结膜热　主要由腺病毒和柯萨奇病毒等引起。临床表现为发热、咽痛、畏光、流泪等。体检时可见咽部和结合膜充血明显。病程为4～6天。夏季高发，儿童多见，游泳者中易于传播。

⑤ 细菌性咽-扁桃体炎　主要由溶血性链球菌引起，也可由流感嗜血杆菌、肺炎球菌、葡萄球菌等致病菌引起。临床特点为起病急、咽痛明显、畏寒、发热（体温可达39℃以上）等。

三、风险评估

（一）评估对象

一般认为年老体弱，患有慢性阻塞性肺疾病、慢性支气管炎等呼吸系统疾病或者免疫功能低下者，容易发生上呼吸道感染，且病情发展迅速应注意做好预防措施。

（二）评估内容

（1）生活方式和危险因素　通过查看老年人相关病历资料和询问老年人本身和家属，了解其病程和现在采取的治疗方案。了解老年人吸烟情况，是否存在抵抗力较低等易感因素。

（2）合并有其他慢性呼吸系统疾病　如慢阻肺、阻塞性肺气肿、慢性支气管炎等，如果有这类疾病，评估是否采取了相应的治疗措施、治疗依从性如何、治疗效果是否达到等。因为存在慢性呼吸系统疾病的老年人，发生上呼吸道感染风险增加。

（3）发生呼吸道感染时的情况　老年人发生呼吸道感染的诱因、呼吸状况、体温情况、病情程度等，照护人员必须关注和评估老年人发生呼吸道感染时的呼吸及体温情况。

（4）生活状态　评估老年人是否注意自我照顾，能及时增减衣物，每次沐浴后及时擦干穿衣，避免着凉。饮食结构是否合理，蛋白质、维生素等补充是否充足。

（5）老年人目前的用药依从性　是否长期规范服用治疗慢性疾病的药物，使用哪些药物，用药频率（药名、用法、用量、每周频次），用药不良反应等。还包括老年人对药物的了解程度。

（6）老年人现在居住环境　是否通风、是否存在嘈杂噪声，室内温湿度是否适宜，是否存在不利于老年人呼吸道畅通的因素。

（7）睡眠情况　失眠或睡眠较差的人容易上呼吸道感染，注意评估老年人睡眠情况，是否存在睡眠不足或失眠等情况。

四、观察要点

（1）呼吸道症状　注意观察有无咽痛、喷嚏、鼻塞、流鼻涕等症状，有无咳嗽、咳痰，咳痰老年人注意观察痰液颜色、性状及量。有无呼吸困难、缺氧表现。某些过敏性鼻炎人群发生过敏反应时也主要表现为呼吸道症状，如连续喷嚏、鼻塞、流鼻涕等，但是一般无发热、咳嗽等表现，而且脱离过敏物质后，如粉尘、螨虫、动物皮毛、低温等刺激后症状立即缓解。

（2）全身症状　注意观察有无畏寒或寒战，发热，腰背和四肢酸痛，无力，头昏，头痛等。部分人群会出现食欲缺乏、恶心、便秘等消化道症状。

五、应对措施

（一）预防措施

（1）避免诱发因素。避免受凉、过度疲劳，注意保暖；保持室内空气新鲜、阳光充足；注意防护，流行季节外出应戴口罩，在高发季节少去人群密集的公共场所；戒烟；防止交叉感染。

（2）均衡膳食、充足睡眠、加强锻炼、增强体质和避免被动吸烟。

（3）养成健康的生活习惯。勤洗手、多饮水、保持鼻腔卫生，避免脏手接触眼、鼻等。

（4）对于经常、反复发生上呼吸道感染以及老年患者、免疫力低下患者可酌情服用免疫增强剂或中医调理。

（5）教会老年人注意观察疾病变化，药物治疗后症状不缓解，或出现耳鸣、耳痛、外耳道流脓等中耳炎症状，或恢复期出现胸闷、心悸、眼睑水肿、腰酸或关节疼痛者，及时调整药物方案。

（二）紧急应对措施

老年人因为急性上呼吸道感染出现咳痰无力，呼吸困难时需要采取以下措施。

（1）每日予以拍背排痰，每日至少三次，指导老年人呈坐立位，护理人员手指弯曲，保证手掌一侧形成杯状，利用大小鱼际和指腹进行叩击，叩击顺序由下至上、由外向内，均匀叩击，叩击频率和力度以能促进痰液松动和排出，且老年人可耐受为最佳，通常每分钟叩击120次或单次叩击时间5 ～ 10min，并实施体位引流。

（2）呼吸困难出现缺氧时及时予以吸氧。

六、案例分析

（一）照护难点

（1）生活方式不佳　患者有慢性支气管炎，但是一直未戒烟，仍每日抽烟，容易诱发呼吸系统疾病。

（2）对疾病重视程度不够　患者虽然一直患有慢性支气管炎，但是因为未出现严重不适，未予以重视，自认为不是大问题，自我保健程度不高。

（二）照护措施

（1）生活方式指导　指导患者保持行为健康，严格戒烟，患者烟龄较长，戒烟难度较大，护理人员应多劝阻，鼓励其戒烟。日常多饮水，提供舒适整洁的环境，合理调控温湿度，确保室内空气流通，定期通风；指导患者规律作息，劳逸结合，合理睡眠，适当开展体育锻炼，以增强体质。

（2）做好心理护理　关注患者情绪变化，在与其沟通交流过程中，掌握心理动态，给予针对性的心理疏导，消除焦虑，稳定其情绪。

（3）呼吸道护理　痰液难以咳出，协助其拍背排痰，鼓励咳嗽，及时清理鼻腔、口腔痰液，保持口腔卫生。

第十节　急性肺栓塞

急性肺栓塞（acute pulmonary embolism）是指空气、血栓、脂肪微粒等阻塞肺动脉，或肺动脉分支诱发肺循环障碍，主要有呼吸困难、非特异性胸痛等临床表现。急性肺栓塞是静脉血栓栓塞（venous thromboembolism，VTE）最严重的表现形式，在心血管死亡原因中位列第三，仅次于冠心病和脑卒中。新近流行病学资料显示，高危急性肺栓塞患者30天病死率达22％，尽早给予最佳治疗有望改善预后。

急性肺栓塞的危险因素包括原发性和继发性，原发性因素指血浆中某些抗凝物质的先天性缺乏或功能障碍、纤溶系统的先天性异常或释放障碍，如遗传性蛋白C缺乏症、遗传性蛋白S缺乏症等，均可引起血液高凝状态，进而发生血栓栓塞性疾病，引起肺栓塞；继发性因素多见于高龄、术后或创伤患者制动、骨折或脑卒中患者长期卧床、关节置换、脊髓损伤、口服避孕药、中心静脉置管等；此外体外受精增加妊娠相关VTE的风险高达7倍。

急性肺栓塞可能没有症状，有时偶然发现才得以确诊，甚至某些PE的首发表现为猝死。急性PE导致肺动脉管腔阻塞，血流减少或中断，引起不同程度的血流动力学和气体交换障碍。轻者几乎无任何症状，重者因肺血管阻力突然增加，肺动脉压升高，压力超负荷导致右心室衰竭，是PE死亡的主要原因。因此，早期识别、及时给予进一步的诊治是改善肺栓塞患者预后的关键。

一、案例导入

（一）基本信息

患者，女，75岁，小学学历，未生养子女，5年前开始居住在养老院，喜爱静坐的活动，如下棋、打牌、长时间看电视。

（二）病史回顾

患者于5年前活动后出现喘息，伴心悸，出现一过性晕厥，发作时伴意识丧失，双膝跪地。入院肺动脉造影示急性肺栓塞，予华法林+肝素抗凝及对症支持治疗，嘱患者绝对卧床。经治疗后患者喘憋症状明显好转，按时检测国际标准化比值（INR）。

（三）检查结果

患者活动后有喘憋现象，休息后未缓解，患者按时吃药。护理人员体查：体温36.5℃，心率65次/min，呼吸21次/min，血压136/70mmHg，血氧饱和度95％。

（四）目前状态

目前按时吃药，定时由养老机构护理人员陪同至医院复诊，护理人员得知，患者不爱活动，容易导致下肢静脉血流缓慢。

二、表现

（一）症状

PE缺乏特异性的临床症状和体征，易漏诊。症状表现主要取决于栓子的大小、数量、栓塞的部位及患者是否存在心、肺等器官的基础疾病，多数患者因呼吸困难、胸痛、先兆晕厥、晕厥和（或）咯血而被疑诊PE。胸痛是PE的常见症状。多因远端PE引起的胸膜刺激所致。中央型PE胸痛可表现为典型的心绞痛性质，多因右心室缺血所致，需与急性冠脉综合征或主动脉夹层鉴别。呼吸困难在中央型PE急剧而严重，而在小的外周型PE通常轻微而短暂。既往存在心力衰竭或肺部疾病的患者，呼吸困难加重可能是PE的唯一症状。咯血，提示肺梗死，多在肺梗死后24h发生，呈鲜红色，或数日内发生可为暗红色。晕厥虽不常见，但无论是否存在血流动力学障碍均可发生，有时是急性PE的唯一或首发症状。PE也可以完全无症状，仅在诊断其他疾病或者尸检时意外发现。

（二）体征

主要表现为呼吸及循环系统改变，如呼吸频率增快（超过20次/min），心率加快（超过90次/min）、血压下降及发绀；低血压及休克罕见，但却非常重要，常常提示中央型PE和血流动力学储备严重降低。有研究显示，症状和体征出现的频率分别为呼吸困难症状（50%）、胸膜性胸痛（39%）、咳嗽（23%）。

三、风险评估

（一）评估对象

入住养老院的静脉血栓栓塞、深静脉血栓及肺栓塞的老年人。

（二）评估内容

（1）治疗情况　查看老年人的病历资料，知晓老年人的既往史、过敏史，目前的治疗方式及效果，老年人用药的依从性。

（2）生活方式　评估老年人的运动方式，不可长期静坐及剧烈运动，应适当参加散步等有氧运动；急性期绝对卧床休息，协助患者翻身、饮水、进食及排便排尿等基本生活需要；指导患者采用深慢呼吸、放松等方法减轻恐惧心理，保证患者生理和心理休息，以降低患者耗氧量。评估患者的饮食，予高蛋白质、易消化食物。

（3）病情观察　注意观察老年人的症状及体征变化，如呼吸困难、喘憋、头晕、血氧饱和度下降等，及早发现急性肺栓塞发作，及时治疗。

（4）用药观察　患者使用抗凝药期间，应注意观察患者出血情况，观察患者的皮肤、黏膜、尿液等是否有出血倾向。受伤部位是否有出血不止或者血肿情况。

（5）心理状态　评估患者是否存在焦虑、抑郁、情绪低落、失眠等不良的心理状态，了解当老年人有不良情绪时，是否能采取正确有效的措施舒缓情绪、减轻压力，是否能及时寻求帮助。

四、观察要点

（1）危险因素的观察　包括评估老年人家族性发病倾向，以及如手术、创伤等。有DVT及VTE病史者，应警惕急性肺栓塞的发生。

（2）症状及体征的观察　观察老年人有无呼吸困难、胸痛、晕厥及咯血症状。体征可有呼吸急促、心动过速、肺部哮鸣音和细湿啰音等。

（3）血栓栓塞肢体观察　肺栓塞中以肺血栓栓塞最为常见，栓子主要来源于深静脉血栓，因此要特别关注栓塞肢体的皮肤颜色、温度、水肿程度，严禁挤压、按摩患肢，防止血栓脱落，造成再次肺栓塞。

五、应对措施

（一）预防措施

（1）对于存在高危因素的老年人，应提醒其避免可能增加静脉血流瘀滞的行为，如长时间保持坐位或长时间站立不活动等行为；如长时间卧床的老年人应进行被动运动，抬高患肢至心脏以上水平可促进下肢静脉血流回流。

（2）适当增加液体摄入，防止血液浓缩。血栓形成的高危患者应遵医嘱应用抗凝药物。

（3）积极治疗其他合并症。

（二）紧急应对措施

（1）有VTE病史的患者，出现呼吸困难、喘憋、咳嗽、发绀、胸痛等症状时，应立即送医治疗。

（2）患者突然意识丧失、呼之不应，应立即启动应急反应系统，立即予以心肺复苏术。

六、案例分析

（一）照护难点

（1）及时识别　肺栓塞患者发病时可无症状，或症状不典型，而肺栓塞患者50%～90%来源于下肢深静脉形成，因此，应特别注意患者VTE病史，及时发现，及时治疗下肢深静脉血栓。

（2）缺乏体育锻炼　患者喜爱打牌、下棋等娱乐活动，长时间静坐致下肢血流缓慢，易致血栓形成。

（3）知识缺乏　患者文化程度低，对疾病认知差，认为没有症状就不用治疗，不了解疾病的危险性，不重视疾病的识别及治疗。

（4）缺乏陪伴　患者无配偶及子女，缺乏陪伴及情感支持。本病发病急，持续胸闷、胸痛、低氧血症给患者带来濒死感，易产生恐惧、焦虑情绪。

（二）照护措施

（1）症状观察 急性肺栓塞是临床常见的急症，发病率及病死率都较高；一部分患者可表现为呼吸困难、胸痛、先兆晕厥、晕厥和（或）咯血而疑诊为急性肺栓塞，另一部分患者可没有症状，在医院就诊时查胸部CT可见肺血管充盈缺乏而进一步检查得到确诊，更有少数患者首发表现即为猝死。护理人员应积极观察症状，及时识别肺栓塞的发生。

（2）体育锻炼 如肺栓塞急性发作，或下肢仍有血栓存在，建议绝对卧床休息；在经过治疗后，处在维持治疗阶段，也没有危险因素，这时候护理人员应鼓励老年人适当锻炼，如散步、打太极等，适当轻度活动；切不可剧烈运动，特别是跑步或者爬楼梯及登山等运动。

（3）健康宣教 护理人员应向老年人讲解疾病的发生、发展和转归；DVT和VTE的危险因素及临床表现。对于长时间卧床的老年人，若出现一侧肢体肿胀、疼痛，应预防DVT的发生。如果出现胸痛、呼吸困难、气促等症状，应及时就医。抗凝药物治疗应遵循医嘱，严格按剂量服用；并指导患者学会自我观察出血征象，如皮肤瘀斑、牙龈出血、眼结膜出血、血尿等。督促老年人定期随诊，监测血抗凝指标。

（4）心理护理 老年人无亲属探望及关心，护理人员应多陪伴老年人，帮助老年人培养兴趣爱好，帮助其在养老机构找到归属感及安全感。护理人员可利用语言技巧进行疏导，同时加强宣教工作，提高患者对疾病的认识及治疗信心。

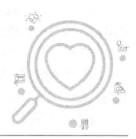

第九章

老年人常见社会心理问题应对

第一节　离退休综合征

离退休综合征（retirement syndrome）又称适应障碍，离退休综合征是指老年人由于离退休后不能适应新的社会角色、生活环境和生活方式的变化而出现的焦虑、抑郁、悲哀、恐惧等消极情绪，或因此产生偏离常态行为的一种适应性的心理障碍，这种心理障碍还常常引起其他生理疾病，严重影响身体健康。

据预测，到2050年，中国60岁及以上老年人口比例将由2000年的10％增至30％以上。其中，离退休老年人是社会老年人口的一个重要组成部分，据估计，截至2020年底我国离退休职工已达到四千万人，他们既有一般老年人共有的心理特点，又有自己的特殊性，其心理健康引起了人们广泛关注。一些调查结果表明，我国职工对离退休出现不适应反应的占10％～40％，离退休后3个月内最不适应[1]。退休是人生的一个重要转折，是老年期开始的一个标志。国内对于退休心理的研究虽然从20世纪80年代就开始了，但是发展比较缓慢，目前对退休心理的研究，主要集中在对退休干部的研究，因为干部在退休前后社会角色变化及心理落差较大。有研究者指出，干部退休后生活环境发生了很大变化，人际关系也发生了质的改变，没有了往昔的尊重和重视，因而会出现抑郁、焦虑、人际关系敏感和社会适应能力差等心理问题[2]。同时，对退休初期的干部心理问题要尤为重视，柳树等人通过对退休后1年与5年的

---

［1］王小梅.寻城迹：贵阳市文化名人口述史[M].桂林：广西师范大学出版社，2022.

［2］孙立新，张家睿.角色理论视角下学习参与提升空巢老人主观幸福感研究[J].现代远距离教育，2021(05):81-90.

干部心理健康进行调查，发现退休1年内的干部更容易出现焦虑、抑郁，而后者已经适应了退休后的节奏[1]。通过文献发现，职业人员不同，对待退休的心理也有一定的差异。何仮发现，退休干部和工人相比有较多的心理问题、生活满意度更低。林丽莲等人探讨了退休公务员与企业员工的心理差异，发现退休公务员失落感更重，而企业员工心态较为平和。

老年人因离退休产生的孤独、抑郁等消极情绪对生理和心理健康都有一定影响。研究显示，孤独感与高血压、失眠及异常应激反应间存在联系，且不利于免疫应答，使心血管系统疾病发生率增高。在认知方面，有研究表明感觉到孤独的老年人认知功能下降更快，且更易患阿尔茨海默病。老年人离退休后，生活环境及生活方式的改变，使其容易心生惆怅、敏感，表现出各种担心，从而产生紧张等情绪，甚至导致老年性抑郁症和其他心因性疾病的发生。由此可见，离退休综合征已经成为一种非常普遍的影响老年人生活质量的心理疾病。因此，加强对养老机构老年人的健康指导，进行积极的护理干预，预防养老机构老年人离退休综合征的发生，从而提高老年人晚年的生活质量，已迫在眉睫。

一、案例导入

患者，男，60岁，单身，退休1年，儿子已成家立业，另组小家庭，于是入住到养老机构。因他性格内向，不爱与其他老年人交往，经常一个人独来独往。之前在一家银行当经理，他工作很勤奋，号称"工作狂"，从不休假，也没任何嗜好和兴趣，每天早出晚归。工作人员经常组织活动，都被他婉拒，最近感到精神异常空虚，不知道如何打发时间，不但精神不好，身体也每况愈下，仅仅半年时间，就变得老态龙钟，不是头痛就是其他不适，感到空虚，茶饭不思。

二、退休的心理变化阶段

（1）期待期　不同工作目的、动机及职业的老年人，对即将到来的离退休的态度和心情往往是各不相同的。自愿离退休的人，一般以期待的心态对待离退休；不愿意离退休或者说被迫离退休的人，他们的态度则往往与此相反，会产生复杂的心理矛盾。

（2）退休期　正式办理离退休手续，离开工作岗位。老年人在这个时期的心理活动及其表现十分复杂，个体差异也比较大。愿意退休的人，思想较平

---

[1] 柳树，白国瑞，刘晓彤.干部退休后1年与退休后5年心理健康情况调查分析[J].中国当代医药，2010（35）：147-148.

静，心情舒畅；不愿退休的人，事先准备不足或认识不正确，于是产生心理应激，留恋工作，心情比较沉闷、恍惚茫然、忐忑不安、焦虑激动或淡漠无语。

（3）适应期　克服退休以后心理社会环境变化带来的不适期，逐渐习惯新的生活，安排好退休生活，赋予新的内容，重建新的生活秩序。

（4）稳定期　经过适应期，离退休老年人一般都能清醒地认识离退休，并以正确态度对待。与此同时，他们逐渐建立了新的生活秩序，形成了新的生活模式，达到习惯与适应，开始平静而稳定的离退休生活。

三、离退休综合征的识别

（1）感知觉过敏或激惹状态　表现为容易急躁、爱发脾气、对任何事情都甚为敏感和警觉，尤其听到别人谈论工作时就感到烦躁不安，常因小事而争吵或喋喋不休。

（2）注意力涣散或减弱　表现为主动注意不易集中，不持久，被动注意减弱，需要强刺激方能引起注意。

（3）记忆减退或病态增强　主要表现对新印象瞬间忘记或近事遗忘，病态记忆增强（指对往事），极为细小的事反复记忆，并不断诉说。

（4）情感脆弱　表现为情感低落、淡漠、多疑、抑郁、焦虑。

（5）意志薄弱　根据预定目标调节支配自身行动的能力下降或缺乏。

（6）精神运动性抑制　表现为言语动作迟缓或减少、缄默或刻板。

（7）睡眠障碍　表现为失眠、少眠、梦魇和梦呓。

（8）人格发生改变　常见的有偏执、强迫、冲动、癔症、依赖、回避等类型。

上述心理异常表现大多数在一年多时间内能恢复常态，个别症状严重者需要心理辅导或心理治疗才能纠正。

四、产生及相关因素

（1）生理因素　随着年龄增加，生理老化加快，适应能力降低。由于衰老，生理的衰退自然会引起心理上各种困惑、烦恼和不适。如形态的变化，容颜衰老、肌肉松弛、器官萎缩；感觉器官功能的减退，视力及听力的下降，味觉的迟钝等；神经运动功能衰退，注意力不集中极易发生交通事故，记忆力下降、定向力困难、行动笨拙不稳、动作不协调；性格的变化，由以前的开朗变得沉默少语，有的则相反，社会活动减少，遂产生孤独感、失落感、焦虑、抑郁等情绪。

（2）疾病因素　由于长期疾病的困扰，使有些人产生轻生的念头。例如患重度抑郁症者、癌症晚期者，由于生活质量的下降，都不同程度产生轻生的念头。

（3）个性特点　平时工作繁忙、无特殊爱好、不善交际、事业心强、好胜而善于争辩、严谨和固执的人易患离退休综合征，因为他们过去每天都紧张忙碌，突然变得无所事事，感到孤苦，烦恼无处倾诉，这种心理适应比较困难。相反，那些平时工作比较清闲、个性比较散漫的人反而不容易出现心理异常反应，因为他们离退休前后的生活节奏变化不大。

（4）性别因素　通常男性比女性更难适应离退休的各种变化。

（5）家庭生活因素　家庭结构、家庭成员之间的关系，老年人在家庭中的地位等都对老年人心理有影响。子女对父母的态度在家庭气氛中起着关键作用，也是影响老年人心境的重要因素。老年人在家庭中受尊敬身心状态就好，反之，受子女嫌弃、歧视、虐待，则老年人心理上就会受到挫折。另外夫妻关系也是影响心境的重要因素，夫妻恩爱是身心愉快和长寿的一个重要条件。老年丧子或丧偶对老年人精神都是重大打击。

五、照护措施

（1）心理护理　了解和掌握老年人的心理状况及心理需求，帮助他们了解病情、治疗和用药情况及在治疗和照护中配合的事项，消除其顾虑和猜疑心理。

结合老年人的性格特点，帮助离退休老年人调整好心态，可以利用交谈法、集体心理咨询、心理自我训练等，诱导老年人用随遇而安、幽默人生、宣泄积郁、音乐冥想、社会交际、公益活动、户外锻炼等方法去对付心理冲突和心理失衡，建议离退休者要主动参与社会生活和学习，去做自己力所能及的工作，要善于寻找适合自己个性、有兴趣的活动，如种花养草、书法绘画、唱歌跳舞、下棋打牌、游山玩水、阅读、音乐欣赏等。要勇于和他人接触，特别是和青少年接触，可以使自己增添朝气和活力。心理咨询应该作为老年人疗养康复的常规措施，在离退休前后应加大力度，帮助他们做好心理应急准备。

（2）针对性的健康教育　不适应生活环境和社会地位的突然改变或家庭纠纷，是诱发离退休老年人高血压、冠心病的主要因素，因此应指导离退休老年人减少或消除不良心理的影响，向他们介绍疾病的有关知识，有针对性地做好健康教育。教育和指导高血压患者低盐饮食、戒烟酒，坚持长期服用抗高血压药；高血脂患者低脂、低糖饮食，并配合降脂药物进行治疗，即使血脂正常了也不能随意停药，避免疾病出现反跳现象；呼吸系统疾病患者要戒烟；慢性胃炎、胃溃疡等消化系统患者要养成良好的饮食习惯。通过健康教育，使离退休老年人对其本身的疾病和发病诱因有一定的认识，养成良好的生活习惯，减少疾病的发生。

（3）加强家庭支持　给予离退休老年人更多的心理情感支持、慰藉，多来探望老年人，在很大程度上能减轻老年人的心理压力，从而减少抑郁，消除悲观情绪，降低负性心理，使其身心处于最佳状态，这对预防和减少疾病的发生具有重要意义。指导家庭成员多关心和体谅老年人的心情，遇事主动和老年人商量，多听教诲，不计较老年人的苛刻、固执。不当面顶撞老年人，对于老年人的不同意见，要耐心听取，礼让三分。尊重老年人的成就感和权威感，维护老年人在家庭中的地位。

（4）适当的体育锻炼　据调查，经常参加日常锻炼的老年人中抑郁发生率为15.1％，不参加日常锻炼的老年人中抑郁发生率为37.1％，由此可见，经常参加日常锻炼可有效降低抑郁情绪的发生率。适当运动可以延缓衰老，因此要鼓励他们参加健身活动，如慢跑、打太极拳、散步、下棋、读书、看报等。这些都有助于强身健脑，提高机体免疫力，增强疾病的预防能力。

（5）起居照护　保持室内清洁卫生，定时开窗通风，避免吹对流风，温湿度要适宜。保证充足的睡眠及休息时间，睡前勿过多饮水。适当进行体育锻炼，劳逸结合。随天气变化及时增减衣物。讲究个人卫生，勤剪指甲，定时洗澡，保持口腔清洁，大便通畅。

（6）饮食照护　喜素食可减少精神困扰，饮食宜定时、定量、有节制、少量多餐。一般选用优质低蛋白质、低脂、低糖、低盐、高维生素、高纤维的软、烂、温热、清淡、易消化食物，补充钙、铁等微量元素，同时注意饮食卫生。对于患有慢性疾病的离退休老年人，应针对其疾病予以相应的饮食指导，如对患有消化性溃疡的老年人应告知其避免食用油炸、坚硬及粗纤维食物。

（7）特殊照护　躯体化症状明显或者患有慢性疾病的离退休老年人，应指导其就医，并对其进行针对性的护理。对有冠心病、心绞痛、消化性溃疡等疾病的老年人，应教会其识别发作信号，一旦出现胸痛、胸闷或呕血、黑便，应及时就医。

（8）服药照护　帮助老年人做好药物标记，用老年人能看懂的方式标明药物名称、剂量、服药时间。向老年人讲明不同药物的服用方法、注意事项及服药后的不良反应。因老年人有记忆衰退的表现，工作人员应嘱其按时服药，告知老年人若服药期间出现异常反应，须立即停药，并及时就医。

六、预防措施

（1）认真防治老年病　增强体质，修身养性，陶冶情趣，如打太极拳、爬山、下棋、养花、养鸟、学习书法、学习绘画、旅游等，既可强身健体，又可陶冶情操。

（2）退而不休，老有所为　避免孤独，保持与社会的联系，组建新的交际圈，多参加能发挥自己才智的公益服务，从社会生活中寻找友谊、精神寄托和生活动力，以积极的方式延缓衰老过程。例如，以集体活动方式组建笔友会、读书会、科技余热交流会等，统称老年学习活动。通过此类活动大家一起读书看报，翻阅资料，相互交流，畅所欲言。若一个人长期脱离社会，与世隔绝，就会产生心理障碍，严重时会患阿尔茨海默病和老年精神病。孤独使老年人寂寞、空虚、无聊、惆怅、焦虑、抑郁、颓废、加速衰老。

（3）妥善处理家庭关系　对孙辈慈爱而不放纵，与老伴相濡相敬，共同排解寂寞。努力使老年人老有所养、老有所医、老有所学、老有所为、老有所依、老有所爱、老有所乐。

（4）提高接受性社会支持　社会及家庭应当给予离退休老年人必要的客观支持和情感支持以维持其心理健康。对于那些离退休后有失落感的人员，主管部门和领导同志要多给予关心，做好耐心细致的思想工作，让他们认识到是一种自然规律，同时，关心他们的衣食住行，为他们创造良好的生活和娱乐环境。对有一技之长和经验丰富的人员，要充分发挥他们的余热，退休后再就业不仅有利于老年人更好地平衡工作与生活，同时增加了额外收入，使其能更好地为子女提供支持。

（5）学习自我心理调适　学会控制情绪，懂得气怒伤身，在生活中以理智提醒自己，做到无故加之亦不怒，从容应对大变故。宽以待人，鼓励老年人继续发扬讲原则、善于忆苦思甜的优点，纠正爱唠叨、批评不讲方法等缺点。培养幽默感，多听相声、小品，学习用幽默方式对待烦恼。开怀大笑有助于加速血液循环，消除大脑疲劳，通过对下丘脑系统的良性刺激达到延缓衰老的目的。

（6）必要的药物和心理干预　离退休老年人处于刚退休阶段更容易出现抑郁等悲观情绪，可以帮助即将离退休的老年人提前做好离退休的心理准备，并对退休后的心理调节和心理保障进行指导。同时针对性地开展心理健康教育讲座，为退休老年人提供心理咨询和护理，必要时可在医生指导下适当服用药物，以减少心理症状的发生。社区可以建立离退休老年人关爱组织，并针对刚退休的老年群体进行团体咨询。此外，关爱组织为离退休老年人提供了良好的交往平台，可使老年人在同龄群体中找到更多快乐，保证心理健康。

七、案例分析

家人看到他病情恶化，带他看心理医生，经过心理治疗和配合药物治疗，1个月后，病情逐渐好转。他改变了自己的生活方式，积极参与老年活动，重新学习和培养兴趣，结交好友，重新出发。

第二节　老年空巢综合征

空巢家庭是指无子女共处，只剩下老年人独自生活的家庭。资料显示，近十多年来，我国空巢家庭数量一直呈上升之势，到2021年末，我国空巢老年人数量超过1.3亿人，预计2030年我国老年人家庭将空巢化。由于社会、经济、文化、观念等多种现代化因素的共同作用，家庭结构的核心化和空巢化转向是一种必然趋势，空巢家庭将会成为未来老年家庭最主要的类型。一个家庭的生命周期大致需经历五个阶段：诞生、新婚、生育、空巢和解体。在传统的多子女家庭中，空巢期多在夫妻晚年，如今城市独生子女家庭，子女离家的时间越来越早，比过去提前了五六年。三口之家，孩子是维系家庭的重要因素，孩子的分离，使许多夫妻难以适应，容易引发老年人空巢综合征。

空巢综合征（empty nest syndrome）是指老年人处于空巢环境中，由于人际疏远而产生被疏离、舍弃的感觉，出现孤独、空虚、寂寞、伤感、精神萎靡、情绪低落等一系列情感、心理和躯体不适综合征，女性常多于男性。严格来说，这不是一种器质性疾病，而是一种因意外悲伤的侵袭，导致精神恍惚、心态反常而引发的心理、生理变化的综合反应。严格地说，它不是一种机体疾病，但它会导致精神发作和精神障碍，作为因意外疼痛导致的精神和生理变化的综合反应，这种心理疾病属于适应障碍的一种。空巢综合征的患者觉得自己的存在对子女不再有价值因而陷入无欲、无助的状态，甚至出现自杀的想法和做法，这些不良情绪可引起失眠、头痛、乏力、食欲缺乏、消化不良、心律失常等一系列的躯体症状，甚至会导致高血压、冠心病、消化性溃疡等疾病，并且空巢综合征会导致人类神经内分泌系统的紊乱，这可导致免疫功能下降，身体抵抗力下降，原始疾病的复发或恶化。如果早期采取认知心理对社区空巢老年人进行干预，可降低空巢综合征的患病率。

一、案例导入

患者年逾八旬，老伴前年去世。共有两子一女，均已成家立业。两个儿子一个在外地、一个在国外，只有小女儿在其身边。前几年患者身体还算硬朗，这两年每况愈下，特别是老伴撒手人寰后，患者总会念叨："下一个该轮到我了。"他还会经常焦虑不安，情绪低落，有时莫名其妙地产生心慌和害怕。春节过后，小女儿把老年人接到自己家中暂住。起初老年人情绪比较好，可是一周后，原本话比较少的患者，变得话越来越多。一见到女儿、女婿、外孙等人就唠叨不停。白天还会打电话问一些家庭琐事，挨个提醒多穿衣服等。

二、老年空巢综合征的识别

（一）全面准确评估基本情况

全面收集资料评估患者情况，包括不适感觉、生活自理程度、老年人对待疾病的态度、心理情绪反应、家庭经济条件、社会支持系统、患者的文化程度及个人信仰，以了解有无适应障碍的易患因素。

（二）临床表现

（1）心理行为方面　精神空虚，无所事事，子女离家之后，老年人从原来多年来形成的紧张有规律的生活，突然转入松散无规律的生活状态，难以快速适应，进而对生活缺乏热情，对自身存在的价值表示怀疑。心理表现为情绪不稳、烦躁不安、伤心抑郁、精神恍惚等各种精神现象；行为上慢慢减少与外界的来往，陷入无趣、无望、无欲、无助的状态。

（2）躯体方面　受不良情绪影响，主要表现为内分泌、中枢神经和免疫系统功能的紊乱、失调和减退，抵抗力下降，出现入睡困难、早醒、睡眠质量差、头痛、乏力、消化不良、心慌气短等全身不适症状，有的甚至可诱发或加重冠心病、高血压、支气管炎、胃及十二指肠溃疡等躯体疾病。空巢老年人的慢性疾病发病率比较高，患病率前五位依次为高血压、心脏病、糖尿病、关节炎、白内障。

三、产生及相关因素

（1）家庭因素　随着计划生育的不断深入，现代大多家庭为独生子女家庭，赡养老年人和抚养子女的义务让他们感到压力极大，不能全身心地投入工作，这就导致与老年人聚少离多。由于老年人与子女思想观念的不同，为了避免与子女发生代沟问题的冲突，老年人选择独自生活，追求自己的自由生活。老年人家庭"空巢"化后，传统的几代同堂、儿孙绕膝的家庭结构发生改变，老年人处于独居状态之中，受传统家庭价值观的影响，心理产生不可调和的失落感、挫折感。

（2）个人因素　随着社会的不断发展，老年人的思想观念也开始发生转变。一方面，那些经济能够独立、身体较好的老年人会选择与子女分开住。另一方面，因为老年人与现在居住环境产生了浓厚的感情，不愿离开，这就促使空巢老年人逐渐增多。

（3）社会因素　到了老年时期最幸福的事情就是有子女在身边，安享晚年。但是，在当今经济快速繁荣发展的社会中，为了寻求更好的机会，子女选择在外就业、出国留学不断提升自己。空巢老年人也由此产生。

（4）情感依赖　老年人对子女情感依赖性强，需要儿女的时候，儿女却不在身边，不由得心头涌起孤苦寂寞、无依无靠、自卑自怜等消极情感。

四、照护措施

1. 心理指导

（1）养老机构人员尊重空巢老年人，应充分利用巡视、治疗、护理等机会，热情、体贴、主动地与他们进行交流，与他们建立信任，耐心倾听老年人的主诉，体谅老年人的心情，并予以鼓励和安慰，对老年人的隐私要注意保密。

（2）了解老年人的心理健康问题并克服生活中的重大困难，减轻空巢老年人的负担，协调他们的思维，培养他们的幽默感和对生活的乐观。

（3）指导空巢老年人对子女与自己的关系有正确认识，无论是父母还是子女都应该是独立的个体，二者不是依附关系，子女的离家是他（她）们作为一个社会人已经成熟和独立的标志。引导空巢老年人摒弃"养儿防老"的旧思想，积极地看待空巢现象，把子女长大离巢看作自己抚养的成就，把独自生活当作锻炼社会适应能力的机会，利用空巢的悠闲、清静做自己感兴趣的事，如种花、养鸟、下棋、书法、绘画、跳舞等，建立自己新的规律生活，建立新的群体关系，从而战胜"空巢综合征"带来的抑郁、孤寂和不安。

（4）生活在空巢环境的老年人应该互相照顾，互相关心，从而降低发病率，而那些经历严重抑郁、失眠和各种形态疾病的，或表现出自杀行为的特殊者，应及时寻求心理医生和精神科医生的帮助，接受必要的心理或药物治疗。

2. 日常生活

（1）起居护理　保持室内清洁干净，定时开窗通风，避免吹对流风，温湿度适宜；保证充足的睡眠及休息时间，睡前勿过多饮水，适当进行体育锻炼，劳逸相宜；随天气变化及时增减衣物，衣着质地以纯棉或真丝纺织品为好，松紧适当；讲究个人卫生，勤剪指甲，定时洗澡，洗澡时水温及室温不宜过高，时间不宜过长；保持口腔清洁，若戴有义齿，睡前一定要将其取下，并应于每餐后将义齿取下清洗；保持大便通畅。

（2）饮食护理　饮食宜定时、定量、有节制，少量多餐，一般应选用优质低蛋白质、低脂、低糖、低盐、高维生素、高纤维素的软、烂、温热、清淡、易消化饮食，适量补充钙、铁等微量元素，例如钙和铁可以增加食欲，改善食物的颜色和味道，确保食物卫生并保持大便顺畅。可通过改善食物的色香味来增加食欲，并要注意饮食卫生。

（3）生活内容指导　为了使老年人不孤独，我们可以培养他们种植花卉和草木，绘制书法和绘画，唱歌和跳舞，纸牌游戏和其他爱好等，并为老年人养宠物。根据调查结果，宠物对空巢的老年人的身心健康有积极的影响，建立新的人际关系，参与各种文化和休闲活动，可以避免或减轻空巢综合征的发病率。

3. 特殊护理

（1）躯体化症状明显或患有慢性疾病的空巢老年人　应指导就医，并对其进行针对性的护理。对有冠心病、心绞痛、消化性溃疡等疾病的老年人，应教会其识别发作信号，一旦出现胸痛、胸闷或呕血、黑便，应及时告知工作人员。

（2）服药护理　帮助老年人做好药物标记，用老年人能看懂的方式标明药物名称、剂量、服药时间；向老年人讲明不同药物的服药方法、注意事项及服药后的不良反应；嘱其按时服药，因老年人有记忆力衰退的表现，可教其借助闹钟或其他定时器提醒自己；并告知老年人若服药期间出现异常反应需立即停药，并及时告知工作人员。

4. 子女教育

告诉孩子们要了解长辈的悲伤情绪，经常通过电话、信件、电子邮件、聊天、短信等与父母保持联系，使父母能够适应新的情况并改善家庭关系。在离婚或丧偶的情况下，有条件的儿女应邀请老年人到自己的家里团聚，过上幸福和充满活力的生活。

五、预防措施

（1）心理干预　首先对空巢老年人的个性特征、经济状况、社会背景、人际关系、心理表现实行评估，将心理学理论知识及技术运用于心理护理中，如采用心理分析、认知疗法、松弛训练等方法可有效干预老年空巢综合征的产生和减少危害。研究表明采用心理干预法即采取每周举办2h心理讲座、2h松弛训练和个别心理咨询等方式，进行6个月后，老年人的一般心理问题及中重度心理障碍发生率均明显下降，各种身心症状及焦虑、抑郁均比干预前明显减轻。

（2）健康促进　健康促进是以提高和增进健康为导向的健康服务。健康促进超越了疾病预防的概念，更着重于正面行为，强调生活质量，着重于通过反复教育和督促，积极开发个人、家庭和群体及社区健康的资源和潜能。将健康促进的理念应用于老年空巢征的干预中，具体做法有以下3个方面。

① 情感支持　缺少子女的亲情和精神慰藉是引发空巢老年人心理健康问题的主要原因。因此，满足老年人的情感需求，在精神上对空巢老年人实行赡养，平时善于用电话传情，关心老年人的身体和生活状况，关注老年人的思

想动态，及时解决老年人生活上的困难和身体上的不适，空闲时多回家看看，回家后多陪陪老年人，多与老年人聊聊。另外，对丧偶者，子女或亲属应支持鼓励老年人重新选择情感寄托，或积极寻找配偶，重新组织家庭，或饲养宠物填补空虚。

② 养老机构服务　工作人员在与空巢老年人日常接触交流中，注意灌输健康生活新观念，帮助老年人培养广泛的兴趣爱好，使其摆脱对子女的依赖，积极主动参与到各种文体社交活动中，参与文体和社交活动可以对心理健康起积极的调节作用。研究指出，疾病健康教育、安全指导、饮食指导、活动锻炼指导以及力所能及的生活自理活动等，有利于老年慢性疾病患者心理功能、社会功能的恢复。

③ 社会支持　作为社会心理刺激的缓冲因素或中介因素，对健康产生间接的保护作用，同时维持个体良好的情绪体验，有益健康。调查中发现，空巢老年人所缺的主要是生活的照顾。而在工作压力和社会流动日益增大的当今形势之下，子女或亲属很难陪伴左右，他们往往通过支付货币来换取社会的服务，以保障老年人的需求。因此，增加社会支持力度，完善各种老年社会保障，如建立负担得起的养老院，补贴老年人，建立老年大学，建立咨询中心和建设娱乐设施等。我们需要增加对空巢老年人的关爱，呼吁更多人为空巢老年人服务。

六、案例解析

（1）遇到这样的情况，子女们应怀着理解的心态与老年人沟通，老年人需要的关心绝不仅仅是物质上的照料，还可以适当给其一些掌握感，提高其自我效能。

（2）老年人也应学会调节自己，比如培养兴趣，多交朋友，丰富一下单调的生活。无事可干也可能诱发心理问题。

（3）对待老年人生理衰退、孤独、寂寞、抑郁等情况，家人应有耐心，帮助老年人缓解心理压力，维持其身心健康。

（4）制订合理的运动方案，分散其注意力。建议患者平时多听轻松、愉快的音乐，平时多想一些开心的事，观看搞笑片等。

第三节　居丧综合征

居丧（bereavement）是指任何丧失事件，通常指经历某个人（亲人、爱人、亲密朋友）死亡的体验感受。人们在亲人丧失后往往很悲伤，据2009年Johnson对135名丧偶者的调查，超过90％的受访者有悲伤感受。假如丧亲者未表现出悲伤，则需要警惕其可能出现更严重的问题。

居丧反应（bereavement reaction），又称悲伤、哀痛，指对重大丧失的正常性反应，主要指配偶、双亲、子女的过世，但也包括健康、肢体、看护者、安全或居所等对象的丧失。大多数人在居丧后经历了正常的悲伤，忍受了一段时间的悲伤、麻木，甚至是罪恶感和愤怒。随着时间推移，他们接受了丧失的现实，这些感觉随后会逐渐消退。调查显示在居丧期间，25%～35%患者的表现提示有可能出现重性抑郁的症状，如厌食、失望、记忆力下降、自伤、自杀和无助感，少于10%的患者可出现幻觉或妄想，约有10%的人出现短时的幻觉，甚至会出现疑病、焦虑、惊恐发作等心理生理性障碍。居丧反应对居丧者的身体健康的影响也是巨大的，尤其是老年丧偶者，据相关资料，居丧会导致促肾上腺皮质激素和皮质醇分泌增多，免疫功能和自然杀伤细胞活性下降，心脏病和癌症的患病率增加。一般正常的悲伤过程约持续1年，但也有少数人可能超出1年。抑郁等其他情感反应通常会在最初1年中逐渐下降，对于老年丧偶者，日子会比较艰难，直到居丧满一周年，大多数的情绪才回到原来水平。

居丧综合征（bereavement syndrome）是指由于亲人突然去世，出现悲伤过度，痛苦的感觉持续存在，以致患者难以接受亲朋的死亡，难以继续生活下去，产生忧郁、痛苦、焦虑和压抑情绪，以及身体出现种种不适的现象。老年人生活上、情感上更多地依赖配偶，丧偶是老年人晚年生活中最震撼心灵的应激事件，丧亲之痛将导致老年人健康问题增多，躯体疾病和精神疾病增加，适应晚年生活的能力下降，甚至增加其死亡风险。多项研究表明，丧偶对老年人死亡率的影响主要集中在丧偶早期，并随丧偶时间的延长逐渐减弱，丧偶6个月内老年人的死亡率最高。

一、案例导入

患者的配偶在脑梗死截瘫11年后，因脏器衰竭不幸离世。一夜之间患者的头发全白了，仿佛苍老了10岁。相濡以沫40多载，一辈子风雨相伴，情深意笃。患者无法接受惨痛现实，还生活在往昔的幻想中，因情绪波动大，血压飙升，多梦健忘。有一天，患者突然对女儿说："卡里有3.6万元，是我这些年积攒的养老金，密码是我生日。要是妈妈哪天不在了，别难过。"患者这是在与女儿话别！女儿冲进患者卧室疯狂翻找，在枕头底翻出了患者积攒的30片安眠药。她抓起安眠药就要扔掉，患者连忙与女儿争抢："妈活着太痛苦了，让我去天堂与你爸做伴吧。"女儿意识到：患者已不是简单的丧偶悲痛，而是心理出了问题。她陪患者来到北京某医院。诊断后，医生凝重地告诉女儿患者患上了居丧综合征。

二、老年居丧综合征的识别

1. 全面准确评估老年人情况

评估老年人的不适感觉、生活自理程度、对待疾病的态度、心理情绪反应、家庭经济条件、社会支持系统、文化程度及个人信仰，以了解有无适应障碍的易患因素。

2. 居丧风险评估工具

居丧风险（bereavement risk）是指在危险因素的作用下丧亲者发生不良居丧结局的可能性。丧偶老年人居丧风险评估量表，为自评工具，共包括33个条目、4个维度，4个维度分别为躯体功能、心理功能、社会功能和生活质量，分数越高说明居丧风险越高。丧亲者处于低居丧风险，可在自己已有资源的支持下适应亲人离世；丧亲者处于中等居丧风险，在已有资源的基础上需要接受居丧辅导；丧亲者处于高居丧风险，需转到精神心理治疗中心接受专业治疗。

3. 常见表现

（1）最常见的表现　出现多种心理障碍：

① 过分强烈的悲伤，大部分丧亲者在6个月内悲伤缓解，少部分可持续更长时间；

② 沉默寡言、神情淡漠、注意力不集中、对周围事物不感兴趣等；

③ 多数人症状在6个月左右逐渐好转、消失，但也有少数人超过1年时间，饮食无味、夜不能眠、面黄肌瘦、呆木迟钝，迅速变得苍老，甚至产生厌世心理而自杀。

（2）躯体方面　可导致高血压、冠心病、糖尿病、溃疡病等多种"身心疾病"或加重病情，并因免疫功能低下而患感染性疾病，甚至罹患癌症。

三、常见原因

① 死亡骤然发生。

② 丧亲者与过世者之间存在非常密切或依赖性或矛盾的情感联系。

③ 所获支持极少，处于社会隔离状态。

④ 既往的丧失尚未平复，对亲友的去世有负罪感。

⑤ 幸存者生活无保障、在表达感受上存在困难或以往患有精神疾病。

四、照护措施

（1）鼓励哀痛　鼓励表达感觉，允许居丧者反复地哭泣、诉说、回忆，对不愿说话、表现抑郁的患者，应引导、鼓励老年人表达自己的感觉和看法。告诉他哀伤是自然的、应该的、必要的，现阶段的哀伤体验是不可避免的，不需要刻意抑制这种感受。可以告诉对方可能会出现的幻觉、闪回症状，免得居丧者一旦出现这些情况时会过度惊慌。哭泣有减轻躯体疼痛与舒缓情志抑郁或紧张之效，故哭泣可称为"解郁之阀"。哭泣可以使人缓解悲痛，痛哭之后变得轻松。因此，我们要帮助丧偶老年人把心中的悲痛，对亲人的思念之情排泄出来，鼓励想哭就哭出来，诉说也是发泄的途径之一。在交谈中不要刻意回避患者丧偶事件，否则老年人会认为对其丧偶漠不关心，可以诱导老年人诉说内心的悲哀，每诉说一遍，都得到一次劝勉和安慰，得到一次支撑和勇气。悲哀程度的减轻可提高食欲和睡眠质量。

（2）预防患者采取伤害自己的行为　及时了解老年人的思想动态，谨慎地安排周围环境，使不具备自伤工具，同时加强观察，加强巡视，必要时专护或留家人陪伴。分药时要做到看服，避免老年人积攒安眠药自杀的行为。

（3）阻断患者负向思考　抑郁老年人常对自己或事物抱负面看法，常常自责自己对配偶生前照顾不周，有内疚感、负罪感，在与之交谈中可以用思考中断或思考取代方法来阻断负向思考，以回顾患者的优点、长处、成就来增加正向看法。

（4）疏导劝慰患者　生死有先后，振作精神，重新生活。减少社会隔离和社会退缩，鼓励其慢慢投入生活。

（5）饮食调理　尊重老年人原有的健康的生活方式，尽量满足他的口味。摄入适量富含微量元素的食物。饮食安排少量多餐，在三次正餐的基础上，增加进餐数以补充所需营养，也有助于心情的调节。食物中长期缺镁可导致抑郁症的发生，而肉类、鱼类、绿色蔬菜、水果中富含镁。长期素食会造成蛋白质缺乏常引起抑郁焦虑；脂肪摄入过量也易使人忧郁疲劳。故需纠正偏食、节食等不良习惯。抑郁状态明显的老年人可以适量饮用能振奋精神的饮料，如淡茶水、低度酒等，能够强化和活跃思维、改善情绪。

（6）心理支持　悲痛过后，老年人常感到寂寞、孤独、无助。老年人最怕孤独，孤独可使人体免疫功能下降、内分泌功能紊乱、内脏功能失调、疾病和肿瘤的发生率增加。社会、家人及医护人员应默契配合，生活体贴，子女亲属经常探望和陪住，在丧偶的第一个除夕夜、第一个中秋节要格外地关心。对害怕孤独的老年人，应经常与其交谈，主动关心所需，及时予以满足。丧偶再婚有益于晚年幸福、健康长寿，当丧偶患者有这种需求时，应支持和协助他们，特别是协助他们取得子女及亲属的支持和协助，使老年人身心健康。

（7）有效的干预　丧偶后适应障碍的患者存在着躯体和心理功能的障碍，二者会相互影响，因此对不同的患者，要制订系统的、有效的干预方案。老年人由于丧偶的创伤，形成封闭性心理状态。尤其是与子女分居的老年人，丧偶后生活没人关心，自我照顾能力差。护理人员要协助老年人安排每日的作息时间，晨起可听听广播，傍晚安排一次散步或让老年人在阳台上活动肢体等。护理人员应告知老年人戒烟、限制饮酒的益处；安排活动，如下棋，或在房间内进行书法练习，参加书法竞赛等活动，培养新的兴趣，转移注意力，避免终日陷在"缅怀亲人"的痛苦中。随着时间的推移，当老年人从适应障碍中解脱出来时，良好的生活习惯已建立，从而提高生存质量。

（8）药物治疗　当出现过度的悲伤，情绪持续低落或有惊恐时，可用少量药物来改善症状，如出现严重的睡眠障碍时，可以短期应用阿普唑仑、氯硝西泮等药物减轻焦虑，促进睡眠；出现较严重的言行异常时，可临时应用少量抗精神病药物。

五、预防措施

（1）正视现实　丧偶的老年人首先要正视丧偶的现状：生老病死乃人生之常态，是不可抗拒的自然规律，如花开花谢、草枯草荣，所以，悲伤过后，还需面对现实、接受现实，看得开，想得开，拿得起，放得下，开启全新的生活；其次，子女和亲友要通过心理疏导，想方设法让丧偶老年人明白，老伴虽然去世了，但她（他）一定不希望活着的配偶在思念、痛苦中度过余生，所以从"完成老伴心愿"的角度出发，活着的一方也应该调整心态，好好活下去，以安慰逝者。

（2）转换空间　为使丧偶的老年人尽快走出心理阴影，在条件允许的情况下，不妨给老年人换个生活环境，如从城市迁到农村，从楼房搬到平房，从一个城市到另外一个城市，免得老年人们生活在旧的环境中，沉浸在思念中不能自拔。如果条件不允许，至少要将丧偶老年人居住的房间重新打理一番，将逝者的遗物移走或暂时收藏起来，免得丧偶老年人睹物思人，整日沉湎于追思之中，加重精神上的痛苦和感情上的煎熬。

（3）亲情抚慰　丧偶老年人，最需要亲人的体贴和关心。作为子女和亲人，要多陪陪丧偶老年人，如聊天、探望、小聚、进餐。这种亲情疗法既包括物质赡养，也包括精神抚慰。如果可能，最好能与丧偶老年人一起居住，让老年人在享受天伦之乐中，转移情绪，从而拥有轻松、开心的心境，尽快摆脱丧偶的阴影。

（4）友情填补　老年人丧偶后，应主动"走出去"，常与老友走动、往来，通过拜访旧友、勤于联谊，来转移情绪，调整心境。作为丧偶老年人的朋友，此时也应多与丧偶老年人联谊，不要让他们误认为自己是"孤家寡人""没人搭理"。如果条件允许，丧偶老年人可适当参加一些诸如同学会、战友会等活动，在加深友情中释放和冲淡心中的悲痛。

（5）投身社会　在身体健康、经济条件允许的情况下，丧偶老年人要积极参与社会交往和社会活动，如到街道、社区、村里兼职，参加老年大学、老年志愿者协会等团体、部门组织的活动。在参与活动中走进新天地，心情自然也就随之变得晴朗起来。

（6）扩大爱好　作为丧偶老年人，多培养兴趣爱好是最廉价且有效的"自疗法"之一。丧偶老年人可以在栽花种草、养宠、练字画画、打球唱歌、弹琴跳舞等兴趣爱好中，实现情绪和心态的平静和回归。如果有可能，还可以在亲人的陪同下，畅游名山大川，在"走四方"中调整心境；也可以搭乘旅行社的"夕阳红列车"，过半游半居的"候鸟生活"。

六、案例分析

从此，患者女儿每天下班就赶到患者家，督促她按时服药，并与保姆一道，将家里的家具、家电改变位置，重新布局；为避免患者睹物思人，父亲的遗物也被一一封存；患者卧室的深蓝色窗帘，被换成了明快的米黄色。她还在患者床头摆放两盆康乃馨，淡淡花香在房间弥漫……这一切，带给患者温暖明亮的心理暗示。在女儿的悉心照料下，患者的睡眠渐渐恢复正常。3个月后，患者的"居丧综合征"明显缓解。

第四节　老年疑病症

疑病症（hypochondriasis）是指以怀疑自身患病为主要特征的一种神经性的人格障碍，也称为疑病性神经症，是老年人常见的躯体形式障碍之一。如果不积极应对，可发展成为以疑病妄想为主要症状的老年期精神障碍。其特点是过度关注自己的身体健康，担心某些器官患有其想象的难以治愈的疾病。老年疑病症如果不能得到及时缓解和治疗，在心理上可能从怀疑自己有病发展为对疾病的恐惧，甚至对死亡的恐惧，即所谓的老年恐惧症，严重影响老年人的身心健康。国外调查显示，内科病例中，有3%～5%为疑病症；我国已进入老龄化社会，而老年人疑病倾向的问题日益凸显出来，据调查，患疑病症的老年人的人数占老年人的半数以上。

人进入老年阶段后，身体的各个系统和器官逐渐发生器质性和功能性变化，常患各种疾病，所以他们担心自己的健康，对身体功能的变化很敏感。部分老年人对健康状况过分担心，其严重程度与自身实际情况明显不相称。害怕患某种疾病影响自己的生活，并夸大一般老年性躯体症状，自认为患了某种严重疾病，对生理现象或异常感觉做出疑病性解释并且难以忍受，反复就医，反复进行医学检查和过度治疗。医学检查的阴性结果和医师的合理解释均不能打消他们的疑虑，继续反复要求检查和治疗。如果不积极应对，可发展成为以疑病妄想为主要症状的老年期精神障碍，影响老年人生活质量和正常的人际关系，给老年人的家庭和社会带来负担。

一、案例导入

（一）基本信息

患者，女，68岁，大学本科文化程度，离休，丧偶，平时较内向，有一个儿子，已成家，已入住疗养院3年，儿子工作繁忙经常出差，偶尔会来探望。

（二）病史回顾

3个月前，患者因"子宫脱垂"入院，按妇科常规护理并予以相关术前准备，5天后行经阴道全子宫切除术，术中顺利，组织快速冰冻病理检查提示正常，术后恢复好。于术后第5天突然胸闷、心悸、大口喘气，似濒死感，大声呼喊"我要死了"。经医生紧急床边体检，除了血压偏高、心率偏快外，无其他阳性体征，心电图与血常规检查也正常。出院后多次因胸闷、心悸入院检查，医生检查正常。前几天，又突然出现大口喘气，似濒死感，检查仍正常。请心理科医生会诊，经心理医生检查后，确诊为老年疑病症。

（三）目前状态

患者不想吃东西，没胃口，睡不着，老是觉得自己得了大病，严重影响正常生活。

二、识别

（一）评估

老年疑病症的发生与个人的人格特征、早期经历以及外界的不良刺激等因素有关。应仔细倾听老年人的讲述，才能更清楚地了解老年人的心理和性格。

（二）常见表现形式

（1）长时间地认为自己体内某个部位或某几个部位有病，求医时不停地诉说病情，甚至喋喋不休，从病因、首发症状、部位、就医经过，均一一介绍，生怕自己说漏信息，唯恐医生疏忽大意。

（2）对自身变化特别敏感和警觉，哪怕是一些微不足道的细小变化，也显得特别关注，并且会不自觉地加以夸大和曲解，形成患有严重疾病的证据。

（3）常感到烦恼、忧虑甚至恐慌，其严重程度与实际情况极不相符，对自己的病症极为焦虑，别人劝得越多，疑病症就越重。

（4）即使身体检查的结果证实患者没有病变，仍然不能相信，反复就医、反复医学检查和治疗。

三、常见原因

（1）随着年龄的增高，老年人疑病倾向增加。可能因为年龄越大，其衰老程度越高，自理及家庭功能能力随之降低，而老年人对自己健康状况的"自然滑坡"认识不够，由此产生恐病心理。

（2）对健康状况的自我评价较差者疑病倾向大，神经性疑病症患者有明显的抑郁情绪、多虑、紧张、担心、夸大或曲解等。因此，老年人悲观、敏感、多疑的情绪易导致疑病倾向产生。

（3）老年人独居或与配偶居住者疑病倾向产生率小，与孩子共同居住者疑病倾向相对较大，而居住养老院的老年人疑病倾向最大。可能由于老年人中患慢性病者较多，儿女对老年人不理解、气氛不和谐会影响疑病产生，同时居住养老院者由于周围人群对自己病情的反应，产生恐病情绪。

（4）情感介入能力低会导致老年人疑病倾向产生。情感介入能力较低的老年人通常不能站在他人立场考虑问题，以自我为中心、自怜、孤僻、主观、固执，而这正是疑病症患者病前的个性特征。

四、照护措施

（1）积极使用有效的沟通方法　同理心是指在人际交往过程中，能够体会他人的情绪和想法，理解他人的立场和感受，并站在他人的角度思考和处理问题的能力。简单地说，同理心即站在对方立场思考的一种方式。我们要以老年人为中心，认真聆听，了解老年人，对其表现出充分的耐心。未弄清事情真相时，应坦言澄清，不可轻易回答。应使用简单易懂的词汇，说话速度和缓，表达清楚，保证老年人有足够的时间理解和作出反应。与老年期疑病症患者进行有效沟通，能缓解他们的临床表现。

（2）解决医源性问题　老年期疑病症患者除自身因素外，人老多病、与医护人员接触多、医护人员的负性影响也可能是患病的主要诱因或是病情加重的因素之一。不良的医源性暗示，医护人员不恰当的言语、态度和行为而引起患者的多疑，或者医护人员的诊断不确切，反复令患者检查，则造成患者产生怀疑患有某种疾病的信念。不少患者对疑病症诊断有反感，常将疑病症与装病等同起来，导致对医生不信任，这样不利于老年期疑病症患者的心理治疗。医护人员应该认真对待老年人，对其实施正向影响，解决这些医源性问题。

（3）利用心理疗法治疗老年期疑病症患者　支持性心理疗法治疗疑病症的主要内容包括：向患者提供必要的知识，鼓励和提高患者与疾病斗争的自信心，给患者以指导，提供如何对待疑病症、处理好各种关系和改善社会生活环境的方法。应用支持性心理治疗手段应注意的问题包括：支持性心理疗法发挥最大的效力，是以疑病症患者和心理医生间建立了良好的医患关系为前提的。医生应尽量回避讨论症状，与患者建立良好的关系。可取得亲属的协助，在患者信赖医生的基础上，引导患者认识疑病症的本质不是躯体疾病，而是一种心理障碍，这种心理障碍需要用心理的办法去治疗。如果患者的暗示性很高，可以采用一些暗示疗法。尤其是心理易感性和心理依赖性较明显的老年人，积极心理暗示的效果更好。但也有文献报道老年精神障碍患者随着年龄的增高，接受整体暗示的程度降低。

（4）药物治疗　老年期疑病症患者临床上除了各类心理治疗外，在专科医生指导下，对老年期疑病症所引起严重的焦虑症状和抑郁症状等问题，适当采用抗抑郁、抗焦虑药物控制症状，预防发生自杀倾向，也是一种重要方法。

五、预防措施

（1）早期预防　指导老年人正确评价自我的健康状况，为其制订健康状况自我评估表，发现症状时及时联系医生进行诊断，消除顾虑，并针对个体为其解释相关症状产生原因，同时增强其对医护人员的信任感。

（2）帮助老年人认识老有所学的重要性　随着老年人离、退休问题的出现，应根据老年人的自身条件和兴趣，鼓励老年人学习和参加一些文娱活动，同时提高医疗保健水平，开设教学点等。扩大老年人交际面，培养兴趣爱好，使生活增添情趣和寄托。

（3）对子女进行健康宣教　为子女讲解老年人的心理特点及疑病倾向的相关信息，帮助其理解老年人，从而尊老敬老，营造和谐良好的家庭气氛。同时应提示子女尊重老年人的角色地位，不要事事参与其中。

（4）帮助老年人改变思维方式　建立良好的护患关系，取得信任后，指导其思考问题不可过分"概括化和糟糕至极"，这种思考方式会导致老年人以自我为中心、孤僻、主观等性格特征出现，给老年人精神上带来痛苦。同时，帮助老年人多注意积极的一面，承担家庭责任的同时享受美好生活。

六、案例解析

（1）做好入院的护理评估　关注患者性格、家里有无重大变故、与家人关系是否融洽。应仔细倾听患者的讲述，与老年人的交流时间要足够，才能更清楚地了解患者的心理和性格。医生告诉患者"子宫脱垂是妇科常见病，手术后就没事了"。患者可能会反问医生："手术中麻醉安全吗？子宫切得干净吗？术后消炎药用多了会产生依赖性吗？"这都说明患者敏感多疑，谨小慎微。所以认真的护理评估，就为心理护理提供了侧重点。

（2）尊重、关心患者　渴望得到尊重是马斯洛需求层次理论中处于较高一层的个体需要，而妇科的老年疑病症患者对尊重的需要程度更大。当她们患病时，更希望周围的亲友、同事、医护人员能像对待正常健康人一样充分地尊重自己，不能接受歧视和冷漠现象。因此对这些患者必须尊重和关心，注意礼貌和态度。在日常医疗工作中，这部分患者心很细，对疾病及治疗的有关问题询问得特别仔细，护理人员应认真听取患者的陈述，不要任意打断，更不能有不耐烦的情绪。在工作中除了要认真细致外，说话时还要态度温和，语言清晰，准确而缓慢，反复解释，不急不躁，只有这样才能更好地与患者沟通，建立良好的护患关系。平时主动和她们打招呼并用尊称，承认患者躯体感觉的真实性，分析与疾病相关的心理应激，纠正患者的错误认知，使其不过分专注于症状。

（3）稳定患者的负性情绪 老年疑病症患者的负性情绪较多，她们在住院期间考虑的问题很多，比如自己的疾病能否治愈、儿女是否能很好地照顾自己、医护人员能否精心治疗等，从而容易产生焦虑紧张和悲观忧郁等不良情绪，这些情绪往往对治疗效果产生负面影响。护理人员在实践中对她们的情绪要给予特别关注，针对各种心理特点，认真及时地做好心理疏导和心理支持。首先，患者入院后，护理人员耐心地向其介绍医院环境和医疗设备，促使患者尽快进入角色。在护理过程中注意观察，了解患者的思想状况、心理状态及情绪变化，尽量帮助解决一些实际困难，对其合理要求应予满足，不合理要求给予疏导，消除陌生感和恐惧感，使其心理上产生安全感和信任感。其次，常找患者家属谈心，提醒他们常来探视，多给患者安慰和关怀，鼓励患者树立战胜疾病的信心。向老年患者介绍同类病种康复病例，讲解妇科疾病的有关知识及预后，使她们心理得到安慰，感情上得到满足，以消除患者的不良情绪。让老年人多回忆愉快的往事，回味当时的幸福体验，多设想今后美好的生活，不要让过去和现在的痛苦和不幸笼罩自己。让患者听听轻松的音乐，讲讲周边快乐的事，保持愉快的心情。帮助患者纠正自身性格的缺陷，保持乐观、开朗、自信、积极向上的心态，以利于克服疑病症。

（4）满足患者对有关医疗保健知识的需求 老年疑病症患者对知识的需求多于其他患者，她们非常渴望获得有关的医疗保健知识，希望了解自身的病情，盼望早日康复并且关注生活能力的恢复以及日后的保健。因此，我们针对性地进行有关医疗知识宣教和保健指导，并利用给患者进行治疗或护理操作的时机边做边说，这样既可以消除患者接受妇科治疗的紧张情绪，分散其注意力，又可以加强与患者的感情联系，减轻患者的顾虑，满足患者对知识的渴求。

（5）护理人员要具有精湛的技术 老年疑病症患者对护理操作技术的要求比其他患者高，一方面是害怕疼痛的心理，另一方面患者将护理技术水平作为衡量医疗单位技术水平的指标，因此护理操作水平的高低直接影响患者治疗疾病的信心。要充分根据老年患者的疾病及生理特点，熟练掌握各项护理技术，帮助患者建立治疗信心。

（6）主动给予生活上的帮助　老年疑病症患者希望得到外界的帮助，依赖性比其他患者要强，由于她们在生理上已处于老年期，生活自理能力下降，因此更渴望自己有困难和不便时，能得到必要的帮助和体贴。这时，我们护理人员更需献出一份爱心，像对待自己的亲人一样帮助、照料他们，使患者在精神上得到安慰，生活上得到帮助，增加一份心理的满足。

主要参考文献

[1] 化前珍, 胡秀英. 老年护理学[M]. 4版. 北京：人民卫生出版社, 2017.

[2] 于普林. 老年医学[M]. 北京：人民卫生出版社, 2019.

[3] 卢长林. 中国老年医学理论与实践2020[M]. 北京：北京大学医学出版社, 2019.

[4] 高焕民, 李丽梅. 老年心理学[M]. 2版. 北京：科学技术文献出版社, 2017.

[5] 胡亦新, 余小平. 中国老年医疗照护技能篇（常见疾病和老年综合征）[M]. 北京：人民卫生出版社, 2017.

[6] 汤秀梅. 观察护理管理在预防老年患者医院感染中的效果[J]. 实用临床护理学电子杂志, 2019, 4(31): 178.

[7] 李春杨, 戴明佳, 汪莉萍, 等. 老年病毒性肝炎临床特点及防治措施[J]. 中国老年学杂志, 2018, 38(1): 380-382.

[8] 雷若冰, 蒋小平, 林楠, 等. ICU老年人身体约束替代措施的证据总结[J]. 护理学杂志, 2019, 34(14): 101-104, 108.

[9] Edsberg L E, Black J M, Goldberg M, et al. Revised national pressure ulcer advisory panel pressure injury staging system[J]. Journal of Wound, Ostomy and Continence Nursing, 2016, 43(6): 585-597.

[10] 李琰光. 老年压力性损伤研究的新进展[J]. 中华损伤与修复杂志, 2018, 13(3): 226-229.

[11] 邵燕, 陈亚, 陆娴, 等. 养老院老年人压力性损伤现患率调查分析[J]. 护理学杂志, 2019, 34(18): 19-21.

[12] 周万锦, 周亮. 老年科住院患者坠床跌倒危险因素分析与预防[J]. 现代医学与健康研究电子杂志, 2017, 1(06): 131-134.

[13] 孙炜. 老年人坠床的家庭防范[J]. 健康博览, 2017(09): 18-19.

[14] 秦瑶. 老年患者跌倒和坠床相关因素分析及护理[J]. 世界最新医学信息文摘, 2019, 19(49): 209-221.

[15] 陈泽健, 王纯, 夏楠, 等. 上肢机器人在脑卒中上肢本体感觉评估中应用的研究进展[J]. 中华物理医学与康复杂志, 2020(03): 280-284.

[16] 黄治物, 杨璐. 老年性聋的早期发现、诊断和预防[J]. 中华耳科学杂志, 2018, 16(03): 382-388.

[17] 陈旭娇, 严静, 王建业, 等. 中国老年综合评估技术应用专家共识[J]. 中华老年病研究电子杂志, 2017, 4(02): 1-6.

[18] 北京医院, 国家老年医学中心, 中国老年保健医学研究会老龄健康服务与标准化分会, 等. 居家（养护）老年人跌倒干预指南[J]. 中国老年保健医学, 2018, 16（03）: 32-34.

[19] 中国老年保健医学研究会老龄健康服务与标准化分会,《中国老年保健医学》杂志编辑委员会. 中国老年人跌倒风险评估专家共识（草案）[J]. 中国老年保健医学, 2019, 17（04）: 47-48.

[20] 中国康复医学会老年康复专业委员会专家组. 预防老年人跌倒康复综合干预专家共识[J]. 老年医学与保健, 2017, 23（05）: 349-352.

[21] 广东省药学会. 老年人药物相关性跌倒预防管理专家共识[J]. 今日药学, 2019, 29（10）: 649-658.

[22] 李燕, 黄丽华. 老年人平衡能力评估及干预的研究进展[J]. 中华护理杂志, 2019, 54（04）: 603-608.

［23］戴婷，张孟喜，李欢，等.老年人跌倒风险相关评估的研究进展［J］.中国全科医学，2019，22（27）：3347-3352.

［24］朱海利，陈燕.长者噎食护理风险管理在养老机构中的应用［J］.齐鲁护理杂志，2016，22(21)：67-68.

［25］孙红.老年护理学——问题与实践［M］.北京：人民卫生出版社，2017.

［26］宋岳涛.CGA老年综合评估［M］.北京：中国协和医科大学出版社，2019.

［27］尤黎，吴瑛.内科护理学［M］.7版.北京：人民卫生出版社，2017.

［28］柳志红.2019欧洲心脏病学年会《急性肺栓塞诊断和治疗指南》指南［J］.中国循环杂志，2019，34（12）：1155-1157.

［29］雷丽均，赵才林，徐静.急性肺栓塞的研究进展［J］.中华肺部疾病杂志，2022，15（1）：127-128.

［30］杨心蕊，叶开创，陆信武.急性肺栓塞的诊断和治疗［J］.中国实用外科杂志，2020，40（12）：1369-1372.

［31］中华医学会心血管病学分会，中共医师协会心血管内科医师分会肺血管疾病学组，中国肺栓塞救治团队（PERT）联盟，等.急性肺栓塞多学科团队救治中国专家共识［J］.中华心血管病杂志，2022，50（1）：25-35.

［32］齐海晞，张静.循证护理干预在急性肺栓塞患者中的应用效果［J］.血栓与止血学，2022，28（03）：488-489.

［33］张婷，薛培君，李宜瑶，等.老年患者急性肺血栓栓塞症临床及预后分析［J］.中华结核和呼吸杂志，2022，45（06）：539-545.

［34］李晔，王宝，于普林，等.老年人功能性便秘中西医结合诊疗专家共识(2019)［J］.中华老年医学杂志，2019，38(12)：1322-1328.

［35］中华医学会消化病学分会胃肠动力学组，中华医学会消化病学分会功能性胃肠病协作组.中国慢性便秘专家共识意见(2019)［J］.中华消化杂志，2019，39(9)：577-598.

［36］中国便秘联谊会，中国医师协会肛肠分会，中国民族医药学会肛肠分会，等.2017版便秘的分度与临床策略专家共识［J］.中华胃肠外科杂志，2018，21(3)：345-346.

［37］中华中医药学会脾胃病分会.便秘中医诊疗专家共识意见(2017)［J］.中医杂志，2017，58(15)：1345-1350.

［38］中华医学会老年医学分会中华老年医学杂志编辑委员会.老年人慢性便秘的评估与处理专家共识［J］.中华老年医学杂志，2017，36(4)：371-381.

［39］中华中医药学会脾胃病分会.便秘中医诊疗专家共识意见(2017)［J］.北京中医药，2017，36(9)：771-776，784.

［40］中华医学会老年医学分会.老年人慢性便秘的评估与处理专家共识［J］.中华老年病研究电子杂志，2017，4(2)：7-15.

［41］姚健凤，郑松柏.老年人慢性便秘的评估与处理专家共识解读［J］.中华老年病研究电子杂志，2017，4(2)：28-31.

［42］刘宝华，刘沂.国内外便秘诊治指南比较分析［J］.第三军医大学学报，2019，41(19)：1845-1850.

［43］张丹静，姜雨婷，冯雪，等.老年功能性便秘管理相关循证指南的质量评价［J］.中华现代护理杂志，2018，24(15)：1828-1834.

［44］刘宝华.《便秘外科诊治指南》(2017年版)解读［J］.中华胃肠外科杂志，2017，20(12)：1331-1333.

［45］中国医师协会肛肠医师分会.便秘外科诊治指南(2017)[J].中华胃肠外科杂志,2017,20(3):241-243.

［46］郑恢超,田跃,王李,等.对ASCRS 2016版《便秘评估与管理临床实践指南》的理解与思考[J].中国实用外科杂志,2018,38(8):898-901.

［47］中国营养学会.中国居民膳食指南（2022）[M].北京：人民卫生出版社,2023.

［48］朱宏锐,吕晓凡,曾慧,等.社区老年人营养不良风险筛查工具的研究进展[J].中国老年学杂志,2017,（37）：4416-4419.

［49］康军仁,邱月,李海龙,等.3 885例中国社区老年人营养风险的多中心横断面调查[J].中国医学科学院学报,2018,40（5）:637-641.

［50］中国老年医学学会营养与食品安全分会.老年患者家庭营养管理中国专家共识[J].中国循证医学杂志,2017,17（11）:1251-1259.

［51］陈伟.老年患者营养不良的历史变迁与进展[J].老年医学与保健,2017,23（2）:76-84.

［52］孙建琴.社区老年营养与慢性病管理[M].上海：上海科学技术出版社,2019.

［53］沈红艺.养老机构营养膳食设计与管理规范[M].上海：上海科技教育出版社,2018.

［54］褚娇娇,陈旭娇,严静.亚太老年人衰弱管理临床实践指南解读[J].中华老年医学杂志,2019,38(11):1213-1215.

［55］孟丽,于普林.英国老年医学会老年人衰弱管理实践指南解读[J].中华老年医学杂志,2015,34(12):1300-1302.

［56］中华医学会老年医学分会.老年患者衰弱评估与干预中国专家共识[J].中华老年医学杂志,2017,36(3):251-256.

［57］王燕秋.衰弱评估方法的研究进展[J].护士进修杂志,2019,34(22):2054-2057.

［58］Lu L, Wang S B, Rao W, et al. The prevalence of sleep disturbances and sleep quality in older Chinese adults: a comprehensive meta-analysis[J]. Behavioral Sleep Medicine, 2018, 17(6): 683-697.

［59］熊风,赖玉清,涂嘉欣,等.中国老年人群睡眠障碍流行特征的Meta分析[J].中国循证医学杂志,2019,19(04): 398-403.

［60］Yaremchuk K. Sleep disorders in the elderly[J]. Clin Geriatr Med, 2018, 34(2): 205-216.

［61］濮玉华.××市养老院老年人睡眠障碍的现况调查及影响因素[J].心理月刊,2019,14(19):230.

［62］田园,李立明.老年人睡眠障碍的流行病学研究[J].中华流行病学杂志,2017,38（7）:988-992.

［63］杨琛,王秀华,刘莉.Tinetti平衡与步态量表在移动及平衡能力评估中的应用进展[J].中国康复医学杂志,2019,34(05):601-606.

［64］王英,拜争刚,吴同,等.社区层面开展的多专业联合干预老年自杀有效吗[J].华东理工大学学报(社会科学版),2017,32(06):62-73,113.

［65］中华医学会妇产科学分会妇科盆底学组.女性压力性尿失禁诊断和治疗指南(2017)[J].中华妇产科杂志,2017,52(5):289-293.

［66］Nambiar A K, Bosch R, Cruz F, et al. EAU Guidelines on assessment and nonsurgical management of urinary incontinence[J]. Eur Urol, 2018, 73(4): 596-609.

［67］Gray M, Kent D, Ermer-Seltun J, et al. Assessment, selection, use, and evaluation of body-worn absorbent products for adults with incontinence: A WOCN society consensus conference[J]. J Wound

Ostomy Continence Nurs, 2018, 45(3): 243-264.

[68] Muth C C. Urinary incontinence in women[J]. JAMA, 2017, 318(16): 1622.

[69] Diokno A C, Newman D K, Low L K, et al. Effect of group-administered behavioral treatment on urinary incontinence in older women: A randomized clinical trial[J]. JAMA Intern Med, 2018, 178(10): 1333-1341.

[70] Lai C, Wan X. Using prompted voiding to manage urinary incontinence in nursing homes: Can it be sustained[J]. J Am Med Dir Assoc, 2017, 18(6): 509-514.

[71] 孟晓红, 袁秀群. 国内外女性压力性尿失禁相关指南非手术管理内容解读[J]. 上海护理, 2018, 18(12): 5-8.

[72] 王宏雁, 李卢新, 张明珠, 等. 临终关怀研究综述[J]. 健康研究, 2018, 38(04): 386-389, 393.

[73] 陈颖, 杨继群. 临终关怀服务团队的职业法律风险与防范[J]. 医学与哲学, 2019, 40(07): 67-71.

[74] 吕青. 姑息照护中的生命照顾、人文关怀及伦理认知——基于喉癌患者疗护的视角[J]. 中国医学伦理学, 2019, 32(03): 308-312.

[75] 中国老年医学学会老年内分泌代谢分会, 国家老年疾病临床医学研究中心 (解放军总医院), 中国老年糖尿病诊疗措施专家共识编写组. 中国老年2型糖尿病诊疗措施专家共识(2018年版)[J]. 中华内科杂志, 2018, 57(9): 626-641.

[76] 彭璐. 糖尿病足病医学营养治疗指南[J]. 中国组织工程研究, 2019(35) : 5682-5689.

[77] 陈吉海, 欧阳晓俊. 老年糖尿病患者综合管理——美国糖尿病学会2018年糖尿病诊疗指南解读[J]. 实用老年医学, 2018 : 298-300.

[78] 王辰, 王建安. 内科学[M]. 3版. 北京 : 人民卫生出版社, 2015.

[79] 中华医学会糖尿病学分会, 国家基层糖尿病防治管理办公室. 国家基层糖尿病防治管理指南(2022)[J]. 中华内科杂志, 2022, 61(3): 249-262.

[80] 颜思思, 帕克尼尔尔·克木然, 李海博, 等. 2019《国际糖尿病足疾病预防和管理指南》解读[J]. 中国医师杂志, 2019, 21(9): 1302-1307.

[81] 中国医师协会内分泌代谢科医师分会. 2型糖尿病合并慢性肾脏病患者口服降糖药治疗中国专家共识(2019年更新版)[J]. 中华内分泌代谢杂志, 2019, 35(006): 447-454.

[82] 龚勤慧, 陆静波. 养老机构慢性病实用手册[M]. 上海 : 上海科技教育出版社有限公司, 2019.

[83] 尤黎明, 吴瑛. 内科护理学[M]. 北京: 人民卫生出版社, 2017.

[84] 贾建平, 陈生弟. 神经病学[M]. 8版. 北京: 人民卫生出版社, 2018.

[85] 中华医学会神经病学分会, 中华医学会神经病学分会脑血管病学组. 中国脑血管疾病分类2015[J]. 中华神经科杂志, 2017, 50(3): 168-171.

[86] 中国心血管健康与疾病报告编写组. 中国心血管健康与疾病报告2021概要[J]. 中国循环杂志, 2022, 37(6): 553-578.

[87]《中国脑卒中防治报告》编写组.《中国脑卒中防治报告2020》概要[J]. 中国脑血管病杂志, 2022, 19(2): 136-144.

[88] 黄淑香, 孟庆伟. 老年脑卒中患者的相关危险因素分析及护理措施[J]. 心理医生, 2019, 25(5): 235-236.

[89] 赵锦颖, 邱艳丽, 康馨匀, 等. 吞咽障碍评估工具的研究进展[J]. 中西医结合心脑血管病杂志, 2018,

16(6): 716-718.

[90] 中国老年医学学会高血压分会, 国家老年疾病临床医学研究中心中国老年心血管病防治联盟. 中国老年高血压管理指南2019[J]. 中华老年多器官疾病杂志, 2019, 18(2): 81-106.

[91] 中国老年2型糖尿病防治临床指南编写组, 中国老年医学学会老年内分泌代谢分会, 中国老年保健医学研究会老年内分泌与代谢分会, 等. 中国老年2型糖尿病防治临床指南（2022年版）[J]. 中华内科杂志, 2022, 61(1): 12-50.

[92] 陈敏, 宋清扬, 卢艳丽. 脑卒中后抑郁的相关因素及与生活质量水平的相关性研究[J]. 中华保健医学杂志, 2022, 24(2): 143-145.

[93] 中华医学会呼吸病学分会慢性阻塞性肺疾病学组, 中国医师协会呼吸医师分会慢性阻塞性肺疾病工作委员会. 慢性阻塞性肺疾病诊治指南（2021年修订版）[J]. 中华结核和呼吸杂志, 2021, 44(3): 170-205.

[94] 李正欢, 张晓云, 陈杨, 等. 2020年慢性阻塞性肺疾病全球倡议《COPD诊断、治疗与预防全球策略》指南解读（一）稳定期药物管理[J]. 中华全科医学, 2021, 24（8）: 923-929.

[95] 陈亚红. 2021年GOLD慢性阻塞性肺疾病诊断、治疗及预防全球策略解读[J]. 中共医学前沿杂志, 2021, 13(1): 16-37.

[96] 王静雯. 老年慢阻肺的护理要点及心理护理[J]. 科学养生, 2020(1): 229.

[97] 刘又宁, 姚婉贞. 慢性阻塞性肺疾病临床诊治与管理[M]. 北京: 人民卫生出版社, 2017.

[98] 王辰, 高占成. 内科学: 呼吸与危重症医学分册[M]. 北京: 人民卫生出版社, 2016.

[99] 陶莉. 老年人心理特点与心理保健的建议分析[J]. 中国医药指南, 2018(16): 67-68.

[100] 杨述勤, 万丹丹. 老年人心理特点与心理保健[J]. 心理月刊, 2019(4): 33.

[101] 中国老年保健医学研究会老龄健康服务与标准化分会. 老年人心理健康评估指南(草案)[J]. 中国老年保健医学, 2018(16): 40-41.

[102] 王进松, 刘晓君, 侯宜坦, 等. 高龄老年人心理健康状况及影响因素[J]. 中华疾病控制杂志, 2019(23): 308-311.

[103] 孙欣然. 老年人健康需求特点与健康管理对策[J]. 中国老年学杂志, 2018(38): 5364-5367.

[104] 陈末阳. 重视老年心理健康促进健康老龄化[J]. 中国人口报, 2018(003): 1-2.

[105] 邓敏. 社会关系、心理健康水平与老年人主观幸福感改进[J]. 人口与发展, 2019(25): 85-93.

[106] 宋雪娇, 王敏, 赵慧莉, 等. 老年人心理健康与社会支持研究综述[J]. 智慧健康, 2019(1): 71-75.

[107] 卢金梅, 郭俊艳, 孙婷婷. 海南地区百岁老年人居家安全环境的现状调查[J]. 海南医学, 2017, 28(04): 666-668.

[108] 王宏伟, 张洁尘. 老年皮肤瘙痒症诊断与治疗专家共识[J]. 中国皮肤性病学杂志, 2018, 32(11): 1233-1237.

[109] 蒲芋伶, 熊小芳. 老年人坠积性肺炎的预防与康复护理[J]. 人人健康, 2020(03): 195.

[110] 龚江波, 于晓雯, 王士博, 等. 老年人静脉血栓栓塞的危险因素[J]. 中华老年多器官疾病杂志, 2017, 16(6): 468-472.

[111] 吴洲鹏, 赵纪春, 马玉奎, 等. 老年人静脉血栓栓塞的研究进展[J]. 中国普外基础与临床杂志, 2018, 25(8): 1004-1010.

[112] 中华医学会外科学分会血管外科学组. 深静脉血栓形成的诊断和治疗指南: 第3版[J]. 中国血管外

科杂志（电子版），2017, 9(4): 250-257.

［113］中华医学会精神医学分会老年精神医学学组.老年期抑郁障碍诊疗专家共识[J].中华精神科杂志，2017, 50(5): 329-334.

［114］李小鹰.老年医学[M]. 北京：人民卫生出版社，2015.

［115］孙红.老年护理学——问题与实践[M]. 北京：人民卫生出版社，2017.

［116］张兆旭.痴呆的诊疗及预防[M]. 北京：人民卫生出版社，2016.

［117］中国老年医学学会高血压分会，国家老年疾病临床医学研究中心中国老年心血管病防治联盟.中国老年高血压管理指南2019[J]. 中华老年多器官疾病杂志，2019, 18(2): 81-106.

［118］中国老年学和老年医学学会心脑血管病专业委员会，中国医师协会心血管内科医师分会.老年高血压的诊断与治疗中国专家共识(2017版)[J].中华内科杂志，2017, 56(11): 885-893.

［119］张彦霞，乔成栋.老年人餐后低血压治疗的研究进展[J].心血管病学进展，2019, 40(3): 421-424.

［120］国家卫生健康委员会疾病预防控制局，国家心血管病中心，中国医学科学院阜外医院，等.中国高血压健康管理规范（2019）[J]. 中华心血管病杂志，2020, 48(1): 10-46.

［121］施仲伟，冯颖青，林金秀，等.高血压患者心率管理中国专家共识[J]. 中国医学前沿杂志（电子版），2017, 9(8): 29-36.

［122］《高血压患者高容量负荷的评估和管理专家建议》专家组，孙艺红，吴海英，等. 高血压患者高容量负荷的评估和管理专家建议[J]. 中华高血压杂志，2019, 027(005): 410-415.

［123］Fleckenstein J M, Matthew Kuhlmann F, Sheikh A. Acute bacterial gastroenteritis[J]. Gastroenterol Clin North Am, 2021 , 50(2): 283-304.

［124］Pindyck T, Hall A J, Tate J E, et al. Validation of acute gastroenteritis-related international classification of diseases, clinical modification codes in pediatric and adult US populations[J]. Clin Infect Dis, 2020, 70(11): 2423-2427.

［125］中国医师协会全科医师分会. 原发性骨质疏松症社区规范化管理方案［J］ 中国全科医学，2019, 22（11）：1251-1257.

［126］中华医学会骨科学分会青年骨质疏松学组，中国老年学和老年医学学会老年病分会骨科专家委员会，中国医师协会急救复苏专业委员会创伤骨科与多发伤学组，等.中国骨质疏松性骨折骨修复策略专家共识(2019)[J].中华创伤杂志，2019, 35(9): 769-775.

［127］中华医学会骨质疏松和骨矿盐疾病分会. 原发性骨质疏松症诊疗指南(2022)[J]. 中国全科医学，2023, 26(14): 1671-1691.

［128］中华医学会，中华医学会杂志社，中华医学会全科医学分会，等. 慢性心力衰竭基层诊疗指南(2019年)[J]. 中华全科医师杂志，2019, 18(10): 936-947.

［129］李涤凡，尹德荣，黄文伶，等.老年慢性心力衰竭患者自我管理现况调查及影响因素的研究[J].中国护理管理,2020, 20(3): 361-366.

［130］李雯曦，刘国顺，彭程，等.老年心力衰竭患者营养状态及其危险因素分析[J].中华老年医学杂志，2020, 39(02): 137-142.

［131］赵庆红，常雁，颜妮. 健康评估法在老年慢性心力衰竭患者疗养护理中的应用效果[J]. 医药前沿，2017, 7(019): 273-274.

［132］中国医师协会心力衰竭专业委员会，中华心力衰竭和心肌病杂志编辑委员会. 心力衰竭容量管理中国专家建议[J]. 中华心力衰竭和心肌病杂志，2018, 2(1): 8-16.

[133] 中华医学会心血管病学分会心力衰竭学组, 中国医师协会心力衰竭专业委员会, 中华心血管病杂志编辑委员会. 中国心力衰竭诊断和治疗指南2018[J]. 中华心血管病杂志, 2018, 46(10): 760-789.

[134] Tetsuro T, Hiroshi K.Abdominal obesity is associated with an increased risk of all-cause mortality in patients with HFpEF[J]. JACC, 2017 : 2739-2749.

[135] 尤黎, 吴英.内科护理学[M].北京: 人民卫生出版社, 2017.

[136] 臧雁翔, 李为民.《2019年欧洲心脏病学会慢性冠状动脉综合征诊断和管理指南》——聚焦生活方式和药物治疗[J]. 中国介入心脏病学杂志, 2019, 27(09): 486-488.

[137] 颜红兵, 霍勇.《2019年欧洲心脏病学会慢性冠状动脉综合征诊断和管理指南》——冠状动脉疾病治疗: 从归类走向精准[J]. 中国介入心脏病学杂志, 2019, 27(09): 481-483.

[138] 王佃云. 护理干预对农村老年高血压患者自我管理行为的影响[J]. 护理学, 2018, 7(06): 252-256.

[139] 李小鹰. 慢性冠状动脉综合征与老年冠心病[J]. 中华老年心脑血管病杂志, 2020, 22(1): 1-3.

[140] 中华医学会全科医学分会慢病管理专业学组. 中国成人动脉粥样硬化性心血管疾病基层管理路径专家共识(建议稿)[J]. 中国全科医学, 2017, 20(3): 251-261.

[141] 李玲锐, 蒋运兰, 周月, 等. 老年冠心病患者衰弱评估工具研究进展[J]. 现代临床医学, 2020, 46(3): 227-230.

[142] 徐文凤, 杨慧洁.心理护理干预对急性上呼吸道感染疗效的影响分析[J]. 中国医学文摘(耳鼻咽喉科学), 2022, 37(05): 184-186.

[143] 成舒, 杜洁琼, 王彩霞. 改良叩背护理法在心血管疾病伴肺部感染老年患者中的应用[J].齐鲁护理杂志, 2020, 26(09): 91-94.